FUSSDEFORMITÄTEN

DER KNICKPLATTFUSS

L. Döderlein, W. Wenz, U. Schneider

**Die Reihe »Fußdeformitäten«
besteht aus folgenden Bänden:**

Der Klumpfuß
Der Hohlfuß
Der Knickplattfuß
Der Spitzfuß/Der Hackenfuß

Springer-Verlag Berlin Heidelberg GmbH

L. DÖDERLEIN
W. WENZ
U. SCHNEIDER

Unter Mitarbeit von N. Caroll
und M. A. Rauschmann

Mit 685 farbigen Abbildungen
und 5 Therapiealgorithmen

DER KNICK-PLATTFUSS

Erscheinungsformen
und Behandlungsprinzipien
jeden Alters

Differentialdiagnose
und Differentialtherapie

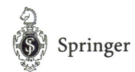

Springer

LEONHARD DÖDERLEIN, Dr. med.
WOLFRAM WENZ, Dr. med.

Orthopädische Universitätsklinik
Orthopädie II
Schlierbacher Landstraße 200 a
D-69118 Heidelberg

URS SCHNEIDER, Dr. med.

Universitätsklinikum Tübingen
Abteilung für Allgemeinchirurgie
Hoppe-Seyler-Straße 3
D-72076 Tübingen

ISBN 978-3-642-63157-3

Die Deutsche Bibliothek – CIP-Einheitsaufnahme
Döderlein, Leonhard: Fußdeformitäten/L. Döderlein; W. Wenz; U. Schneider. –
Berlin; Heidelberg; New York; Barcelona; Hongkong; London; Mailand;
Paris; Tokio: Springer
Der Knickplattfuß. – 2002
   ISBN 978-3-642-63157-3   ISBN 978-3-642-56390-4 (eBook)
   DOI 10.1007/978-3-642-56390-4

Dieses Werk ist urheberrechtlich geschützt. Die dadurch begründeten Rechte, insbesondere die der Übersetzung, des Nachdrucks, des Vortrags, der Entnahme von Abbildungen und Tabellen, der Funksendung, der Mikroverfilmung oder der Vervielfältigung auf anderen Wegen und der Speicherung in Datenverarbeitungsanlagen, bleiben, auch bei nur auszugsweiser Verwertung, vorbehalten. Eine Vervielfältigung dieses Werkes oder von Teilen dieses Werkes ist auch im Einzelfall nur in den Grenzen der gesetzlichen Bestimmungen des Urheberrechtsgesetzes der Bundesrepublik Deutschland vom 9. September 1965 in der jeweils geltenden Fassung zulässig. Sie ist grundsätzlich vergütungspflichtig. Zuwiderhandlungen unterliegen den Strafbestimmungen des Urheberrechtsgesetzes.

© Springer-Verlag Berlin Heidelberg 2002
Ursprünglich erschienen bei Springer-Verlag Berlin Heidelberg New York 2002

Die Wiedergabe von Gebrauchsnamen, Handelsnamen, Warenbezeichnungen usw. in diesem Werk berechtigt auch ohne besondere Kennzeichnung nicht zu der Annahme, daß solche Namen im Sinne der Warenzeichen- und Markenschutz-Gesetzgebung als frei zu betrachten wären und daher von jedermann benutzt werden dürften.

Produkthaftung: Für Angaben über Dosierungsanweisungen und Applikationsformen kann vom Verlag keine Gewähr übernommen werden. Derartige Angaben müssen vom jeweiligen Anwender im Einzelfall anhand anderer Literaturstellen auf ihre Richtigkeit überprüft werden.

Umschlaggestaltung: E. Kirchner, Heidelberg
Herstellung und Gestaltung: B. Wieland, Heidelberg
Satzarbeiten und Umbruch: AM-production, Wiesloch
Reproduktionen: AM-production, Wiesloch

SPIN 10767890   24/3130 – 5 4 3 2 1 0

Stiftung Orthopädische Universitätsklinik Heidelberg

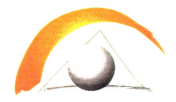

Schlierbacher Landstr. 200a
69118 Heidelberg

Tel. 06221/965

Orthopädie I
Direktor: Prof. Dr. med. V. Ewerbeck

Orthopädie II
Direktor: Prof. Dr. med. H. J. Gerner

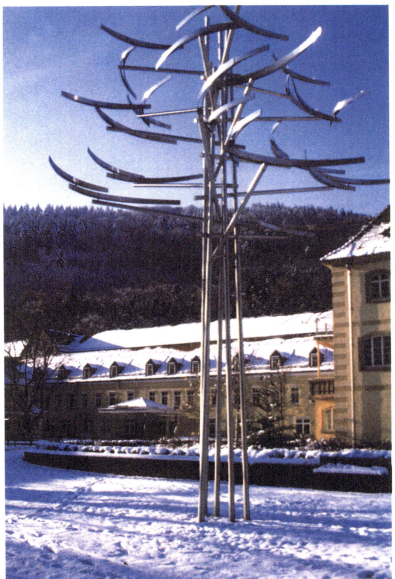

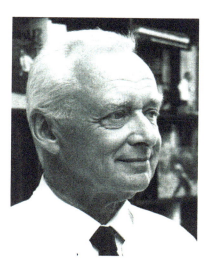

PROF. DR. MED. DR. H.C. HORST COTTA

Emeritierter Ordinarius für Orthopädie
und ehemaliger Direktor der
Orthopädischen Universitätsklinik Heidelberg

Geleitwort

Am Ende des dritten Bandes der Reihe „Fußdeformitäten" über den Knick-Plattfuß steht folgendes geschrieben: „Der Plattfuß ist an sich nicht schlimm, es sei denn, er bleibt platt. Es bleibt noch manches Rätsel drin …". Beim Lesen dieses Buches gewinnt man den Eindruck, dass die Autoren sehr bemüht waren, das eine oder andere Rätsel zu lösen.

Betrachtet man die Geschichte der Orthopädie, so findet man, dass sowohl in der Chirurgie als auch später nach Verselbständigung des Faches orthopädische Chirurgie kaum eine andere Deformität so viel Beachtung fand, wie der Knick-Plattfuß. Namhafte Chirurgen und Orthopäden, u. a. Phillips, Dieffenbach, Stromeyer, Adolf Lorenz und Karl Cramer haben sich seit mehr als 100 Jahren eingehend mit dieser Deformität befaßt.

Am Eingang der orthopädischen Universitätsklinik Heidelberg (siehe Seite V) steht die mir gewidmete kinetische Skulptur „Life is Movement" von M. Kissel. Sinngemäß ist ohne intakte, belastungsfähige Füße die zum Leben notwendige Bewegung und Belastung halt nicht möglich. An der Entwicklung der modernen Wiederherstellungschirurgie, auch auf dem Gebiet der Rekonstruktion von Fußdeformitäten, sind die Bemühungen abzulesen, den Menschen – beispielsweise nach einer Operation – so schnell wie möglich wieder „auf die Füße" zu stellen. Die Gründung von Gruppierungen in der Orthopädie, die sich schwerpunktmäßig mit den vielschichtigen Fragestellungen der Behandlung von angeborenen und erworbenen Fußdeformitäten befassen, zeigen in diese Richtung.

In der vorliegenden Monografie behandeln die Autoren nun den Knick-Plattfuß, der eigentlich ein Sammelname kombinierter Fußdeformitäten darstellt. Wir unterscheiden den angeborenen, den traumatischen von dem paralytischen und stoffwechselbedingten Knick-Plattfuß. Wobei myogene, neurogene und arthrogene Ursachen eine wichtige Rolle spielen. Völlig voneinander differierende Mechanismen sind die Ursache für ein und dieselbe Deformität.

Betrachtet man die Literatur, so gewinnt man den Eindruck, dass bisher mehr Augenmerk auf die Therapie als auf die Differentialdiagnose gerichtet wurde. Obwohl hinreichend bekannt ist, das jeder Therapie eine ausführliche Diagnostik vorausgehen sollte.

Die Autoren haben sich nun die schwierige Aufgabe gestellt, in vielen Kapiteln das sehr breite Spektrum von Schädigungsmustern zu bearbeiten, die zur Entstehung einer Knick-Plattfußdeformität führen. Der primäre oder idiopathische und der sekundäre Knick-Plattfuß werden unter Berücksichtigung der Ätiologie, der Pathogenese, der Pathoanatomie sowie der Pathomechanik sehr übersichtlich mit hervorragenden Abbildungen und Zeichnungen behandelt.

Hervorzuheben ist m. E., dass sich die Autoren sehr eingehend bemüht haben, auch die vielschichtigen Probleme der konservativen und operativen Behandlung, der Indikationsstellung und die Komplikationen zu besprechen. Auch kontroverse Meinungen werden offen diskutiert, um eine dringend notwendige Ordnung zu schaffen.

Geleitwort

Auch das Kapitel über die konservative und operative Behandlung ist sehr informativ, weil man sich ausschließlich an der Praxis orientiert und die Bemühungen um eine korrekte technische Durchführung ganz offensichtlich sind. Die bisher bewährten Methoden finden stets Berücksichtigung. Es ist sehr zu begrüßen, dass die Einlagenversorgung sehr kritisch betrachtet wird, besonders bei klinisch gutartigen Knick-Plattfüßen, die in den meisten Fällen keine Beschwerden verursachen. Hier kann man eher schaden als nutzen.

Diese Monografie hat ihren besonderen Wert in einer Zeit, in der die Veröffentlichungen in unserer Fachliteratur kaum noch übersehbar sind. Gerade in kostenträchtigen und mit Risiken behafteten operativen Fächern, wie der orthopädischen Chirurgie, ist diese übersichtliche und eindrucksvolle Erarbeitung von gewissen Standards ein wichtiger Beitrag zur Qualitätssicherung. Ich bin davon überzeugt, dass dieses Buch nicht nur den orthopädisch-chirurgisch tätigen Ärzten, sondern auch in der Praxis, für den Orthopädietechniker, sowie für den Physio- und Ergotherapeuten ein hilfreicher Wegweiser sein und eine beachtliche Verbreitung finden wird.

München, im November 2001   PROF. DR. MED. DR. H.C. HORST COTTA

Vorwort der Verfasser

▶ „Der Plattfuss ist ein sehr häufig auftretendes, dem beobachtenden Auge gleich bemerkbares und für das Individuum oft sehr störendes Körperleiden, aber er kommt im allgemeinen wenig zur ärztlichen Behandlung" (Esau 1856).

Dieser Satz steht am Beginn der Inauguraldissertation von Theodor Esau aus dem Jahre 1856 (Abb. 1). Da er durchaus aktuell ist, haben wir ihn an den Anfang dieser Arbeit gesetzt.

Warum ein ganzes Buch über den Knickplattfuß?

„Keine andere Deformität hat in der allgemeinmedizinischen wie in der orthopädischen Fachliteratur so viel Beachtung gefunden wie der Plattfuß" (Karl Cramer 1925).

Der Knickplattfuß beschäftigt die Orthopäden seit dem frühen 19. Jahrhundert. Bereits Jacques Mathieu Delpech erwähnte diese Deformität in einem Abschnitt seiner Monographie. Zwei Jahrzehnte danach beschäftigten sich Phillips und Dieffenbach ausführlicher mit dieser Fehlform. Adolf Lorenz, einer der Väter der deutschen Orthopädie widmete auf Drängen seines chirurgischen Lehrers Eduard Albert dem Plattfuß bereits 1883 eine eigene Monographie, die den Münchner Chirurgen Nussbaum zu dem bekannten Ausspruch veranlasste:

„Jes Mar-and-Jos, a ganz Buch übern Plattfuß."

Übersetzung für Nichtbayern: „Jesus, Maria und Joseph, ein ganzes Buch über den Plattfuß."

Karl Cramer legte 1925 eine Veröffentlichung zu diesem Thema vor, die mit unvorstellbarem Fleiß nahezu alle bis zu diesem Zeitpunkt erschienenen Publikationen auflistete und eine kritische Abwägung der verschiedenen Theorien zur Ätiologie und der Therapieverfahren versuchte. In dieser Arbeit wurden u. E. erstmals auch ausführlicher die primären von den sekundären Plattfüßen unterschieden. Kasper Niederecker veröffentlichte 1959 ein umfassendes Werk zum selben Thema, beschränkte sich aber dabei überwiegend auf die Darstellung seiner eigenen Operationsmethode. Auch er unterschied zwischen primären und sekundären Plattfüßen. Seither vermisst man im deutschen (und nach Recherchen der Autoren) auch im internationalen Schrifttum eine Arbeit, die sich umfassender mit dieser Deformität auseinandersetzt, wenn sich auch das Interesse am erworbenen Plattfuß infolge einer Insuffizienz der M.-tibialis-posterior-Sehne seit den 80er Jahren enorm vergrößert hat. Neue diagnostische und therapeutische Verfahren haben unser Wissen um den Knickplattfuß erheblich erweitert. Dennoch bleiben viele Fragen ungelöst. Ein zentrales Problem stellt dabei der soge-

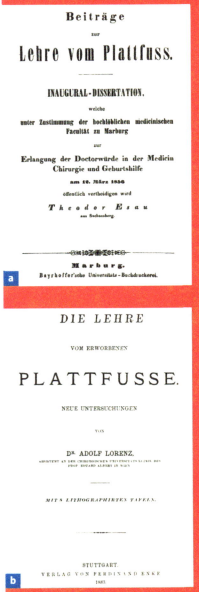

Abb. 1. Titelblatt der Originalarbeit von **a** Theodor Esau aus dem Jahr 1856 sowie **b** von Adolf Lorenz aus dem Jahre 1883 ▶

nannte idiopathische Knickplattfuß des Kindes- und Jugendalters dar, der teils aus prognostischer Unsicherheit des Behandlers, teils durch die Verunsicherung der Eltern oder aus anderen Gründen viel häufiger therapiert wird, als dies eigentlich erforderlich wäre. Auf die dadurch entstehenden hohen volkswirtschaftlichen Kosten und die unnötige Belastung für die Patienten muss nicht weiter hingewiesen werden. Zudem wird einer unnötigen Stigmatisierung der Patienten Vorschub geleistet, die weitaus länger nachwirkt als die Behandlung selbst. Wir sind stolz, dass wir für dieses komplexe Thema Norris Carroll aus den USA zur Mitarbeit gewinnen konnten.

Die Autoren wollen dem Leser eine Hilfestellung bei den Überlegungen zur jeweiligen Pathomechanik, Diagnostik und Therapie geben. Eine völlig erschöpfende Darstellung ist dabei aber weder möglich noch beabsichtigt. Um die rasche Orientierung im klinischen Alltag sicherzustellen, wurden wieder alle relevanten konservativen und operativen Therapiemethoden in ihrer praktischen Durchführung separat aufgeführt.

Zahlreiche Abbildungen und historische Verweise sollen die Lesbarkeit verbessern, in Vergessenheit Geratenes in die Erinnerung zurückrufen und die praktische Umsetzung der Therapieverfahren erleichtern. Herr Rauschmann hat uns wieder bei den historischen Teilen unterstützt.

Dieses Buch soll, ebenso wie die vorausgegangenen Bände, den aktuellen Stand der Wissenschaft darstellen und den Leser zur Vertiefung seiner Kenntnisse anregen. Dem Spezialisten bietet sich außerdem mit einem umfangreichen Literaturanhang die Möglichkeit zur vertiefenden Information in Detailfragen.

Weitere (Rück)fußdeformitäten (Klump-, Hohl-, Spitz- und Hackenfuß) sind bzw. werden in ähnlicher Weise in weiteren Bänden dieser Reihe dargestellt.

Die Autoren wünschen sich ein „Mehr" an Sicherheit in Diagnose und Therapie für den Behandler, neue Anregungen und Diskussionsstoff für den Spezialisten sowie vor allem zufriedene Patienten.

Heidelberg, im Herbst 2001

Leonhard Döderlein
Wolfram Wenz
Urs Schneider

Inhaltsverzeichnis

1 Der Knickplattfuß

1.1 Einleitung ... 1
1.1.1 Definitionen ... 1
1.1.2 Historisches zum Knickplattfuß ... 3
1.1.3 Formenvielfalt des Knickplattfußes ... 6

2 Der primäre oder idiopathische Knickplattfuß

2.1 Epidemiologie ... 9
2.2 Ätiologie und Pathogenese ... 12
2.2.1 Historische Konzepte zur Ätiologie des Knickplattfußes ... 12
2.2.2 Ätiologie und Pathogenese des Knickplattfußes ... 15
2.3 Anatomie und Biomechanik ... 17
2.3.1 Anatomie und Biomechanik des „normalen" Fußes ... 17
2.3.2 Pathoanatomie des Knickplattfußes ... 22
2.3.3 Pathomechanik des Knickplattfußes ... 26
2.4 Diagnostik des Knickplattfußes ... 39
2.4.1 Klinische Untersuchung ... 39
2.4.2 Apparative Untersuchungen ... 50
2.5 Der primäre Knickplattfuß im Kindesalter ... 58
2.5.1 Ätiologie und Pathogenese ... 60
2.5.2 Klinisches Bild und Diagnostik ... 62
2.5.3 Therapeutische Besonderheiten ... 66
2.6 Der schmerzhafte Adoleszentenplattfuß ... 69
2.6.1 Epidemiologie ... 69
2.6.2 Ätiologie und Pathogenese ... 69
2.6.3 Klinsches Bild und Diagnostik ... 70
2.6.4 Therapeutische Besonderheiten ... 71
2.7 Klassifikationen des Knickplattfußes ... 73
2.8 Indikationen und Therapieprinzipien des primären Knickplattfußes ... 75
2.8.1 Allgemeine Ziele der Therapie ... 78
2.8.2 Konservative Therapie des Knickplattfußes ... 79
2.8.3 Beurteilung nach konservativer Therapie ... 89
2.8.4 Operative Therapie des Knickplattfußes ... 91
2.8.5 Beurteilung nach operativer Therapie ... 105

3 Besondere Formen des primären Knickplattfußes

3.1 Der Schaukelfuß (Talus verticalis) ... 111
3.1.1 Definition ... 111
3.1.2 Epidemiologie ... 111

3.1.3	Ätiologie und Pathogenese ... 111
3.1.4	Pathoanatomie ... 112
3.1.5	Pathomechanik ... 114
3.1.6	Klinisches Bild und Diagnostik ... 114
3.1.7	Klassifikation ... 117
3.1.8	Therapeutische Besonderheiten ... 117
3.1.9	Beurteilung der Ergebnisse ... 119
3.1.10	Komplikationen und Probleme ... 120
3.2	Der Knickhohlfuß ... 121
3.2.1	Definition ... 121
3.2.2	Epidemiologie ... 121
3.2.3	Ätiologie und Pathogenese ... 122
3.2.4	Pathomechanik ... 122
3.2.5	Klinisches Bild und Diagnostik ... 122
3.2.6	Therapeutische Besonderheiten ... 123
3.3	Das Os tibiale externum ... 123
3.4	Der Hammerzehenplattfuß ... 124
3.4.1	Definition ... 124
3.4.2	Ätiologie und Pathogenese ... 124
3.4.3	Therapeutische Besonderheiten ... 126
3.5	Der Sichelfuß ... 127
3.5.1	Definition ... 127
3.5.2	Epidemiologie ... 128
3.5.3	Ätiologie und Pathogenese ... 128
3.5.4	Pathoanatomie ... 128
3.5.5	Klinisches Bild und Diagnostik ... 128
3.5.6	Klassifikation ... 131
3.5.7	Therapeutische Besonderheiten ... 132

4 Der sekundäre Knickplattfuß ... 135

4.1	Die Untersuchung des sekundären Knickplattfußes ... 135
4.2	Der Knickplattfuß bei neuromuskulären Erkrankungen ... 136
4.2.1	Der Knickplattfuß bei schlaffen Lähmungen ... 138
4.2.2	Der Knickplattfuß bei spastischen Lähmungen ... 159
4.3	Der Knickplattfuß bei nichtneuromuskulären Erkrankungen ... 169
4.3.1	Der Knickplattfuß nach Verletzungen ... 170
4.3.2	Der Knickplattfuß durch degenerative Erkrankungen ... 176
4.3.3	Der Knickplattfuß nach Entzündungen ... 186
4.3.4	Der Knickplattfuß bei metabolischen Erkrankungen ... 189
4.3.5	Der Knickplattfuß bei Kollagenstörungen ... 195
4.3.6	Der Knickplattfuß bei kongenitalen Malformationen ... 201
4.3.7	Der Knickplattfuß bei seltenen Syndromen ... 214
4.3.8	Der Knickplattfuß bei Tumorleiden ... 221
4.3.9	Der iatrogene Knickplattfuß ... 222

5 Kontroversen, Probleme und Komplikationen ... 225

5.1	Kontroversen ... 225
5.2	Probleme ... 225
5.2.1	Probleme bei der konservativen Therapie und bei der Indikationsstellung ... 225

5.2.2	Mögliche intraoperative Probleme und ihre Lösungsmöglichkeiten … 226
5.3	Komplikationen … 226
5.3.1	Wundrandnekrose … 226
5.3.2	Wundinfektion … 227
5.3.3	Pseudarthrotisch-geheilte Arthrodesen unter Korrekturverlust … 227
5.3.4	Die Überkorrektur … 227
5.3.5	Das Rezidiv bzw. die Unterkorrektur … 231

6 Praxis der Therapie

6.1	Konservative Therapiemethoden … 233
6.1.1	Krankengymnastik … 233
6.1.2	Orthopädische Schuheinlagen … 234
6.1.3	Orthesen … 237
6.1.4	Orthopädische Maßschuh- und weitere Orthesentechnik … 240
6.2	Operative Therapiemethoden … 242
6.2.1	Allgemeines … 242
6.2.2	Operationen an den Weichteilen … 243
6.2.3	Knöcherne Operationsverfahren … 253

7 Zum Abschluss … 285

7.1	Die so genannte Plattfußprophylaxe … 285
7.2	Fazit zur Knickplattfußdeformität … 286

8 Untersuchungsbögen und Therapiealgorithmen … 287

Algorithmus 1: Klinische Einteilung … 289
Algorithmus 2: Aktive und passive Klassifikation des Knickplattfußes … 290
Algorithmus 3: Knickplattfußtherapie … 291
Algorithmus 4: Wirksamkeit einzelner Operationsverfahren … 292
Algorithmus 5: Sichelfußtherapie … 294

Literatur … 295

Sachverzeichnis … 321

1 Der Knickplattfuß

1.1 Einleitung

1.1.1 Definitionen

▶ Die Bezeichnung Knickplattfuß ist ein Sammelbegriff für eine Gruppe wesensähnlicher und meist miteinander kombinierter Fußdeformitäten, die durch eine Abduktions-Pronationsstellung des Fußes charakterisiert sind (Lorenz 1939).

▶ A flat foot is one which is structurally built so as to have a low arch when the foot is in the ideal posture for that individual (Wiles 1934).

▶ Flatfoot is a condition in which the arch of the foot breaks down, allowing the entire sole to touch the ground (Stedman's Medical Dictionary 1995).

▶ It is difficult to define a flatfoot with Germanic precision. It is like we are dealing with the art of Orthopaedics rather than the science of Orthopaedics. To quote Vincent Mosca, who was a fellow with us at the Hospital for Sick Children in Toronto „despite this lack of precision, we can agree that some feet have lower arches than others, and we call them flatfeet" (Carroll 2001).

Eigene Definition

Der Knickplattfuß ist eine Fußdeformität, die durch eine Verminderung, Aufhebung oder Umkehrung des Fußlängsgewölbes und Lateralabweichung des Rück- und Vorfußes in unterschiedlichem Ausmaß charakterisiert ist (Abb. 1.2 a, b).

Synonyme. Knickfuß, Spitzknickfuß, Senkfuß, Knicksenkfuß, Plattfuß, Knickplattfuß, Schaukelfuß, Tintenlöscherfuß (Abb. 1.3), Pes valgus, Pes planovalgus, Pes flexus pronatus reflexus (Henke 1859), Pes flexus pronatus abductus reflexus supinatus (Böhler 1922), flat-foot, planovalgus foot, piede piatto, piede valgo, pied plat essentiel.

▶ Der Plattfuß, pes valgus, ist der Sammelbegriff aller Pronationsdeformitäten des Fußes vom geschwächten, unter abnormer Inanspruchnahme einsinkenden Fuße bis zum kontrakten, fixierten Plattfuß, jener Deformität, welche den Fuß in pronierter abduzierter Stellung fixiert (Hoffa 1905).

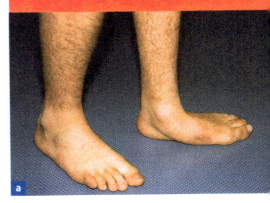

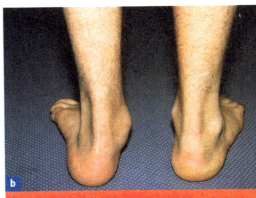

Abb. 1.2 a, b. Klinischer Aspekt eines typischen linksseitigen Knickplattfußes ▶

Abb. 1.3. Tintenlöscherartige Wölbung des Knickplattfußes im Vergleich zum Normalfuß

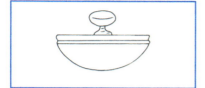
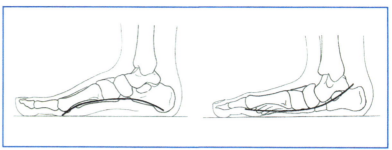

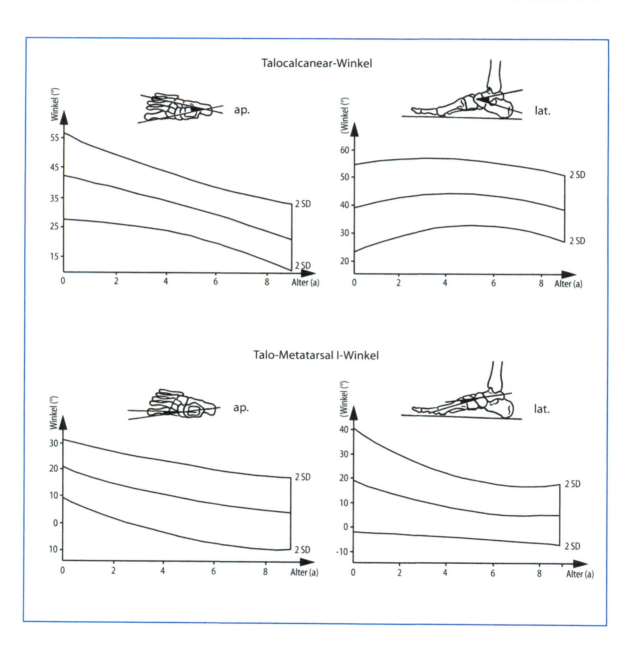

Abb. 1.4. Normale Variationsbreite typischer Fußwinkel auf der AP- und seitlichen Röntgenaufnahme (SD = Standardabweichung). (Mod. nach Vanderwilde)

1.1 Einleitung

Der Begriff Knickplattfuß soll u. E. im weiteren Text für die verschiedenen Synonyme einheitlich verwendet werden.

Das Hauptproblem bei der Definition des Knickplattfußes ist seine Abgrenzung zum Normalfuß. Vanderwilde u. Staheli gaben Normalbereiche für radiologische Fußmesswerte von Kindern zwischen $1/2$ und 12 Jahren an. Die wichtigsten Werte zeigt Abb. 1.4.

Albert Lorenz versuchte in seinem Lehrbuch unseres Wissens als Erster eine klare Differenzierung der verschiedenen Begriffe zu treffen:

Pes planus (Plattfuß)

Das Längsgewölbe ist unter Belastung über die physiologische Grenze hinaus niedriger geworden, oder ganz eingebrochen (Abb. 1.5).

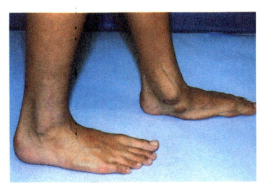

Abb. 1.5. Klinischer Aspekt eines typischen Plattfußes

Pes valgus (Knickfuß)

Stellt die Weiterführung der physiologischen Pronationsstellung ins Pathologische dar. Sie ist durch eine Abknickung der Fersenachse gegen die Unterschenkelachse gekennzeichnet (Abb. 1.6).

Pes planovalgus

Ist durch eine Gewölbeabflachung und Valgität gekennzeichnet (Kombination aus Pes planus und Pes valgus; Abb. 1.7).

Tareco et al. bemühten sich 1999 um eine Definition des Knickplattfußes, indem sie 21 normale und 63 Patienten mit Marfan-Syndrom mit Fuß-Druck-Messfolien untersuchten. Die Autoren unterteilten das Abdruckmuster der Fußsohle von Einbeinstandaufnahmen in 6 Felder. Das prozentuale Verhältnis des medialen Mittelfußfeldes zum Gesamtmittelfuß wurde bestimmt und ein Grenzwert ermittelt, oberhalb dessen eine Knickplattfußdeformität vorlag (24%). Generell bestand eine gute Übereinstimmung zwischen der klinischen Diagnose und der Druckmessverteilung.

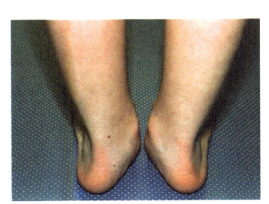

Abb. 1.6. Abknickung der Fersenachse beim Pes valgus

1.1.2 Historisches zum Knickplattfuß

> „Während die Behandlung des Klumpfußes beinahe so alt ist, wie die Geschichte der Medizin, fehlen in der älteren Literatur Angaben über den Plattfuß" (Niederecker 1959).

> Diese wichtige Aussage lässt sich unschwer mit der kosmetisch und auch funktionell weitaus weniger auffälligen Deformität des Knickplattfußes erklären. Nach Niederecker hatte der Wiener Anatom Hyrtl herausgefunden, dass der römische Komödienschreiber Titus Maccius Plautus seinen Namen wegen seiner Plattfüßigkeit trug. Ebenso hieß die Gattin Kaiser Trajans Plotina. Plotus bzw. plautus bedeutete dabei platt oder breit, im Umbrischen plattfüßig. Hyrtl berichtete ferner über einen römischen Schauspieler namens Planipes, der barfüßig in komischen Rollen spielte.

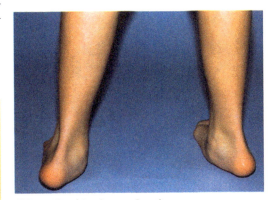

Abb. 1.7. Kombination aus Pes planus und Pes valgus

1 Der Knickplattfuß

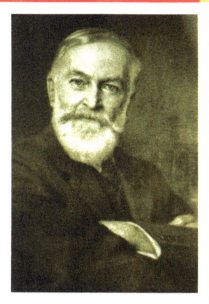

Nach Adolf Lorenz (zit. nach Niederecker 1959; Abb. 1.8) erwähnte Ambroise Paré (1510–1590) den Plattfuß, zu dessen Therapie er Bandagen und Schnürstiefel ähnlich wie beim Klumpfuß empfahl.

Duchenne (1885) gab im Rahmen seiner grundlegenden Untersuchungen zur Muskelphysiologie auch einige Hinweise zur Pathogenese des Knickplattfußes. Der M. peronaeus longus sei ein zentraler Anti-Plattfußmuskel, die Mm. tibialis anterior, extensor digitorum longus sowie der M. peronaeus brevis begünstigten dagegen die Deformität.

Erst mit der Einführung der Tenotomie in die orthopädische-chirurgische Therapie durch Delpech (1777–1832; Abb. 1.9a–c) und Stromeyer und später durch Dieffenbach wurde der Knickplattfuß Gegenstand umfangreicherer Erörterungen. Johann August Schilling, ein Orthopäde aus Bamberg gab 1860 an, dass der angeborene Plattfuß seine Ursache in den Ligamenten habe. Der nichtangeborene Plattfuß entstehe zwischen dem 12.–16. Lebensjahr durch Tragen schwerer Lasten und langes Stehen. Hinzu komme immer auch eine prädisponierende Ursache. Dieffenbach (1841) gab entzündliche Veränderungen und Ankylosen der Fußwurzelgelenke an und empfahl allgemein roborierende Behandlungen (Lebertran, Bäder), lokal Branntweinumschläge und Schröpfköpfe sowie Tenotomien und Redressionen. Er unterteilte den Plattfuß in 5 verschiedene Schweregrade. Stromeyer schrieb 1874 in seinen Erinnerungen: „Das Wesen des Plattfußes besteht in einer Atonie der Aponeurosis plantaris und der Bänder des Tarsus. Die Disposition ist oft angeboren und vererbt ... Das Fortschreiten des Übels ist nicht regelmäßig und von hinzukommenden Entzündungen abhängig". Besonders bekannt sind die Untersuchungen Henkes (1859) über den angeborenen Plattfuß. Er erwähnt bereits, dass die Insuffizienz des M. tibialis posterior am Zustandekommen des Knickplattfußes mitwirkt.

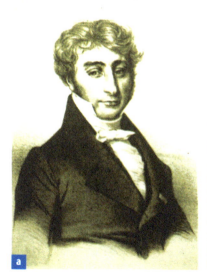
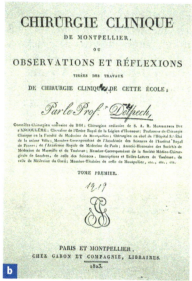
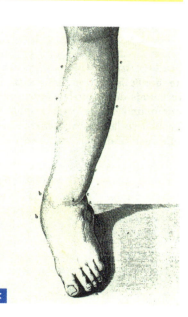

Abb. 1.9. a Jacques Mathieu Delpech (1777–1832), **b** Titelblatt der Originalarbeit aus dem Jahre 1823, **c** Abbildung eines Knickplattfußes aus derselben Arbeit

1.1 Einleitung

Henke bezeichnet den schweren Schaukelfuß als Pes flexus, abductus et reflexus. Adolf von Bardeleben (Abb. 1.10) widmete in seinem 4-bändigen Lehrbuch der Chirurgie und Operationslehre 1861 dem Klumpfuß 10 und dem Plattfuß immerhin 4 Seiten. Er nahm eine vermehrte Erschlaffung der Fußwurzelbänder an. Das Wachstum und insbesondere längere Stehbelastungen wirkten sich ungünstig aus. Er konstatierte: „Die Behandlung des Valgus ist schwierig, die Heilung äußerst selten." Zudem äußerte er sich skeptisch bezüglich der allgemein empfohlenen Therapien: „Auch die Fussbäder aus Eichenrinde oder aus aromatischen Flüssigkeiten, das Waschen mit Branntwein und wiederholtes Schröpfen auf dem Fussrücken dürfen nicht unerwähnt bleiben. Andere meinen, durch wiederholtes Auflegen von spanischen Fliegen auf den inneren Fussrand und auf die Sohle die sehnigen Gebilde zur Verkürzung bringen zu können. Aber wir möchten keinen unserer Leser zu dem Glauben verleiten, dass durch alle diese Mittel irgendetwas gegen den Valgus ausgerichtet wird." Bardeleben war ein Verfechter der mechanischen Behandlung, die durch eine Kombination mit Tenotomien verkürzter Faszien und Sehnen das Effektivste war, was zu damaliger Zeit angeboten werden konnte. Nach einer dreimonatigen Apparatebehandlung erhielt der Patient besonders konstruierte Schnürstiefel.

Mit den Überlegungen zur Mechanik kamen auch zunehmend verfeinerte Therapievorschläge auf. Das modellierende Redressement mit anschließendem Gipsverband wurde erstmals von Roser vorgenommen (zit. nach Niederecker 1959). Henke (1859) und Stromeyer (1874) erwähnten Einlagen aus Leder, Kork oder Filz. Aus den USA wurden durch Whitman (1924) Metalleinlagen propagiert.

Tillmanns ging in seiner „speciellen Chirurgie" 1897 davon aus, dass sich der Plattfuß genau entgegengesetzt zum Klumpfuß entwickelt. Er unterschied den angeborenen vom erworbenen Plattfuß und berichtete auch über Plattfüße bei Koalitionen.

Therapeutisch empfahl er Redressionen, Massagen und aktive Übungen. Osteotomien blieben schweren Fällen vorbehalten und umfassten supramalleoläre und Fußwurzeleingriffe. Interessanterweise schlug Tillmanns bei paralytischem Knickplattfuß bereits Fußwurzelarthrodesen und den Transfer des M. tibialis anterior auf den M. peronaeus longus vor. Gocht u. Debrunner geben in ihrer orthopädischen Therapie 1925 der Beschreibung von aktiver Plattfußgymnastik breiten Raum. Bei kontrakten Plattfüßen waren für sie manuelle oder maschinelle Redressionen das Mittel der Wahl (Abb. 1.11). Knöcherne Resektionen aus der Fußwurzel blieben schweren Fällen vorbehalten.

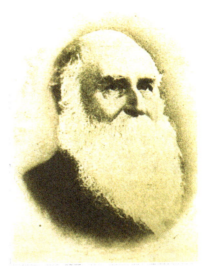

Abb. 1.10. Adolf von Bardeleben (1819–1895)

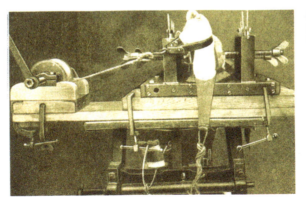

Abb. 1.11. Typische Apparateredression aus den Anfangsjahren des 20. Jahrhunderts

1.1.3 Formenvielfalt des Knickplattfußes

▸ Von den leichtesten Graden eben beginnender Formabweichung bis zu den extremen Deformierungen versteifter Plattfüße gibt es eine große Zahl von Zwischenformen (Hohmann 1948).

Die Ausprägungsformen des Knickplattfußes stellen das Ergebnis unterschiedlicher Pathomechanismen und Erkrankungen dar, die verschieden lange und stark auf das (wachsende) Fußskelett eingewirkt haben (Abb. 1.12–1.20).

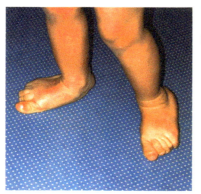

Abb. 1.12. Idiopathischer Knickplattfuß bei einem gesunden 2-jährigen Knaben

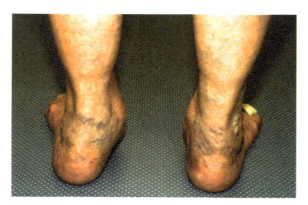

Abb. 1.13.

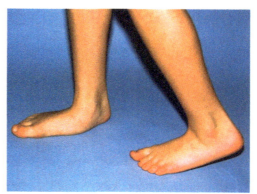

Abb. 1.11.

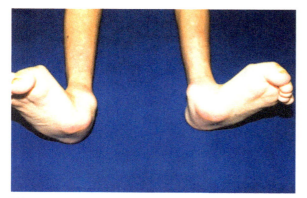

Abb. 1.15. Schwerste Schaukelfüße bei 12-jährigem Patienten mit spastischer Tetraparese

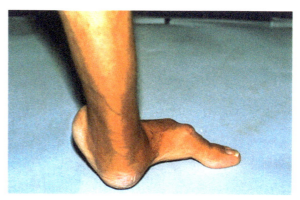

Abb. 1.16. Schwere Knickplattfußdeformität bei einem 63-jährigen Patienten mit Fibulaaplasie

1.1 Einleitung

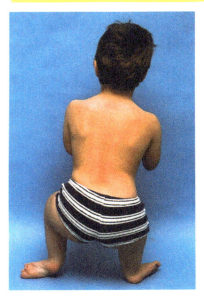

Abb. 1.17. Schwere kongenitale beidseitige Plattfüße bei massiver Extremitätenfehlbildung

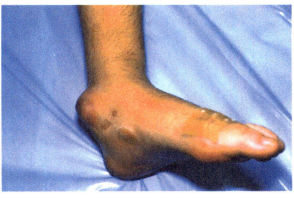

Abb. 1.18. Charcot-ähnliche Gelenkdestruktion bei einem 11-jährigen Mädchen mit hereditärer sensibel autonomer Neuropathie

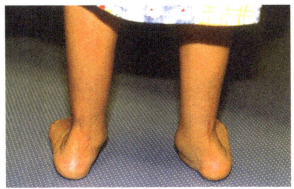

Abb. 1.19. In Knickplattfußdeformitäten überkorrigierte angeborene Klumpfüße bei einem 5-jährigen Mädchen

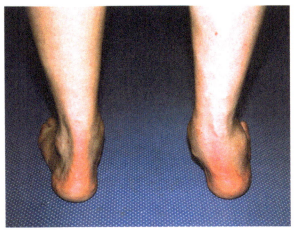

Abb. 1.20. Rheumatischer Knickplattfuß rechts bei einem 64jährigen Patienten

2
Der primäre oder idiopathische Knickplattfuß

2.1 Epidemiologie

▶ Die häufigste Fußveränderung des Zivilisationsmenschen ist der Knickfuß und Knickplattfuß (Hohmann 1948).

▶ Das häufigste Fußproblem bei Kindern in der orthopädischen Praxis ist der lockere Knickplattfuß (Zollinger 1994).

▶ Pes planus is one of the most frequent diagnoses presenting to pediatricians, orthopedists and orthopedic surgeons (Sullivan 2000).

▶ Staheli, Chew and Corbett studied the footprints of 441 normal subjects, ranging in age from 1 to 80 years to document the configuration of the longitudinal arch. They showed that flat feet are usual in infants, common in children, and within the normal range of the observations made in adult feet (Carroll 2001)

Albert Hoffa gibt in seinem Lehrbuch (1902) einige interessante statistische Angaben:
Unter 17619 chirurgischen Kranken befanden sich 338 (0,49 %) Fälle von Plattfuß.
Unter 1444 Deformitäten waren 338 Plattfüße (23,41 %).

> „Die Plattfüße sind danach mit den Scoliosen die häufigsten Deformitäten" (Hoffa 1902).

An anderer Stelle berichtet derselbe Autor über 235 Plattfüße von denen 10 angeboren und 225 erworben waren. Von diesen wurden 11 traumatische, 7 paralytische, 7 rachitische und 200 statische unterschieden. Das männliche Geschlecht war doppelt so häufig betroffen. Schließlich entfiel die größte Frequenz auf die Altersgruppe zwischen 16 und 20 Jahren.

Preiser berichtete über eine große Zahl von Plattfußpatienten (4808 Fälle) und fand heraus, dass die Haupterkrankungsziffer zwischen 16 und 20 Jahren lag und bei Frauen zwischen 41 und 50 Jahren ein zweiter Gipfel zu finden war.

> „... the most exaggerated types being met within men, as might be expected, from their more laborious occupations."
>
> „My experience leads me me to consider „atonic" flat-foot as especially the affection of servant-girls, often badly nourished, and obliged to be almost constantly on their feet" (Whitman 1888).

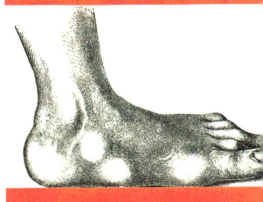

2 Der primäre oder idiopathische Knickplattfuß

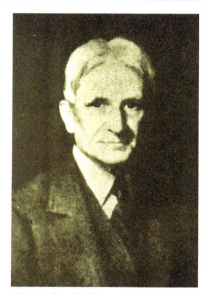

Abb. 2.1. Royal Whitman (1857–1946)

Royal Whitman (Abb. 2.1) veröffentlichte in seinem Lehrbuch eine interessante Statistik von 1000 Knickplattfüßen, von denen sich 618 auf das männliche und 382 auf das weibliche Geschlecht verteilten. Altersmäßig waren die Patienten unter 10 Jahren am wenigsten vertreten. Es waren 58 Fälle posttraumatischer, 65 entzündlicher Natur. Von den 1000 Füßen waren 234 kontrakt.

Nach Piat u. Goutallier (1998) betrifft der primäre Knickplattfuß als seltene Störung nur 1–3 % der Erwachsenen. Interessanterweise betrifft die Deformität entweder beide Füße oder bevorzugt die linke Seite.

Denis gab einen ausführlichen Beitrag zur Epidemiologie:

▶ Un tres grand nombre de ces pieds plats sont absolument muets. Ils autorisent des activites physiques absolument normales, voire exceptionnelles (Denis 1977).

Dies bedeutet, dass der üblicherweise beobachtete Knickplattfuß (Knicksenkfuß) des Erwachsenen, der bereits im Wachstum bestand, sich in der Regel gutartig verhält.

Denis konnte anhand einer Reihenuntersuchung von 600 gesunden Erwachsenen 78 (13 %) mit Knickplattfüßen finden. Es handelte sich dabei überwiegend um Männer (57/78). Von den 78 Knickplattfüßen waren 67 völlig beschwerdefrei, 10 gaben leichtere belastungsabhängige Beschwerden an und nur einer klagte über stärkere Probleme.

Unter 1000 Patienten einer fußorthopädischen Sprechstunde gab es lediglich 22 mit schmerzhaften Knickplattfüßen.

Valenti (1982) beobachtete bei einer umfassenden Studie zur Entwicklung des Fußlängsgewölbes drei wichtige Phasen: von 1–10 Jahre, von 10–20 Jahre und von 50–60 Jahre.

Vor dem vierten Lebensjahr findet man in bis zu 96 % Knickplattfüße, vom 10. bis zum 20. Lebensjahr noch in 29 % und bei den 50- bis 60-Jährigen in 5,75 %.

Piatkowski aus Lublin berichtete 1977 über eine podographische Reihenuntersuchung von 857 Schulkindern (7–15 Jahre) bei denen er keinen einzigen Knickplattfuß fand.

Sharrard berichtete 1979 über eine Untersuchung von Morley, der bei Kindern unter 18 Monaten in 97 % Knickplattfüße fand (klinische und pedographische Untersuchungen). Im Alter von 10 Jahren waren es gerade noch 4 %, die diese Deformität aufwiesen.

▶ It is evident, that there is a marked spontaneous tendency to improvement in foot posture with age (Sharrard 1979).

Nagura beschrieb 1960 die Häufigkeit des Knickplattfußes anlässlich einer Untersuchung von 192 schulpflichtigen Kindern. Es wurden in 31,2 % Plattfüße beschrieben, wobei 10,4 % beidseitig und 20,8 % einseitig waren. Keines der Kinder hatte klinische Beschwerden oder funktionelle Störungen.

Die wissenschaftlichen Aktivitäten trieben leider auch seltsame Blüten:

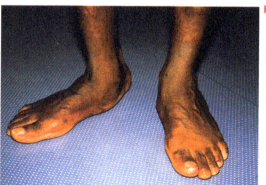

Abb. 2.2. Typische asymptomatische Knickplattfüße bei einem 30-jährigen Mann aus der Elfenbeinküste

„Ein vorzugsweises Vorkommen des Plattfusses will man als Familien- und Racen-Eigenthümlichkeit annehmen und schreibt es den Juden und Negern zu. … Was das Auftreten bei Juden und Negern betrifft, so möchte hier wohl das Angeborene, die Uebererbung nicht mit mehr Geltung verdienen, als die Ueberanstrengung der Füsse in Folge ihres fortwährenden Umherirrens …" (Esau 1856; Abb. 2.2).

Sobel u. Levitz (1999) untersuchten den Valguswinkel bei 150 gesunden Kindern zwischen 6 und 16 Jahren. Der Normalbereich lag zwischen 0° und 9° valgus mit einem Mittelwert von 4° valgus. Eine spontane Ausgradung des Rückfußes mit dem Wachstum wird von den Autoren bezweifelt.

Schließlich sei noch die aufwendige Arbeit von Kristen (1968) erwähnt, der 7038 Kinderfüße im Alter zwischen 6 Monaten und 16 Jahren vermessen hatte. Er fand so genannte Senkfüße zwischen 12,5 % und 16,7 % bei Mädchen und zwischen 12,7 % und 19,6 % bei Knaben. Knickplattfüße waren insgesamt nur bei weniger als 1 % zu verzeichnen.

Das Hauptproblem all dieser Arbeiten dürfte in der schwierigen Abgrenzung des gerade noch normalen zum pathologischen Knickplattfuß liegen. Da die Streubreite klinischer und auch röntgenologischer Messmethoden überaus groß ist, wird man sich auch an funktionellen Gesichtspunkten orientieren müssen.

▶ My emeritus professor at the University of Toronto, RI Harris and Beath published a classic paper on flexible flatfoot in 1948. In this paper they stated that„flexible flatfoot may be regarded as the normal contour of the strong and stable foot, rather than the result of weakness in foot structure or weakness of the muscles which motivate the foot."
They also stated„this variety of pes planus is of little consequence as a cause of disability."
RI was an interesting man with an inquiring mind. Although he was retired I met him during the first week of my residency. I was „on call" one night when I received a distraught call from the radiology technologist. She said „Doctor Carroll you have to come quickly and help me, there's a crazy man down here who wants me to take an x-ray of a rattlesnake that he has in a box". I went to the radiology department to find that the „crazy man" was none other than Professor RI Harris. He had shot a Massassauga rattlesnake at his summer cottage. He noticed a bulge in the rattlesnake and correctly assumed that there was a relationship between the bulge and the disappearance of a baby rabbit from his lawn. He wanted the x-ray to see if he could determine how much lysis of calcium there was from the baby rabbit skeleton. Once she was assured that the rattlesnake was dead she took a very interesting x-ray for us. What does this have to do with flat feet? We all know that snakes have very flat feet indeed (Carroll 2001).

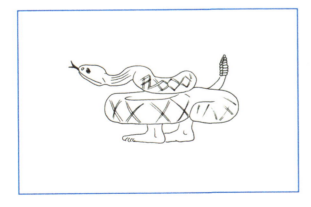

2.2 Ätiologie und Pathogenese

2.2.1 Historische Konzepte zur Ätiologie des Knickplattfußes

Da sich unsere orthopädischen Vorfahren bereits ausgiebig mit den Ursachen der Knickplattfußes auseinandergesetzt haben, möchten wir an dieser Stelle einige klassische Theorien wiedergeben. Bezüglich weiterer Information wird auf die umfangreiche Arbeit von Karl Cramer (1925) verwiesen (Abb. 2.3).

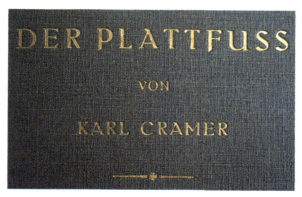

Abb. 2.3. Das Werk von Karl Cramer aus dem Jahre 1925 ist nach wie vor aktuell

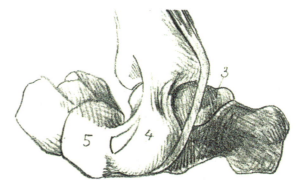

Abb. 2.4. Abbildung eines Knickplattfußes aus der Arbeit von Theodor Esau

Theodor Esau gab in seiner Dissertation 3 mögliche Hauptursachen für die Entstehung an (Abb. 2.4):
- Gelenkerschlaffung,
- Muskelkontraktur,
- Paralyse.

Entsprechend unterschied er 3 verschiedene Gruppen von Plattfüßen:
- den rein auf Gelenkerschlaffung beruhenden und ohne Komplikation bestehenden *atonischen* Plattfuß,
- den mit Muskelkontraktur verbundenen *atonisch kontrakten* und
- den durch Lähmung entstandenen *paralytischen* Plattfuß.

Mit dieser wichtigen Arbeit wurde nach unserem Kenntnisstand erstmals die bis heute gültige Unterscheidung zwischen der flexiblen und der fixierten Deformität getroffen.

In der späteren Literatur kann man 3 verschiedene Gruppen von Theorien unterscheiden:
- die *muskuläre*, welche einer Insuffizienz der Muskulatur die Hauptschuld zuweist;
- die *ligamentäre*, die sich einer Erschlaffung bzw. Kontraktur der Bänder widmet und
- die *ossäre*, welche eine Wachstumshemmung bzw. Druckatrophie komprimierter Knochen postuliert.

Nach Henke (1859) entsteht der Knickplattfuß durch einen Widerstandsmangel der Muskulatur. Die Bänder- und Knochenhemmung gibt allmählich nach, sodass sich die pathologischen Gelenkverschiebungen entwickeln können. Von Meyer postulierte in seiner Arbeit (1883), dass dem Plattfuß keine Senkung des Längsgewölbes, sondern eine pronatorische Überdrehung unter dem Einfluss der Körperlast zugrunde liegt.

Von Meyer gab auch bei stärkeren Graden der Deformität die Bildung von Falschgelenken zwischen Fibulaspitze und Kalkaneus sowie zwischen Os naviculare und Talushals an (Abb. 2.5 a, b).

Adolf Lorenz bezeichnete den Plattfuß als Pes flexus im oberen Sprunggelenk, Pes pronatus im Talokalkaneargelenk und Pes reflexus im Chopart- und Lisfranc-Gelenk. Lorenz (1883) verstand den Fuß als Kombination eines inneren elastischen und äußeren starren Gewölbebogens. Der innere Fußbogen gleitet beim Plattfuß vom äußeren nach medial ab. Schließlich kommen die ursprünglich übereinander angeordneten Fußbögen nebeneinander zu liegen (Abb. 2.6). Die vermehrte Pronation des Kalkaneus leitet die Bereitschaft zur Knickplattfußdeformität ein. Der M. tibialis posterior hat mit der Erhaltung des Längsgewölbes nichts zu tun, sondern für ein intaktes Fußgewölbe ist der äußere Fußbogen verantwortlich.

Nach Cramer (1925) halten Riedinger, von Meyer, Hoffa und Franke jedoch den M. tibialis posterior für den Hauptstützer des Fußgewölbes. Auch nach Frohse u. Fränkel (1913) sind die Muskeln primär für die Aufrechterhaltung des Gewölbes verantwortlich. Nach Niederecker (1959) sind Anomalien im Ansatzbereich der Mm. tibialis anterior und peronaeus tertius für die Knickplattfußentwicklung verantwortlich. Duchenne (1885) spricht dem M. peronaeus longus die Hauptfunktion der Erhaltung des Fußlängsgewölbes zu. Thordarson et al. (1995) testeten dazu am Leichenmodell eines Knickplatt-

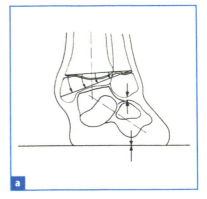

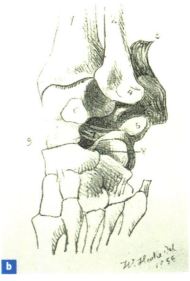

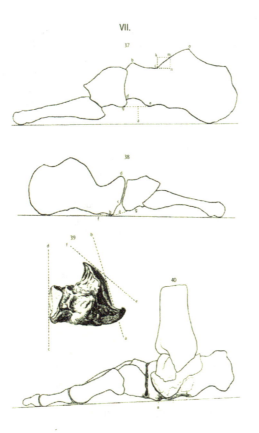

Abb. 2.5. a Pathomechanismus der Falschgelenkbildung zwischen Fibulaspitze und Kalkaneus schematisch und **b** auf einer Zeichnung aus dem Buch von Theodor Esau

Abb. 2.6. Schematische Darstellung eines Normalfußes von lateral (*oben*) und eines Knickplattfußes von lateral und medial (*unten*) nach Adolf Lorenz (1883)

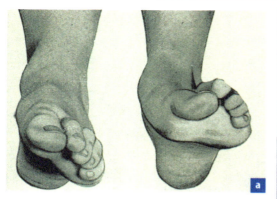 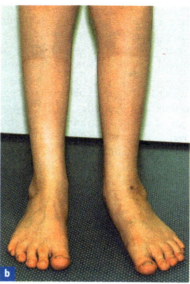 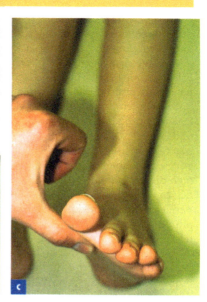

Abb. 2.7. a Typische Detorsion des Rückfußes zum Vorfuß (nach Hohmann 1951), **b, c** klinischer Aspekt einer Detorsion von Rück- und Vorfuß mit Vorfußsupination beim Knickplattfuß

fußes verschiedene Tenodesen und fanden, dass die Verwendung der Peroneus longus-Sehne den besten Korrektureffekt liefert.

R. Fick postulierte ein verklammertes federndes Gewölbe, das unter normalen Bedingungen unter Belastung in Pronationsrichtung kommt, jedoch ein Einsinken verhindert. Straßer erkannte 1913 als Erster, dass die Pronation des Rückfußes von einer Supination des Vorfußes gefolgt wird. Ausschlaggebend für eine Knickplattfußentwicklung sind eine Elongation des Pfannenbandes und eine Druckatrophie der Knochen des Fußaußenrandes. Je stärker die Deformität ist, umso stärker wirken die pronatorischen Kräfte, sodass man von einem progressiven Charakter der Veränderungen sprechen kann. Lorenz Böhler (1922) und Georg Hohmann (1951) haben die Idee der Fußtorsion und Detorsion in die Therapie eingebaut. Der Knickplattfuß beginnt mit einer Pronation (Valgisierung) des Kalkaneus (Abb. 2.7 a–c). Weinert ging von der Vorstellung dreier Längssysteme des Fußskelettes aus: einem medialen Sprungbeinlängssystem, einem lateralen Fersenbeinlängssystem und einem intermediären Längssystem um den dritten Strahl. Die Außendrehung des Sprungbein- und die Innendrehung des Fersenbeinsystems bedingen eine Verschraubung des Fußes. Die „Entkreuzung" von Sprung- und Fersenbein bedingt die Entstehung des Knickplattfußes.

Nach Hoke u. Bradford (zit. nach Cramer 1925) steht die Lockerung der Bänder am Anfang der Knickplattfußentstehung, die sekundär zu muskulärer Insuffizienz führt, weil die Muskulatur die dauernde Mehrarbeit nicht mehr zu leisten vermag.

Schultze (zit. nach Cramer 1925) gibt eine muskuläre, ligamentäre und ossäre Form des Knickplattfußes an. Die Erste entstehe durch ein Muskelungleichgewicht, die Zweite durch Überdehnung bzw. Schrumpfungskontraktur der Bänder und die Dritte durch Knickung der Längsachse des Fußes.

Ghillini (zit. nach Cramer 1925) gab einem abnormen Ansatz der Ligamente und Sehnen, die die Fußwölbung bilden, die Schuld an der Entstehung des Knickplattfußes. Schließlich hält Debrunner (zit. nach Cramer 1925) die Kombination von ligamentärer, muskulärer und ossärer Theorie für wahrscheinlich.

2.2.2 Ätiologie und Pathogenese des Knickplattfußes

Entwicklungsgeschichtlich ist der menschliche Fuß ein zum Standfuß umgebauter Kletterfuß (Lorenz 1883), bei dem die Ossa metatarsalia vertikal angeordnet waren. Während sich der Rückfuß seine Supinationsstellung bewahrt hat, musste sich der Vorfuß pronatorisch verdrehen. Dabei verlor der Fuß seine Greiffunktionen (Abb. 2.8).

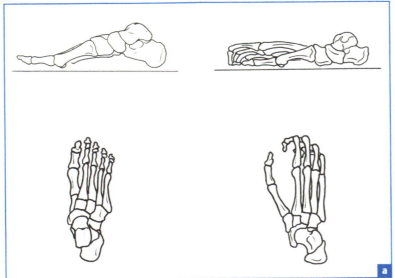
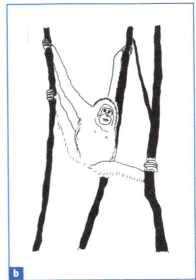

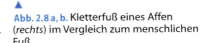
Abb. 2.8 a, b. Kletterfuß eines Affen (*rechts*) im Vergleich zum menschlichen Fuß

Der primäre Knickplattfuß kann angeboren oder erworben sein.

Bei der angeborenen Form werden exogene (intrauterine Druckeinwirkung) und endogene (Wachstumsstörungen der Embryonalzeit), genetische und neuromuskuläre Faktoren diskutiert (Abb. 2.9).

Bei den erworbenen Formen sind 3 Hauptpunkte denkbar:
- Missverhältnis zwischen Belastung und Tragfähigkeit durch konstitutionelle Schwäche des Stützgewebes (Abb. 2.10 a),
- fehlerhafte Belastung/exogene Einflüsse,
- idiopathische Komponenten/familiäre Disposition (Abb. 2.10 b, c).

▶ Es besteht ein Missverhältnis zwischen Belastung und Tragfähigkeit durch eine konstitutionelle Schwäche des Stützgewebes (Hohmann 1948).

Max Lange hat in einer durchaus auch politisch interessanten Arbeit auf die Einflüsse der Vererbung hingewiesen:

> „Wenn man aber erst einmal anfängt, auf das familiäre Vorkommen des Plattfußes zu achten, so ist man erstaunt, wie oft das zutrifft."
> „Es darf nicht dahin kommen, daß die Plattfüßigkeit zu einem Stigma der Deutschen wird. Heute ist der Plattfuß bei uns leider schon so häufig, daß er als eine Volkskrankheit bezeichnet werden muss. Andere Völker sind in dieser Hinsicht glücklicher daran, so kennen z. B. die Italiener kein Plattfußproblem."

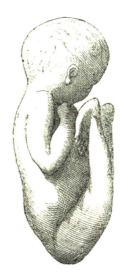

Fig. 493.

Abb. 2.9. Fußdeformität durch intrauterine Druckeinwirkung (Redard 1892)

2 Der primäre oder idiopathische Knickplattfuß

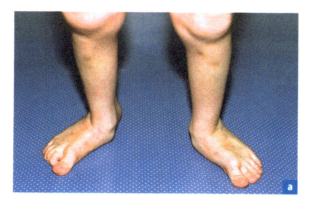
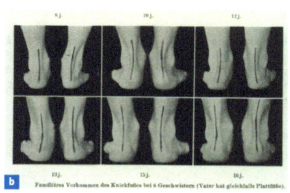
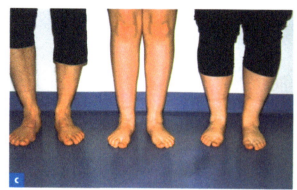

Abb. 2.10. a Knickplattfüße durch konstitutionelle Bindegewebsschwäche bei einem 7-jährigen Jungen, **b** familiäre Disposition zum Knickplattfuß nach Max Lange 1935, **c** im eigenen Patientengut

Ätiologisch bedeutsame Faktoren bei der Entstehung eines Knickplattfußes
- Idiopathische Komponenten/familiäre Disposition
- Ligamentäre und kapsuläre Hyperlaxizität
- Achillessehnenverkürzung
- Skelettäre Ursachen
- Schuhwerk

> „Besonders zwei Punkte begünstigen das Entstehen des Plattfußes beim Kinde und beim Erwachsenen: 1. schlechtes Schuhwerk und 2. die Gewöhnung an einen Gang in Außenrotation" (Preiser 1914).

Nach Piat u. Goutallier (1998) besagt die allgemeine Lehrmeinung, dass durch das Tragen von stabilen Schuhen mit guter Fersenkappe die Entwicklung von Knickplattfüßen verhindert werden kann.

Rao u. Joseph stellten jedoch 1992 eine Studie vor, die das Auftreten der Deformität im Zusammenhang mit der Schuhmode verglich. Je rigider die Schuhe waren, umso größer war die Inzidenz der Knickplattfüße. Der Beweis eines ungünstigen Einflusses von Schuhwerk fehlt jedoch bisher.

Die Tatsache, dass die Fußwölbung auch unter Narkose bzw. Ausschaltung des Muskeltonus erhalten bleibt, lässt auf eine intrinsische Stabilität des Knochen-Band-Apparates schließen, die Lelievre (1952) als solide autonome Architektur des Fußes bezeichnet hat.

2.3 Anatomie und Biomechanik

2.3.1 Anatomie und Biomechanik des „normalen" Fußes

▶ The shape of the foot in weight bearing is predominantly related to the bone-ligament complex. Muscles are the dynamic stabilizers and they are the second line of defense that protects the architecture of the longitudinal arch (Carroll 2001).

Der „Normalfuß"

Die Form des Fußes wird durch folgende Faktoren bestimmt:
- knöcherne Form,
- ligamentäre und kapsuläre Führung,
- Muskelfunktionen,
- funktionelle Belastung.

Das Längsgewölbe lässt sich als halbbogenförmige Struktur beschreiben, die durch die Plantaraponeurose und die tiefen Längsbänder verspannt wird (Abb. 2.11 a). Eine eigentliche Gewölbekonstruktion (Abb. 2.11 b) liegt jedoch nicht vor, da die Fußwurzel durch Band- und Muskelsysteme verspannt wird. Gauthier (1977) vergleicht deshalb den Fuß als ein System gekoppelter, zusammengesetzter Pfeiler. Eine andere Theorie (Fick zit. nach Cramer 1925) vergleicht das Gewölbe mit einem Torbogen, der sich durch die Anordnung der Knochen, die durch Bänder miteinander verbunden sind, von selbst stützt. Dabei treten gleichzeitig dorsale Druck- und plantare Zugspannungen auf. Die Muskulatur hat bei der passiven Stabilisierung des Längsgewölbes keine Funktion (Abb. 2.12). Nach Basmajian u. Stecko (1963) kommt auch den intrinsischen Fußmuskeln keine Stabilisierungsfunktion des Längsgewölbes zu.

Die Funktion des Längsgewölbes besteht neben der Stabilisierung des Fußes in einem Schutz der plantar verlaufenden Gefäß-Nerven-Strukturen.

Die Gelenke des Rückfußes sind anatomisch und funktionell eng miteinander verknüpft, wobei das obere und untere Sprunggelenk kardanisch zusammenwirken. Jede Rotationsbewegung des oberen Sprunggelenks in der Horizontalebene wird in Sagittal- und Frontalbewegungen umgesetzt. Diese Funktion soll eine Anpassung des Fußes an Unebenheiten des Bodens ermöglichen.

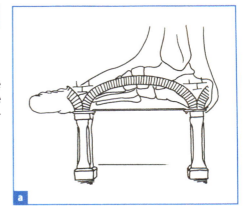
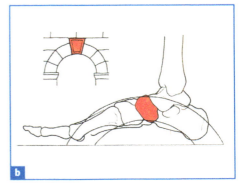

Abb. 2.11. **a** Symbolhafte Darstellung des medialen Fußlängsgewölbes. **b** Von einem selbsttragenden Gewölbe mit Schlussstein kann man nicht sprechen

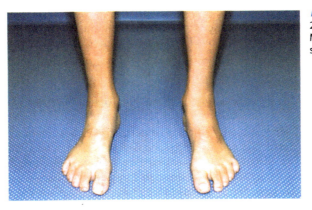

Abb. 2.12. Normale Fußform bei einer 28-jährigen Patientin mit gleichmäßiger Muskelatrophie im gesamten Unterschenkel- und Fußbereich

Abb. 2.13. Darstellung der Strukturen, die die Innenrotation des Unterschenkels gegen den Fuß begrenzen

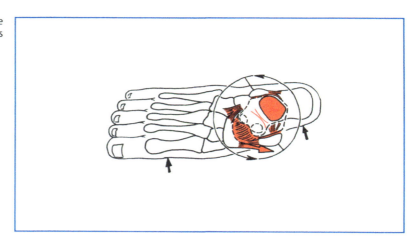

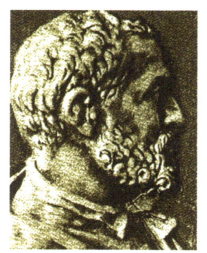

Abb. 2.14. Darstellung von Geronimo Cardano (1501–1576) dem italienischen Mathematiker, Arzt und Philosophen

Die Bewegungen des Kardangelenks (oberes und unteres Sprunggelenk) werden knöchern, ligamentokapsulär und muskulär begrenzt. Interessanterweise wird die Innenrotation des Unterschenkels durch den Fuß begrenzt, während der Außenrotation seitens des Fußes kein Widerstand entgegengesetzt wird (Abb. 2.13).

Folgende Strukturen begrenzen die Pronation des Fußes:
- Lig. en haie von Farabeuf (Lig. bifurcatum) mit medialem und lateralem Anteil
- Lig. talofibulare posterius
- Lig. calcaneofibulare
- Lig. deltoideum mit Pars superficialis und profunda
- Lig. interosseum
- Lig. calcaneonaviculare plantare (Pfannenband)
- Sehne des M. tibialis posterior
- Sehnen (Muskeln) der langen Zehenbeuger
- Knöcherne Hemmung der Pronation durch hinteres unteres Sprunggelenk und Talus-Außenknöchel-Kontakt (Kapandji 1985).

▶ Alle diese Mechanismen sind jedoch vor dem 5. Lebensjahr noch nicht funktionstüchtig (Moulies 1991).

Lundberg u. Svensson (1989b) haben in einer röntgenstereophotogrammetrischen Untersuchung die Sprunggelenkkinematik mit ihrem Kardanmechanismus exakt bestimmt (Abb. 2.14). Interessant war dabei die Feststellung, dass der Rotationstransfer vom Unterschenkel zum Fuß bei der Innenrotation rasch blockiert wird und dass alle Gelenke des medialen Strahls daran teilhaben.

Die normale Funktion des Musculus tibialis posterior

Der M. tibialis posterior ist der aktive Hauptstabilisator des Rückfußes. Er entspringt von der Unterschenkelrückseite und bildet im Bereich des medialen distalen Unterschenkels eine kräftige Endsehne, die in einem eigenen osteofibrösen Kanal um den Innenknöchel herum zum Ansatzpunkt am Os naviculare, den medialen Ossa cuneiformia sowie den medialen Tarsometatarsale-Gelenken verläuft (Abb. 2.15). Der Sehnenverlauf erstreckt sich hinter der Drehachse des oberen und medial der Drehachse des unteren

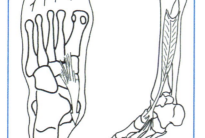

Abb. 2.15. Darstellung des Verlaufs des M. tibialis posterior

2.3 Anatomie und Biomechanik

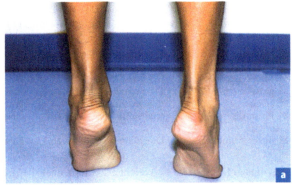

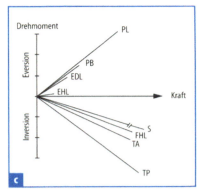

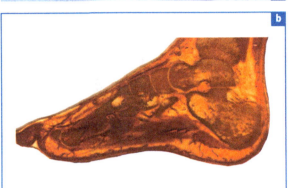

Abb. 2.16. a Inversion des Rückfußes beim Zehenstand, **b** anatomischer Verlauf der Plantaraponeurose von den Zehengrundgelenken zum Kalkaneus, **c** Kraft und Drehmoment verschiedener Muskeln am Unterschenkel nach Perry

Sprunggelenks. Deshalb wirkt der Muskel bei normaler Gelenkstellung als Plantarflektor und Supinator/Invertor/Adduktor des Rück- bzw. Vorfußes. Funktionell ist der Muskel während der Standphase aktiv, wobei seine Aktivität zu dem Zeitpunkt beginnt, wenn die des M. tibialis anterior endet. Der M. tibialis posterior hat die Aufgabe, die durch das Körpergewicht einwirkenden subtalaren Eversionskräfte zu neutralisieren. Er wird dabei auf der aktiven Seite vom M. flexor hallucis longus und vom kräftigen M. soleus, auf der passiven vom medialen Kapselbandapparat unterstützt. Das Inversionsmoment ist dabei für den M. tibialis posterior am größten (Perry 1983). Am Beginn der Lastaufnahme kommt es zu einer Entriegelung des unteren Sprunggelenks mit der Funktion einer Dämpfung der Lasteinwirkung. Im weiteren Verlauf wechselt diese in eine Verriegelung des Fußes am Ende der Standphase, um den Fußhebel für den Abstoßvorgang zu versteifen. Die Inversion des Rückfußes wird durch die Anspannung der Plantaraponeurose (Umwickelungseffekt nach Hicks) und die medial der unteren Sprunggelenkachse verlaufende Insertion der Achillessehne unterstützt, sodass der M. triceps surae mit optimaler Effizienz wirken kann (Abb. 2.16 a–c).

Der M. peronaeus brevis ist als Antagonist des M. tibialis posterior im Chopart-Gelenk weitaus schwächer. Er hat demgegenüber nur die Aufgabe einer Stabilisierung des Chopart-Gelenks in der Standphase ohne die Last des Körpergewichts abfangen zu müssen.

Querschnitt (Kraft) und Faserlänge (Exkursion) wichtiger Unterschenkelmuskeln. (Nach Lieber 1992)

M. peronaeus brevis	Querschnitt $5,7 \pm 1,0$ cm²	Faserlänge $39,3 \pm 3,5$ mm
M. peronaeus longus	Querschnitt $12,3 \pm 2,9$ cm²	Faserlänge $38,7 \pm 3,2$ mm
M. tibialis posterior	Querschnitt $20,8 \pm 3$ cm²	Faserlänge $24,0 \pm 4,0$ mm
M. gastrocnemius	Querschnitt $32,4 \pm 3,1$ cm²	Faserlänge $35,3 \pm 2,0$ mm
M. soleus	Querschnitt $58,0$ cm²	Faserlänge $19,5 \pm 0,5$ mm
M. flexor digitorum longus	Querschnitt $5,1 \pm 0,7$ cm²	Faserlänge $27,0 \pm 0,58$ mm
M. flexor hallucis longus	Querschnitt $5,3 \pm 0,6$ cm²	Faserlänge $34,0 \pm 1,5$ mm

Aus diesen Daten lässt sich leicht erkennen, dass die Invertoren um ein Vielfaches kräftiger sind als die Evertoren und dass ein funktioneller Ersatz des M. tibialis posterior mit dem M. flexor digitorum longus alleine kaum ausreicht.

Die Funktionen des Fußes unter normalen Bedingungen sind:
- Stoßdämpfung bei Gewichtsübernahme des Standphasenbeins
- Bereitstellung einer stabilen Basis für das Standphasenbein
- Stabilisierung des Fußhebels für die Abstoßphase
- Bodenfreiheit in der Schwungphase
- Anpassung an unterschiedliche Bodenbeschaffenheit (Abb. 2.17)

Um diese Funktionen zu erfüllen muss der Fuß sowohl mobilisierbar als auch stabilisierbar sein. Diese Funktionen werden über eine genau abgestimmte Zusammenarbeit der Gelenke mit Bändern und Muskulatur erreicht.

Abb. 2.17. Die Gelenke des Rückfußes funktionieren im Sinne eines technischen Kardangelenks

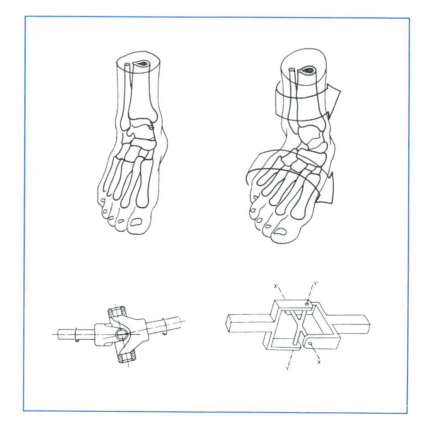

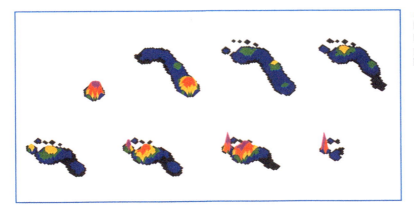

Abb. 2.18. Ein Quergewölbe im eigentlichen Sinne existiert beim normalen Fuß nicht (dynamische Pedobarographie eines rechten Fußes im Gangablauf von links nach rechts)

Beim normalen Fuß funktioniert der Vorfuß während des Gangablaufs als eine Einheit. Zur Abstoßphase kommt es zu einer gleichmäßigen Belastung aller Metatarsale-Köpfchen, ein früher definiertes Quergewölbe existiert funktionell nicht (Abb. 2.18; Hansen 2000). Wichtige funktionelle Antagonisten beim Gangablauf sind die Koppelung des M. peronaeus longus mit dem M. tibialis anterior und die Koppelung des M. peronaeus brevis mit dem M. tibialis posterior. Beide Koppelungen bestimmen die Stellung des Vorfußes zum Rückfuß entscheidend mit (Abb. 2.19).

Pierrynowski u. Smith (1996) untersuchten die Rückfußbewegungen beim normalen Gang und fanden heraus, dass sich der Rückfuß während der Standphase stets in Eversion befindet. Lediglich zum Ende der Standphase nähert er sich der Inversion.

Arangio u. Phillippy (2000) untersuchten experimentell mit einem dreidimensionalen biomechanischen Modell die subtalare Pronation. Sie führt zu einer bedeutenden Mehrbelastung des ersten Strahls. Gleichzeitig führt jedes Grad in Richtung Pronation zu einer Innenrotation der Knöchelgabel um ein halbes Grad. Diese Arbeit unterstützt die klinische Beobachtung von Sigvard Hansen (2000), der den ersten Strahl als Schlüsselstruktur des Knickplattfußes betrachtet. Der erste Strahl trägt mehr als ein Drittel der Last des Fußes. Seine Insuffizienz führt zu einer Lateralverschiebung der Belastung. Eine Hauptursache für die verminderte Stabilisierung des Fußhebels beim Gangablauf mit einem Knickplattfuß stellt nach Michaud (1993) die fehlende aktive Stabilisierung des medialen Strahls durch den M. peronaeus longus dar.

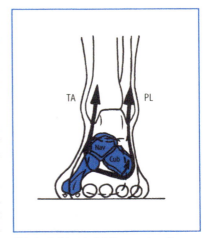

Abb. 2.19. Die M. tibialis anterior-/Peronaeus-longus-Koppelung schematisch dargestellt

Die enge ligamentäre Verbindung der Fußwurzelknochen ist für die Aufrechterhaltung des Fußgewölbes bei der Lastübernahme des Gangs wichtig. Das Ausmaß der Beweglichkeit ist dabei in den einzelnen Gelenken unterschiedlich: Während das Talonavicular- und Kalkaneokuboidgelenk zwecks Anpassung des Fußes an den Boden relativ beweglich sind, werden die Naviculocuneiforme-, Intercuneiforme- und Cuneiforme-cuboid-Gelenke sowie die Cuneiforme-metatarsale-I- bis -III-Gelenke nahezu unbeweglich zusammengehalten. So kommt auch der Federmechanismus des Längsgewölbes zustande, der energiekonservierend wirkt. Ausläufer der Sehne des M. tibialis posterior ziehen bis zu den 3 Ossa cuneiformia und den Basen der Ossa metatarsalia und erlauben so eine zusätzliche Verriegelung der Fußwurzel bei Lastübernahme. Jede Überbeweglichkeit im Naviculocuneiforme-Gelenk ist als pathologisch anzusehen. Die Bewegungen des Fußes werden für die Supinationsrichtung durch relativ schwache Bandverbindungen des oberen und des unteren Sprunggelenks gehemmt. Die Pronation wird über ein

2 Der primäre oder idiopathische Knickplattfuß

Anschlagsphänomen am Kalkaneokuboidgelenk und durch kräftige Bänder des Rückfußes blockiert. Die Begrenzung der Pronation ist nach Michaud (1993) ein typisches Merkmal des aufrechten Ganges.

2.3.2 Pathoanatomie des Knickplattfußes

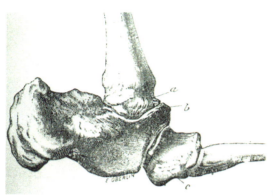

Abb. 2.20. Die Falschgelenkbildung zwischen der Außenknöchelspitze und dem Kalkaneus lateral schematisch. (Nach Hoffa 1905)

„Sämmtliche Fussknochen, Astralagus, Schiffbein, Keilbein und der erste Metatarsusknochen berühren den Boden und bilden sogar eine Konvexität der Planta. Der Talus ist gesenkt und etwas nach innen gerichtet, seine früher mit dem Schiffbein artikulierende Fläche gehört zur Planta und ruht gänzlich auf dem Calcaneocuboidalband und der Sehne des Tibialis posticus ... Das Individuum ist nämlich fortwährend auf diesem Fusse einhergegangen und die Bewegung und Reibung der Knochen ist so groß gewesen, dass verschiedene neue Gelenkflächen sich formiert haben ... Das Schiffbein besitzt durch Berührung mit dem Astralagus deren zwei, eine mit dem Kopf und eine mit dem Körper des Astralagus; desgleichen der Calcaneus eine mit der Fibula". (Esau 1856; Abb. 2.20)

▶ Die Ferse steht in Pronation, der Vorfuß in Supination. Durch die Verdrehung wird der Metatarsus I gehoben und das innere Längsgewölbe abgeflacht, dadurch kommen die Knochen des ersten Keil- und Kahnbeins dem Boden näher und der Sprungbeinkopf muss sich senken, wodurch eine Reflexion im Chopartschen und eine Flexion im oberen Sprunggelenk mit Abduktion des Vorfußes entsteht (Erlacher zit. nach Böhler 1943).

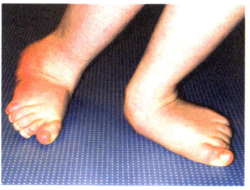

Abb. 2.21. Typischer dynamischer Aspekt eines Knickplattfußes beim Abrollvorgang (13-jähriges Mädchen)

▶ A flatfoot has excessive eversion of the subtalar complex during weight bearing. The calcaneus is in valgus and external rotation. It is plantar flexed and becomes more parallel with the floor. The talus is plantar flexed and becomes more vertical in relation to the floor. The navicular is abducted and in dorsiflexion on the head of the plantar-flexed talus. There is a mid foot sag with flattening of the longitudinal arch. The lateral border of the foot is short relative to the medial column. The forefoot is supinated in relation to the hindfoot. (Carroll 2001; Abb. 2.21).

Nach Kitaoka et al. (1998) betrifft die Pathoanatomie des Knickplattfußes zahlreiche Gelenke und alle 3 Ebenen des Raumes. Die Autoren untersuchten die relative Stellung von Talus, Kalkaneus, Os naviculare und Os-metatarsale-I zur Tibia an 11 belasteten Leichenfüßen, bei denen über eine Durchtrennung der medialen Kapselbandstrukturen (Pfannenband, lange und kurze plantare Bänder, Lig. interosseum, oberflächliches Deltaband) eine Knickplattfußdeformität erzeugt worden war.

Die Messmethode verwendete ein dreidimensionales elektromagnetisches Messsystem.

Die Autoren kamen zu folgenden Ergebnissen:
- beim belasteten Fuß kommt es zu einer Abflachung des Längsgewölbes und einer Rotation des Vorfußes;
- die Talus-metatarsale-I-Achse verändert sich in Abduktion, Dorsalflexion und Eversion (3 Ebenen);
- die Stellung des Kalkaneus zum Talus ändert sich in eine Abduktion, Dorsalflexion und Eversion;
- die Stellung des Kalkaneus zur Tibia erfährt eine Abduktion, Plantarflexion und Eversion;

- entsprechend verändert sich auch die Stellung des Os naviculare: es wandert in Abduktion, Dorsalflexion und Eversion;
- auch der Talus verändert seine Lage zur Tibia: hier ist eine Abduktion, Plantarflexion und leichte Eversion messbar.

Die Pathoanatomie des Knickplattfußes sollte folgende Gelenkkomplexe zunächst getrennt und dann in der gemeinsamen Funktion betrachten:
- Oberes Sprunggelenk
- Unteres Sprunggelenk (Talokalkaneargelenk)
- Chopart-Gelenk-Linie (Talonavicular- und Kalkaneokuboidgelenk)
- Naviculocuneiforme-Gelenkreihe
- Cuneiforme-metatarsale-I-Gelenk

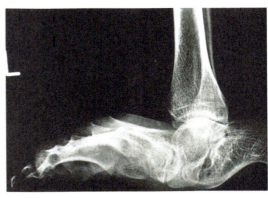

Abb. 2.22. Beim Talus verticalis kommt es zu einer Annäherung von Tibia- und Taluslängsachse

Oberes Sprunggelenk

Am oberen Sprunggelenk ist die verstärkte Innenrotation der Knöchelgabel typisch, die mit dem Talus ligamentär fest verbunden ist. Außerdem stellt sich der Talus in zunehmende Spitzfußstellung ein, die bei Extremformen wie dem Talus verticalis bis zu einer Annäherung von Tibia- und Taluslängsachse führen kann (Abb. 2.22). Hoffa (1905) stellte fest, dass die Talusrolle nur in ihrem dorsalen Anteil mit der Knöchelgabel in Verbindung steht. Die ventralen Anteile der Talusrolle können knorpelfrei sein. Die Talusrolle ist dabei in ihrem dorsalen Anteil abgeflacht, wie man dies auch röntgenologisch beobachten kann.

Unteres Sprunggelenk (Talokalkaneargelenk)

Dieses Gelenk macht im Laufe der Entwicklung eine grundlegende Veränderung durch, bei der das Fersenbein unter das Sprungbein wandert. Das Sustentaculum tali steht zunächst relativ schräg und übernimmt erst nach korrekter Einstellung des Rückfußes seine Funktion im Rahmen der Coxa pedis. Je mehr die Entwicklung des Sustentaculum tali gehemmt wird, umso weniger kann es seine Abstützfunktion des Taluskopfes wahrnehmen (Pisani et al. 1998; Abb. 2.23).

Die Länge des Pfannenbands kann ebenfalls für die Entwicklung einer Knickplattfußdeformität maßgeblich sein. Beim ausgeprägten Knickplattfuß besteht eine Vorwärts-, Medial- und Distalverlagerung des Talus und der Knöchelgabel kombiniert mit einer Rückwärts-, Lateral- und Proximalverlagerung des Kalkaneus. Es kommt zur allgemein bekannten Divergenz beider Rückfußknochen („Talus-Kalkaneus-Schere" nach Pisani et al. 1998; Abb. 2.24 a–c).

Hoffa (1905) beschreibt die Veränderungen des Kalkaneus mit einem Klaffen des hinteren Anteiles des Subtalargelenks. Das Sustentaculum tali atrophiert zunehmend und kann bis „zu einem rauen knorpellosen Höcker werden." Der Boden des Sinus tarsi zeigt eine Knochenmulde, die vom Gegendruck der Außenknöchelspitze herrührt. Nach Lorenz kommt es zu einer „Wanderung der lateralen Taluskante auf dem Fersenbeinhals von hinten aussen nach vorn und innen" (zitiert nach Hoffa 1905)

Ananthakrisnan et al. untersuchten 1999 die Morphologie des Subtalargelenks beim Knickplattfuß mit dreidimensionalen CT-Modellen. Die Autoren fanden eine signifikante Verminderung der Kontaktfläche des vorderen und hinteren unteren Sprunggelenks.

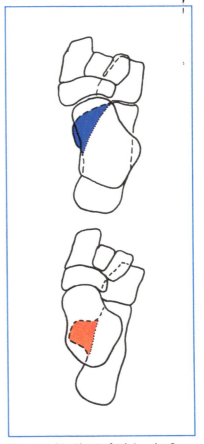

Abb. 2.23. Die Abstützfunktion des Sustentaculum tali auf den Taluskopf beim Normalfuß kann unterschiedlich stark sein

2 Der primäre oder idiopathische Knickplattfuß

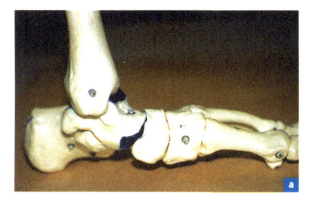
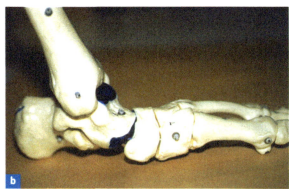
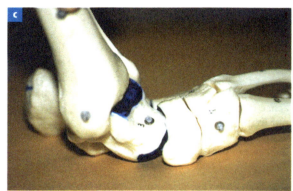

Abb. 2.24 a–c. Zunehmende Verlagerung des Talus im unteren Sprunggelenk nach ventral, medial und distal am Modell dargestellt

Chopart-Gelenk-Linie (Talonavikular- und Kalkaneokuboidgelenk)

Die Chopart-Gelenk-Linie stellt neben dem Subtalargelenk den Hauptsitz der anatomischen Veränderungen beim Knickplattfuß dar. Das Talonavikulargelenk zeigt wegen der medioplantaren Absenkung des Talus die typische Subluxationsstellung des Os naviculare nach dorsal und lateral, wobei das Os naviculare auch in der Frontalebene (pronatorisch) verdreht wird. Das Os

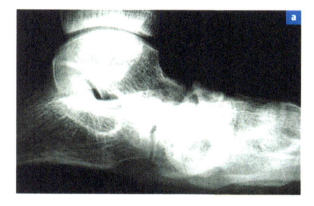
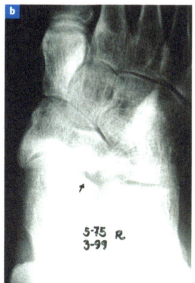

Abb. 2.25 a, b. Anschlagsphänomen des Os naviculare am Taluskopf (talar beaking) beim Knickplattfuß

naviculare erscheint dabei dreieckig und im Querdurchmesser verschmälert. Es kann dorsolateral zum Anschlagsphänomen am Taluskopf kommen, das bei stärkerer Ausprägung radiologisch als „Talar beaking" imponiert (Abb. 2.25 a, b). Der Taluskopf tritt in den Raum des hängemattenartig ausgespannten Pfannenbands ein und wölbt dieses vor. Lorenz (1883) beschreibt die Veränderungen am Talonavikulargelenk mit einer sagittalen Verdrehung des Kahnbeins, dessen Tuberositas nach plantarwärts gerichtet ist. Es wird mit plantarer Basis keilförmig deformiert. Der Knorpelüberzug ist nur in den Bereichen, die mit dem Taluskopf artikulieren erhalten. Der Taluskopf zeigt eine auffällige Zweiteilung seiner Gelenkfläche in eine größere äußere, die mit dem Os naviculare artikuliert und eine kleinere plantare, gegen die das Pfannenband ausgespannt ist. Bei längerbestehender Deformität kann sich die dorsale Begrenzung des Taluskopfes auch wallartig umbilden. Auch am Kalkaneokuboidgelenk findet man eine laterale Abweichung, die radiologisch als Knick in der normalerweise gerade verlaufenden Tangente an dieses Gelenk erscheint (Abb. 2.26). Hoffa (1905) beschreibt außerdem eine Kranialverschiebung des Os cuboideum.

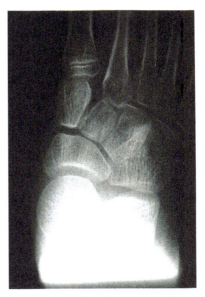

Abb. 2.26. Laterale Abknickung am Kalkaneokuboidgelenk

Naviculocuneiforme-Gelenkreihe

Diese Gelenklinie ist unter normalen Verhältnissen nur minimal beweglich und gewährleistet entsprechend die Stabilität des medialen Fußstrahls beim Abstoßvorgang.

Eines der Hauptmerkmale des Knickplattfußes stellt die Instabilität des medialen Fußstrahls dar. Sie spielt sich im Talonavicular-, Naviculocuneiforme- oder/und Cuneiforme-metatarsale-I-Gelenk ab und kann zu Wachstumsstörungen der dorsalen Gelenkabschnitte führen (Abb. 2.27 a, b).

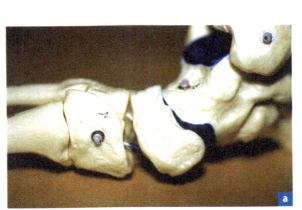

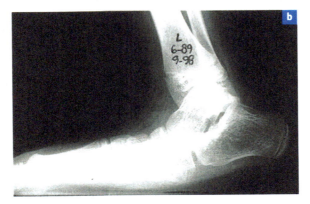

Abb. 2.27 a, b. Medioplantare Instabilität des Naviculocuneiforme-Gelenks. **a** Am Modell und **b** am Röntgenbild

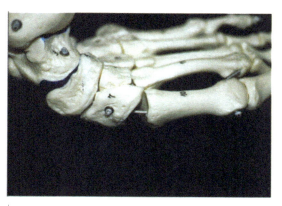

Abb. 2.28. Supinatorische Aufbiegung des Cuneiforme-metatarsale-I-Gelenks am Modell

Abb. 2.29. Schrägstellung des ersten Cuneiforme-metatarsale-I-Gelenks bei einem angeborenen Z-Fuß

Cuneiforme-metatarsale-I-Gelenk

Die Instabilität dieses Gelenks ist besonders kennzeichnend für die Insuffizienz des medialen Strahls. Das Gelenk wird nach dorsal durch den distalen Schenkel der Sehne des M. tibialis anterior, nach plantar durch den M. peronaeus longus stabilisiert. Das Gelenk kann supinatorisch aufgebogen werden, sodass das Köpfchen des Os metatarsale I seinen Kontakt zum Boden verliert (Abb. 2.28). Beim Sichelfuß kommt es zu einer strukturellen Adduktionsstellung der Tarsometatarsale-Gelenkreihe. Hier ist die Schrägstellung des Cuneiforme-metatarsale-I-Gelenks typisch (Abb. 2.29; s. Abschn. 3.5).

Taillard u. Meyer (1977) gaben ähnlich wie Kaspar Niederecker muskuläre Fehlinsertionen und Fehlfunktionen als mitverursachend an. Dabei spielen abnorme Insertionen der Mm. peronaeus tertius und tibialis anterior die Hauptrolle. Daneben kommen auch Ansatzanomalien der Mm. extensor hallucis longus und triceps surae (lateral am Kalkaneus) in Frage. Niederecker fand in einem hohen Prozentsatz der von ihm operierten Knickplattfüße einen weit nach distal reichenden Ansatz des M. peronaeus tertius.

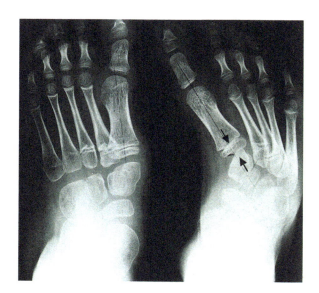

2.3.3 Pathomechanik des Knickplattfußes

Gestörte Gelenk- und Muskelfunktionen

Bei Esau finden wir eine treffende Beschreibung der funktionellen Veränderungen beim Knickplattfuß.

> „Abgesehen von dem Schönheitsverhältnis, welches die Plattfußformation zu vermindern imstande ist, indem … die Breite des ganzen Fußes und das beträchtliche Auswärtsgehen mehr oder weniger verunstaltet, so gibt es andere Veränderungen, die ungleich störender sind. Der sonst schwebende, leichte Gang, die Erhebung des Körpers von der Ferse auf die Fußspitze ist gehindert und ein beschwerliches Gehen, ein gewisses Schieben oder Nachschleifen der Beine an die Stelle getreten" (Esau 1856).

Beim normalen Fuß finden wir eine Verschraubung des Vorfußes gegen den Rückfuß. Dies bedeutet, dass die Knochen des Rückfußes untereinander, die

Knochen des Vorfußes dagegen nebeneinander angeordnet sind. Die Übergangszone stellt das Chopart-Gelenk dar. Beim Knickplattfuß kommt es zu einer übermäßigen „Entschraubung" des Fußes in dem Sinne, dass Rückfuß und Vorfuß mehr und mehr parallel stehen. Das Fußskelett wird so destabilisiert. Der Rückfuß steht dabei in Eversion, der Vorfuß in Supination. Beim Ballenhohlfuß besteht dagegen eine vermehrte Verschraubung, bei dem der Rückfuß in Inversion, der Vorfuß in Pronation stehen. Die Verschraubung macht den Fuß stabil, die Entschraubung mobil. Da beide Funktionen während des Gangablaufs benötigt werden, ist die normale Funktion des Fußes in einer kontrollierten Mobilisierung und Stabilisierung zu sehen, die fließend ineinander übergehen sollten.

▶ Die Muskeln treten als Hilfstruppen in Funktion, wenn die Bänder übermäßigem Zug ausgesetzt sind, als reflektorischer Vorgang (Kruckenberg zit. nach Cramer 1925).

Wenn die normale Form des Fußes verändert ist, kann die Muskulatur ihren Aufgaben nicht mehr in ausreichendem Maße nachkommen. Bereits Bie-

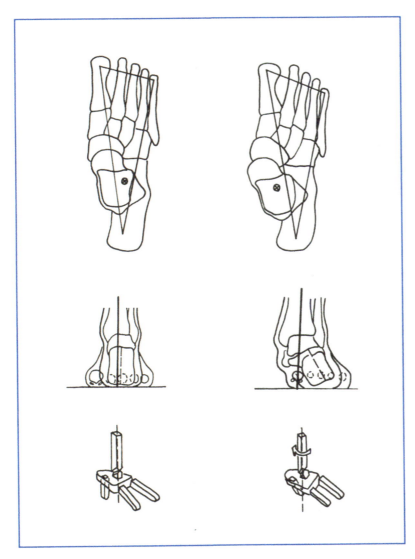

Abb. 2.30. Transversale und frontale Darstellung der Pathomechanik des Knickplattfußes, bei dem die Belastungslinie medial der Unterstützungsfläche fällt

salski (1928) fand heraus, dass Formveränderungen des Fußes und seiner Gelenke die Tragwirkungen der Muskulatur beeinträchtigen, ja völlig in ihr Gegenteil umkehren können (zit. nach Cramer 1925).

Bei Entriegelung des Rückfußes führt dies zu einer Lateralisierung der Muskelansätze, insbesondere des Achillessehnenansatzes. Die Belastungslinie fällt medial der Unterstützungsfläche (Abb. 2.30). Beide Faktoren verstärken sich gegenseitig im Sinne einer Kaskadenwirkung. Hansen (2000) spricht von einer lateralen peritalaren Subluxation, die mit einer lateralen und dorsalen Subluxation der subtalaren Fußplatte in Relation zum Talus mit der Knöchelgabel entspricht. Zusätzlich können ein Genu valgum oder exzessives Körpergewicht die Deformität weiter verschlimmern. Die veränderten Muskelfunktionen sind somit Folge der knöchernen Deformität und unterhalten diese weiter. Therapieansätze, die auf eine Veränderung der Muskelfunktionen ohne Berücksichtigung der Formkorrektur abzielen, sind daher zum Scheitern verurteilt.

Kitaoka et al. (1997) untersuchten auch die Wirkung der Sehne des M. tibialis posterior auf das Fußlängsgewölbe und fanden eine bedeutsame Stabilisierungsfunktion der Sehne des M. tibialis posterior für den Rückfuß.

Dieselben Autoren berücksichtigten auch den möglichen Einfluss der Plantaraponeurose auf die Stabilität des normalen und instabilen Fußes. Es zeigte sich, dass der Plantaraponeurose eine zusätzliche wichtige Stabilisationsfunktion für das Längsgewölbe zukommt. Zu ähnlichen Ergebnissen kamen auch Thordarsson et al. (1998).

Arangio et al. (1997) analysierten die Stabilität des Fußes nach experimenteller Durchtrennung der Plantaraponeurose und kamen zum Schluss, dass eine Durchtrennung das Risiko einer Knickplattfußentstehung deutlich erhöht.

Eine Verkürzung der Wadenmuskulatur kann Ursache oder Folge der Knickplattfußdeformität sein. Während beim sekundären Knickplattfuß die Wadenmuskulatur meist der auslösende Faktor ist, kommt es nach Harris u. Beath (1948a) beim primären zunächst zur Fußinstabilität mit nachfolgend ausbleibender Dehnung der Wadenmuskulatur beim Gehen.

▶ Le pied de l'enfant s'integre donc dans la morphotype de tout le membre inferieur (Moulies 1991).

Das bedeutet, dass der Fuß, der als Bindeglied des Körpers zum Boden wirkt, allen Pathologien, die sich proximal abspielen, folgen muss. Dies betrifft in erster Linie den Kardanmechanismus des Rückfußes (Abb. 2.31). Hansen (2000) hat bei der Entwicklung des Knickplattfußes die Verkürzung des Gastrosoleusmuskulatur und die Instabilität des ersten Strahls als entscheidend angesehen. Unserer Meinung nach sollte auf diese beiden Punkte stets besonders genau geachtet werden, da ihre therapeutische Beeinflussbarkeit relativ gut ist.

Die physiologischerweise begrenzte Innenrotation des Unterschenkels ist beim Knickplattfuß pathologisch verstärkt, sodass es zur vermehrten Beweglichkeit im unteren Sprunggelenk kommt. Durch die Valgusstellung des Rückfußes kommt es zu einer Entriegelung im Chopart-Gelenk, die die in der zweiten Hälfte der Standphase notwendige Verriegelung nicht mehr zulässt.

Jede Abweichung der Beingelenke in der Transversalebene muss vom Kardangelenkmechanismus des Rückfußes abgefangen werden, wenn das Bein belastet wird. Entsprechend führt eine vermehrte Innenrotation auf der Ober- bzw. Unterschenkelebene bei Belastung zur subtalaren Pronation, wenn der Fuß nicht der Fehlrotation folgt und ebenfalls innenrotiert aufgesetzt wird (Abb. 2.32 a–c).

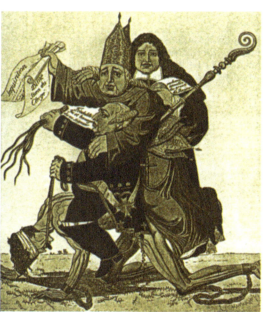

Abb. 2.31. Der Fuß wird in diesem satirischen Flugblatt aus der Zeit der französischen Revolution durch den dritten Stand symbolisiert, der durch König, Hohe Geistlichkeit und Adel unterdrückt wird

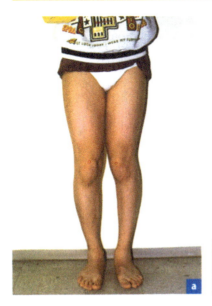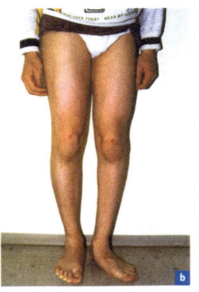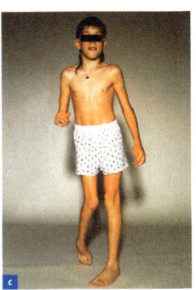

Abb. 2.32. a, b 18-jähriger Patient mit Innenrotationsfehlstellung des Oberschenkels und kompensatorischer Knickplattfußdeformität, **c** 12-jähriger Junge mit Innenrotationsfehlstellung der gesamten Beinachse

Eine pathologisch verstärkte Mobilität des Fußes kann primär als Folge einer vermehrten Bandlaxizität (Plantaraponeurose, tiefe Längsbänder, mediale Kapselbandstrukturen) oder sekundär als Folge einer Muskelverkürzung (Wadenmuskulatur, Peronäalmuskulatur), einer Insuffizienz (M. tibialis posterior) oder Bewegungseinschränkung im Rückfußbereich (kompensatorisch) entstehen. Mit jeder Zunahme der Deformität wirken die pathologischen Kräfte (pathologischer Muskelzug, Bodenreaktionskräfte als Schub- und Scherkräfte) noch mehr in Richtung der Deformierung (valgus ab equino; Abb. 2.33).

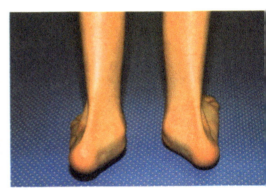

Abb. 2.33. Typischer Pes valgus ab equino durch Einwirkung der Bodenreaktionskräfte auf einen Fuß mit verkürzter Wadenmuskulatur

▶ The most common, yet frequently unrecognized problem disrupting normal biomechanics in the midfoot is gastrocnemius contracture (Hansen 2000).

Folgende Muskelpathologien können einen Knickplattfuß begleiten
(Abb. 2.33; 2.34 a, b):
- Verkürzung des M. triceps surae (kann primär oder sekundär nach Destabilisierung des unteren Sprunggelenks auftreten, Circulus vitiosus, valgus ab equino)
Die Aufbiegung der Fußwurzel als Folge einer Verkürzung der Wadenmuskulatur betrifft in erster Linie die Gelenke des medialen Strahls (Cuneiforme-metatarsale-I-, Naviculocuneiforme- und Talonavikulargelenke).
Cave: Die Verkürzung der Wadenmuskulatur sollte dabei in Kniebeugung und Kniestreckung getestet werden, um den Anteil der Gastrocnemius- und Soleusmuskulatur zu beurteilen.
- Verkürzung bzw. verstärkte Ausprägung des M. peronaeus tertius (Niederecker 1959)
- Distale Insertion des M. tibialis anterior am Schaft des Os metatarsale I (mit der Folge einer Hebefunktion auf das Cuneiforme-metatarsale-I-Gelenk; Abb. 2.35)

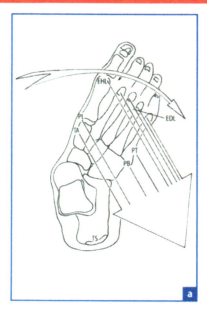 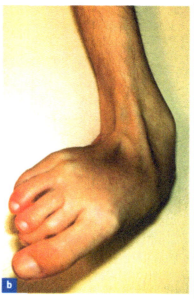 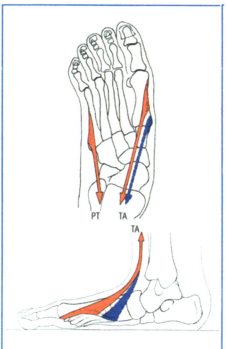

Abb. 2.34 a, b. Die Veränderung der Muskelfunktionen durch veränderte Gelenkstellung. **a** Schematisch und **b** am Fuß eines 12-jährigen Mädchens mit spastischer Lähmung

Abb. 2.35. Die distale Insertion des M. tibialis anterior bzw. peroneus tertius unterstützt die Entwicklung eines Knickplattfußes

Gestörte Mechanik beim Gangablauf

Der normale Gangablauf wird in die von Perry (1992) definierten Abschnitte unterteilt:

Erstkontakt (IC), Gewichtsübernahme (LR), Standphasenmitte (MSt), Standphasenende (TSt), Schwungphasenvorbereitung (PSw), Schwungphasenbeginn (ISw), Schwungphasenmitte (MSw), Schwungphasenende (TSw).

Da für die Pathomechanik des Knickplattfußes nur die Standphase relevant ist, wurde sie ausschließlich berücksichtigt.

Die Gelenkstellungen in der Standphase des Gangablaufs unterscheiden sich grundlegend beim normalen Fuß und beim Knickplattfuß.

Wegen der veränderten Gelenkstellung müssen auch die langen Muskeln anders wirken.

Eine verlängerte Aktivität des M. tibialis anterior in der Standphase soll mitverursachend sein. Entsprechend empfehlen die Autoren in diesen Fällen auch die Rückversetzung (s. Abschn. 2.8.4).

Normaler Fuß. (Nach Valmassy 1996) (Abb. 2.36 a)
▶ **Oberes Sprunggelenk**
- *Erstkontakt*: Über die Ferse, Dorsalflexion, Aktivierung der Fußheber (konzentrisch)
- *Gewichtsübernahme*: Plantarflexion, Abbremsung durch exzentrische Kontraktion der Fußheber
- *Standphasenmitte*: Dorsalflexion, Abbremsung durch exzentrische Kontraktion der Wadenmuskulatur
- *Standphasenende*: Plantarflexion, Abstoßung durch konzentrische Kontraktion der Wadenmuskulatur

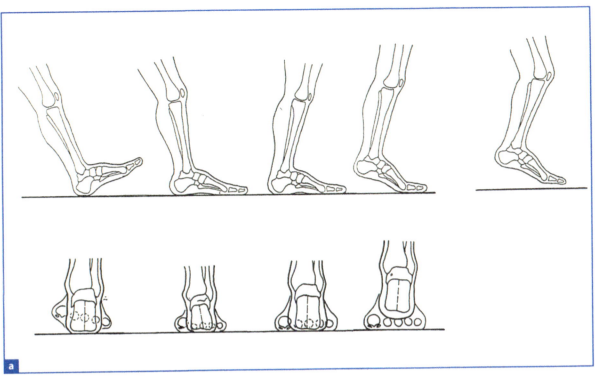
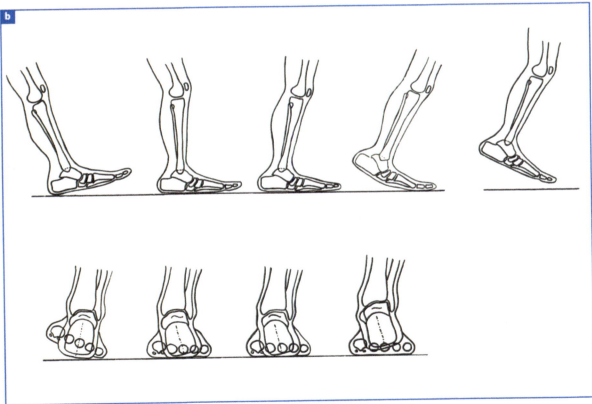

Abb. 2.36. a Schematische Darstellung des normalen Gangablaufs sagittal und frontal. **b** Darstellung des pathologischen Gangablaufs beim Knickplattfuß

Abb. 2.37. Die Längs- und Schrägachse des Chopart-Gelenks

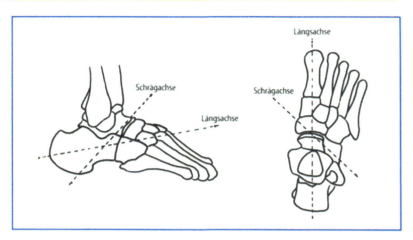

▶ **Unteres Sprunggelenk**
- *Erstkontakt*: Supination
- *Gewichtsübernahme*: Pronation, Abbremsung durch die Mm. tibialis posterior und peronaeus longus
- *Standphasenmitte*: Supination, Sicherung über die Mm. tibialis posterior, Zehenbeuger, peronaei
- *Standphasenende*: Supination, Abstoßung über die Mm. triceps surae, tibialis posterior, Zehenbeuger, peronaeus longus, intrinsische Muskulatur

▶ **Chopart-Gelenk**
Hier muss zwischen der Längs- und der Schrägachse des Gelenks (Abb. 2.37) unterschieden werden:

Die Bewegungen um die Längsachse erfolgen in der Frontalebene und erlauben Inversions- und Eversionsbewegungen.

Die Bewegungen um die Schrägachse erlauben in der Sagittal- und Transversalebene die kombinierten Dorsalflexions/Abduktions- bzw. Plantarflexions-Adduktions-Bewegungen.
- *Erstkontakt*: Supination (Längsachse), Pronation (Schrägachse)
- *Gewichtsübernahme*: Pronation (Längsachse), Pronation (Schrägachse)
- *Standphasenmitte*: Pronation (Längsachse), Supination (Schrägachse)
- *Standphasenende*: Pronation (Längsachse), Supination (Schrägachse)

Knickplattfuß (Abb. 2.36 b)
▶ **Oberes Sprunggelenk**
- *Erstkontakt*: Über die Ferse bzw. den Fußinnenrand, Neutralstellung bzw. Plantarflexion
- *Gewichtsübernahme*: Neutralstellung, bzw. Plantarflexion
- *Standphasenmitte*: Neutralstellung, bzw. Plantarflexion
- *Standphasenende*: Plantarflexion

▶ **Unteres Sprunggelenk**
- *Erstkontakt*: Pronation, Fußheber wirken pronatorisch
- *Gewichtsübernahme*: Pronation, Fußheber wirken pronatorisch
- *Standphasenmitte*: Pronation, Fußsenker wirken evertierend
- *Standphasenende*: verstärkte Pronation (durch aktive Kontraktion des M. triceps surae)

▶ **Chopart-Gelenk**
- *Erstkontakt*: Supination (Längsachse), Pronation (Schrägachse)
- *Gewichtsübernahme*: Pronation (Längsachse), Pronation (Schrägachse), Lateralverlagerung der Muskelzüge (M. tibialis anterior)

- *Standphasenmitte*: Pronation (Längsachse), Pronation (Schrägachse), Lateralverlagerung des M. triceps surae
- *Standphasenende*: Pronation (Längsachse), Pronation (Schrägachse), Lateralverlagerung des M. triceps surae

Eines der augenfälligsten Kennzeichen des Knickplattfußes ist der vermehrte Fußöffnungswinkel nach außen. Er führt zum einen zu einer verstärkten Belastung des Fußinnenrands, sodass eine Dorsalflexion des Großzehengrundgelenks, die die Spannung der Plantaraponeurose und die Verriegelung der Fußwurzel einleitet, nicht wirksam werden kann. Dies resultiert in einer weiteren Verstärkung der Deformität, wie man dies auch bei sich selbst beim Gehen mit nach auswärts gedrehten Füßen feststellen kann. Zum anderen kommt es zu einer Verkürzung des funktionellen Vorfußhebels, der damit auch einen Teil seiner kniestabilisierenden Wirkung einbüßt. Ist der mediale Fußstrahl zusätzlich instabil, so resultiert das, was Jim Gage (1991) treffend als „Rubber-crowbar" (Brechstange aus Gummi) bezeichnet hat (Abb. 2.38 a–c).

Die vermehrte Belastung des Fußinnenrands kann so auch zu einer Deformierung des Großzehengrundgelenks im Valgussinne führen (Kalen u. Brecher 1988).

Knickplattfuß und Gelenkinstabilität

Die Destabilisierung kann verschiedene Regionen getrennt oder in Kombinationen betreffen:
- Oberes Sprunggelenk
- Subtalargelenk
- Chopart-Gelenk
- Naviculocuneiforme-Gelenk
- Cuneiforme-metatarsale-I-Gelenk

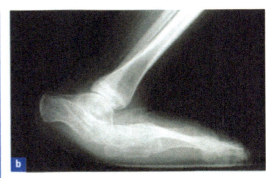
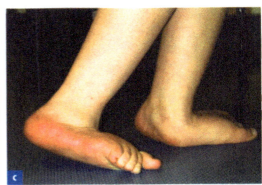

Abb. 2.38 a–c. Die Instabilität des Vorfußhebels beim Knickplattfuß **a** schematisch sowie **b** am radiologischen und **c** klinischen Beispiel dargestellt

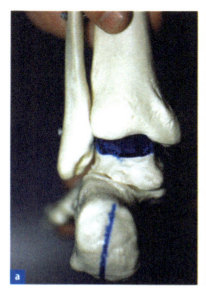 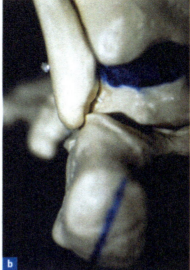 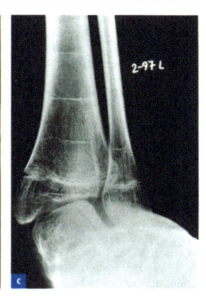

Abb. 2.39 a–c. Darstellung der valgisierenden Aufklappung des oberen Sprunggelenks am Modell und klinisch

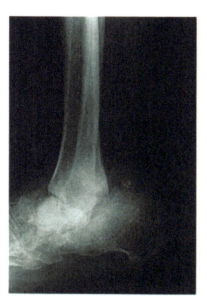

Abb. 2.40. Schwerste Destruktion des oberen Sprunggelenks bei einem 71-jährigen Patienten mit diabetischer Neuropathie

Oberes Sprunggelenk

Eine Instabilität des oberen Sprunggelenks im Rahmen einer Knickplattfußstellung tritt meist bei starken Ausprägungen der Deformität auf. So begegnet uns eine valgische Verkippung der Talusrolle bei den schweren Graden der Tibialis-posterior-Sehnen-Insuffizienz. Die Instabilität der subtalaren Fußplatte wird zunächst im unteren Sprunggelenk und im medialen Fußstrahl kompensiert. Reicht dies nicht aus, so folgt als nächste Ebene das obere Sprunggelenk, das über den Kippmechanismus zwischen Kalkaneus und Außenknöchelspitze valgisierend aufklappt (Abb. 2.39 a–c). Andere Ursachen einer Instabilität des oberen Sprunggelenks sind eine Schrägstellung der Sprunggelenkachse insbesondere in Verbindung mit einer subtalaren Bewegungseinschränkung (Koalitionen oder vorausgegangene Versteifung). Bei der diabetischen Destruktion des oberen Sprunggelenks begegnen uns die stärksten Instabilitäten (Abb. 2.40). Nach Michaud (1993) kommt der eingeschränkten Beweglichkeit des oberen Sprunggelenks beim Knickplattfuß eine entscheidende Rolle zu. Sie wird stets durch eine vermehrte subtalare Beweglichkeit kompensiert. Der Talus steht dabei in Equinusstellung.

Subtalargelenk

Die Instabilität des unteren Sprunggelenks umfasst in der Regel den gesamten subtalaren Gelenkkomplex (Talokalkaneonavikulargelenk). Die Knöchelgabel mit dem Talus divergiert zunehmend gegen die subtalare Fußplatte, wobei das Sprungbein seine medioplantare Unterstützung einbüßt. Gleichzeitig verlagert es sich nach ventral und der Kalkaneus nach dorsal. Der Fuß wird sowohl länger als auch breiter (Abb. 2.41). Eine isolierte subtalare Gefügestörung (nur zwischen Talus und Kalkaneus) kann entzündlich, degenerativ oder posttraumatisch entstehen, sie ist jedoch selten. Das Fersenbein weicht dann unter der Belastung im Valgussinne nach lateral ab. Der

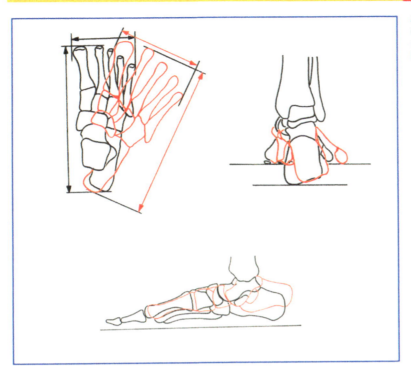

Abb. 2.41. Distal- und Ventralverlagerung des Talus beim Knickplattfuß mit entsprechender Fußverlängerung und -verbreiterung

M. triceps surae unterstützt die Deformität. Michaud (1993) beschreibt einen Circulus vitiosus der verstärkten subtalaren Pronation: Subtalare Pronation → Überdehnung der medialen Bandstrukturen → Elongation und Insuffizienz der medialen Muskulatur (M. tibialis posterior) → weitere Verstärkung der subtalaren Pronation.

Chopart-Gelenk

Instabilitäten im Chopart-Gelenk wirken sich in allen drei Ebenen aus. Ursächlich kommen u. a. entzündliche, posttraumatische oder degenerative Veränderungen vor. Auch hier führt der Verlust der Abstützfunktion des Talonavikulargelenks zur zunehmenden Beteiligung des gesamten subtalaren Gelenkkomplexes.

Gefügestörungen des Talonavikulargelenks haben ein Absinken des Längsgewölbes mit nachfolgender Steilstellung des Talus zur Folge, dessen Kopf seinen Gegenhalt verliert. Sie stellen den Anfang einer Kaskade dar, an deren Ende der schwere Knickplattfuß steht.

Die Coxa pedis bzw. das Acetabulum pedis spielen eine vergleichbar wichtige Rolle wie bei der Pathomechanik des Klump- und Hohlfußes. Sie bilden die Gelenkpfanne des Sprungbein-Fersenbein-Kahnbein-Komplexes. Ihre mediale und plantare Begrenzung werden durch das Lig. calcaneonaviculare plantare und Ausläufer des oberflächlichen Deltabands gebildet. Der Ansatz der Sehne des M. tibialis posterior am Kahnbein steuert ebenfalls wichtige Verstärkungsfasern bei. Beim Knickplattfuß kommt es zu einer Elongation der medialen und plantaren Bandstrukturen der Coxa pedis, die dem Druck des Taluskopfes nachgeben (Abb. 2.42 a, b). Beim Talus verticalis ist die Rekonstruktion der Coxa pedis einer der Hauptmechanismen, die den Taluskopf wieder in anatomischer Position sichern.

Abb. 2.42 a, b. Die pathologischen Veränderungen der Coxa pedis. **b** Beim Knickplattfuß im Vergleich **a** zum Normalfuß. *A* Os naviculare, *B* vordere Kalkaneusgelenkfläche, *C* Lig. calcaneonaviculare, *D* Lig. calcaneonaviculare superomediale

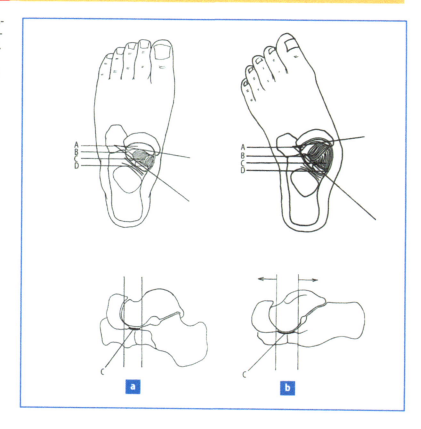

Naviculocuneiforme-Gelenk

Instabilitäten in diesem Bereich können kompensatorisch aber auch entzündlich, posttraumatisch oder degenerativ entstehen. Durch Charcot-ähnliche Destruktionen bei der Diabetes-Arthropathie kommen sie ebenfalls vor. Der M. tibialis anterior wirkt primär destabilisierend auf dieses Gelenk. Eine Instabilität ist klinisch am knöchern prominenten Fußinnenrand erkennbar.

Einer Schwächung des medialen Fußstrahls folgt sekundär die Mehrbelastung des Talonavikulargelenks, sodass die Instabilität sich sekundär auf den Rückfuß ausdehnt.

Bei bewegungseingeschränktem Talonavikulargelenk wird das Naviculocuneiforme-Gelenk verstärkt belastet und kann ebenfalls entsprechend nachgeben (Abb. 2.43).

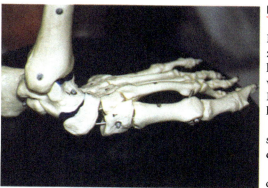

Abb. 2.43. Nachgeben des Naviculocuneiforme-Gelenks am Modell dargestellt

Cuneiforme-metatarsale-I-Gelenk

Instabilitäten des Cuneiforme-metatarsale-I-Gelenks treten in der Regel posttraumatisch (Lisfranc-Luxation) oder degenerativ auf. Seltenere Ursachen können eine diabetische Arthropathie oder eine iatrogene Destabilisierung durch Ausschaltung des M. peronaeus longus sein. Diese Instabilität stellt ebenfalls den Ausgangspunkt einer Deformierungs-Kaskade dar, die sich bis zum Rückfuß hin ausbreiten kann.

2.3 Anatomie und Biomechanik

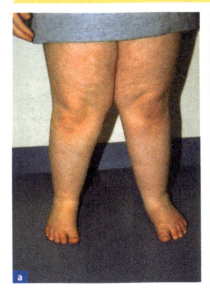 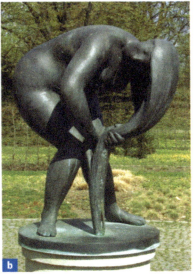 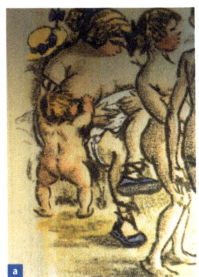

Abb. 2.44 a, b. Beeinflussung der Fußstellung durch ein Genu valgum **a** am Patienten und **b** an einer Skulptur von Martin Mayer im Mannheimer Luisenpark

Nach Meary u. Judet (zit. nach Piat u. Goutallier 1998) stellt die Valgusstellung des Rückfußes das auslösende Moment dar, das in eine mediale, plantare und ventrale Verlagerung des Talus mit Destabilisierung der medialen Fußsäule mündet.

Knickplattfuß und proximale Gelenkabschnitte

Mau (1985) beschreibt den lockeren Knickplattfuß als Teilkomponente der Komplexe Hüftdysplasie und Haltungsschwäche.

Auch Torsions- und Achsanomalien des Ober- und Unterschenkels sind von Bedeutung.

Ein Persistieren der physiologischen Valgusachse des Kniegelenks, die sich normalerweise zwischen dem 7. und 11. Lebensjahr normalisiert, kann an der Genese eines Knickplattfußes mitwirken (Abb. 2.44 a, b).

Auch die pathologisch vermehrte Varusstellung der Beinachse bzw. des Unterschenkels wird über eine subtalare Eversionsstellung kompensiert (Abb. 2.45 a, b). Dies ist besonders deutlich bei der Achondroplasie zu beobachten (s. Abschn.: „Der Knickplattfuß bei Pseudoachondroplasie").

In diesem Zusammenhang muss auch eine pathologisch vermehrte Innenrotation (Innentorsion) der Beingelenkkette genannt werden, wenn sich also eine bei Geburt primär verstärkte Antetorsion des Femurs nicht normalisiert. Unter normalen Wachstumsbedingungen sind die physiologischen Torsionsverhältnisse der unteren Extremität um das 11. Lebensjahr erreicht (physiologische Antetorsion des Femurs von 31° auf 15° (Bleck 1987; Abb. 2.46 a, b) und Außentorsion der Tibia von 2° auf 20° (Dupuy 1951). Kann sich die bei Geburt bestehende neutrale Torsion des Unterschenkels nicht auf die physiologischen Werte des Erwachsenen von 15–20° ausgleichen, so wird der Einwärtsgang durch eine verstärkte Eversion des Subtalargelenks kompensiert, um die Fußlängsachse in die Fortbewegungsrichtung einzustellen (Abb. 2.47 a, b).

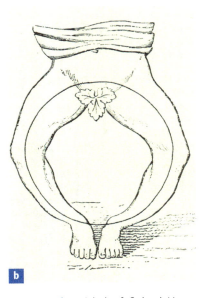

Abb. 2.45 a, b. Knickplattfuß durch Varusstellung der Beinachsen. (Abbildung aus Redard 1892 und von Heinrich Zille)

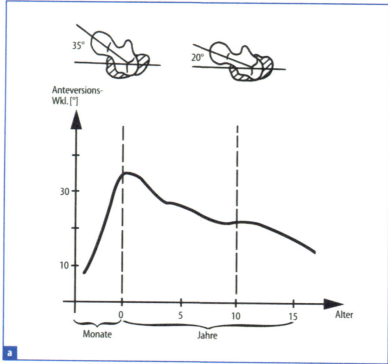
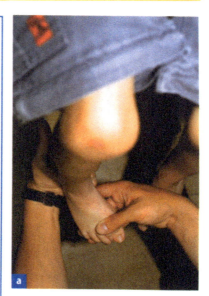
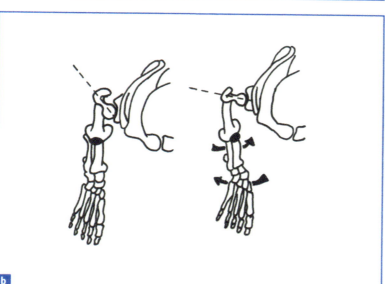
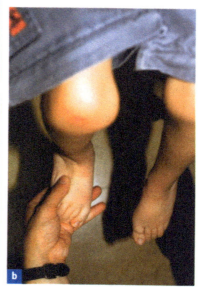

Abb. 2.47 a, b. Die Kompensation einer vermehrten Innentorsion der Knöchelgabel durch subtalare Pronation und Eversion. **a** Korrigierte, **b** kompensierte Stellung

Abb. 2.46. a Die normale Reduktion der Antetorsion des Schenkelhalses mit dem Wachstum und **b** die Auswirkung einer persistierend vermehrten Antetorsion auf die Knickfußstellung

Zusammenfassung

Mögliche Pathomechanismen des Knickplattfußes
- Ursachen proximal
  - Genu valgum (s. Abb. 2.44 a, b)
  - Genu varum (s. Abb. 2.45 a, b)
  - Vermehrte Antetorsion des Femurs (s. Abb. 2.46 a, b)
  - Vermehrte Innentorsion von Tibia/Crus varum (s. Abb. 2.47 a, b)
- Ursachen im Rückfuß/Wade
  - Achillessehnenverkürzung (Pes valgus ab equino)
  - Schrägstellung der oberen Sprunggelenkachse
  - Instabilität des oberen Sprunggelenks
  - Instabilität subtalar
  - Valgusdeformität des Kalkaneus
  - Instabilität im Chopart-Gelenk
- Ursachen im Mittelfuß
  - Instabilität des Naviculocuneiforme-Gelenks I
  - Instabilität des Cuneiforme-metatarsale-I-Gelenks
- Kombinationen

Fazit

Der Knickplattfuß stellt immer eine Deformität aller 3 Ebenen dar, die in unterschiedlich starkem Ausmaß betroffen sind und von proximalen Veränderungen beeinflusst werden können.

2.4 Diagnostik des Knickplattfußes

Ein stufenweises Vorgehen von der Diagnostik zur Therapie ist bei dieser heterogenen Deformität besonders empfehlenswert (Coleman 1982). Die Diagnostik ist dabei entscheidend.

- Analyse der Deformität
- Festlegen eines Behandlungsziels
- Auswahl der Therapie (Berücksichtigung von Alternativen)
- Durchführung der Therapie
- Überprüfung des Therapieerfolgs
- Fortsetzen, Ändern oder Abbrechen der Therapie

Die Untersuchung lässt sich in die *klinische* und die *apparative* Diagnostik unterteilen.

2.4.1 Klinische Untersuchung

▶ Visual inspection is an unreliable guide to pathology and descriptive recording, being very subjective, is useless in follow-up of either natural history or treatment (Rose 1985).

Obwohl die klinische Untersuchung keine objektiven Daten liefert, stellt sie dennoch ein entscheidendes Instrument zur Diagnose- und Indikationsstellung dar und sollte ausführlich dokumentiert werden.

2 Der primäre oder idiopathische Knickplattfuß

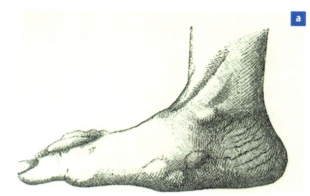 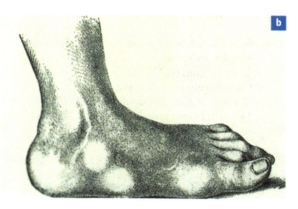

Abb. 2.48 a, b. Historische plastische Darstellungen schwerer Knickplattfüße. (Nach Redard 1892 bzw. Hoffa 1902)

Anamnese

Adolf von Bardeleben gibt in seinem Handbuch eine unübertroffen klare Beschreibung der Beschwerden des Knickplattfußpatienten.

> „Da der Druck sich auf die ganze Sohlenfläche vertheilt, die Haut derselben aber nur an bestimmten Stellen für die Ertragung des Druckes besonders eingerichtet ist, so entsteht eine schmerzhafte Spannung der Sohlenhaut und das Auseinanderweichen der Fusswurzelknochen giebt sich besonders durch einen dumpfen Schmerz im Fussrücken kund … Viele Kranke vermögen mit dem vorderen Theile der Sohle, der Schmerzen wegen, gar nicht aufzutreten, sie begnügen sich dann, auf den Hacken zu gehen … Andere klagen weniger über Schmerz in der Sohle und am inneren Fussrande, mit welchem sie dreist auftreten, als über Schmerzen im äusseren Knöchel und unter demselben" (von Bardeleben 1861).
>
> „… the subjective symptoms are various, the most constant being pain especially after long standing or walking, most often about the inside of the ankle, sometimes shooting up the inside of the leg, or in the outside of the ankle, the ball of the foot, the heel, or middle of the sole; as patients express it, the foot seems heavy, and to have lost its spring; a symptom which I have not seen described is often complained of, a stiffness in the foot; for example, after sitting for any length of time, or on rising in the morning, the feet seem stiff and unmanageable when attempting to walk …." (Whitman 1888).

Whitman (1924) beschrieb später die klinischen Symptome auch nach der Reihenfolge ihres Auftretens. Zuerst kommt es zur Schwäche, gefolgt von belastungsabhängigen Schmerzen am Fußinnenrand (Abb. 2.48 a, b).

„His feet have lost their spring." Die Beweglichkeit wird schlechter und die Deformität fixiert sich allmählich. Schließlich entwickelt sich der typische Anlaufschmerz im gesamten Rückfuß, gefolgt von Muskelatrophie und vegetativen Veränderungen.

Whitman betonte aber auch, dass Symptomatik und Fußdeformität nicht parallel gehen müssen.

> „Pain, the symptom of overstrain or injury, bears no definite relation to the degree of deformity" (Whitman 1924).

Die häufigsten Beschwerden bei Knickplattfüßen:
- Schmerzen am Fußinnenrand und über dem Außenknöchel
- Achillodynien
- Druckstellen am Fußinnenrand (Abb. 2.49)

2.4 Diagnostik des Knickplattfußes

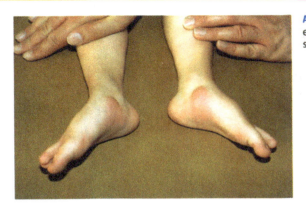

Abb. 2.49. Erhebliche Druckstellen bei einem 3-jährigen Jungen mit idiopathischen Knickplattfüßen

- Instabiles Gangbild mit Umknickneigung nach innen
- Auswärtsgang mit Abrollung über den Fußinnenrand
- Hängenbleiben mit der Fußspitze
- Vorzeitige Ermüdung
- Kosmetische Probleme
- Schuhverschleiß (Abb. 2.50)

Inspektion

> „The arch of the foot is lowered, or completely broken down, so that the entire sole rests upon the floor; on the inside of the foot the slight normal outward curve from the heel to the head of the first metatarsal is replaced by a bulging inwards, most prominent below and in front of the internal malleolus. The foot seems broader than usual, and the internal malleolus is abnormally prominent; when the patient stands the entire foot seems displaced outwards on the leg, this being especially marked when looking at it from behind; the tissues on the inside of the arch and ankle seem thickened and congested; prominent veins and increased moisture of the foot are often noticed …" (Whitman 1888).

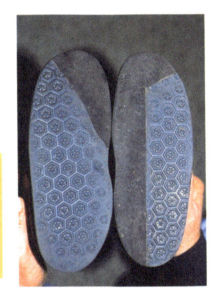

Man untersucht zunächst den sitzenden Patienten mit hängendem Fuß (offene Gelenkkette; Abb. 2.51 a, b). Es werden die spontane Einstellung des Fußes unter Entlastung sowie die Veränderungen der Fußform unter aktiver Fußhebung (Abb. 2.52 a, b) und Fußsenkung notiert.

Erwähnenswert scheint uns hierbei die Unterscheidung zwischen einer unbelastet physiologischen Fußstellung bzw. der bereits unbelastet sichtbaren Deformierung.

Abb. 2.50. Massiver Schuhverschleiß bei idiopathischem Knickplattfuß

Abb. 2.51 a, b. Ein flexibler Knickplattfuß gleicht sich unbelastet vollständig aus ▼

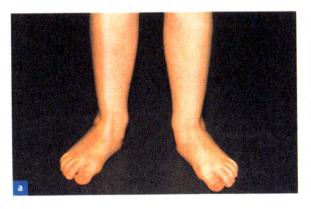
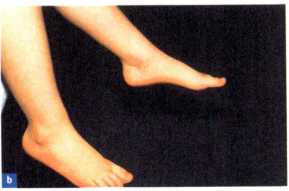

2 Der primäre oder idiopathische Knickplattfuß

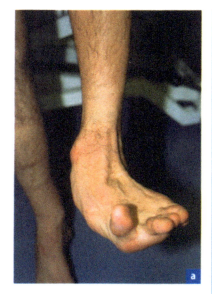
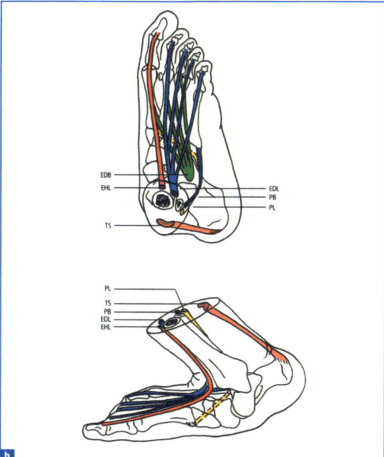

Abb. 2.52 a, b. Beim fixierten Knickplattfuß verändert sich die Funktion der Fußheber deformitätsverstärkend

Palpation

Es schließt sich die Palpation des Fußes unter Entlastung an. Die Untersuchung sollte Vor-, Mittel- und Rückfuß zunächst getrennt in Ruhe und dann in Funktion überprüfen. Wichtig sind die Beweglichkeitstests der Tarsometatarsale-Gelenke, des Chopart-Gelenks sowie des unteren und oberen Sprunggelenks. Der Rückfuß muss auf eine eventuelle Valgus-, Equinus- oder Kalkaneusstellung hin untersucht werden. Besonders wichtig ist die Überprüfung der Reponierbarkeit des Talonavikular- und Kalkaneokuboidgelenks (Abb. 2.53 a, b). Es schließt sich die Untersuchung der passiven Korrigierbarkeit der übrigen Gelenke durch Redressionsmanöver an.

Gelenke
- Spontane Korrektur des Knickplattfußes im entlasteten Zustand (entscheidendes Merkmal des flexiblen Knickplattfußes)
- Reponierbarkeit des Rückfußes (Schlüsseltest) durch Inversion (Verriegelung) des Rückfußes und Pronation des Vorfußes (kommt die Ferse unter die Tibia, ist volle Pronation möglich?), ein teilkontrakter bzw. kontrakter Knickplattfuß zeigt eine Rückfußvalgus- und Vorfußsupinationsstellung (Abb. 2.54 a, b)
- Torsionsstellung der Knöchelgabel
- Reponierbarkeit des Talonavikulargelenks (nach plantar und medial)

2.4 Diagnostik des Knickplattfußes

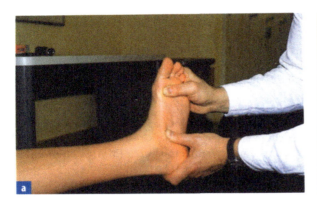
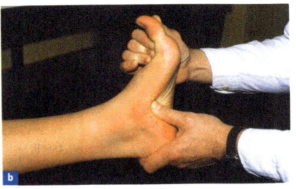

Abb. 2.53 a, b. Die Reponierbarkeit des unteren Sprunggelenks sowie des Vorfußes wird durch eine kombinierte Rückfußinversion- und Vorfußpronation überprüft

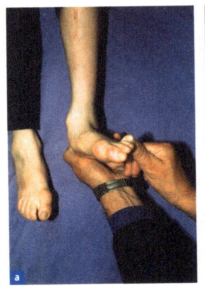
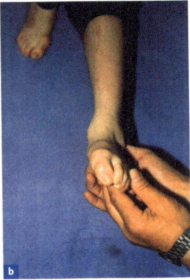

Abb. 2.54 a, b. Bei teilkontraktem Knickplattfuß zeigt sich nach Ausgleich der Rückfußvalgusstellung eine fixierte Vorfußsupination

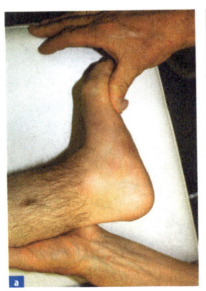
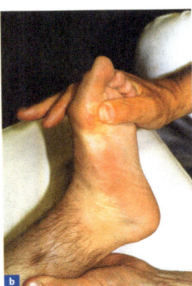

Abb. 2.55 a, b. Untersuchungstechnik einer Wadenmuskelverkürzung unter Verriegelung des unteren Sprunggelenks. **a** Falsch, **b** korrekt

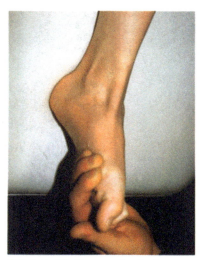

Abb. 2.56. Die Testung der Supinatoren und Invertoren dargestellt am klinischen Beispiel

- Mobilitätstest des Talonavikulargelenks (Abduktion und Adduktion)
- Mobilität des Naviculocuneiforme-Gelenks
  Mobilität des Cuneiforme-metatarsale-I-Gelenks
- Mobilität des Metatarsophalangeale-I-Gelenks (kompensatorischer Hallux valgus)

Muskulatur
- Verkürzung der Achillessehne/Wadenmuskulatur unter Verriegelung des Rückfußes untersucht in Kniebeugung und Kniestreckung (Abb. 2.55 a, b)
- Verkürzung der Peronäalmuskulatur/Pronatoren (Mm. extensor hallucis longus, digitorum longus und peronaeus tertius)
- Kraft des M. tibialis posterior und der langen Zehenbeuger (Abb. 2.56)
- Kraft des M. peronaeus longus

Schmerzen
- Druckschmerz Fibulaspitze-Kalkaneus (Abb. 2.57)
- Druckschmerz Fußinnenrand (Innenknöchel/Talus/Os naviculare/Os cuneiforme mediale)
- Druckschmerz im Verlauf der Sehne des M. tibialis posterior

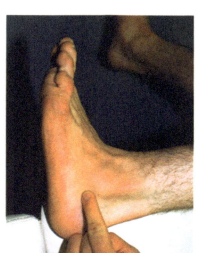

Abb. 2.57. Der Druckschmerz unter der Fibulaspitze ist für den Knickplattfuß typisch

Inspektion und Palpation in geschlossener Gelenkkette (belastet)

Unter Belastung kommt es zur Demaskierung des Knickplattfußes. Ist er strukturell, so ändert sich die Form durch die Belastung nicht wesentlich, ist er dagegen flexibel, so zeigt sich erst jetzt das wahre Ausmaß der Deformität. Hierbei können die 3 Ebenen zu unterschiedlichen Anteilen betroffen sein. Ist primär die Sagittalebene betroffen, so kommt es zur Absenkung bzw. Umkehrung des Längsgewölbes, bei hauptsächlicher Beteiligung der Transversalebene imponieren die Vorfuß- und Rückfußabduktion mit entsprechender Bananenform des Fußes, bei überwiegender Ausprägung in der Frontalebene sind die Valgusstellung der Ferse und die Vorfußsupination die hervorstechenden Merkmale.

Inspektion im Stehen
▶ **Von hinten** (S. hierzu auch Abb. 2.58)
- Fersenvalgus
- Fersenhochstand
- Innenknöchel, Taluskopf und Os naviculare nach medial prominent (3facher Innenknöchel)
- „Too-many-toes-Zeichen" lateral
- „Lost-big-toe-Zeichen"

Abb. 2.58. Die charakteristischen Veränderungen des Knickplattfußes links von hinten

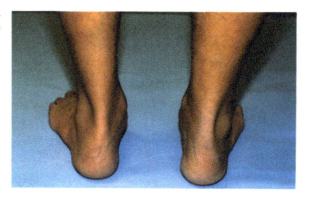

2.4 Diagnostik des Knickplattfußes

▶ **Von medial** (S. hierzu auch Abb. 2.59)
- Abgesunkenes Längsgewölbe
- Prominenter Taluskopf (3facher Innenknöchel)
- Os naviculare-Druckstellen
- Naviculocuneiforme-Gelenk, Druckstellen
- Konvexer Fußinnenrand
- Fersenhochstand

▶ **Von lateral** (S. hierzu auch Abb. 2.60)
- Angehobener Fußaußenrand
- Fersenhochstand

▶ **Von vorne** (S. hierzu auch Abb. 2.61)
- Vorfußabduktion
- Konvexer Fußinnenrand
- Konkaver Fußaußenrand
- Gegebenfalls Hallux valgus

▶ **Von plantar** (S. hierzu auch Abb. 2.62)
- Konvexer Fußinnenrand
- Konkaver Fußaußenrand
- Minderbeschwielung Ferse, Fußaußenrand
- Mehrbeschwielung Fußinnenrand (Taluskopf, Os naviculare, Naviculocuneiforme-Gelenk)
- Prominenz des vorderen Kalkaneusanteils
- Mehrbeschwielung der Metatarsaleköpfchen II und III (Hansen 2000)
- Mehrbeschwielung medial am ersten Interphalangealgelenk (Hansen 2000)

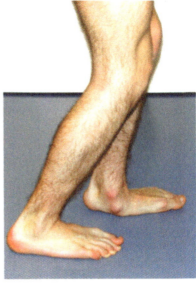

Abb. 2.59. Kennzeichen des Knickplattfußes links von medial

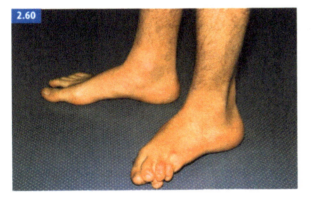

Abb. 2.60. Darstellung von lateral

Abb. 2.61. Knickplattfuß von vorne

Abb. 2.62. Ansicht von plantar

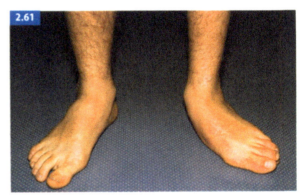

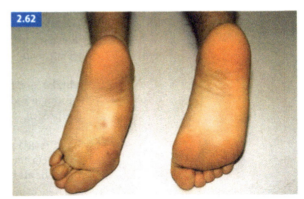

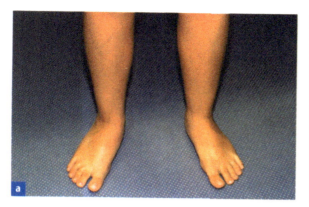 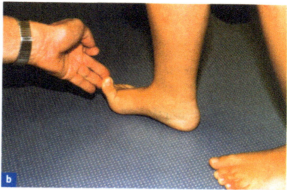

Abb. 2.63 a, b. Die Aufrichtung des Fußes durch den Hyperextensionstest der großen Zehe

Bewährte klinische Tests

Hyperextensionstest der großen Zehe. Dieser Test dient der Beurteilung der Aufrichtbarkeit des Fußlängsgewölbes über den Umwickelungseffekt der Plantaraponeurose (Abb. 2.63 a, b). Rose misst diesem Test sogar eine entscheidende Bedeutung für die Abschätzung des Schweregrades der Deformität zu.

Rose (1985) unterscheidet 3 Stufen:
- *Vollständige Korrektur*: Längsgewölbe entfaltet und Außenrotation der Malleolengabel
- *Teilkorrektur*: Längsgewölbe entfaltet ohne Außenrotation der Malleolengabel
- *Fehlende Korrektur* (negativer Test): Längsgewölbe nicht entfaltet

Pelottentest. Die Untersuchung des Fußes von hinten im Stehen findet unter passiver Stützung des Längsgewölbes mittels einer Unterstützungspelotte statt.

Außenrotationstest. Dies ist eine Untersuchung des belasteten Fußes unter Außenrotation des Beins zur Prüfung der Flexibilität des unteren Sprunggelenks (kardanische Koppelung der Rückfußgelenke).

Test im Zehenstand. Bei der Untersuchung des Rückfußes im Zehenstand (Abb. 2.64 a–d) verbleibt das Fersenbein entweder in Valgusstellung oder aber korrigiert sich in Neutralposition bzw. in Inversion. Ist der Patient in der Lage einen aktiven Zehenstand ohne wesentliches Abweichen des Vorfußes nach lateral auszuführen, so ist die Abstoßfunktion des Fußes nur wenig beeinträchtigt.

Subtalartest. Der Patient wird aufgefordert willkürlich auf Fußaußen- bzw. Fußinnenrand zu gehen um die aktive Mobilität des Subtalargelenks zu überprüfen.

Gould (1983) gab die Messung des Fußumfangs in Höhe des Chopart-Gelenks belastet und unbelastet an. Eine Umfangszunahme unter Belastung von mehr als 6–7 mm beweist den Knickplattfuß.

2.4 Diagnostik des Knickplattfußes

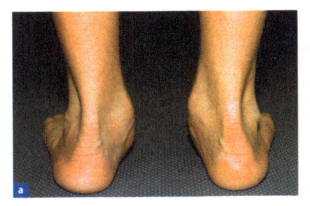
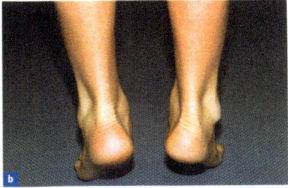
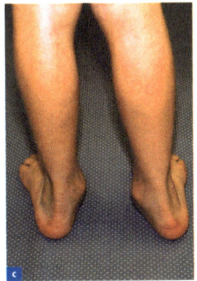
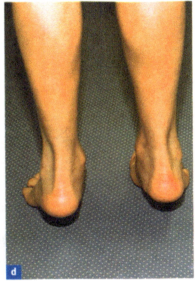

Abb. 2.64 a–d. Ausgleich eines erheblichen idiopathischen Knickplattfußes im Zehenstand. **a, b** Vollständig bzw. **c, d** nur teilweise

Untersuchung des Schuhwerks

▶ At least as important as the examination of the foot is the examination of the shoe (Sharrard 1979).

Eine Überprüfung der Belastungsverteilung anhand der Einlagen sowie des Ablaufmusters der Schuhsohlen gibt wertvolle Hinweise auf die Fehlfunktion und stellt einen weiteren wichtigen Teilaspekt der klinischen Diagnostik dar.

Die Beurteilung des Schuhsohlenverschleißes deckt selbst geringe Gangasymmetrien auf, ist das Spiegelbild der Summe der Fußbelastungen über die Zeit und gibt auch Hinweise auf weiter proximal gelegene Störungen (Abb. 2.65 a, b). Man kann diese Untersuchung auch als Ganganalyse des „kleinen Mannes" bezeichnen.

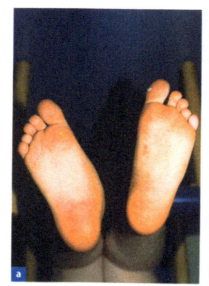
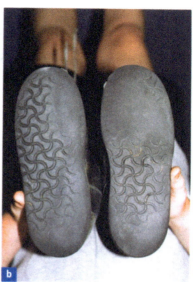

Abb. 2.65 a, b. Die Untersuchung des Schuhsohlenablaufmusters gibt wichtige Hinweise auch für asymmetrische Fußdeformitäten

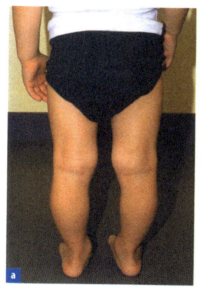
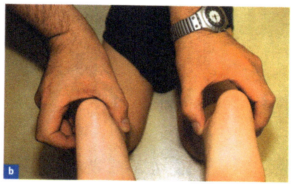

Abb. 2.66 a, b. Erst die Untersuchung der Unterschenkeltorsion deckt eine kompensatorische Knickplattfußstellung bei vermehrter Innentorsion der Malleolengabel auf

Dynamische Untersuchung proximaler Gelenke

Die Untersuchung der Beingelenkkette sollte die Beweglichkeit der Hüft- und Kniegelenke, eine evtl. verstärkte Antetorsion der Schenkelhälse und Innen- oder Außentorsion der Malleolen beachten (Abb. 2.66a,b). Auch ein Genu valgum oder varum sollten dokumentiert werden. Die Einbeziehung der Lendenwirbelsäule in den Untersuchungsgang kann ebenfalls wichtige Hinweise geben (Dysraphien).

> „... in walking the feet are turned out more than usual, and a short awkward step is sometimes observed ..." (Whitman 1888).
>
> „Die Consequenzen des Pes valgus sind ein schwerer, unelastischer, schleppender Gang, leichte Ermüdbarkeit und Unfähigkeit zu grösseren Anstengungen, weshalb auch Plattfüssige zum Militärdienst untauglich sind" (Schreiber 1890).

Die dynamische Untersuchung der Fußdeformität beginnt mit dem Gangbild unterteilt in Stand und Schwungphase und orientiert sich dabei an den Vorraussetzungen für einen normalen Gangablauf wie sie Jim Gage definiert hat:

Vorraussetzungen für einen normalen Gangablauf. (Nach Jim Gage 1996)
- Stabilität des Standphasenbeins
- Ausreichende Bodenfreiheit des Schwungphasenbeins
- Korrekte Einstellung des Fußes zum Erstkontakt der Ferse in der Standphase
- Ausreichende Schrittlänge
- Energiekonservierung
- Adaptation an veränderte Gangbedingungen (Geschwindigkeit, Bodenoberfläche)

Das Gangbild wird barfuß in kurzen Hosen einschließlich des Zehengangs beurteilt. Ein Kind kann dabei auch an der Hand geführt werden. Eine Videodokumentation aus verschiedenen Blickwinkeln (von vorne, der Seite und hinten, evtl. plantar) ist besonders zur Verlaufsbeobachtung sinnvoll.

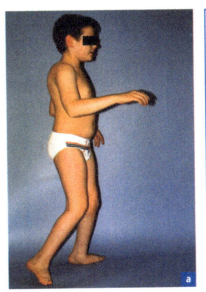
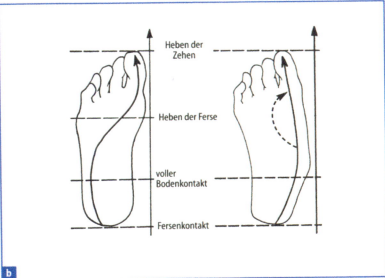

Dynamische Untersuchungskriterien beim Knickplattfuß
- Fehlbelastung der Fußsohle (Fußinnenrand)
- Geänderter Abrollvorgang über den Fußinnenrand (Abb. 2.67a,b)
- Abgeschwächte Abstoßfunktion mit Verstärkung der Deformität

Abb. 2.67 a, b. Geändertes Abrollverhalten über den Fußinnenrand klinisch und im Schema. (Bei Insuffizienz des ersten Strahls erfolgt die Abrollung über den zweiten)

Zusammenfassend empfehlen wir folgendes Vorgehen:
- Untersuchung im Stehen von vorne, hinten, medial, lateral und plantar
- Manuelle Untersuchug in folgender Reihenfolge:
  – Prüfung der Beweglichkeit im oberen Sprunggelenk unter Rückfußinversion und zur Bestimmung einer evtl. Wadenmuskelverkürzung sowohl in Kniebeugung als auch in Kniestreckung (Beteiligung der Komponenten des M. gastrosoleus)
  – Prüfung der Reponierbarkeit des Rückfußes in Inversion
  – Prüfung der Reponierbarkeit des Chopart-Gelenks in Adduktion und Inversion
  – Prüfung auf das Vorliegen einer Vorfußsupination nach Ausgleich der Rückfußeversion
  – Prüfung der Korrigierbarkeit dieser Vorfußsupination in eine Pronation
  – Prüfung der Mobilität bzw. Hypermobilität des Talonavikulargelenks
  – Prüfung der Mobilität bzw. Hypermobilität des Naviculocuneiforme-Gelenks

- Prüfung auf Hypermobilität des Cuneiforme-metatarsale-I-Gelenks
- Prüfung der Kraft der Invertoren (Mm. tibialis posterior, triceps surae, flexor hallucis und digitorum longus) nach der MRC-Skala (s. unten)
- Prüfung auf Druckschmerzpunkte (Außenknöchelspitze, Talonavikulargelenk, Fußinnenrand)
- Prüfung auf Schwellungen hinter dem Innenknöchel
- Prüfung des normalen und des Zehengangs
- Überprüfung der Schuhe

Die Medical Research Council (MRC-) Skala. (Downie 1986)

0 Keine Aktivität erkennbar
1 Muskelkontraktionen fühlbar oder sichtbar
2 Bewegung unter Abnahme der Schwerkraft möglich
3 Volle Bewegung gegen die Schwerkraft
4 Bewegung gegen Schwerkraft und leichten Widerstand möglich
5 Bewegung gegen vollen Widerstand möglich (normale Muskelfunktion)

Neurologische Basisdiagnostik

Beim Verdacht sekundärerer Ursachen können auch neurologische Zusatzuntersuchungen notwendig werden.

> **Aber:** „The symptoms … do not all correspond with the degree of deformity. Many persons with complete flat-foot have no trouble, while others who are practically disabled by it show but a slight flattening of the arch" (Whitman 1888).

2.4.2 Apparative Untersuchungen

Röntgen

▶ Radiographs are not helpful, being flat images of a three-dimensional situation (Rose 1985).

Ganz so negativ, wie Gordon Rose schätzen wir den Wert der röntgenologischen Untersuchungen des Fußes nicht ein. Allerdings müssen 2 Voraussetzungen erfüllt sein, um halbwegs vergleichbare Daten zu erhalten:

- Die Aufnahmen müssen unter Belastung (im Stehen) angefertigt werden, um den Grad der Deformität zu dokumentieren.
- Die Aufnahmetechnik sollte standardisiert sein.

Bis zur allgemeinen Verfügbarkeit objektiver dynamischer Messverfahren stellen die zugegebenermaßen statischen Röntgenaufnahmen einen der wenigen objektiven Parameter zur Verlaufsbeurteilung und Therapiekontrolle dar.

Es können verschiedene Winkelmaße auf der (belasteten) AP- und seitlichen Aufnahme definiert werden, um den Ausprägungsgrad numerisch zu erfassen. Dabei sollte aber (ebenso wie beim kongenitalen Klumpfuß) nicht übersehen werden, dass die Knochenkerne beim wachsenden Fuß exzentrisch liegen können, was die Beurteilung (insbesondere des Rückfußes) einschränkt. Nach Rose (1991) ist eine zuverlässige Winkelbestimmung beim wachsenden Fuß erst ab etwa dem 6. Lebensjahr möglich. Daneben sind auch eine Reihe von Röntgenzeichen zu nennen, die ebenfalls für die Knickplattfußdeformität charakteristisch sind.

2.4 Diagnostik des Knickplattfußes

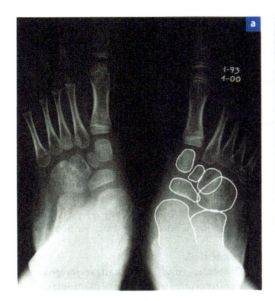

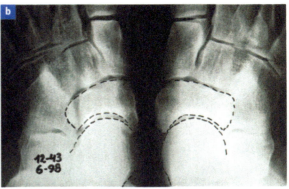

Abb. 2.68 a, b. Röntgenologische Zeichen der Knickplattfußdeformität auf der AP-Aufnahme. a Beim Kind und b beim Erwachsenen

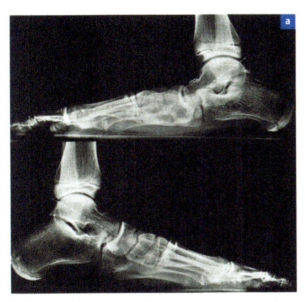

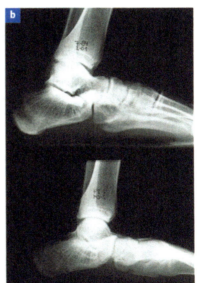

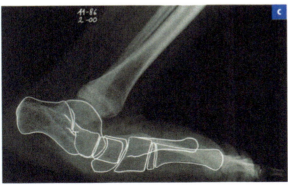

Abb. 2.69 a–c. Die Aufnahme eines Knickplattfußes im Vergleich zum Normalfuß. a Knickplattfuß oben und Normalfuß unten, b Normalfuß oben und Knickplattfuß unten, c massive Knickplattfußstellung mit Parallelanordnung der Ossa metatarsalia

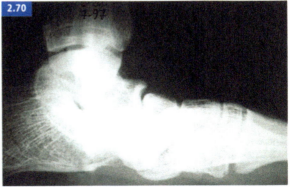

Abb. 2.70. Darstellung der Impression am Taluskopf (talar beaking)

2 Der primäre oder idiopathische Knickplattfuß

Röntgenzeichen der Knickplattfußentwicklung

▶ **AP-Aufnahme** (S. hierzu auch Abb. 2.68 a, b)
- Verstärkung der talokalkanearen Divergenz mit einer Ventralisierung des Taluskopfes
- Relative Verlängerung des Fußinnenrands (der medialen Fußsäule)
- Supinations-Abduktions-Stellung des Vorfußes
- Dreiecksform des Os naviculare
- Os tibiale externum
- Degenerative Veränderungen der Cuneiforme-metatarsale-II- und -III-Gelenke (Hansen 2000)
- Kalksalzminderung des Os metatarsale I (Hansen 2000)
- Varusstellung des Os metatarsale I (Sichelfuß)
- Gegebenfalls Hallux valgus

▶ **Seitliche Aufnahme** (S. hierzu auch Abb. 2.69 a–c)
- Ventralisierung und vermehrte Innentorsion der Knöchelgabel, die dem Talus folgt
- Verkürzung des Außenknöchels
- Equinusstellung im Tibiotalar- (und Talokalkanear-)gelenk
- Knöcherne Strukturveränderungen des Talus (medioplantare Abwinkelung) und des Os naviculare (verlängerter, hypertrophierter medialer Fortsatz; Piat u. Goutallier 1998)
- Impression des Os naviculare am Taluskopf (Talar beaking; Abb. 2.70)
- Übereinanderprojektion von Os naviculare und Os cuboideum
- Absinken des Naviculo-cuneiforme-Gelenks
- Fußhöhe vermindert
- Ossa metatarsalia nebeneinander projiziert (Abb. 2.71 a–c)
- Ossa metatarsalia umgekehrt angeordnet (I unter V)
- Elevation des Os metatarsale I
- Hypertrophie des Os metatarsale II

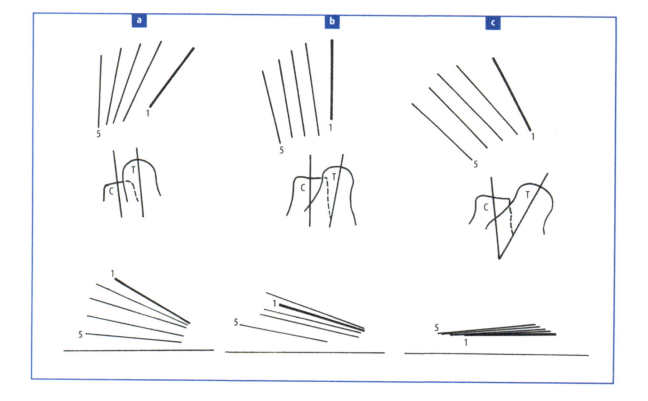

Abb. 2.71 a–c. AP- und seitliche Darstellung der Metatarsaleanordnung. **a** Beim Klumpfuß, **b** Normalfuß und **c** Knickplattfuß in beiden Ebenen

2.4 Diagnostik des Knickplattfußes

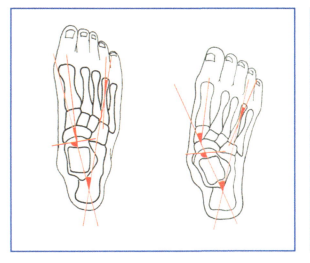

Abb. 2.72. Darstellung der röntgenologischen Messwinkel beim Knickplattfuß auf der AP-Aufnahme

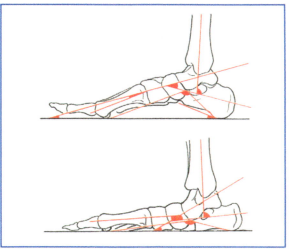

Abb. 2.73. Die röntgenologischen Messwinkel auf der seitlichen Aufnahme

Radiologische Winkel beim Knickplattfuß (Jugendliche und Erwachsene)
▶ **AP-Aufnahme** (S. hierzu auch Abb. 2.72)
- Talokalkaneare Divergenz (normal 15–40°)
- Talus-metatarsale-I-Winkel (–20 bis +20°)
- Calcaneus-metatarsale-IV-Winkel
- Kalkaneus-Kuboid-Winkel (Cyma-Winkel): 4–8°

▶ **Seitliche Aufnahme** (Siehe hierzu auch Abb. 2.73)
- Talokalkanear-Winkel
  (normal 25–45° bzw. 15–25° nach Piat u. Goutallier 1998)
- Kalkaneus-Boden-Winkel
  (calcaneal pitch, normal 10–30° bzw. 23 ± 6° nach Dennemann1961)
- Talus-metatarsale-I-Winkel (normal –4 bis +4°)
- Talus-Boden-Winkel (normal 23±6° nach Dennemann 1961)
- Costa-Bertani-Winkel (Talus-Kalkaneus-Os metatarsale I, normal 120–130° nach Pisani et al. 1998)
- Tibia-Kalkaneus-Winkel (normal >120°)
- Böhlerwinkel 22–48° (beim posttraumatischen Plattfuß)

Naviculocuneiforme-Überlappungsindex

Der Naviculocuneiforme-Überlappungsindex wird von uns zur Quantifizierung therapeutischer Maßnahmen empfohlen. Die Verringerung der Überlappung geht mit einer Verbesserung des Fußlängsgewölbes einher. Der Index lässt sich durch Tangenten an die dorsale Os naviculare und plantare Os-cuboideum-Begrenzung sowie eine Parallele in Höhe der plantaren Os naviculare-Begrenzung einfach berechnen und in Prozenten ausdrücken (Abb. 2.74 a–d).

Für die AP-Aufnahme unter Belastung gab Giannestras (1976) an, dass der laterale Winkel zwischen Taluslängsachse und Querachse des Os naviculare unter 60° einen Knickplattfuß anzeige. Dieser Winkel wurde auch von Isikan (1993) angegeben (Abb. 2.75).

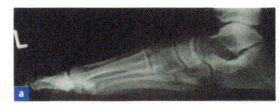
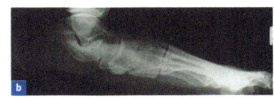
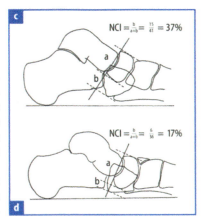

Abb. 2.74 a–d. Der Naviculocuneiforme-Überlappungsindex beim normalen und Knickplatt-Fuß. a, b Röntgenologisch sowie c, d schematisch gezeichnet

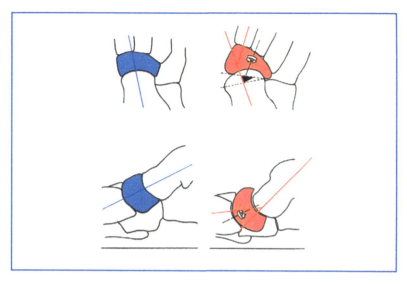

Abb. 2.75. Die typische Verdrehung des Os naviculare auf der AP- und seitlichen Aufnahme resultiert aus der Rückfußpronation. (Winkel nach Giannestras und Sangeorzan)

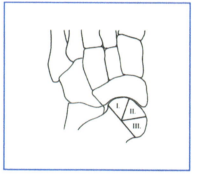

Abb. 2.76. Der Grad der talonavikularen Dezentrierung lässt sich in Drittel- oder Viertelstufen angeben

Talonavikulare Zentrierung

Sangeorzan et al. (1993) bestimmten diesen Wert, indem sie den Winkel zwischen dem größten Durchmesser des Taluskopfes (senkrecht zur Taluslängsachse) und der Verbindungslinie der Navikulargelenkfläche maßen (Abb. 2.75). Wir empfehlen Drittel- oder Viertelstufen (Abb. 2.76)

AP-Aufnahmen des Rückfußes unter Belastung können einen Hinweis auf eine evtl. Valgusstellung des Fersenbeins geben.

Spezielle Röntgendiagnostik

Neben der belasteten AP und seitlichen Röntgenaufnahme kommen in speziellen Fällen (z. B. bei Verdacht auf Koalitionen oder nach Frakturen des Rückfußes) besondere Projektionen in Frage (Grass u. Zwipp 2000).

Schrägaufnahme des Rückfußes. Bei dieser Röntgenaufnahme nach Harris ist der Zentralstrahl um 45° von dorsal her gegen den Kalkaneus geneigt.

Axiale Aufnahme des Rückfußes. Bei der axialen Aufnahme nach Saltzmann trifft der um 20° angehobene Zentralstrahl von dorsal senkrecht auf die ventral angestellte und ebenfalls um 20° gekippte Kassette auf.

Broden-Aufnahmen. Der Zentralstrahl verläuft senkrecht zum Unterschenkel in Höhe des unteren Sprunggelenks, wobei der Unterschenkel in 10-Grad-Stufen einwärts rotiert wird.

AP-Aufnahme des oberen Sprunggelenks. Die AP-Aufnahme des oberen Sprunggelenks deckt eine evtl. Schrägstellung der Sprunggelenkachse auf und kann zudem die verkürzte Fibula oder ein Anschlagphänomen am Kalkaneus darstellen („fibular abutment"; Abb. 2.77).

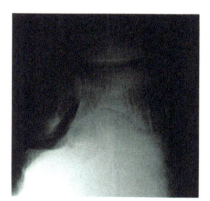

Abb. 2.77. Anschlagsphänomen der Fibulaspitze am Kalkaneus (abutment)

Computertomographie

Eine Computertomographie (CT) kann bei unklaren Torsionsverhältnissen der Beinachse (Abb. 2.78) oder bei Koalitionen zur Lokalisationsdiagnostik

2.4 Diagnostik des Knickplattfußes

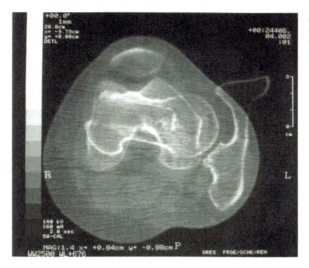

Abb. 2.78. Die Computertomografie eignet sich auch hervorragend zur objektiven Dokumentation von Torsionsanomalien

und zur exakten präoperativen Planung sinnvoll sein. Auch bei posttraumatischen Deformitäten erlaubt diese Technik eine genauere Therapieplanung. Dreidimensionale-CT-Rekonstruktionen des Fußes sind selten zur präoperativen Analyse komplexer Fehlstellungen indiziert. Allerdings kann bei diesem Verfahren die evtl. teilweise Korrektur nach vorausgehender Weichteillösung nicht berücksichtigt werden, sodass eine exakte präoperative Beurteilung (Osteotomieschnitte bzw. -keile) damit nur eingeschränkt möglich ist.

Magnetresonanztomographie

Ein Kernspintomogramm (MRT) kann in Ausnahmefällen bei unklaren Weichteilveränderungen und für die Diagnostik von Tumoren indiziert sein (Abb. 2.79).
An dieser Stelle sei allerdings darauf hingewiesen, dass CT und MRT vielfach entbehrlich sind und eine übertriebene Anwendung weder dem Patienten noch dem Kostenträger dienlich ist.

> CT and MRI rarely are necessary, except to document the obvious (Hansen 2000).

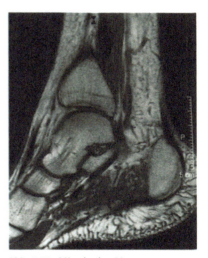

Abb. 2.79. Mittels der Magnetresonanztomographie lässt sich eine vermutete Tibialis-posterior-Sehnen-Insuffizienz zweifelsfrei darstellen

Szintigraphie

Die Szintigraphie sollte nur bei Verdacht auf entzündliche oder tumoröse Veränderungen (z. B. Osteomyelitis) durchgeführt werden.

Sonographie

Die Sonographie liefert u. U. wichtige Hinweise bei vermuteten Weichteilprozessen. Bei posttraumatischen Sehnenschädigungen (M. tibialis posterior) kann sie Zusatzinformationen geben. Hamel (1996) hat diese Methode auch zur Untersuchung von Fußdeformitäten des Säuglings eingesetzt. Ähnlich wie beim kongenitalen Klumpfuß können auch beim Schaukelfuß pathologische Stellungen der Fußwurzel dokumentiert werden.

2 Der primäre oder idiopathische Knickplattfuß

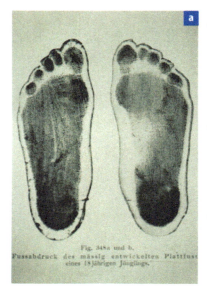

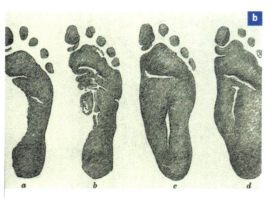

Abb. 2.80. Die Darstellung der Druckverteilung ist nicht neu, wie diese beiden Bilder aus **a** Lüning/Schulthess 1901 bzw. **b** Hoffa 1902 zeigen

Dopplersonographie oder Angiographie

Die Dopplersonographie dient zur Beurteilung der Durchblutung vor operativer Korrektur.

Elektromyographie (EMG), Nervenleitgeschwindigkeit (NLG) und somatosensibel evozierte Potentiale (SSEP)

Die EMG-Untersuchung erlaubt die Differenzierung primärer von sekundären Knickplattfüßen.

Dynamische Pedobarographie

Die Bestimmung des Fußabdrucks durch die Aufzeichnung statischer und dynamischer Sohlenabdrücke ist nicht neu (Abb. 2.80 a, b).

Harris u. Beath, die 1948 die Füße von 3500 kanadischen Rekruten untersuchten, gaben eine genauere Methodik an, die auch von späteren Autoren übernommen wurde und durch das Einzeichnen verschiedener Linien am Fußabdruck einigermaßen quantifizierbar sein sollte. Erst durch die Einführung kapazitiver Sensoren und der dynamischen Pedobarographie ließ sich allerdings die lange erwünschte Genauigkeit erzielen. Zudem eröffnete die leicht verständliche Darstellung der Messwerte auch dem Nichtspezialisten die Möglichkeit objektivierbare Messungen vorzunehmen (Abb. 2.81 a–d).

Die dynamische Pedobarographie stellt derzeit die einzige wirklich dynamische Messmethodik der Fußfunktion dar. Sie ist die Weiterentwicklung der seit langem bekannten Trittspurmarkierung mit moderner Elektronik. Diese Methode misst über Bodenplatten, die in die Gehstrecke eingelassen sind oder über Messsohlen, die in den Schuh eingelegt werden, kontinuierlich die plantare Druckverteilung während des Gangablaufes. Die Messsensorendichte beträgt 1–4 pro cm^2, die Messfrequenz 20–100 Hz. Die gängigen Verfahren arbeiten auf der Basis kapazitiver Sensoren. Die Messdaten werden über ein Softwareprogramm verarbeitet und in verschiedenen Darstellungen ausgedruckt. Die Speicherung in einer speziellen Datenbank ist üblich. Im Einzelnen können die dynamischen Druckspitzen, das Druck-Zeit-Integral sowie der zeitliche Ablauf der Fußbelastung dargestellt werden. Auch geringe Gangasymmetrien sind damit ohne weiteres erkennbar.

Die Fußsohle wird in so genannte Masken (5–8) unterteilt, um den Belastungsanteil der einzelnen Strukturen genauer beurteilen zu können. Diese Methode eignet sich hervorragend zur Diagnostik plantarer Druckveränderungen, zur Evaluation konservativer wie operativer Maßnahmen und zu Verlaufsbeobachtungen. Bei der Anfertigung spezieller Diabetesfußbettungen stellt diese Methode ebenfalls eine wesentliche Komponente dar.

Eine simultane Aufzeichnung kinematischer Fußdaten ist seit kurzem verfügbar.

Messparameter
- Dynamisches Druckverteilungsmuster des Fußes
- Dreidimensionale Darstellung der Druckverteilung
- Aufzeichnung lokaler Druckmaxima
- Kontaktfläche innerhalb definierter Belastungsmasken
- Kontaktzeit
- Druck-Zeit-Integral
- Kraft-Zeit-Integral
- Darstellung der Ganglinie

2.4 Diagnostik des Knickplattfußes

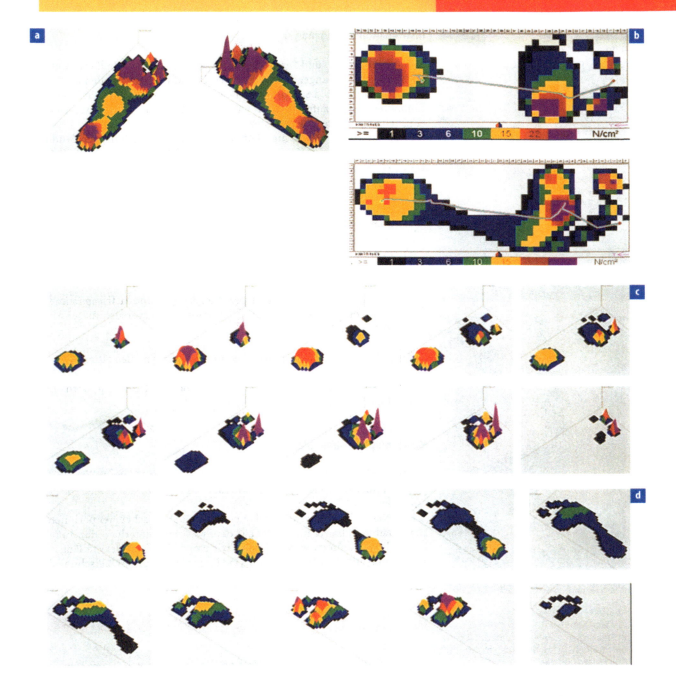

Schritte bei der Aufnahmetechnik mit dem EMED-System
- Warmlaufphase mit einigen Durchgängen
- 3–5 Messungen
- Möglichst nomaler Gangablauf mit 4–5 Schritten Vorlauf
- Gleichzeitige Kontrolle (Messung) der Gehgeschwindigkeit für sinnvolle Vergleichsbefunde

Die Darstellung der Daten kann optisch in zwei- oder dreidimensionaler Technik erfolgen. Besonders eindrucksvoll ist die Aufzeichnung so genannter Druckgebirge („magic mountains"; s. Abb. 2.81 a).

Abb. 2.81 a–d. Erst durch die dynamische Pedobarographie ist es möglich geworden, die pathologische Druckverteilung exakt zu quantifizieren. **a** Hochpathologische Druckverteilung bei einem 18-jährigen Jungen mit schweren Adoleszentenplattfüßen, **b** Knickhohlfußdeformität in der Abwickelung der Ganglinie links im Vergleich zum Normalfuß rechts, **c, d** die gleiche Fußdeformität im Vergleich zum Normalfuß im dynamischen Ablaufmuster

2 Der primäre oder idiopathische Knickplattfuß

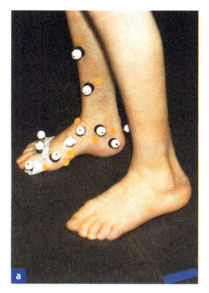

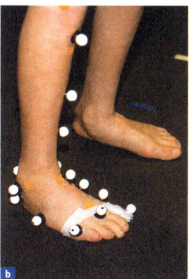

Abb. 2.82 a, b. Anordnung der reflektierenden Marker zur dreidimensionalen Bewegungsmessung bei einem 10-jährigen Mädchen mit Hohlfuß rechts und Knickplattfuß links

Instrumentelle Ganganalyse

Bertani et al. (1999) und Leardini et al. (1999) haben eine detaillierte Untersuchungsmethode angegeben, bei der der Fuß mit reflektierenden Markern versehen wird (Abb. 2.82 a, b), deren Bewegung im Raum durch ein Kamera-Computer-System aufgenommen wird. Damit können die Bewegungen der einzelnen Segmente quantitativ erfasst werden.

Giannini (pers. Mitteilung) konnte anhand ganganalytischer Studien nachweisen, dass beim Knickplattfuß im Vergleich zum Normalfuß die folgenden Gangparameter signifikant verändert sind.

Kinematik (Bewegungsmessung)
– Verstärkte Plantarflexion im oberen Sprunggelenk bei Lastaufnahme zum Beginn des Gangzyklus
– Verstärkte Dorsalflexion zum Ende der Standphase (Abstoßfunktion)

Kinetik (Messung der Kräfte und Momente)
– Verstärktes Eversionsmoment in der zweiten Hälfte der Standphase

Dynamisches EMG (Abb. 2.83)
– Vorzeitige Aktivierung von M. peronaeus longus und M. triceps surae in der Standphase (von Giannini als Kompensationsversuch dieser Muskeln gedeutet)

Aufgrund seiner Daten kann man Giannini folgendermaßen zitieren:

The morphologic aspect is not sufficient to indicate treatment for the planovalgus foot (Giannini pers. Mitteilung).

Muskelbiopsie/Nervenbiopsie

Die Muskelbiopsie ist selten, z. B. beim Verdacht einer Myopathie angezeigt und wird meistens aus dem M. gastrocnemius oder M. vastus lateralis entnommen.

Eine Nervenbiopsie wird im Allgemeinen beim Verdacht einer peripheren Neuropathie indiziert und sollte aus dem N. suralis unterhalb des Außenknöchels entnommen werden, wobei wir empfehlen, den Nerven längszuspalten und aus einer Hälfte ein 1–1,5 cm langes Stück (ohne Quetschung des Präparates) zu resezieren, das mit Glutaraldehydlösung fixiert wird.

2.5 Der primäre Knickplattfuß im Kindesalter

▶ Babys are born with flexible flatfeet and flexible flatfeet are more common in children than in adults. Most flatfeet in children are variations of normal (Carroll 2001).

▶ The diagnosis and treatment of children with flatfeet are controversial (Staheli 1987).

▶ Flatfoot or pes planus itself is not a pathologic condition (Hansen 2000).

Knickplattfüße im Kindesalter sind außerordentlich häufig, neigen aber dazu sich spontan zu normalisieren. Aufgrund dieser Tatsache soll ihnen in der Folge ein eigenes Kapitel gewidmet werden.

2.5 Der primäre Knickplattfußes im Kindesalter

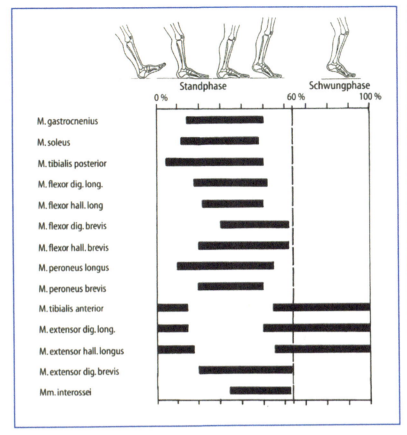
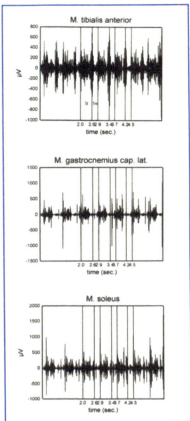

Abb. 2.83. Darstellung des dynamischen EMG's im normalen Gangablauf

Ursachen des physiologischen Knickplattfußes im Kleinkindesalter
- Verstärkte Antetorsion des Schenkelhalses
- Genu valgum
- Crus varum (Abb. 2.84)
- Vermehrte Bandlaxizität
- Unzureichende Muskelkraft
- Kombinationen

Normalerweise sind sämtliche Faktoren vorübergehend, sodass sich in der Regel eine Spontankorrektur einstellt.

▶ Varying degrees of flexible flatfoot are common in young children, and no clear distinction is found between normal and abnormal in the young child as long as the foot has normal musculature and flexibility (Coleman 1983).

Coleman (1983) definiert hier als einer der wenigen, was man unter einem „physiologischen Plattfuß" verstehen sollte, nämlich einen Fuß, der keinerlei strukturelle Veränderungen zeigt und eine normale Muskelfunktion aufweist. Damit lassen sich die meisten der pathologischen Knickplattfüße gut abgrenzen.
Die normale Stützfunktion der gewölbeerhaltenden Strukturen (Kapseln, Ligamente, Muskulatur) ist erst um das 5. Lebensjahr entwickelt. Etwa um die gleiche Zeit erreicht die Tibiatorsion ihre physiologischen Werte. Auch der menschliche Gang ist erst um das 4.–5. Lebensjahr ausgereift (Suther-

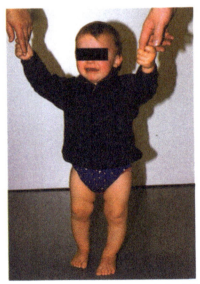

Abb. 2.84. Physiologischer Knickplattfuß bei Crus varum eines 18 Monate alten Knaben

land et al. 1988). Aus den genannten Gründen sollte man vor dem 5. Lebensjahr mit der Behandlung eines Knickplattfußes zurückhaltend sein.

Nach Piat u. Goutallier (1998) kann man kaum vor dem 3. Lebensjahr von einem Knickplattfuß sprechen.

Symptomatische idiopathische Knickplattfüße im Jugend- oder Erwachsenenalter sind selten, weshalb man sich bei der Indikation zur Therapie im Kindesalter auch zurückhalten sollte.

Es gilt der Satz von D. Moulies:

▶ Le pied plat statique de l'enfant a bonne reputation et il doit la garder.'Sa bonne reductibilite' est la garantie de sa bonne tolerance (Moulies 1991).

Sinngemäß bedeutet dies: Der statische Plattfuß des Kindes ist, solange er flexibel bleibt, gutartig und man sollte (durch Abwarten) darauf achten, dass er es auch bleibt.

2.5.1 Ätiologie und Pathogenese

Obwohl der so genannte physiologische Knickplattfuß im Kindesalter sehr häufig vorkommt, gibt es bislang nur Vermutungen über die Ursachen, die zur Behandlungsbedürftigkeit führen (Abb. 2.85). Wahrscheinlich handelt es sich um eine Kombination mehrerer Faktoren. Staheli (1999) hält folgende Faktoren für bedeutsam: eine Hypermobilität der Gelenke, Übergewicht und falsches Schuhwerk.

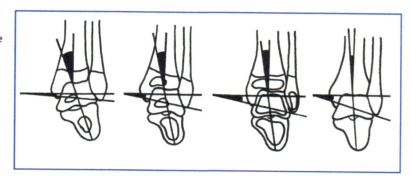

Abb. 2.85. Distalisierung des Außenknöchels, Absenkung der oberen Sprunggelenkachse sowie progrediente Varisierung des Rückfußes im Laufe der normalen Entwicklung (postpartum, 3. Lebensjahr, 6. Lebensjahr, nach Wachstumsabschluss)

Sachithanandam u. Joseph (1995) kamen in einer großen Studie, an der 1846 Erwachsene teilnahmen zum Schluss, dass frühes Tragen von Schuhen die Entwicklung von Knickplattfüßen fördert.

Es existieren verschiedene Theorien, die die Ursachen der Knickplattfußentwicklung beim Kind erklären wollen. Ein Missverhältnis zwischen Belastung und Belastbarkeit steht dabei stets im Vordergrund. Diese werden im Folgenden vorgestellt.

- Theorie der muskulären Ursache (Abb. 2.86)
- Theorie der knöchernen Ursache (Abb. 2.87)
- Theorie der ligamentären Ursache (Abb. 2.88 a, b)

Für jede dieser Theorien gibt es gute Argumente, sodass wir durch eine Übersicht versuchen wollen, dem Leser die Möglichkeit zu geben, sich seine eigene Meinung zu bilden. Sicherlich existieren häufig Kombinationen der einzelnen Ursachen, wobei es oft nicht einfach ist, diese als wirkliche Ursache oder aber als Folge zu identifizieren.

2.5 Der primäre Knickplattfußes im Kindesalter

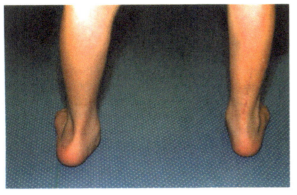

Abb. 2.86. Die Verkürzung der Wadenmuskulatur stellt eine häufige muskuläre Ursache des primären Knickplattfußes im Kindesalter dar, wie dieses Bild eines 5-jährigen Mädchens zeigt, bei dem die Wadenmuskulatur nur auf der rechten Seite verlängert worden ist

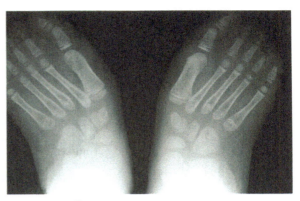

Abb. 2.87. Ein Überwachstum des Fußinnenrands kann eine knöcherne Ursache beim primären Knickplattfuß des Kindesalters sein

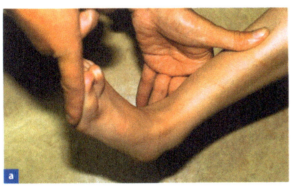
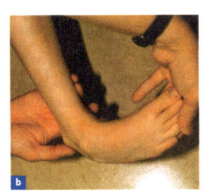

Abb. 2.88 a, b. Die vermehrte Laxizität des Kapselbandapparats ist eine weitere häufige Ursache des primären Knickplattfußes im Kindesalter

Theorie der muskulären Ursache

Eine Reihe von Autoren spricht der Muskulatur die entscheidende Rolle bei der Knickplattfußentstehung zu. Die Rolle einer muskulären Aufrechterhaltung des Längsgewölbes wird aber gerade in neuerer Zeit überwiegend abgelehnt. Basmajian u. Stecko (1963) konnten in ihrer vielfach zitierten Arbeit keine Muskelaktivität beim ruhigen Stand registrieren. Beobachtungen von Patienten mit komplettem Ausfall der Unterschenkelmuskulatur und normaler Fußform bestätigen die untergeordnete Rolle der Muskulatur bei der Aufrechterhaltung des Längsgewölbes (vgl. auch Abb. 2.12).

Aufgaben der Muskulatur des Unterschenkels und des Fußes
- Gleichgewichtserhaltung
- Ausgleich von Unebenheiten des Bodens durch Anpassung der Fußstellung
- Dämpfung bei Gewichtsübernahme
- Vorwärtsbewegung beim Gehen
- Schutz vor Extremstellungen der Gelenke (Propriozeption)

Gerade der letzte Punkt ist bei der Entstehung des Knickplattfußes von entscheidender Bedeutung. Ohne die aktive Schutzfunktion der Muskeln halten die Kapselbandverbindungen stärkeren Belastungen nicht Stand.

Theyson et al. haben 1985 eine Studie über das Aktivitätsverhalten der kurzen Fußmuskeln bei Kindern mit abgeflachten Längsgewölben berichtet. Sie fanden eine vergleichsweise stark vermehrte Aktivität der intrinsischen Fußmuskeln bei guter Koordination der abgeleiteten in- und extrinsischen Muskulatur. Sie folgern, dass für den kindlichen Knicksenkfuß andere Ursachen wie z.B. eine Insuffizienz der Bänder in Erwägung gezogen werden müssen.

Theorie der knöchernen Ursache

Das Zusammespiel von knöcherner Form und Ligamenten wird von einigen Autoren als entscheidend für die Gewölbestruktur angesehen.

> ▶ Musculature of the foot can lift a sagging arch temporarily, but cannot constantly maintain an arch that has a ligamentous or bony defect (Jack zitiert nach Coleman 1983).

Auch Harris u. Beath (1948b) halten die knöcherne Formgebung als entscheidend für die Fußform. Der Stellung von Talus und Kalkaneus wird dabei die Schlüsselfunktion zugesprochen. Die Veränderungen des Vorfußes wie Abflachung des Längsgewölbes und Abduktion sind sekundärer Natur.

Theorie der ligamentären Ursache

Morton u. Jones (zit. nach Coleman 1983) schreiben dem Kapselbandapparat die Hauptaufgabe der Stabilisierung des Längsgewölbes zu. Zusätzlich hat die Plantaraponeurose eine bedeutende Stabilisierungsfunktion, wie in mehreren neueren experimentellen Arbeiten gezeigt werden konnte (Arangio 1997, Thordarson et al. 1998).

Über eine Dorsalflexion der Zehengrundgelenke kommt es zu einer Aufwickelung der Plantaraponeurose um die Metatarsaleköpfchen und damit zur Anhebung des Längsgewölbes, einer Außenrotation der Knöchelgabel und einer Inversion (Verriegelung) des Rückfußes. Das Längsgewölbe wird so primär passiv verspannt.

Nach Morton (1935) ist die Hypermobilität des ersten Strahls ein entscheidender Faktor für seine funktionelle Einschränkung.

Die Bedeutung von Achsfehlern der proximalen Gelenke wird häufig unterschätzt. Die vermehrte Antetorsion der Schenkelhälse oder Innentorsion der Knöchelgabel induziert eine verstärkte subtalare Eversion. Ebenso kann aber auch die subtalare Fehlstellung eine vermehrte Innenrotation der Beinachse bewirken (Pisani et al. 1998).

2.5.2 Klinisches Bild und Diagnostik

> ▶ When a mother brings a child to the clinic and complains that the child has flatfeet it is incumbent upon the orthopaedic surgeon not to dismiss this is a trivial issue but to take a full functional inquiry and to do a careful examination including a neurological evaluation (Carroll 2001).

2.5 Der primäre Knickplattfußes im Kindesalter

Anamnese

Die Gründe, weshalb Eltern oder Kollegen ein Kind mit Knickplattfüßen vorstellen sind unterschiedlich:

- Unsicheres Gangbild mit außenrotierten Füßen (verstärkter Fußöffnungswinkel)
- Unveränderte Fußform trotz Versorgung mit Einlagen
- Verstärkte Abnutzung der Schuhe (insbesondere medial)
- Verunsicherte Eltern wegen unterschiedlicher Meinungen bezüglich der Knickplattfüße

Schmerzen oder Leistungseinschränkungen durch die Fußform kommen im frühen Kindesalter praktisch nicht vor. Meist drängen besorgte und verunsicherte Eltern auf eine diagnostische Abklärung und Therapie. Interessant ist in diesem Zusammenhang aber die Bemerkung von Moulies (1991), dass Eltern, die selbst Knickplattfußträger sind, ihre Kinder kaum vorstellen werden (Abb. 2.89).

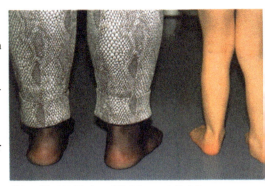

Abb. 2.89. 3½jähriges Mädchen mit Knickplattfuß, bei der die Mutter eine ähnliche Fußform zeigt

Wenn überhaupt und eher selten, treten belastungsabhängige Beschwerden erst im Jugendalter auf und stellen sich bevorzugt nach sportlicher Aktivität oder langer Stehbelastung ein.

Man wird die Eltern nach dem ersten Auftreten bzw. der ersten Feststellung der Fußdeformität und ihrer funktionellen Auswirkung befragen:

- Wurden bereits konservative Maßnahmen wie Redressionen oder gar Gipsbehandlungen durchgeführt?
- Hat sich die Fußform mit dem Gehbeginn zunehmend verschlechtert?
- Gibt es Hinweise auf ähnliche Probleme in der Familie?

Klinische Untersuchung

Staheli (1999) unterscheidet den physiologischen (= flexiblen) Knickplattfuß vom pathologischen.

Zeichen des pathologischen Knickplattfußes
- Verkürzung der Achillessehne
- Einschränkung bzw. Blockierung der subtalaren Gelenkbeweglichkeit
- Schwere Rückfußvaligität
- Konvexität des medialen Fußrandes
  (Siehe hierzu auch Abb. 2.90)

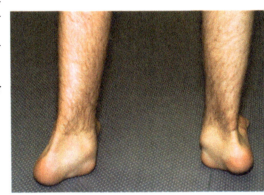

Abb. 2.90. Wenn die Ferse im Zehenstand nicht in Inversion sondern nur bis zur Neutralstellung kommt oder gar in Eversion verbleibt, besteht ein pathologischer Knickplattfuß

Bei der allgemeinen körperlichen Untersuchung sollte auf vermehrte Bandlaxizität geachtet werden (Ellbogengelenke, Fingergelenke; Abb. 2.91).

Untersuchung des unbelasteten und belasteten Fußes

▶ To repeat a flexible flatfoot is one in which the longitudinal arch looks flat when the child is standing but the arch appears with sitting or walking on tiptoe (Carroll 2001).

Besonders wichtig ist beim kindlichen Fuß die Unterscheidung zwischen flexibler, teilflexibler und struktureller Deformität. Die Untersuchung am hängenden und belasteten Fuß gibt rasch Aufschluss über den Grad der Fixierung (Abb. 2.92). Weitere wichtige Tests sind die Dorsalflexion des Großze-

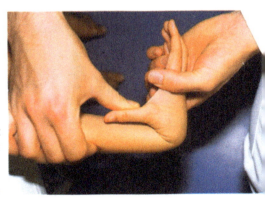

Abb. 2.91. Die Prüfung der Hyperlaxizität ist bei jedem kindlichen Knickplattfuß erforderlich

Abb. 2.92. Gleicht sich ein Knickfuß bei Entlastung vollständig aus, so handelt es sich um eine flexible Deformität

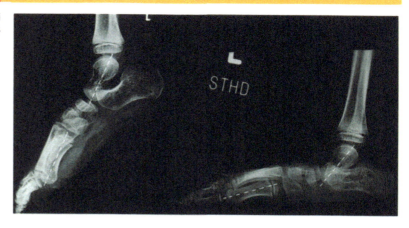

hengrundgelenks beim belasteten Fuß zur Beurteilung der Aufrichtung des Längsgewölbes (Hicks), die Außenrotation des belasteten Beines mit kardanischer Verwringung des Rückfußes und die Unterlagerung des Längsgewölbes mit einem medialbasigen Keil (s. oben). Eine Valgusstellung von 12–15° ist bis zum 6. Lebensjahr als physiologisch anzusehen (Pisani et al. 1998).

Untersuchung der Beingelenkkette

In diesem Zusammenhang ist die Beurteilung eventueller Torsionsanomalien im Ober- und Unterschenkelbereich besonders im Kindesalter wichtig. Ein so genanntes Antetorsionssyndrom mit verstärkter Innenrotation der Schenkelhälse und Außenrotation des Unterschenkels ist ebenso zu beachten wie eine verstärkte Valgusstellung der Beinachse. Auch eine verstärkte Innenrotation der Malleolengabel kann durch eine vermehrte subtalare Pronation kompensiert werden. Die alleinige subtalare Korrektur demaskiert dann die Deformität und der Patient läuft innenrotiert. Auch ein Crus varum kann subtalar durch vermehrte Instabilität kompensiert werden (s. Abschn. 2.5).

▶ Children with severe femoral anteversion evert their feet through the subtalar joint to avoid tripping. Podiatrists often use an arch support for this condition, which makes it more difficult for the child to walk (Carroll 2001).

Gangbildbeurteilung

Die klinische Untersuchung des Fußes beim Gehen wirft beim Kleinkind erhebliche Probleme auf, da eine Beurteilung des Längsgewölbes wegen der ausgeprägten Weichteile (Babyspeck) kaum möglich ist. Beim Barfußgang wird zunächst auf den Fußöffnungswinkel (Abb. 2.93), den physiologischen Fersen-Vorfuß-Abrollvorgang (der jedoch erst ab dem 4.–5. Lebensjahr ausgereift ist) und die Vor- und Rückfußstellung von vorne, seitlich und hinten geachtet. Etwaige Anomalien im Bewegungsablauf der übrigen Beingelenke werden anschließend notiert.

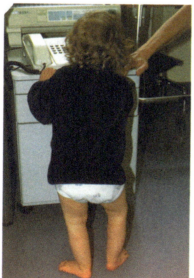

Abb. 2.93. Bei diesem 1½-jährigen Mädchen stellt die Knickplattfußdeformität eine physiologische Normvariante dar

Zusatzuntersuchungen

Natürlich wird man auch die Schuhe des Kindes und die Füße der Eltern ansehen. In diese Rubrik gehören ggf. auch die Röntgenuntersuchung des Fußes in 2 Ebenen im Stehen, die dynamische Pedobarographie und weitere Untersuchungen (Sonographie, MRT; s. Abschn. 2.4.2).

Differentialdiagnostik

▶ On at least one-half dozen occasions during my career I have had a mother bring a 5- to 7-year-old boy to the clinic complaining that he had flatfeet when it turned out that the child had muscular dystrophy (Carroll 2001).

Hierbei sind insbesondere sekundäre Knickplattfüße und Sonderformen abzugrenzen, wie z. B.:
- Talus verticalis,
- Koalitionen der Fußwurzel,
- vermehrte Laxizität durch Kollagenstörungen,
- neuromuskuläre Erkrankungen,
- angeborene Wadenmuskelverkürzungen,
- Insuffizienz des M. tibialis posterior,
- Sichelfußdeformität.

Carroll gibt 3 Hauptgruppen an, die differentialdiagnostisch in Frage kommen:
- der flexible oder hypermobile Knickplattfuß,
- der kompensatorische Knickplattfuß infolge einer verkürzten Wadenmuskulatur,
- der kontrakte schmerzhafte Knickplafftuß („peroneal spastic flatfoot") (Abb. 2.94).

Die dritte Gruppe verdient besondere Aufmerksamkeit, da jede pathologische Veränderung im Subtalargelenk eine reflektorische Fixierung des Rückfußes in Knickplattfußstellung nach sich ziehen kann. Folgende Möglichkeiten sind dabei denkbar:
- Synovialitis des Subtalargelenks verschiedener Ursachen (Hämophilie, rheumatoide Arthritis),
- posttraumatische Veränderungen,
- Osteoidosteom des Talus,
- aneurysmatische Knochenzyste des Kalkaneus mit Nachbarschaft zum Gelenkspalt.

▶ The characteristics of a peroneal spastic flatfoot are:
 – The foot is stiff.
 – The longitudinal arch is flattened.
 – The foot is everted and often the forefoot appears abducted.
 – The peroneal tendons are in spasm and standout behind the fibula.
 – Any attempt at inversion of the foot is accompanied by pain and more spasm of the peroneals.
 (Carroll 2001).

Die klinischen Merkmale des peronäalen spastischen Knickplattfußes sind:
- eingeschränkte bis aufgehobene Subtalarbeweglichkeit,
- typische Deformität in allen 3 Ebenen,
- deutliche Verkürzung und Anspannung der peronäalen Muskeln (Abb. 2.94),
- Schmerzen beim Versuch der Inversion des Rückfußes.

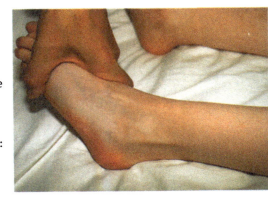

Abb. 2.94. Inversionstest einer reflektorischen Verkürzung der peronealen Muskeln

2.5.3 Therapeutische Besonderheiten

▶ In the '60s during my residency at the *University of Toronto*, Robert Salter was chief of pediatric Orthopaedics. Flexible flatfeet were treated by explaining to the parents that this was a variation of normal and by telling them to let the child wear comfortable gym shoes (Carroll 2001).

▶ In 1967 Giannestras published his book on the foot (Abb. 2.95). He and I served on Tachdjian's Pediatric Orthopaedic International Symposium faculty. Giannestras was very aggressive in treating flatfeet. From reading his book it seemed as though one would only need a couple of hundred patients with flatfeet to be kept totally busy as a foot surgeon (Carroll 2001).

Spontanverlauf

▶ One of my former professors who is a world-famous scoliosis surgeon has flat feet. He spent his whole life in the operating room and could still stand comfortably for 8 to 10 hours at age 75 while he labored to correct a challenging spinal deformity. He wore thick-soled leather shoes of the type worn by colonels in the army (Carroll 2001; Abb. 2.96 a, b).

Chapter 7

Flexible Valgus Flatfoot Resulting from Naviculocuneiform and Talonavicular Sag

Surgical Correction in the Adolescent

NICHOLAS J. GIANNESTRAS, M.D.*

"If one has a cut on the finger or a felon, he goes to the hospital and has surgical treatment.
If he has a painful foot, he is subject to ridicule and is sent to the shoe salesman for relief."

ROYAL WHITMAN

Abb. 2.95. Die Titelseite der Arbeit von Nicolas Giannestras zum idiopathischen Knickplattfuß

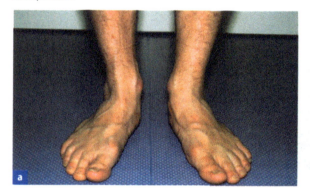
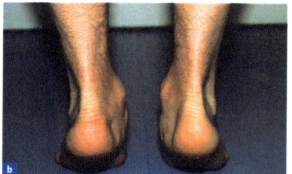

Abb. 2.96 a, b. Bei diesem 48-jährigen Patienten mit idiopathischen Knickplattfüßen seit der Kindheit wurde die linke Seite früh operiert und ist heute schmerzhaft, während die rechte Seite symptomlos ist

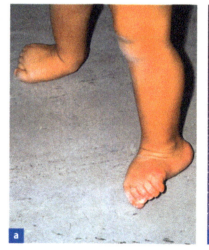
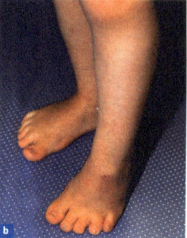

Abb. 2.97 a, b. Eine mit 2 Jahren festgestellte Knickplattfußstellung hat sich 5 Jahre später vollständig spontan normalisiert

2.5 Der primäre Knickplattfußes im Kindesalter

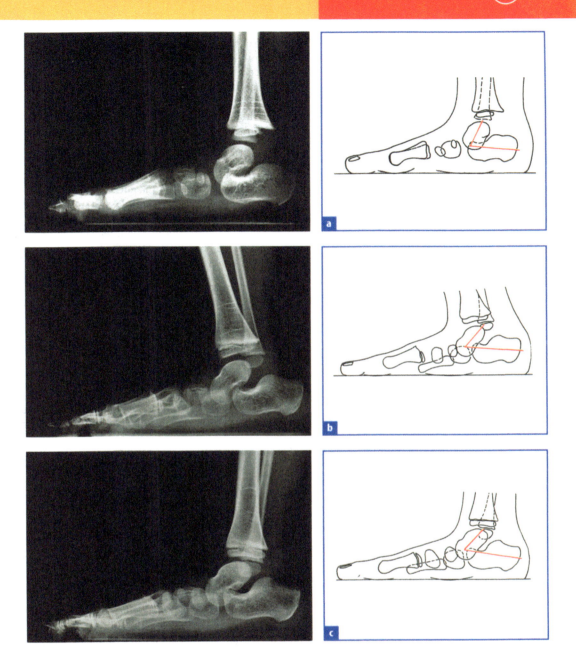

Abb. 2.98 a–c. Ausbleibende spontane Normalisierung eines idiopathischen Knickplattfußes im Abstand von 3 Jahren (die Ursache war eine verkürzte Wadenmuskulatur)

Untersuchungen zum Spontanverlauf kindlicher Knickplattfüße wurden von Zollinger u. Wiasmitinow (1979) und Zollinger u. Feldmann (1994) berichtet. Die Autoren untersuchten 27 Patienten mit 50 über 20 Jahre dokumentierten Füßen, bei denen im Kindesalter zwar eine Operationsindikation gestellt worden war, die jedoch nicht operiert worden waren. Bei mehr als der Hälfte der Fälle hatte sich die Fußform normalisiert. Von 27 Patienten beklagen 5 geringe Beschwerden bei stärkerer Belastung. Die Autoren kommen zum Schluss, dass auch schwere kindliche Knickplattfußdeformitäten die Tendenz haben, sich spontan, d. h. ohne Behandlung zu normalisieren (Abb. 2.97 a, b).

> Most flexible flatfeet require no treatment. Although it is difficult to convince parents, well-meaning grandparents and friends of the family, there is no evidence to support the idea that the use of corrective shoes or inserts will lead to permanent formation of a longitudinal arch (Carroll 2001).

Jerosch u. Mamsch (1998) untersuchten 345 Schüler zwischen 10 und 13 Jahren und fanden nur bei 36,5 % unauffällige Fußbefunde; 39,4 % hatten Knickfüße, 19,1 % Senkfüße. Als Messmethodik dienten eine Trittspuraufzeichnung und die visuell gemessene Abweichung der Kalkaneusachse. Da bei keinem der Schüler eine Einschränkung der Plantar- und Dorsalflexion im oberen Sprunggelenk vorlag und auch keine Kraftminderung gefunden werden konnte, ist davon auszugehen, dass es sich um asymptomatische Befunde im Rahmen der normalen Streubreite handelte. Die Autoren plädierten jedoch für prophylaktische Maßnahmen (Fußgymnastik).

Eine eventuelle Therapiebedürftigkeit ergibt sich immer aus den Symptomen des Kindes.

> If an adolescent has callosities and pain under the head of the plantar-flexed talus and all nonoperative treatment modalities have failed to relieve the pain surgery may be indicated. Most of these patients will have a tight tendo Achillis as demonstrated by limited dorsiflexion when the forefoot is supinated to lock the subtalar joint (Carroll 2001; Abb. 2.98 a–c).

In den seltenen Fällen des kindlichen Knickplattfußes, in denen einmal eine Indikation zur Operation gestellt wird, besteht die Kernfrage: ob man die Gelenke erhalten und in ihrem normalen Wachstum lenken kann oder ob man die Gelenkbeweglichkeit blockieren bzw. ausschalten muss.

> If we know that tarsal coalitions can produce a peroneal spastic flatfoot, why create a tarsal coalition in a flexible flatfoot? (Carroll 2001).

Bei reponierbarer Deformität, normaler Muskelfunktion und ohne wesentliches pathologisches Wachstum der Fußwurzel wird man meist mit gelenkerhaltenden und bewegungsbegrenzenden Techniken Erfolg haben. Eine sorgfältige postoperative orthetische Führung und regelmäßige Verlaufskontrollen sind dabei notwendig. Strukturell fixierte Deformitäten und bereits eingetretenes knöchernes Fehlwachstum erfordern knöcherne Maßnahmen und müssen eine (teilweise) Bewegungseinschränkung zugunsten der Korrektur in Kauf nehmen.

Bis zum Schulalter sind bei flexibler Deformität und Beschwerden konservative Maßnahmen ausreichend. In außergewöhnlichen Fällen können bewegungsbegrenzende Weichteil-Kapsel-Operationen in Kombination mit evtl. Muskel-/Sehnenverlängerungen erforderlich sein.

Vom 7.–12. Lebensjahr besteht bei operativer Indikation die Auswahl unter verschiedenen additiven und subtraktiven Osteotomien ohne Versteifung funktionell wichtiger Gelenkkomplexe (Chopart-Gelenk). Alle 3 Ebenen der Deformität und eventuelle Muskelverkürzungen müssen dabei berücksichtigt werden (Abb. 2.99).

Jenseits des 12. Lebensjahres hängt die Indikation zu gelenkerhaltendem oder –versteifendem Vorgehen vom Grad der Rigidität und bereits bestehender ossärer Deformierungen ab. Auch hier müssen meist zusätzlich Muskel-/Sehnenverlängerungen vorgenommen werden.

> The only surgical procedures that I have ever used for a painful flexible flatfoot in an adolescent are:
> 1. A heel cord lengthening when there is lack of dorsiflexion.

2.6 Der schmerzhafte Adoleszentenplattfuß

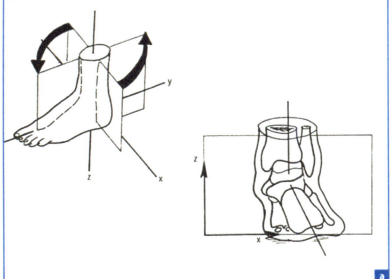
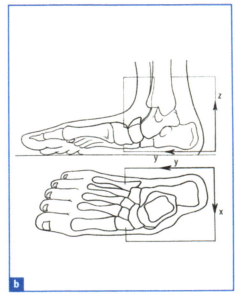

2. A calcaneal lengthening and (if present) correction of a fixed supination deformity of the forefoot.
(Carroll 2001).

Abb. 2.99. Bei jeder operativen Korrektur müssen alle 3 Ebenen der Deformität berücksichtigt werden

2.6 Der schmerzhafte Adoleszentenplattfuß

Diese Fußdeformität wird im Lehrbuch von Hoffa als „Tarsalgie des adolescents" und „pes valgus dolorosus" (Gosselin zit. nach Hoffa 1905) bzw. als „Contracter Plattfuß" oder als „Pied plat contracture de l'adolescent" (Denis 1977) bezeichnet. Interessanterweise findet man über diese in der alltäglichen Praxis durchaus vorkommende Entität in der neueren Fachliteratur kaum Hinweise.

2.6.1 Epidemiologie

Größere Studien wie die von Burckhardt (1953) und Endler (1955) geben als Häufigkeitsgipfel das zweite Dezennium an. Das männliche Geschlecht überwiegt leicht das weibliche.

2.6.2 Ätiologie und Pathogenese

▶ Daher finden sich Plattfüsse auch vorzugsweise bei Handlungsdienern und Kellnern, die den ganzen Tag über herumstehen (Bardeleben 1861).

Max Lange (1962) beschreibt den Adoleszentenplattfuß als Folge beruflich starker Beanspruchung. Auch Tillmanns (1897) sieht die Überlastung als Hauptursache. Zusätzliche Faktoren sind eine abnorme Weichheit der Fußwurzelknochen sowie eine Ermüdung bzw. Atrophie des M. tibialis posterior und der intrinsischen Fußmuskulatur.

Burckhardt (1953) beschrieb die morphologischen Besonderheiten von über 200 Knickplattfüßen und gab osteochondrotische Veränderungen im unteren Sprunggelenk als auslösende Faktoren an. Die Kontrakturen der peronäalen Muskelgruppe und der lateralen Kapseln sind reflektorisch zu verstehen. Die röntgenologisch erkennbaren strukturellen Veränderungen des Taluskopfes wurden von ihm als Perthes-ähnlich gedeutet.

Imhäuser (1952) widmete dieser Deformität einen ausführlichen Artikel. Er hält diese Deformität für ein eigenständiges Krankheitsbild, das sich bevorzugt im Pubertätsalter manifestiert. Ursächlich wird eine Störung des autonomen Nervensystems vermutet.

Luhmann et al. (2000) haben diese Veränderung in neuester Zeit in einem ausführlichen Artikel abgehandelt. Die Autoren beobachteten dieses Problem besonders bei übergewichtigen Kindern und Jugendlichen und machten die mechanische Überlastung für die Beschwerden verantwortlich.

2.6.3 Klinsches Bild und Diagnostik

Diese Form des Knickplattfußes zeigt sich klinisch als schmerzhaft kontrakter Plattfuß. Ein stärkerer Schmerz kann auch an eine entzündliche Genese denken lassen, die jedoch eher selten ist (Abb. 2.100 a–c).

> „Das Wesen des entzündlichen Plattfusses beruht nicht auf einer eigentlichen Entzündung, sondern nur auf einer erhöhten Schmerzhaftigkeit der gedehnten Bänder, Fascien und sonstigen Weichtheile, sowie der gedrückten, allerdings zuweilen in Folge des Druckes usurierten Knochen, in Folge von Überanstrengungen und sonstiger mechanischer Insulte. Um die Schmerzen in Folge der Bewegung zu lindern, fixiert der Kranke den Fuss unwillkürlich in der Pronation, d. h. in derjenigen Bewegungsexkursion, welche am ausgiebigsten möglich ist" (Tillmanns 1897).

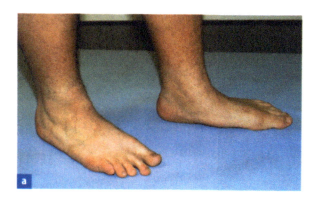
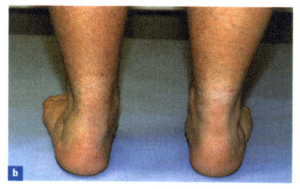
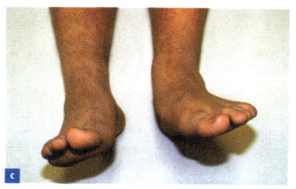

Abb. 2.100 a–c. Schwerer Adoleszentenplattfuß links bei einem 19-jährigen Patienten von medial und dorsal. Beim Versuch der aktiven Supination bleibt die pathologische Seite in Eversion kontrakt

Hoffa (1905) beschreibt die klinische Symptomatik mit beispielhafter Genauigkeit. Drei Stellen des Fußes sind besonders schmerzhaft: der Fußinnenrand am Ansatz der Sehne des M. tibialis posterior und am Pfannenband, am Fußrücken, wo sich das Os naviculare gegen den Taluskopf anstemmt und am Fußaußenrand in Höhe der Außenknöchelspitze.

Ein weiteres typisches Zeichen ist die durch die Muskulatur fixierte Pronationsstellung des Fußes mit einem reliefartigen Vorspringen der Unterschenkelsehnen (Peronäalsehnen und M. extensor digitorum longus). Hoffa bezeichnet diese Verkrampfung als „reflektorische Contractur", sodass man an eine Ankylose denken kann. Von Volkmann (zit. nach Hoffa 1905) hat sogar eine Luxation der Peronäalsehnen vor den Außenknöchel beobachtet.

Die Beweglichkeit des unteren Sprunggelenks ist hochgradig eingeschränkt bzw. völlig aufgehoben.

Diagnostische Maßnahmen

Radiologisch sind zunächst AP und seitliche Aufnahmen (ggf. auch der Gegenseite) anzufertigen (Abb. 2.101 a, b). Hat der Adoleszentenplattfuß bereits länger bestanden, so sind die Ausziehungen am Talushals typisch (talar beaking, Differentialdiagnose zur Koalition der Fußwurzelknochen, s. Abschn.: "Der Knickplattfuß bei Koalitionen der Fußwurzelknochen"). Burckhardt beschrieb die typischen röntgenologischen Veränderungen am Taluskopf in der AP und seitlichen Projektion. Kennzeichnend waren bulldoggenkopfähnlich entrundete Talusköpfe mit einer eckigen oder schnabelartigen Ausziehung dorsolateral (talar beaking). Das Os naviculare nimmt mehr und mehr die Form einer Baskenmütze an.

Ergeben sich Hinweise auf eine Koalition, so sind zusätzliche Schrägaufnahmen und ggf. eine CT hilfreich.

Imhäuser (1952) beschreibt radiologisch die typischen Zeichen der Subluxation im Chopart-Gelenk und bei längerbestehender Deformität die schnabelartige Ausziehung am Taluskopf.

2.6.4 Therapeutische Besonderheiten

Imhäuser (1952) empfiehlt die kontrakten Füße durch manuelle Redression in Narkose und anschließende Gipsruhigstellung (in leichter supinatorischer Überkorrektur) zu behandeln. Als entscheidendes Erfolgskriterium sieht Imhäuser die Reposition des Os naviculare auf den Taluskopf an. Bei Rezidiven wird mehrfach redressiert.

Luhmann et al. (2000) berichten, dass ein konservatives Vorgehen nur in Einzelfällen hilfreich ist. Die Narkoseuntersuchung und Mobilisation der oberen und unteren Sprunggelenke, ggf. kombiniert mit einer Verlängerung der Peronäalsehnen und anschließender 6-wöchiger Gipsruhigstellung ist die nächste Stufe der Behandlung. Bei Therapieresistenz werden kombiniert weichteilige und knöcherne Operationen empfohlen.

Franz Endler widmete dieser Deformität 1955 einen größeren Übersichtsartikel mit einer Spätuntersuchung von 148 Patienten mit 213 behandelten Füßen, von denen der überwiegende Teil durch Redression bzw. Transposition des M. peronaeus brevis auf den Fußinnenrand behandelt worden war. Bei einem geringen Teil der Patienten (ca. 10 %) war eine Verlängerung der Achillessehne vorgenommen worden. Die Ergebnisse zeigten nur in 20 % der Fälle eine Normalisierung der Fußform. Je schlechter der Ausgangsbefund war, umso ungünstiger war das Endergebnis (Abb. 2.102 a–d).

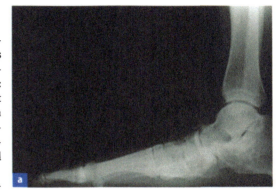

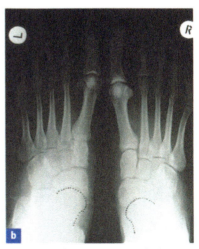

Abb. 2.101 a, b. Die Röntgenaufnahme des betroffenen Fußes (Patient von Abb. 1.100) zeigt im Vergleich zur Gegenseite eine ausgeprägte Knickplattfußdeformität in beiden Projektionen.

2 Der primäre oder idiopathische Knickplattfuß

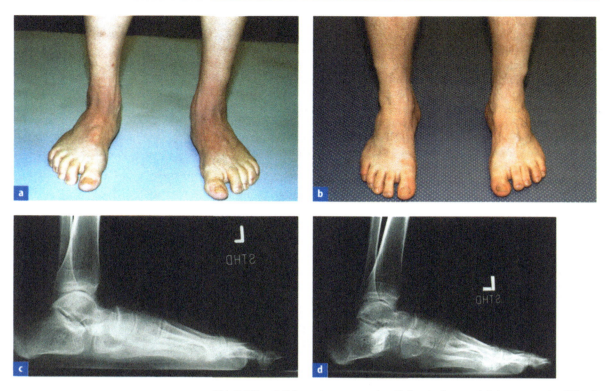

Abb. 2.102 a–d. Prä- und postoperativer Befund schwerer Adoleszentenplattfüße, die durch eine Peronäalmuskelverlängerung sowie eine Kalkaneusverlängerungsosteotomie in der Technik nach Evans dauerhaft korrigiert werden konnten

▶ Es war allerdings auffallend, daß auch schwerste sekundäre Plattfußdeformitäten in 44,6% auf Dauer leistungsfähig geblieben sind (Endler 1955).

Burckhardt (1953) sah bei fortgeschrittenen Fällen die Arthrodese des Chopart-Gelenks als beste Behandlungsmethode an.

Wir halten die dauerhafte konservative Behandlung beim voll ausgeprägten kontrakten Adoleszentenplattfuß nur in seltenen Fällen für Erfolg versprechend. In der akuten Schmerzphase kann sie jedoch durchaus hilfreich sein (Ruhigstellung, antiphlogistische und entstauende Maßnahmen, lokale Infiltrationen, orthopädische Schuhe). Meist wird nach Ausschluss einer sekundären Ursache (Koalitionen!) die operative Therapie in einer Verlängerung der retrahierten Pronatoren sowie in einer ossären Korrektur bestehen. Wenn nach der Weichteilverlängerung intraoperativ keine ausreichende Beweglichkeit erreicht werden kann, kommt nur die korrigierende Chopart- bzw. Triplearthrodese unter lateraler Einfügung eines autologen Spans in Betracht.

2.7 Klassifikationen des Knickplattfußes

Eine Klassifikation des primären (idiopathischen) Knickplattfußes erscheint sowohl aus diagnostischen und prognostischen wie auch aus therapeutischen Gründen notwendig. Man kann sich dabei auf anatomische, klinische und radiologische Parameter stützen. Da die Literatur in dieser Hinsicht recht wenig Hinweise gibt, haben wir eigene Einteilungen definiert.

Eigene Klassifikationen
▶ **Nach den subjektiven Beschwerden**
- Keine Beschwerden
- Keine Probleme beim Gehen, leichte Beschwerden bei Belastung
- Leichte Probleme beim Gehen, stärkere Beschwerden bei Belastung
- Dauerschmerzen beim Gehen und bei Belastung

▶ **Klassifikation nach dem Alter des Auftretens**
- Angeborener Knickplattfuß
- Infantiler Knickplattfuß (bis zum 6. Lebensjahr)
- Juveniler Knickplattfuß (bis zum 12. Lebensjahr)
- Adoleszentenknickplattfuß (bis zum 18. Lebensjahr)
- Erwachsenenknickplattfuß

▶ **Anatomische Klassifikation nach der vorherrschenden Deformität**
- Deformität überwiegend in der Frontalebene (Valgus)
- Deformität überwiegend in der Sagittalebene (Planus)
- Deformität überwiegend in der Transversalebene (Abductus)
- Kombinationen

▶ **Klassifikation nach der passiven Korrigierbarkeit**
- Rückfuß (in Inversion) und Vorfuß (in Pronation) vollständig korrigierbar, keine Wadenmuskelverkürzung
- Rückfuß und Vorfuß vollständig korrigierbar, Wadenmuskelverkürzung (Dorsalflexion im oberen Sprunggelenk ≤90°)
- Rückfuß teilweise, Vorfuß vollständig korrigierbar, Wadenmuskelverkürzung
- Rückfuß teilweise, Vorfuß teilweise korrigierbar, Wadenmuskelverkürzung
- Rückfuß und Vorfuß kontrakt, Wadenmuskelverkürzung

Eine für die Praxis wichtige Einteilung berücksichtigt ebenfalls die passive Korrigierbarkeit der Deformität:
- Lockerer Knickplattfuß
- Teilkontrakter Knickplattfuß
- Muskuloligamentär kontrakter Knickplattfuß
- Ossär-kontrakter Knickplattfuß

▶ **Klassifikation nach der aktiven Korrigierbarkeit**
- Rückfuß im Zehenstand in Inversion
- Rückfuß im Zehenstand in Mittelstellung
- Rückfuß im Zehenstand in Eversion bleibend

▶ **Klassifikation nach der Instabilität der Fußinnenrands**
- Talokalkaneonavikulargelenk instabil
- Naviculocuneiforme-Gelenk instabil
- Cuneiforme-metatarsale-I-Gelenk instabil
- Kombinationen

▶ **Radiologische Klassifikationen**
 (Siehe hierzu auch Abb. 2.103 und 2.104 a–d)

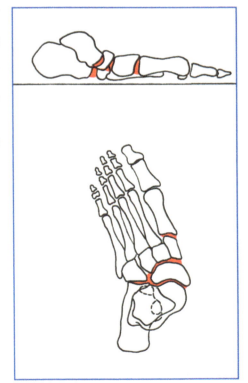

Abb. 2.103. Klassifikation nach dem Absenkungsort am Fußinnenrand auf der AP- und seitlichen Aufnahme: Talonaviculare-, Naviculocuneiforme- oder Cuneiforme-metatarsale-I-Absenkung

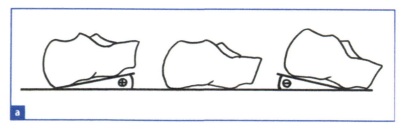

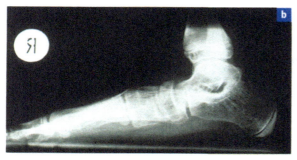

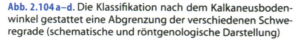

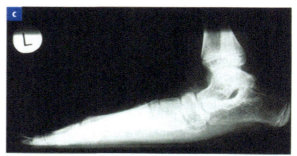

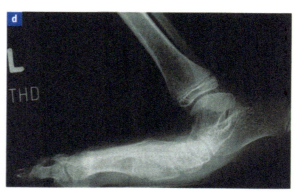

Abb. 2.104 a–d. Die Klassifikation nach dem Kalkaneusbodenwinkel gestattet eine Abgrenzung der verschiedenen Schweregrade (schematische und röntgenologische Darstellung)

▶ **Nach dem seitlichen Kalkaneus-Bodenwinkel im Stehen (calcaneal pitch)**
- Kalkaneus-Boden Winkel abgeflacht
- Kalkaneus-Boden-Winkel aufgehoben (Kalkaneus parallel zur Unterlage)
- Kalkaneus-Boden-Winkel negativ

▶ **Nach dem Absenkungsort am Fußinnenrand (seitliche Röntgenaufnahme im Stehen)**
- Talonavikulare Absenkung (talonavicular sag)
- Naviculocuneiforme-Absenkung (naviculocuneifrome sag)
- Cuneiforme-metatarsale-I-Absenkung (cuneiforme os metatarsale I sag)

Klassifikationen anderer Autoren
▶ **Klassifikation nach Bordelon**

Bordelon gab eine einfache Klassifikation nach radiologischen Kriterien einer seitlichen Aufnahme im Stehen an:
- Normal: talometatarsaler Winkel von 0°
- Leichter Knickplattfuß: 1°–15°
- Schwerer Knickplattfuß: über 15°

2.8 Indikationen und Therapieprinzipien des primären Knickplattfußes

▶ **Klassifikation nach Denis**
Denis gab eine dreistufige Klassifikation aufgrund klinischer und radiologischer Merkmale an:
- Grad I
  - Talussteilstellung 35–45°
  - Kalkaneussteilstellung normal/fast normal
  - Talokalkaneare Divergenz 20°
  - Fersenvalgus 7–10°
  - Vollständige Korrektur der Fehlstellung im Spitzfuß
- Grad II
  - Talussteilstellung 45°
  - Kalkaneussteilstellung 20°
  - Talokalkaneare Divergenz 35°
  - Fersenvalgus 10–15°
  - Vollständige Korrektur der Fehlstellung in Spitzfuß
- Grad III
  - Talussteilstellung 50°
  - Kalkaneussteilstellung 20°
  - Talokalkaneare Divergenz 50°
  - Fersenvalgus 10–30°
  - Eingeschränkte oder fehlende passive Korrigierbarkeit

2.8 Indikationen und Therapieprinzipien des primären Knickplattfußes

▶ Die Behandlung des Plattfußes ist das ureigene Arbeitsgebiet der Orthopädie, auf das unendlich viel Mühe und Arbeit verwandt ist (Lange 1962).

Staheli (1999) untersuchte den Spontanverlauf der Fußgewölbeentwicklung im Kindesalter und fand eine breite Streuung der Normalwerte. Das Längsgewölbe entwickelt sich spontan mit dem Wachstum (vgl. Abb. 1.4).

Harris u. Beath (1948b) untersuchten die Füße von 3500 gesunden kanadischen Rekruten und berichteten über folgende Resultate:
- in 6 % wurden hypermobile Knickplattfüße mit verkürzter Wadenmuskulatur gefunden,
- der so genannte peronäale kontrakte Plattfuß bei Fußwurzelkoalitionen wurde in 2 % gefunden,
- in 15 % der untersuchten Männer konnte ein asymptomatischer hypermobiler Knickplattfuß festgestellt werden (Abb. 2.105 a, b).

▶ Der Klumpfuß ist eine auffällige Missbildung, der Plattfuß ist „eben nur ein Plattfuß", der nicht so krüppelhaft wirkt, und so lange keine Schwierigkeiten beim Gehen auftreten, erscheint den Eltern die Behandlung nicht dringend (Niederecker 1959).

▶ Treatment for children who have the physiologic hypermobile flatfoot is inappropriate and unnecessary (Staheli 1987).

▶ The simple presence of an asymptomatic flexible flatfoot in a child or adolescent does not indicate any particular form of therapy, either operative or nonoperative (Coleman 1983).

„Many Spanish Children overtreated for flat feet" mit dieser Überschrift beginnt ein Artikel im Oktoberheft 1999 der Zeitschrift Orthopaedics Today

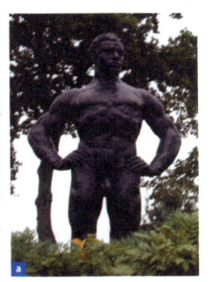
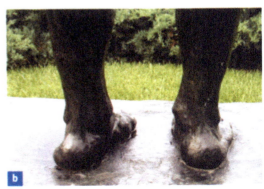

Abb. 2.105 a, b. Wer hätte gedacht, dass dieser Athlet ein Knickplattfußträger ist?

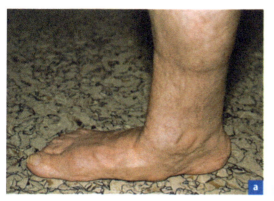

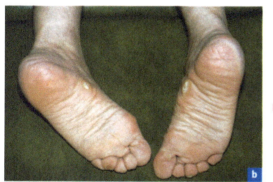

Abb. 2.106 a, b. Diese Patientin hat seit 58 Jahren ausgeprägte aber asymptomatische Knickplattfüße

(Vol 2, No. 5, 1999). Von 1181 spanischen Schulkindern trugen 168 spezielle Knickfußversorgungen, obwohl nur 32 Knickplattfüße hatten, die mit Sohlendruckbestimmungen festgestellt worden waren. Nur 9 aus dieser Gruppe hatten tatsächlich Versorgungen erhalten.

Gould et al. (1989) untersuchten den Einfluss von Einlagen bei Kleinkindern auf die Entwicklung des Fußlängsgewölbes und fanden, dass durch die Verwendung der Einlagen die normale Entwicklung lediglich etwas beschleunigt wird. Bei den 5-jährigen Kindern war eine Knickplattfußstellung bei 77,9 % der Fälle zu sehen und stellte somit eine Normvariante dar.

Meary hat die Häufigkeit der Therapieindikation des primären Knickplattfußes deutlich dargestellt:

▶ Sur 100 pieds plats, 65 ne posent aucun probleme et se corrigent spontanement, 30 se corrigent de facon moins complete, mais n'entrainent aucune gene et il n'y en a finalement que 5 qui poseront des problemes (Meary 1969).

Aus der Form allein ist also keine Therapieindikation zu stellen (Abb. 2.106 a, b). Zollinger u. Fledmann gehen noch weiter:

▶ Auch bei schweren kindlichen Knickplattfüßen kommt es unter konservativer Therapie und spontan in aller Regel zur Normalisierung von Fußform und -funktion. Auch bei Patienten mit persistierender Knickplattfüßigkeit sind Einschränkungen der Geh- und Sportfähigkeit und Beschwerden im Erwachsenenalter äußerst selten (Zollinger u. Fledmann 1994).

▶ Dans l'immense majorité des cas, le pied plat valgus de'l enfant ne requiert aucun traitement (Moulies 1992).

Gibt es denn überhaupt eine Therapiebedürftigkeit? Sharrard (1979) bezeichnet folgende Knickplattfußsymptome als therapiebedürftig:
- Belastungsabhängige Fuß- oder Unterschenkelbeschwerden besonders am Ende eines Tages nach langem Stehen
- Deutliche Valgusdeformität mit entsprechender Verformung des Schuhes medial
- Kein Ausgleich des eingesunkenen Längsgewölbes beim Zehenstand
- Stärkeres Ablaufmuster medial am Schuhabsatz

▶ Functionally pronating feet will lead to secondary deformities and need to be treated (Giannini 1998).

▶ In a pediatric orthopaedic clinic it takes considerable time to explain to parents that flexible flatfoot is a variation of normal. One should not succumb to the temptation of writing a script for special shoes as this will only reinforce the idea that the child has a pathologic problem (Carroll 2001).

▶ To quote Dr. Andy Sullivan: „although parents are often concerned about pediatric flatfoot, the child is usually found to be asymptomatic, and no treatment is indicated. In most instances, the best treatment is simply taking enough time to convince the family that no treatment is necessary (Carroll 2001).

Hansen (2000) zieht die Grenze zwischen dem gutartigen und dem behandlungsbedürftigen Knickplattfuß da, wo der Fuß aus der Lotlinie des Beins nach lateral abgewichen ist bzw. wenn die Lotlinie medial der Unterstützungsfläche des Fußes fällt. Eine Hypermobilität des ersten Strahls insbe-

2.8 Indikationen und Therapieprinzipien des primären Knickplattfußes

sondere in Kombination mit einer Verkürzung der Wadenmuskulatur ist ebenfalls therapiebedürftig (Abb. 2.107).

Wir empfehlen, bei allen einseitigen Befunden sowie bei beginnender oder fortgeschrittener Wadenmuskelverkürzung und bei Persistenz oder Verschlechterung radiologischer Veränderungen die Indikation zur Therapie kritisch zu überprüfen.

Die subjektiven bzw. funktionellen Beschwerden des Patienten sind dabei ebenfalls zu berücksichtigen.

Cave: Die Indikation zur Therapie ergibt sich also erst aus dem aktuellen Befund *und* den Beschwerden des Patienten.

Grundsätzlich soll bezüglich der Therapie des idiopathischen Knickplattfußes gelten:

Ein lockerer Knickplattfuß im Kindesalter (bis etwa zum 8. Lebensjahr) ohne strukturelle Muskelverkürzungen oder knöcherne Veränderungen ist nicht behandlungspflichtig.

Eine im Wachstum progrediente Knickplattfußdeformität sollte jedoch behandelt werden.

Ansonsten stellt *nur* der funktionseinschränkende Knickplattfuß eine Therapieindikation dar, auch wenn weiterhin keine strukturellen Veränderungen bestehen.

Ist der Patient in der Lage, im aktiven Zehenstand zu gehen, ohne dass der Fuß wesentlich nach lateral abweicht, so ist die Hauptfunktion einer aktiven Abstoßung allenfalls gering eingeschränkt (Abb. 2.108). Entsprechend sollte auch zurückhaltend therapiert werden, wenn der Fuß ansonsten symptomlos ist.

Manifeste strukturelle Veränderungen (Rückfuß, Wadenmuskulatur) und Einseitigkeit sind therapiepflichtig. Hinzu kommt natürlich noch die radiologische Beurteilung (Winkel, Koalitionen, Arthrosezeichen) und falls vorhanden auch funktionelle Messungen (z. B. EMED; Abb. 2.109 a, b).

> „Zuweilen wird das Uebel, so sehr es auch stört und zur Behandlung auffordert, absichtlich ertragen, weil die Jahre der Conscription sich nähern und es einen rechtlichen Grund zur Befreiung vom Militärdienste abgeben muss" (Esau 1856).

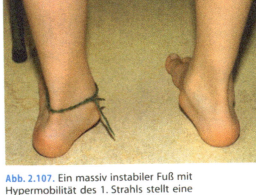

Abb. 2.107. Ein massiv instabiler Fuß mit Hypermobilität des 1. Strahls stellt eine Therapieindikation dar

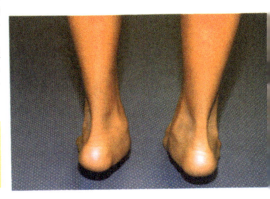

Abb. 2.108. Bei diesem Patienten bestehen ausgeprägte Knickplattfüße ohne Funktionseinschränkung oder Beschwerden, so dass keine Therapieindikation besteht

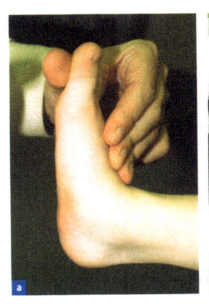
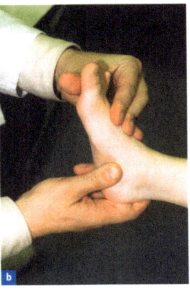

Abb. 2.109 a, b. Bei struktureller Wadenmuskelverkürzung besteht in jedem Falle Therapiebedürftigkeit

2 Der primäre oder idiopathische Knickplattfuß

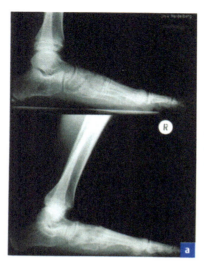

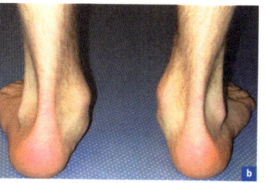

Abb. 2.110 a, b. Bei diesem jetzt 26-jährigen Patienten konnte man nicht erwarten, dass sich die ursprünglich leichten Knickplattfüße nunmehr zu schweren funktionseinschränkenden Deformitäten verwandeln würden

Therapieindikationen des primären Knickplattfußes
▶ Unterscheidung zwischen morphologischem und funktionellem Knickplattfuß (Giannini 1998)
- Strukturelle Bewegungseinschränkungen
- Zunehmende funktionelle Behinderung, fehlende aktive Ausgleichbarkeit
- Belastungsabhängige Beschwerden
- Progrediente radiologische Veränderungen
- Versagen konservativer Maßnahmen
- Einseitiger Befund
- Kosmetische Einschränkung
- Verstärktes Ablaufmuster der Schuhsohle
Siehe hierzu auch Abb. 2.110 a, b.

2.8.1 Allgemeine Ziele der Therapie

Royal Whitman beschrieb die Behandlungsziele des Knickplattfußes eindrücklich:

> „The objective of treatment is to so change the weak foot that it may conform not only in contour but in habitual attitudes and in power of voluntary motion to the normal foot, because complete cure is impossible unless normal function is regained" (Whitman 1924; Abb. 2.111).

Bestandteil jeder Therapieplanung ist auch die ausführliche Aufklärung des Patienten über realistische Therapieziele. Auch in der Therapie ausgeprägter Knickplattfüße werden nicht selten Hoffnungen geweckt, die unerfüllbar sind. Max Lange (1962) definierte die Behandlungsziele je nach Alter verschieden. Beim Kind sollte eine Heilung der Deformität, beim Erwachsenen dagegen Schmerzfreiheit erreicht werden.

> „Im Allgemeinen kann man nur da die Therapie glücklich nennen, wo der rein atonische Plattfuss existiert, das Übel noch nicht lange bestanden hat und das Individuum noch jung ist" (Esau 1856).

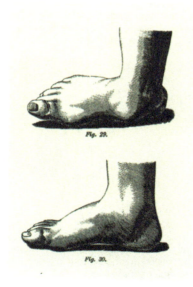

Ziele der Therapie des Knickplattfußes

Da sich der Knickplattfuß durch ein Missverhältnis zwischen Belastung und Tragfähigkeit, exogene Einflüsse oder familiäre Disposition entwickelt, müssen möglichst alle an der Deformität beteiligten Faktoren beachtet werden.

Ziele der konservativen Behandlung beim Knickplattfuß
- Passive Aufrichtung der korrigierbaren Fußdeformität
- Schmerzbeseitigung
- Linderung von Druckstellen
- Funktionsverbesserung
- Prophylaxe einer Progredienz
- Postoperativ die Rezidivprophylaxe

Abb. 2.111. Diese historische Abbildung dokumentiert das durch eine Therapie gesteckte Ziel, wiewohl die fotografische Dokumentation wahrscheinlich einen weniger positiven Befund zutage gefördert hätte

2.8 Indikationen und Therapieprinzipien des primären Knickplattfußes

Zeitpunkt der Therapie

Die prophylaktische Operation einer völlig asymptomatischen Fehlstellung ist nicht sinnvoll. Die Therapie sollte erst bei festgestellter Progredienz der Fußdeformität *in Verbindung mit Beschwerden* einsetzen, noch ehe das Subtalargelenk in Fehlstellung fixiert ist.

> „The depth of the arch is of minor importance and for this reason the term flatfoot which has attracted attention to this element of deformity rather than to functional disability should be discarded" (Whitman 1924).

2.8.2 Konservative Therapie des Knickplattfußes

Kritische Anmerkungen

▶ It is evident that there is a marked spontaneous tendency to improvement in foot posture with age. It also ensures that any method of treatment that is prescribed, provided that it does not interfere with natural progress, will have a very high rate of cure (Sharrard 1979).

Die konservative Therapie des primären Knickplattfußes wird von der Einlage beherrscht. Obwohl ihre Wirksamkeit bisher kaum wissenschaftlich belegt ist, erfreut sie sich dennoch größter Beliebtheit bei Ärzten und Orthopädietechnikern, weniger bei Patienten (Abb. 2.112).

▶ Nach wie vor wird eine große Zahl gesunder und funktionstüchtiger Füße unnötigerweise mit bewegungsbehindernden Einlagen versorgt (Zollinger 1994).

▶ During my career I have won many child friends but not many parent friends or podiatrist friends by telling a child to throw away their rigid arch support and to go to a sports store to purchase a comfortable pair of Nike, New Balance, Adidas or other brand of sports shoes. Sports shoe technology has advanced tremendously in the last decade. It is now possible to buy off-the-shelf shoes with arch rockers, flared heels, strong counters and supination wedges. These sports shoes are much more comfortable than a rigid orthopaedic shoe with a rigid insert (Carroll 2001; Abb. 2.113).

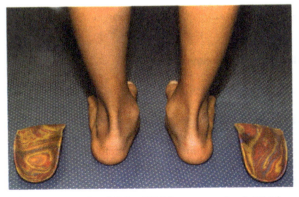

Abb. 2.112. Dieses 15-jährige Mädchen war mehr als 10 Jahre lang mit Einlagen versorgt. Die Therapie hätte unterbleiben können

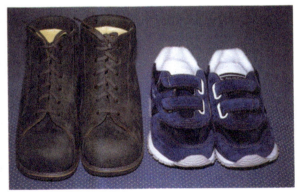

Abb. 2.113. Wenn Ihr Kind flexible Knickplattfüße hätte, welche Schuhe würden sie ihm kaufen?

Pisani et al. (1998) empfehlen grundsätzlich flaches und weiches Schuhwerk zum Laufenlernen, damit der Fuß als propriozeptives Organ durch Unebenheiten des Bodens stimuliert werden kann. Hohe steife Schuhe können eher entgegengesetzt zur Fixierung des physiologischen Hackenknickfußes führen (Pisani et al. 1998).

▶ Es besteht somit die Gefahr, daß ein Kind Plattfüße bekommt, weil es orthopädisches Schuhwerk trägt (Pisani et al. 1998).

Derselbe Autor verschiebt den Beginn einer Behandlung des Knickplattfußes auf das 6.–7. Lebensjahr, da über 90 % aller Knickplattfüße im Alter von 4–5 Jahren spontan korrigiert sind.

Yücel u. Breitenfelder (1985) raten ebenfalls von einer unkritischen Verordnung der Einlagen ab, da ihrer Meinung nach der „zur Erhaltung des inneren Tragbogens wichtigen Fußmuskulatur die Arbeit entzogen wird."

Jani berichtete 1986 über eine Stichprobenuntersuchung von 40 Patienten mit lockeren kindlichen Knickplattfüßen, die in 2 Gruppen unterteilt wurden. Eine Gruppe hatte regelmäßig über einen Zeitraum von 6,5 Jahren Einlagen getragen, die andere hatte nur ca. 4 Monate Einlagen benutzt. Nach einem Zeitraum von mehr als 15 Jahren war die Fußform in der zweiten einlagenfreien Gruppe in 79 % normal, während dies in der Einlagengruppe nur bei 63 % der Fall war. Fast 90 % der Patienten in beiden Gruppen hatten keine Beschwerden.

Zollinger u. Wiasmitinow berichteten 1979 über Langzeitverläufe von 50 Patienten mit konservativ behandelten kindlichen Knickplattfüßen. Auch diese Autoren bestätigten die Normalisierungstendenz der Deformität in 80 % ihrer Fälle. Aber auch die übrigen Fälle waren trotz persistierender Plattfußstellung voll leistungsfähig.

Daneben gibt es aber auch andere konservative Maßnahmen, die bezüglich ihrer Wirsamkeit zu diskutieren sind. Die Verfechter der Theorie des muskelschwachen Fußes versuchen durch Verordnung stabilisierender Übungen eine Verbesserung zu erzielen. Es herrscht allerdings allgemeine Übereinstimmung darüber, dass auch gezielte Übungen keine positiven Auswirkungen auf die Fußdeformität haben.

Konservative Therapiemethoden

- Manipulationen/Redressionen/Krankengymnastik/ physikalische Therapie
- Orthopädische Technik
  - Orthopädische Einlagen/Fußbettungen
  - Orthetik
  - Orthopädische Schuhversorgung/Schuhzurichtungen

Redressionsbehandlung und Krankengymnastik

In diese Rubrik gehören redressierende, kräftigende und stimulierende Übungen.

Die forcierte Redression des kontrakten Plattfußes im Adoleszentenalter stellt ein historisch interessantes Behandlungskonzept dar, das von Gocht u. Debrunner (1925) und von Georg Hohmann (1951) empfohlen wurde. Georg Hohmann beschreibt die einzelnen Schritte bei der Redression eines teilkontrakten Knickplattfußes genau. Die einzelnen Komponenten der Deformität sollen dabei nacheinander berücksichtigt werden. Man beginnt mit der Korrektur der Pronations-Valgus-Stellung des Rückfußes, bringt den

2.8 Indikationen und Therapieprinzipien des primären Knickplattfußes

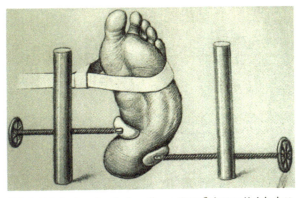

Abb. 2.114. Redressionsbehandlung eines fixierten Knickplattfußes. (Nach Erlacher)

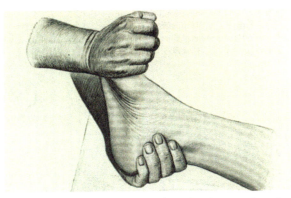

Abb. 2.115. Redressionsgriff in Narkose für einen strukturellen Knickplattfuß. (Nach Hass 1934)

Vorfuß anschließend in Plantarflexion und anschließende Adduktion und Pronation. Ein evtl. sich anschließender Gips soll den Rückfuß in Supination und Varus und den Vorfuß in Adduktion und Pronation halten.

Während in früherer Zeit mit Apparaten (z. B. Osteoklasten nach Schultze) gearbeitet wurde (Abb. 2.114), verdrängte die Einführung der Narkose diese Behandlungsform durch das Redressement in Betäubung (Abb. 2.115). Eine Kombination mit anschließender Gipsruhigstellung sowie evtl. gleichzeitiger Verlängerung verkürzter Muskulatur sollte die Erfolgsaussichten vergrößern. Wegen der unkontrollierten Gewaltanwendung ist die maschinelle Methode heute praktisch völlig verlassen. Interessanterweise werden trotzdem Redressionsübungen mit anschließender Gipsruhigstellung in Überkorrektur noch bis in die heutige Zeit für hartnäckige Knickplattfußdeformitäten empfohlen (zuletzt von Luhman et al. 2000). Ihre Wirksamkeit – insbesondere hinsichtlich einer Rezidivprophylaxe – konnte bisher jedoch nicht belegt werden.

Eine manuelle Redression unter Narkose als Vorbereitung weiterer konservativer Therapie ist jedoch in bestimmten Fällen (schmerzreflektorischer, teilkontrakter Knickplattfuß) durchaus zu diskutieren.

Das Trauma durch die Redressionen ist nicht unerheblich und lässt sich anhand des nachfolgenden Zitates gut vorstellen (Abb. 2.116).

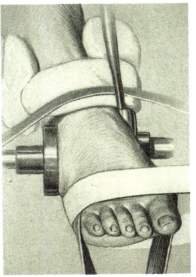

Abb. 2.116. Diese Abbildung lässt die ungeheure Gewalt erkennen, mit der zu damaliger Zeit therapiert wurde

> „Widerstände, welche in der Narkose noch zurückbleiben, können nur gewaltsam gebrochen werden. Wir bearbeiten den Fuß mit den Händen über einem lederbezogenen Redressionskeil oder wir spannen ihn in Redressionsmaschinen ... Die Redression dehnt oder zerreißt kontrakte Bänder, zertrümmert nicht selten knöchernes Gefüge und presst den ganzen Fuß in eine neue Form" (Gocht u. Debrunner 1925).

Während diese heroischen Maßnahmen heute der Vergangenheit angehören, hat die manuelle Therapie einen festen Platz im konservativen Arsenal.

Die Dehnungsbehandlung der zur Verkürzung neigenden Muskulatur (Mm. triceps surae, peronaeus brevis und extensor digitorum longus), die Mobilisierung bewegungseingeschränkter Gelenke (OSG, USG, Chopart-Gelenk), sowie die Kräftigung der gewölbeerhaltenden Muskulatur (lange Zehenbeuger, Mm. tibialis posterior und peronaeus longus) und koordinative Übungen für die Beingelenkkette bilden den Hauptanteil dieser Therapieform (Abb. 2.117).

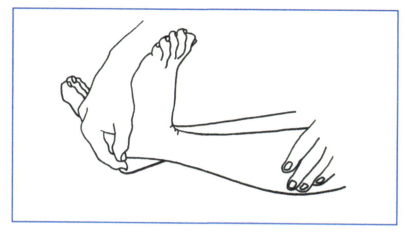

Abb. 2.117. Die Dehnungsbehandlung der verkürzten Wadenmuskulatur erfordert die Verriegelung des unteren Sprunggelenks in Inversion

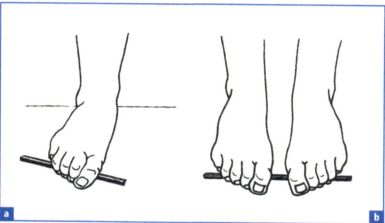

Abb. 2.118 a, b. Typische Zehengreifübungen schematisch dargestellt

▶ Aufgrund der vorliegenden Befunde sollte der Ruf nach einer täglichen Fußgymnastik unserer Kinder lauter werden (Jerosch u. Mamsch 1998).

Anmerkung: Die Autoren konnten ihre Empfehlung nicht durch objektive Daten belegen.

Zehengreifübungen (Abb. 2.118 a, b), Zehengang, Sandlaufen, Kieslaufen und ähnliche Übungen haben sicherlich einen gewissen Wert. Ihre Bedeutung für eine Stabilisierung des Rückfußes ist jedoch umstritten. Gezielte Knickfußtherapien für Kinder vor dem Schulalter sind zumindest bei der idiopathischen Form zwecklos, obwohl sie zahlreiche Autoren für wichtig erachten (Breitenfelder 1985; Bähler 1986 etc.).

▶ Foot exercises in children have no proven value except when there is evidence of generalized or specific muscle weakness revealed by the poor restoration of the arch on tiptoe in a foot with normal passive mobility (Sharrard 1979).

Barbara Zukunft-Huber (2000) hat in Deutschland durch ihre sinnreichen Wickeltechniken besonders im Säuglings- und Kleinkindesalter zahlreiche Anhänger gewonnen (Abb. 2.119 a, b). Die Wickelung wird entgegen der Deformierung in Inversion vom Fuß bis zum oberen Sprunggelenk durchge-

2.8 Indikationen und Therapieprinzipien des primären Knickplattfußes

führt. Sie soll in Kombination mit krankengymnastischen Verfahren (Vojta-Techniken) die gewölbeerhaltende Muskulatur aktivieren und die erreichte Form halten. Die Idee einer Wickelung ist nicht neu, wie wir anhand eines Zitates von Esau belegen möchten:

> „Bei Erschlaffung der Fussgelenke junger Leute hat schon die Einwickelung mit Binden ... gute Dienste gethan" (Esau 1856).

Ob sich durch eine – wie auch immer geartete – Wickelung des Fußes die Einwirkung der Schwerkraft modifizieren lässt, möge der Leser selbst beurteilen. Ob dadurch der Spontanverlauf beeinflusst werden kann, ist fraglich. Insbesondere kann eine Stützfunktion durch diese Technik nicht erreicht werden. Da aber überwiegend die gutartigen idiopathischen Knickfüße des Kleinkindesalters behandelt werden, kann man diese Technik mindestens unter die Rubrik „Beruhigung der Eltern" einreihen.

Orthopädische Technik/Schuhtechnik

▶ The flexible flatfoot requires no treatment. Shoe modifications or inserts waste the families money and are uncomfortable for the child (Staheli 1992).

▶ Treatment of children with physiological flatfoot with orthoses or shoe modifications not only is ineffective but it is uncomfortable and embarassing for the child and is associated with lowered self-esteem in adult life (Staheli 1999).

▶ Au point de vue therapeutique, la semelle est inutile et inefficace (Schnepp 1977).

Einlagentechnik beim Knickplattfuß

Bei der Frage nach der Indikation von Einlagen besteht weiterhin Uneinigkeit. Befürworter stützen sich auf ihre Unschädlichkeit und die seltene Indikation, Knickplattfüße zu operieren. Gegner weisen auf die bisher nicht gesicherte Wirksamkeit und auf die Tatsache hin, dass strukturelle Deformitäten nicht beeinflusst werden können, flexible dagegen keiner Therapie bedürfen. Angesichts des günstigen Spontanverlaufs halten wir die Versorgung des flexiblen idiopathischen Knickplattfußes mit Korrektureinlagen vor dem Schulalter für selten indiziert.

Andre Bähler (1986) hält die Ausgleichbarkeit des Knickfußes im Zehenstand als Entscheidungshilfe zur Einlagenversorgung für ungeeignet und empfiehlt stattdessen die Beurteilung im Stehen und Gehen. Er rät zu einer frühzeitigen Einlagenversorgung, bei stärkerer Knicksenkfußdeformität bereits ab dem zweiten Lebensjahr.

Allgemeine Prinzipien der Einlagenversorgung sind die möglichst flächige Abstützung ohne übermäßige Korrekturdrücke insbesondere gegen die intrinsische Fußmuskulatur (Abb. 2.120 a–d). Vom funktionellen Standpunkt aus soll eine Einlage die Fußwurzelgelenke in eine Mittelstellung zwischen Pro- und Supination bringen, damit die Muskulatur aus dieser Mittelstellung heraus optimal wirken kann.

Die Korrektur mit Einlagen hat die jeweiligen Komponenten der Knicksenkfußdeformität zu berücksichtigen. Bei Rückfußvalgus muss durch eine

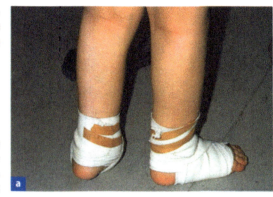
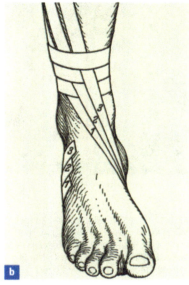

Abb. 2.119. a Die korrekte Wickeltechnik nach Zukunft-Huber gestattet sicherlich nur begrenzte Korrekturwirkung. b Ein ähnliches Verfahren hatten bereits 1925 Gocht u. Debrunner beschrieben

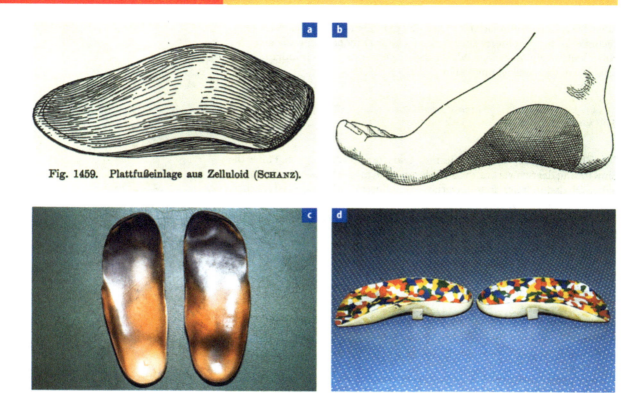

Fig. 1459. Plattfußeinlage aus Zelluloid (SCHANZ).

Abb. 2.120 a–d. Der prinzipielle Einlagentyp hat sich in über 100 Jahren nur hinsichtlich der Materialeigenschaften und der Farbe verändert. **a, b** Historische Einlagendarstellung aus Schanz bzw. Redard, **c, d** heutige Einlagentypen

Korrektur unter dem Sustentaculum tali und, wenn nötig, auch mit einer schrägen Ebene unter dem Kalkaneus aufgerichtet werden (Schrägeinlage).

Bei zusätzlicher Innenrotation der Sprunggelenkgabel muss zusätzlich unter dem Mittelfuß abgestützt werden. Sind Kalkaneus und Talus nach vorne unten abgesunken, so sollte das Längsgewölbe abgestützt werden. Eine Abduktion des Vorfußes erfordert die Abstützung am Os metatarsale V.

Ist es schließlich zu einer Supinationsstellung des Vorfußes gekommen, so empfiehlt Bähler, dieser durch eine Pronationsstellung des Vorfußes entgegenzuwirken.

Einlagen können nach Hohmann (1990) in 3 Gruppen unterschieden werden:
- Korrektureinlagen (Einlagen zur Wuchslenkung, im Kindesalter angewendet; Abb. 2.121)
- Kopieeinlagen (Einlagen in Kopie des entlasteten Fußes in passiver Aufrichtung gefertigt)
- Bettungseinlagen (Einlagen zum Belastungsausgleich kontrakter Deformitäten)

So genannte tonisierende oder neuroreflektorische Einlagen sind in ihrer Wirksamkeit bisher nicht objektiv belegt, weshalb wir sie beim idiopathischen Knickplattfuß ebenfalls nur selten für sinnvoll erachten.

Die aktive Plattfußeinlage nach Spitzy, bei der die fußgewölbestimulierende Muskulatur durch eine am Innenrand der Einlage angebrachte Kugel angeregt werden sollte, hat verständlicherweise keine Anhänger gefunden (Abb. 2.122).

Bei der so genannten Winkelhebel-Flügel-Einlage nach Volkmann besteht das Wirkungsprinzip in einer supinatorischen Bettung des Rückfußes, der

2.8 Indikationen und Therapieprinzipien des primären Knickplattfußes

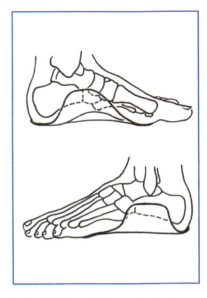

Abb. 2.121. Konstruktionsprinzip einer Korrektureinlage

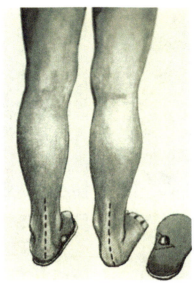

Abb. 2.122. Prinzip der aktiven Plattfußeinlage nach Spitzy. (Nach Gocht)

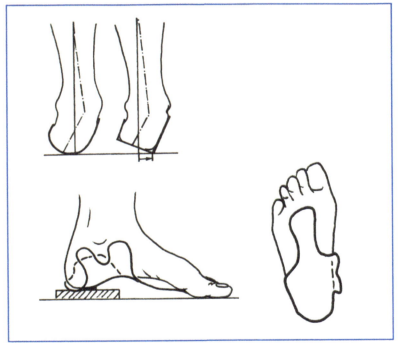

Abb. 2.123. Prinzip der Winkelhebel-Flügeleinlage nach Volkmann

unter Belastung in die Korrekturstellung gehebelt wird (Abb. 2.123). Auch diese Versorgung kann nur beim passiv aufrichtbaren Knickplattfuß wirksam sein.

Einlagen können nach Meinung der Autoren allenfalls zur Prophylaxe einer vermuteten späteren Fußdeformität oder therapeutisch bei Beschwerden infolge eines Knickplattfußes verordnet werden. Im ersten Falle liegt die Hauptwirksamkeit zwischen dem 6. und 12. Lebensjahr. Danach ist kaum mehr eine wesentliche Beeinflussung der Spontanentwicklung des Fußes

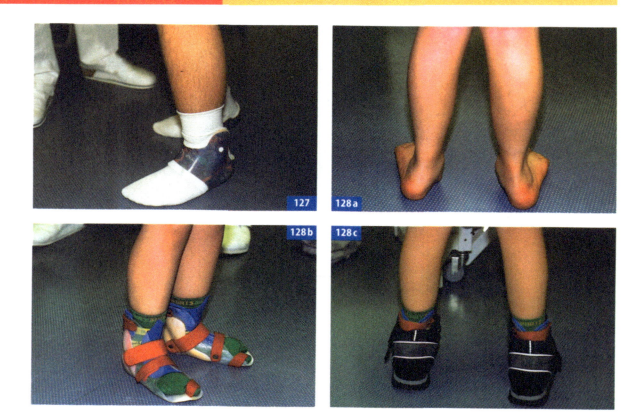

Abb. 2.124. Die Indikation zur Einlagenversorgung kann bei fortgeschrittener Fußdeformität auch überfordert sein (55-jährige Patientin mit schwerer Tibialis-posterior-Sehneninsuffizienz)

Abb. 2.125 a, b. Passform einer richtig indizierten Einlagenversorgung. **a** Gut, **b** schlecht

Abb. 2.126. Auch gut indizierte Einlagen sollten nach einer gewissen Tragedauer (1–2 Jahre) erneuert werden

möglich. Im zweiten Fall können Einlagen besonders bei sportlicher Belastung angezeigt sein. Die (zeitlich begrenzte, ca. 1–2 Jahre andauernde) Einlagenversorgung nach operativer Korrektur einer Knickplattfußdeformität hat degegen einen festen Platz im postoperativen Behandlungsprogramm. Entscheidend für ihre Wirksamkeit ist aber immer eine korrekte Bauweise.

Eine aufrichtende Einlage sollte folgende Merkmale besitzen:
- Supinierende Rückfußkorrektur
- Subtalare Aufrichtung durch eine Pelotte, ggf. bis zum Mittelfuß reichend
- Lateraler Gegenhalt durch eine Pelotte unter dem Os cuboideum
- Ermöglichung einer Pronation des Vorfußes

Kopie- sowie Bettungseinlagen können bei strukturellen und schmerzhaften Knickplattfüßen erforderlich sein. Ihr Effekt beruht auf einer möglichst günstigen plantaren Druckverteilung zur Entlastung von evtl. Druckspitzen. Eine dynamische Pedobarographie kann dabei vor der Versorgung hilfreich sein.

Bezüglich der speziellen Baueigenschaften der Einlagen sei auf das Therapiekapitel verwiesen (Abb. 2.124, 2.125 a, b und 2.126).

Orthetik

Fußorthesen, die zu einer externen Stabilisation des Rückfußes führen, können beim symptomatischen Fuß angezeigt sein. Zur Stabilisierung des unteren Sprunggelenks genügen knöchelumgreifende Konstruktionen, bei Instabilität im oberen Sprunggelenk oder Verkürzung der Wadenmuskulatur werden Unterschenkelorthesen notwendig. Diese sind dann jedoch evtl. mit

2.8 Indikationen und Therapieprinzipien des primären Knickplattfußes

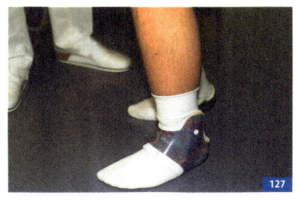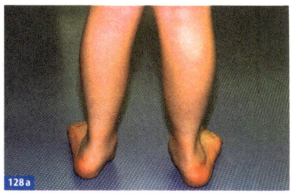
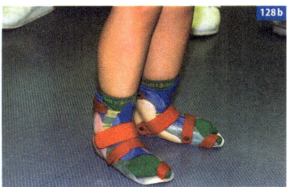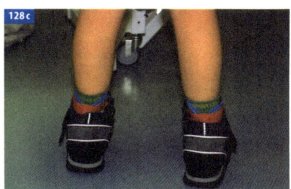

entsprechender Spitzfußbettung auszustatten, damit der Rückfuß aufgerichtet werden kann (Abb. 2.131 a, b).

Talusringorthese nach Baise-Pohlig. Die von Baise und Pohlig entwickelte Talusringorthese (Talusrepositionsorthese, TRO) basiert auf einer ringförmigen Konstruktion, die den divergierenden Rückfuß (Talus und Kalkaneus) untereinander reponiert und verriegelt. Dieser Orthesentyp wurde Anfang der 90er Jahre primär zur Behandlung des flexiblen Knickplattfußes bei neurogenen Bewegungsstörungen konzipiert. Konstruktive und materialtechnische Verfeinerungen erlauben eine weitergehende Indikationsstellung auch für flexible Knickplattfüße anderer Ätiologien (Abb. 2.127; s. Kap. 6).

Dynamische Fußorthese nach Nancy Hylton. Diese Versorgungsform hat in den vergangenen Jahren eine gewaltige Verbreitung gefunden, die dazu geführt hat, dass nicht selten unkritisch auch strukturelle Fußdeformitäten versorgt wurden (Abb. 2.128 a, b; s. Kap. 6)

Abb. 2.127. Die Talusringorthese nach Baise/Pohlig in korrekter Anlage

Abb. 2.128 a–c. Typische Indikation einer dynamischen Fußorthese nach Nancy Hylton bei flexiblem funktionseinschränkenden Knickplattfuß

Schuhzurichtungen

Folgende Möglichkeiten bieten sich an:
- Mediale und laterale Schaftverstärkung
- Einbau einer Längsgewölbestütze
- Verstärkung des Schuhgelenks
- Mediale Sohlenverbreiterung
- Mediale Absatzverbreiterung (Abb. 2.129 a, b)
- Medialer Flügelabsatz
- Absatzerhöhung
- Rollentechnik zur Erleichterung der Abrollung

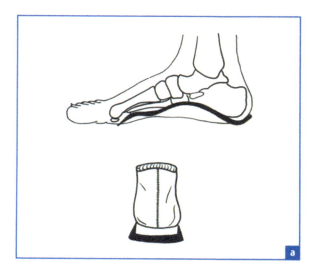
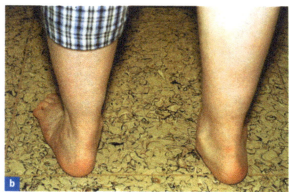
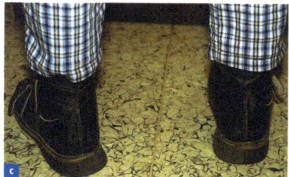

Abb. 2.129 a–c. Prinzip einer Längsgewölbestütze und einer Absatzverbreiterung sowie klinisches Beispiel einer Schaftverstärkung mit Schuhinnenrandverbreiterung bei idiopathischen Knickplattfüßen

Die Wirkung aller Schuhzurichtungen wird in einer Aufrichtung des Kalkaneus aus seiner valgischen Verkippung gesehen.

Marquardt (1965) bezeichnet die Absatzerhöhung als die einfachste Behandlungsmaßnahme des flexiblen Knicksenkfußes, da sie die Belastung des Chopart-Gelenks beim Abrollvorgang reduziert.

Orthopädische Schuhversorgung beim Knickplattfuß

Marquardt beschreibt den Knickplattfuß morphologisch in unübertroffener Weise:

▶ Wir haben den Ballenhohlfuß als eine Übertreibung der natürlichen Torsion des Fußes, als eine Torsionskontraktur, dargestellt, bei der die Detorsion beeinträchtigt ist oder fehlt. Beim Gegenstück, dem *Plattfuß*, handelt es sich um eine mehr oder weniger starke Detorsionskontraktur, also eine Minderung der Torsion … Den Vorgang nennt man die Fußsenkung, die letzten Endes nur unter dem Einfluß der Belastung entstehen kann (Marquardt 1965).

> „It is surprising that while mankind in all ages bestowed the greatest attention upon the feet of horses, mules, oxen and other animals of burthen or draught, they have entirely neglected those of their own species, abandoning them to the ignorance of workmen, who, in general, can only make a shoe upon routine principles, and according to the absurdities of fashion, or the depraved taste of the day. Thus, from our early infancy, shoes, as at present worn, serve but to deform the toes and cover the feet with corns, which not only render walking painful, but in some cases, absolutely impossible. All this is caused by the ignorance of our shoemakers" (Camper 1781).

2.8 Indikationen und Therapieprinzipien des primären Knickplattfußes

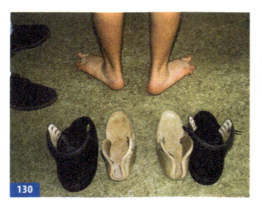
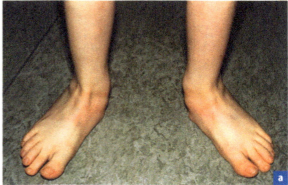

Abb. 2.130. Bei schweren Fußdeformitäten können orthopädische Schuhe notwendig werden

Die orthopädische Schuhversorgung ist als Alternative zur kombinierten Einlagen und Kaufschuhversorgung bei mittelgradigen Knickplattfüßen zu sehen (Abb. 2.130). Bei den schweren kontrakten Fußdeformitäten, insbesondere wenn sie mit belastungsabhängigen Schmerzen verbunden sind, hat sie jedoch Vorrang. Marquardt (1965) sieht die absolute Indikation dann für gegeben, wenn keine Gelenksprengung mehr vorhanden ist, das bedeutet, wenn das Fersenbein sich nicht mehr aufrichten lässt. Allgemeine Konstruktionsprinzipien sind dabei der Lotaufbau des Schuhes, die Abrollsohle wegen der eingeschränkten Plantarflexion, sowie die Bettung bzw. Hohllegung von Druckstellen am Fußinnenrand (Taluskopf und Os naviculare). Der orthopädische Schuh muss naturgemäß wegen der Verbreiterung des Fußes entsprechend nach medial unterbaut werden, was kosmetisch stören kann (Abb. 2.130).

2.8.3 Beurteilung nach konservativer Therapie

Wenger u. Speck (1989) untersuchten in einer prospektiv angelegten Studie die Wirksamkeit der konservativen Behandlung bei Kindern zwischen 1 und 6 Jahren. Eine Gruppe von 130 Kindern wurde in eine Kontrollgruppe und 3 Behandlungsgruppen mit unterschiedlichen Versorgungen eingeteilt. Nach mindestens 3-jähriger Kontrolle zeigten alle Gruppen eine ähnliche Verbesserung der Fußform.

Wenger et al. (1989) haben den klinischen Effekt von Einlagen und korrigierenden Schuhen auf die Entwicklung kindlicher Knickplattfüße untersucht. Die Autoren konnten keine Unterschiede zwischen behandelten und unbehandelten Füßen finden.

Vidal u. Ginestie (1977) sowie Penneau et al. (1982) haben Studien zur Beurteilung des Fußskelettes mit und ohne Einlagen durchgeführt. Eine wesentliche Änderung der radiologischen Winkel konnte auf der Seitaufnahme nicht festgestellt werden.

Leung et al. haben 1998 die Wirksamkeit von Einlagen auf das Gangbild überprüft. Die Autoren fanden in kinematischen und kinetischen Analysen, dass die Ausrichtung des unteren Sprunggelenks normalisiert und die Dauer der abnormen Pronation des unteren Sprunggelenks in der Standphase reduziert wird.

Bleck u. Berzins (1977) sowie Bordelon (1983) fanden hingegen eine positive Wirkung von Einlagen auf die kindliche Fußentwicklung.

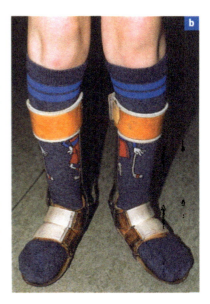

Abb. 2.131 a, b. Alternativ zur orthopädischen Schuhversorgung können auch Unterschenkelorthesen mit Hessing-Sandalen eingesetzt werden

Abb. 2.132 a, b. Bei diesem 55-jährigen Patienten mit diabetischer Fußwurzelsinterung ist die Versorgung mit Einlagen und Kaufschuhen nicht ausreichend

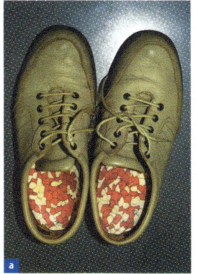
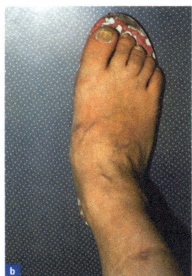

Abb. 2.133 a, b. Durch Strumpfabrieb im Fersenbereich der Einlage lässt sich unschwer feststellen, dass diese nicht passgerecht ist

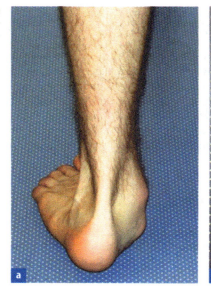
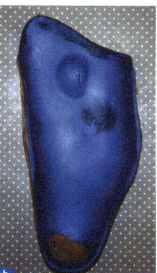

Häufig wird eine andere Arbeit von Bleck (1971) zitiert, in der er 1000 Kinder zwischen 1½ und 16 Jahren untersuchte. Eine wesentliche Beeinflussung der Fußform durch Schuhwerk wurde nicht gefunden.

Bei der individuellen Beurteilung von Hilfsmitteln sollte man zuerst den Patienten, dann die Versorgung und schließlich beides im Stehen und Gehen untersuchen.

Folgende Punkte können so nacheinander beurteilt werden:
- Indikation: Ist die Versorgung ausreichend? (Abb. 2.132)
- Passform: Ist die Versorgung passgerecht? (Abb. 2.133)
- Funktion: Ist die Versorgung funktionell?

Bei Einlagen wird man die Passform und Korrektur- bzw. Bettungswirkung beurteilen. Die Einlage muss dabei immer auch in Verbindung mit dem getragenen Schuh angesehen werden.

2.8 Indikationen und Therapieprinzipien des primären Knickplattfußes

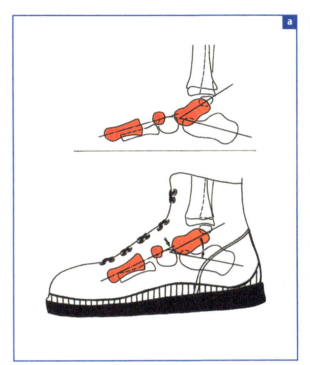

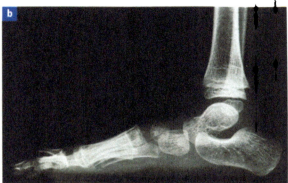

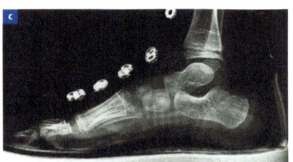

Abb. 2.134 a–c. Mit röntgenologischer Dokumentation lässt sich die Wirksamkeit von Einlagen bzw. schuhtechnischen Maßnahmen zweifelsfrei feststellen

Bei Schuhen sind neben der Länge und Weite auch Bettung, Schafthöhe und Lotaufbau wichtig.

Auch wenn in Einzelfällen eine positive Wirkung auf die Gewölbeentwicklung denkbar ist, bleibt die allgemeine Wirksamkeit der Einlagenversorgung beim flexiblen Knickplattfuß bisher unbewiesen.

Neben radiologischer (statischer) Messung der Fußform mit und ohne Einlagen bzw. Orhesen/orthopädischen Schuhen (Abb. 2.134 a–c) gibt es auch die Möglichkeit, die plantare Druckverteilung dynamisch durch Einlegesohlen, die mit Messsensoren versehen sind, zu bestimmen. Es gibt diese Sohlen in verschiedene Größen, sodass Kinder- und Erwachsenenfüße problemlos untersucht werden können. Die Kombination mit kinematischen Messverfahren, bei denen Gelenkwinkel im Fußbereich bestimmt werden, ist derzeit nur in Forschungseinrichtungen etabliert. Mittelfristig werden wir über diese Verfahren mehr Einblicke in die Wirksamkeit konservativer und operativer Maßnahmen gewinnen.

2.8.4 Operative Therapie des Knickplattfußes

Kritische Anmerkungen

▶ Knickplattfüße, die im Kindesalter durch Einlagen, Schuhe und physikalische Behandlung nicht besser werden, soll man im 6. Lebensjahr operieren, sonst entwickeln sich die Muskeln und das Skelett immer mehr in pathologischer Richtung (Niederecker 1959).

▶ Surgery is rarely, if ever, indicated for flexible flatfoot (Carroll 2001).

Von Interesse dürfte eine Umfrage von Schrader (zit. nach Lange 1962) aus dem Jahre 1931 sein, bei der es um die Operationsindikation von Knickplatt-

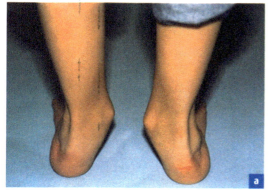

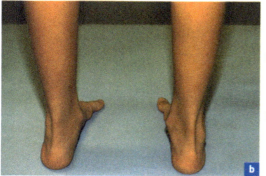

Abb. 2.135. Nach operativer Korrektur zeigte sich **a** im Alter von 7 Jahren ein unbefriedigendes Ergebnis, das sich **b** 2½ Jahre später spontan normalisiert hat

füßen ging. Von 254 Orthopäden und Chirurgen lehnten zwei Drittel jede Operation beim kindlichen Knickplattfuß ab, ein Drittel auch beim Knickplattfuß des Erwachsenen.

Wenn man die historische Entwicklung operativer Methoden beim Knickplattfuß betrachtet, so war die Operation primär nur bei schwer kontrakten Füßen angezeigt. Alle anderen Knickplattfüße wurden schuhtechnisch versorgt. Da man wohl mit beiden Verfahren in vielen Fällen nicht zum Ziel kam, wurden Operationen zur Aufrichtung instabiler Füße entwickelt. In diese Gruppe fallen die Methoden von Alfred Gleich (Kalkaneusverschiebeosteotomie) und Wilms und Perthes (Verlängerung des Fußaußenrands). Mit der verbesserten Kenntnis der Pathomechanik wurde auch die Palette an operativen Verfahren erweitert (s. Abschn.: „Operative Therapieverfahren").

Die beiden Hauptprobleme bei der operativen Behandlung des Knickplattfußes bleiben: die Indikation und die richtige Berücksichtigung der Pathomechanik.

Im Kindesalter unterstützt die Natur unsere Bemühungen.

▶ Many of the best results in orthopaedics are achieved by treating spontaneously resolving problems with noneffective therapy (Staheli 1987; Abb. 2.135 a, b).

▶ A functional pronated foot, even if asymptomatic, should be treated during growth (Giannini 1998).

Während die Indikation zur konservativen Therapie beim idiopathischen Knickplattfuß mehr zur Belastung der Kostenträger als zum Nachteil des Patienten führt, sind bei der operativen Therapie beide betroffen. Letztere erfordert somit sehr viel Sorgfalt.

Cave: Beim idiopathischen Knickplattfuß besteht nur sehr selten eine Operationsindikation, außer bei hyperlaxen, konservativ nicht beherrschbaren, funktionell hinderlichen Deformitäten oder wenn diese schmerzhaft, bewegungseingeschränkt oder progredient sind. Stets sind neben der pathologischen Form auch die Beschwerden und die Funktionseinschränkung bei der Indikationsstellung zu berücksichtigen.

▶ The fact that many patients with extreme flatfoot go through life without symptoms is not a legitimate excuse for failure to advise corrective surgery (Lowman 1923).

▶ Il faut insister a nouveau que 1% seulement de l'énsemble des enfants examinés et traites pour pied plat statique ont été opérés (Giannestras 1977).

▶ No firmly established or well accepted parameters are available at present that can be used as indications for surgical correction ... The indications for operative correction therefore must be highly individualized (Coleman 1983).

▶ Von operativen Maßnahmen – auch bei schweren Formen kindlicher Knickplattfüße – ist deshalb abzuraten (Zollinger 1994).

▶ The message must be to exhibit caution with interventions until it is clear that the treatment is not potentially worse than the condition (Mosca 1998).

Ein weiterer ebenfalls wesentlicher Punkt sollte dann Beachtung finden, wenn die Indikation zur operativen Korrektur gestellt wurde:

2.8 Indikationen und Therapieprinzipien des primären Knickplattfußes

▶ Es gibt keine Operation, die für jeden Plattfuß geeignet ist (Lange 1962).

▶ Eine rationelle Behandlung des Plattfußes kann nur darin bestehen, daß man die in Pronation stehende Ferse in leichte Supination bringt und gleichzeitig den detorquierten = supinierten Vorfuß in Pronation bringt, also um die Längsachse des Fußes dem Fersenbein entgegendreht (Böhler 1923).

▶ An important thing to remember is that conditions that have existed for a long time have numerous components of failure, and complete reconstruction cannot be accomplished with just one or two simple operations (Hansen 2000).

Dies bedeutet, dass man die „Persönlichkeit" der Deformität kennen muss, um alle ihre Komponenten zu behandeln. Die Devise „Ein einziger Eingriff und alles wird gut" versagt dabei meistens (Abb. 2.136).

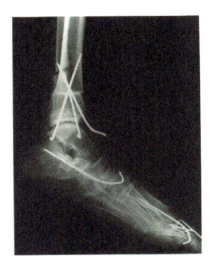

Abb. 2.136. Bei diesem Patienten waren mehrere Eingriffe in derselben Sitzung notwendig, um die Fußdeformität vollständig zu korrigieren

Ziele der operativen Behandlung

Ziele der operativen Behandlung beim Knickplattfuß
- Korrektur der Fußdeformität
- Schmerzbeseitigung
- Beseitigung von Druckstellen
- Funktionsverbesserung
- Rezidivprophylaxe

Drei Prinzipien sind hierbei zu nennen:
- *Korrigieren* aller Komponenten der Deformität (in allen 3 Ebenen) und der Bewegungseinschränkung (Rückfußequinus, Wiederherstellen der Supination im Rückfuß);
- *Stabilisieren* ligamentär bzw. muskulär nichtstabilisierbarer Gelenke, *bzw. Begrenzen* des pathologischen Bewegungsausmaßes (Pronation/Eversion im Rückfuß, Supination des Vorfußes);
- *Erhalten* ausreichender Kraft und möglichst auch Beweglichkeit (Dämpfung und Abstoßung beim Gangablauf).

Speziell der letzte Aspekt wird in der Literatur u. E. viel zu wenig gewürdigt, da die Wadenmuskel- bzw. Achillessehnenverlängerung zwar Bestandteil vieler Knickplattfußkorrekturen ist, eine übermäßige Schwäche jedoch weitaus hinderlicher ist als eine evtl. verbliebene Restdeformität.

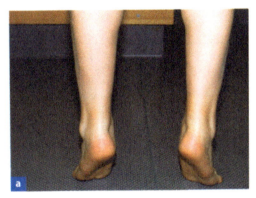

Indikationsstellung

Wichtige Aspekte zur Indikationsstellung einer operativen Korrektur
Siehe hierzu auch Abb. 2.137 a, b und 2.138 a, b.
- Alter des Patienten
- Funktionelle Beschwerden (Ermüdbarkeit, Schmerzen, Druckstellen)
- Funktionelle Einschränkungen (Vorfußhebel instabil und/oder abduziert)
- Passive Korrigierbarkeit
- Beginnende/manifeste Verkürzung der Wadenmuskulatur
- Beginnende/manifeste strukturelle Veränderungen der Fußwurzel (klinisch/radiologisch)

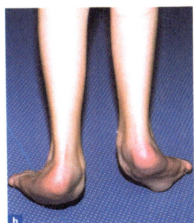

Abb. 2.137 a, b. Schlechte bzw. gute Indikation zur operativen Korrektur. a 9-jähriger Junge mit passiv und auch aktiv aufrichtbaren Knickplattfüßen und b 6-jähriges Mädchen mit strukturellen Knickplattfüßen

Abb. 2.138 a, b. Wenn sich die Fußdeformitäten mit der Zeit weiter verschlechtern, ist ebenfalls eine absolute Operationsindikation gegeben

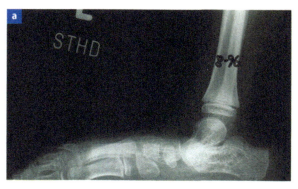

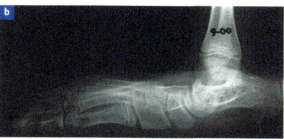

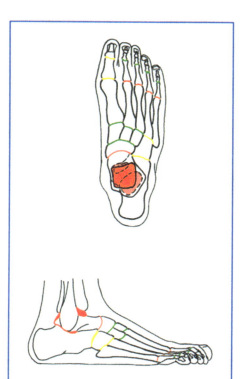

Abb. 2.139. Wichtige, weniger wichtige und entbehrliche Gelenke des Fußes

- Einseitigkeit/Asymmetrie des Befunds
- Versagen/fehlende Akzeptanz konservativer Maßnahmen
- Starkes Ablaufmuster der Schuhe
- Eltern/Verwandte ebenfalls betroffen und deren Beschwerden
- Progredienz

Grundsätzlich muss zwischen instabiler und strukturell fixierter Deformität unterschieden werden. Das Vorgehen besteht bei Ersterer in einer Stabilisierung, bei der Zweiten in einer Korrektur.

Besonders wichtig ist es, sich die Funktion der einzelnen Gelenke der Fußwurzel zu veranschaulichen. So gibt es Gelenke, deren Stabilisierung keine wesentlichen Nachteile für die Fußfunktion nach sich zieht, während andere, wenn irgend möglich, erhalten bleiben sollten. Nachfolgende Aufstellung mag dabei hilfreich sein (modifiziert nach Hansen 2000).

„Wichtige", „weniger wichtige" und „entbehrliche" Gelenke des Fußes
Siehe hierzu auch Abb. 2.139.

▶ **„Wichtig" (rot)**
- Oberes Sprunggelenk
- Unteres Sprunggelenk
- Talonavikulargelenk
- Metatarsophalangeale-II bis -V-Gelenke

▶ **„Weniger wichtig" (gelb)**
- Kalkaneokuboidgelenk
- Cuboid-metatarsale-IV und -V-Gelenke
- PIP-DI (proximales Interphalangealgelenk der ersten Zehe)
- Metatarsophalangeale-I-Gelenk

▶ **„Entbehrlich" (grün)**
- Naviculocuneiforme-Gelenke-I bis III
- Cuneiforme-metatarsale-I- und -II-Gelenke
- PIP-Gelenke

2.8 Indikationen und Therapieprinzipien des primären Knickplattfußes

Bei den einzelnen Komponenten der Deformität muss zwischen primärer und sekundärer bzw. kompensatorischer Komponente unterschieden werden. In der Regel genügt die Korrektur der primären Komponente. Nur wenn sich die sekundäre strukturell „verselbständigt" hat, muss auch diese behandelt werden. Die primäre Komponente kann dabei im Vorfuß, im Rückfuß oder proximal davon lokalisiert sein (s. Abschn.: „Ziele der operativen Behandlung").

Beispiele

Ein *instabiler medialer Fußstrahl* führt zur kompensatorischen Rückfußpronationsstellung. Durch die Stabilisierung kommt es bei flexiblem Rückfuß in der Regel zur spontanen Korrektur.

Ein *Fersenvalgus* ist dagegen als sekundäre Adaptation an eine Deformität bzw. Instabilität der Fußwurzel bzw. des Vorfußes zu sehen. Die isolierte Korrektur beispielsweise durch eine Kalkaneusverschiebeosteotomie führt kaum zur ausreichenden Aufrichtung des Fußes.

Die *Verkürzung der Wadenmuskulatur* stellt in der Regel eine sekundäre Teilkomponente der Knickplattfußdeformität dar. Wird sie bei der Korrektur übersehen oder nicht beachtet, so ist das Rezidiv vorprogrammiert. Sie kann aber auch als primäre Ursache wirken (Pes valgus ab equino).

Operative Therapieverfahren

Prinzipiell wirken operative Maßnahmen auf zweierlei Weise (Abb. 2.140):
- durch Hebung des Talonavikulargelenks *und*
- durch Plantarisierung von Kalkaneus und Vorfuß.

Meistens muss der Kalkaneus plantarisiert werden, was in der Regel nur über eine Wadenmuskelverlängerung möglich ist.

Die Vielzahl operativer Maßnahmen reicht von einer einfachen Augmentation eines Muskels (z. B. der Sehne des M. tibialis posterior mit der des M. flexor digitorum longus) bis zur ausgedehnten Versteifung des Rückfußes. Bei kaum einer anderen Fußdeformität begegnet uns eine derartige Vielfalt operativer Techniken. Diese Tatsache beweist ähnlich wie z. B. beim Hallux valgus oder bei der habituellen Patellaluxation, dass es keine schlüssigen, allgemein anerkannten Konzepte gibt und viele Autoren ihre eigene Methode favorisieren.

▶ Die zahlreichen vorgeschlagenen Verfahren lassen nicht nur darauf schließen, daß es keine Therapie der Wahl gibt, sondern auch, daß im Hinblick auf die pathogenetische und klinische Einordnung keine Einigkeit herrscht (Pisani et al. 1998).

Historisch bedeutsame Operationsverfahren

Eine Übersicht historischer Techniken mag das Interesse verdeutlichen, das unsere orthopädischen Lehrer am Knickplattfuß und seiner Behandlung gehabt haben (Abb. 2.141 a–c). Viele ältere Techniken erfuhren in abgeänderter Form und mit neuem Namen eine Renaissance.

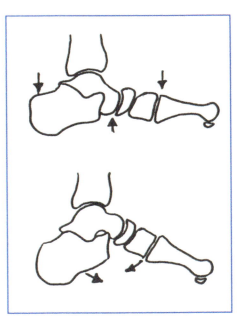

Abb. 2.140. Die Prinzipien operativer Therapieverfahren wirken jeweils über den 3-Punkte-Mechanismus

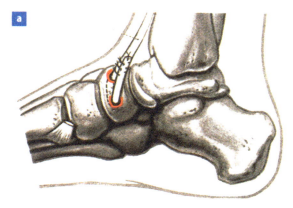 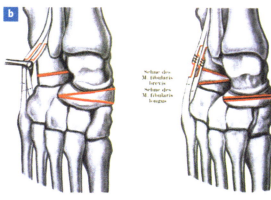

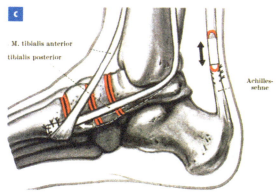

Abb. 2.141 a–c. Historische Therapieverfahren des Knickplattfußes. a Müller, b Perthes, c Miller

Historisch bedeutsame Operationstechniken zur Korrektur des Knickplattfußes. (Modifiziert nach Niederecker)

Ogston	1884	Talonavikular-Resektionsarthrodese
Vogt	1884	Taluskopfresektion
Stokes	1885	Keilresektion aus dem Talushals
v. Eiselsberg	1888	Astragalektomie (beim Talus verticalis)
Golding-Bird	1889	Entfernung des Os naviculare
Hahn	1889	Supramalleoläre Osteotomie und Talonavikular-Arthrodese
Gleich	1893	Kalkaneusverschiebung nach medial und distal
Schultze	1895	Tenotomie der Achillessehne und Apparateredression
Majnoni	1897	Talonavikular- und Naviculocuneiforme-Arthrodese
Hoffa	1900	Tenotomie der Achillessehne und Raffung der Sehne des M. tibialis posterior
Vulpius	1900	Intramuskuläres Rutschenlassen des M. triceps surae
Nicoladoni	1902	Verlagerung eines Teils der Achillessehne auf die Sehne des M. tibialis posterior
		Temporäre Durchtrennung der Achillessehne, bis sich das Längsgewölbe unter dem Einfluss der plantaren Muskeln wieder ausgebildet hat
Chlumsky	1903	Verlagerung der Hälfte der Sehne des M. tibialis anterior auf das Os naviculare
Friedländer	1903	Talokalkanear-Resektionsarthrodese
Müller	1903	Achillessehnenverlängerung und Verlagerung der Sehne des M. tibialis anterior auf das Os naviculare
Gocht	1905	Medialisierung des Achillessehnenansatzes am Tuber calcanei
Ducroquet u. Launay	1909	Tripelarthrodese unter Keilresektion
Bardenheuer	1910	Distalisierung des M.-tibialis-posterior-Ansatzes
Hübscher	1910	Verstärkung des M. flexor hallucis longus mit einem Teil des M. tibialis posterior

2.8 Indikationen und Therapieprinzipien des primären Knickplattfußes

Momburg	1912	Verstärkung des medialen Kapselapparats durch einen freien Faszienstreifen
Perthes	1913	Keilosteotomie aus dem Os naviculare und vordere Kalkaneusverlängerungsosteotomie
v. Baeyer	1919	Achillessehnenverlängerung, Keilresektion aus dem Os naviculare und Einfügung des Keils in den Sinus tarsi von lateral
Spitzy	1921	Verlagerung der Peronäalsehnen nach medial an das Os naviculare und Os cuneiforme mediale
Cramer	1925	Verlängerung der Achillessehne und der Peronäalsehnen
Ombredanne	1925	Korrigierende Chopart-Arthrodese
Miller	1927	Versteifung der Talonavicular-, Naviculocuneiforme- und Cuneiforme-metatarsale-I-Gelenke
Schultze-Gocht	1927	Verstärkung des M. peronaeus longus mit dem brevis
Lexer	1929	Raffung des M. tibialis posterior, additive Kalkaneusosteotomie
Ludloff	1932	Verlagerung der Sehne des M. peronaeus brevis auf den M. tibialis posterior

Man erkennt, dass die „modernen" Operationsmethoden nach Koutsogiannis, Grice, Evans und Regnault eigentlich nur „abgekupfert" sind.

▶ En effet, si les auteurs sont nombreux, les principes restent toujours les memes (Moulies 1992).

▶ Most of these procedures have been abandoned because of the failure to achieve or maintain a correction of the flatfoot, or to relieve symptoms; or, because of degenerative arthritic changes in long-term follow-up studies. Degenerative osteoarthritis in the adjacent unfused joints has been documented in all long-term follow-up studies of arthrodesis of even small midtarsal joints in children (Carroll 2001).

Die operativen Therapieverfahren können in proximale, d. h. an Talus und Kalkaneus oder distale, d. h. am Vorfuß angreifende Methoden unterteilt werden. Bei der ersten Gruppe wird der Kalkaneus mit der subtalaren Fußplatte wieder unter den Talus und damit unter die Traglinie des Beins zentriert (Abb. 2.142).

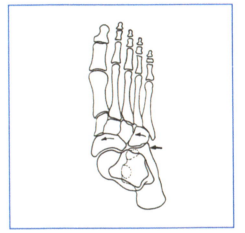

Abb. 2.142. Durch Zentrierung des Calcaneus mit der subtalaren Fußplatte unter den Talus wird die Lotlinie wieder ausgerichtet

Bei der Zweiten wird versucht, durch eine Normalisierung bzw. Wiederherstellung der Vorfußpronation die Rückfußstellung sekundär zu normalisieren (Abb. 2.143). Es versteht sich von selbst, dass die Methodenwahl sich nach der jeweiligen Pathomechanik richten muss und dass beide Verfahren ggf. auch kombinierbar sind.

Die operativen Techniken können in weichteilige, knöcherne und kombinierte Verfahren unterteilt werden.

Wirkungsbereich weichteiliger Techniken
- Korrektur muskulärer Verkürzungen
- Raffung elongierter Kapseln und Bänder
- Transfer pathologisch aktiver Muskulatur an funktionell günstige Stelle

Wirkungsbereich knöcherner Techniken
- Korrektur pathologischer Gelenkstellung
- Normalisierung des Muskelzugs
- Stabilisierung bzw. Begrenzung pathologischer Überbeweglichkeit

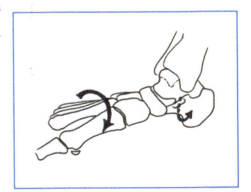

Abb. 2.143. Durch Wiederherstellung der Vorfußpronation wird ein flexibler Rückfuß automatisch rezentriert

Wegen der verschiedenen Effekte ist es leicht verständlich, dass in der Regel nur eine Kombination aus weichteiligen und knöchernen Operationen zum Ziele führt.

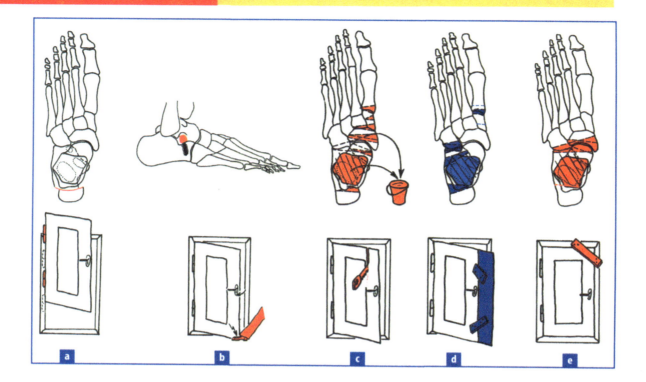

Abb. 2.144 a–e. Möglichkeiten knöcherner Korrektur beim Knickplattfuß. a Verschiebend-translatorisch, b bewegungsbegrenzend, c resezierend-subtraktiv d hinzufügend-additiv, e artikulär versteifend

Zusammenstellung operativer Techniken zur Korrektur des Knickplattfußes

▶ **Weichteilige Verfahren**
- Muskulär
- Ligamentokapsulär

▶ **Knöcherne Verfahren** (Siehe hierzu auch Abb. 2.144 a–e)
- Extraartikulär (Osteotomie)
  - Additiv
  - Konturerhaltend
  - Resezierend
  - Translatorisch
  - Bewegungsbegrenzend (Arthrorise)
- Artikulär = stabilisierend (Arthrodese)
  - Additiv
  - Konturerhaltend
  - Resezierend

Weichteilige Verfahren mit muskulären Techniken

Verlängerung der Wadenmuskulatur bzw. der Achillessehne. Die Verlängerung der Wadenmuskulatur bzw. der Achillessehne ist beim strukturellen Spitzfuß nahezu immer notwendig. Allerdings ist dieser Eingriff in der Regel mit anderen weichteiligen bzw. knöchernen Verfahren zu kombinieren.

„Ein Punkt, der bisher noch fast gar nicht von den Collegen gewürdigt worden ist, ist das Verhalten der Achillessehne beim Plattfuss. Bei jedem stärkeren Plattfuss finden wir fast ausnahmslos eine starke Spannung und Verkürzung der Achillessehne, indem sich die Wadenmuskeln der plantarflectirten Stellung des Talus und Calcaneus anpassen" (Hoffa 1902).

2.8 Indikationen und Therapieprinzipien des primären Knickplattfußes

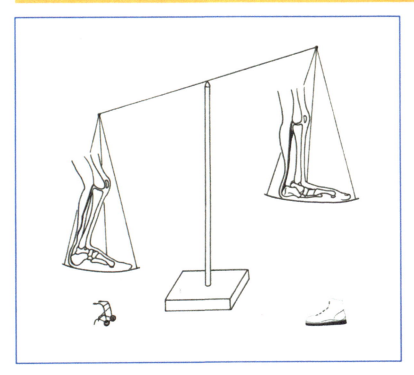

Abb. 2.145. Die Überkorrektur der zugrundeliegenden Achillessehnenverkürzung resultiert in einer schweren Gehbehinderung, während eine leichte Unterkorrektur problemlos schuhtechnisch versorgt werden kann

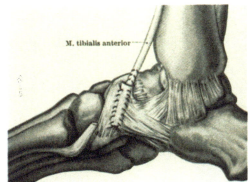

Abb. 2.146. Die Modifikation der Tibialis-anterior-Rückversetzung nach Müller-Niederecker

Cave: Die Überkorrektur sollte dabei unter allen Umständen vermieden werden (Abb. 2.145).

Sie kann besonders bei der perkutanen Achillessehnenverlängerung allzuleicht auftreten. Die richtige Dosierung der meist notwendigen Wadenmuskelverlängerung stellt unserer Ansicht nach den schwierigsten Teil der operativen Behandlung des Knickplattfußes dar.

Verlängerung der pronierenden Muskulatur. Die Verlängerung der pronierenden Muskulatur ist ebenfalls bei strukturellen Deformitäten notwendig. Sie betrifft die langen Zehenstrecker einschließlich des M. peronaeus tertius sowie den M. peronaeus brevis, äußerst selten auch den M. peronaeus longus, da dieser Muskel als Gewölbespanner wirkt.

Rückversetzung der Sehne des Musculus tibialis anterior. Die Rückversetzung bzw. Umlenkung der Sehne des M. tibialis anterior wurde von Müller u. Niederecker (zit. nach Wachsmuth 1956; Abb. 2.146) sowie Lowman (zit. nach Wachsmuth 1956) und Young (zit. nach Wachsmuth 1956) beschrieben. Ihr theoretischer Effekt wurde in einer aktiven Hebung des Längsgewölbes gesehen.

Diese Funktion kann in zweifacher Hinsicht nicht übernommen werden, wie dies bereits von Giannestras beschrieben wurde:

Der M. tibialis anterior ist nur zum Beginn der Standphase (während der Gewichtsübernahme) wirksam, um unter exzentrischer Kontraktion die Plantarflexion des Fußes abzubremsen. Er ist von der Standphasenmitte an bis zum Sandphasenende nicht aktiv und kann deshalb das Fußlängsgewölbe auch nicht heben (vgl. 2.83). Diese Funktion kommt dem Muskel aber ohnehin nicht zu, da er als Elevator des Cuneiforme-metatarsale-I-Gelenks bzw. nach Umlenkung des Os naviculare ein Elevator des Fußinnenrands ist und so das Längsgewölbe abflacht. Die Ausschaltung des Muskels wirkt nur durch ein Überwiegen des M. peronaeus longus korrigierend, der das Längsgewölbe verstärkt. Sie kann bis zur Ausbildung eines Hohlfußes führen (Abb. 2.147).

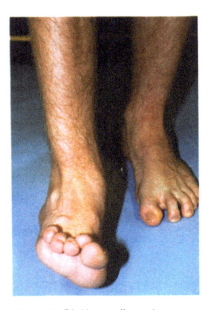

Abb. 2.147. Die Verwandlung eines ursprünglichen Knick-Plattfußes in einen Hohlfuß durch eine Tibialis-anterior-Rückversetzung nach Niederecker

Giannestras zitiert Butte, der schon 1937 festgestellt hatte, dass der M. tibialis anterior für eine funktionelle Knickplattfußoperation ungeeignet ist:
- the tibialis anterior inverts or supinates the forefoot on the rearfoot producing one of the elements of flatfoot
- it elevates the first metatarsal head, directly opposing the action of the peronaeus longus
- in walking it contracts only during the swing phase of the step
- when it acts against a contracted gastrocnemius, it throws a further strain on the longitudinal arch.

(Butte zit. nach Giannestras 1976).

Küsswetter u. Rütt berichteten 1985 über Langzeitresultate der Operationsmethode von Niederecker. Die Autoren hatten 234 Plattfüße nach durchschnittlich 13,7 Jahren untersucht und fanden in fast zwei Dritteln der Fälle eine postoperative Einschränkung der Dorsalflexion im oberen Sprunggelenk. In 10 % wurde eine Überkorrektur in den Hohlfuß festgestellt; 17,6 % zeigten eine Rückfußvalgusstellung; in 13,1 % war der Rückfuß varisch eingestellt. In 40 % der Fälle konnten radiologische Zeichen einer Fußwurzelarthrose festgestellt werden. Von den nachuntersuchten Patienten empfanden 30,1 % ihr Gangbild subjektiv als beeinträchtigt. Die Indikation für die Tibialis-anterior-Rückversetzung wurde bei Knickplattfüßen bis zum 14. Lebensjahr empfohlen.

Scale u. Maronna berichteten ebenfalls 1985 über Nachuntersuchungsergebnisse nach Tibialis-anterior-Rückversetzung. Von 76 nachuntersuchten Füßen wurden nur 24 als gut eingestuft, 32 als gebessert und 20 als unverändert. Die Autoren empfahlen eine strenge Indiaktionsstellung und ein optimales Operationsalter von 8–11 Jahren.

Beide Arbeiten zeigen dass diese Methode in ihrer Korrekturwirkung schlecht abschätzbar ist und dass sogar nicht selten Überkorrekturen in eine Hohlfußdeformität vorkommen können. Unserer Meinung nach sollte diese Methode in der Schublade historisch interessanter Konzepte verschwinden.

Distalisierung des Ansatzes des Musculus tibialis posterior. Eine Distalisierung des Ansatzes des M. tibialis posterior wurde von Schede (1929) und von Giannestras (1976) beschrieben. Sie wird üblicherweise mit einer medioplantaren Kapselraffung (Lig. calcaneonaviculare plantare) kombiniert.

Weichteilige Verfahren mit kapsuloligamentären Techniken

Raffung des Ligamentum calcaneonaviculare plantare. Eine Raffung des Lig. calcaneonaviculare plantare (Pfannenband) wurde von Hoke (1931) beschrieben. Sie kann entweder als Distalisierung in Kombination mit einer Vorverlagerung des Ansatzes der Sehne des M. tibialis posterior oder als Doppelung erfolgen. Nicholas Giannestras (1976) gab eine detaillierte Technik der Raffung des Fußinnenrands mit Distalverlagerung eines proximal gestielten Kapselbandlappens und Plantarverlagerung der Sehnen von M. tibialis posterior und anterior an. Die Naht sollte dabei in Überkorrektur des Fußes unter Spannung erfolgen und einen Bogensehneneffekt bewirken. Jones (1975) beschrieb eine originelle Methode, bei der er die Plantaraponeurose durch einen distal gestielten Sehnenstreifen aus der Achillessehne verstärkte, der zum Os cuneiforme mediale geführt wurde.

Fisher spannte ein freies Sehnentransplantat aus einer Peronäalsehne zwischen Os naviculare und Tibia.

2.8 Indikationen und Therapieprinzipien des primären Knickplattfußes

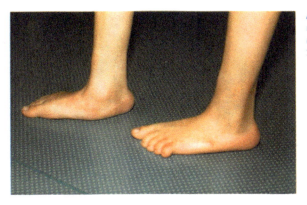

Abb. 2.148. Unzureichende klinische Korrektur nach einer Operation nach Schede mit Distalisierung der Tibialis-posterior-Sehne im klinischen Befund

▶ Die Eingriffe an den Sehnen allein sind meist unzureichend (Lange 1962).

Allen Weichteiloperationen gemeinsam sind die unsicheren Ergebnisse (Abb. 2.148). Da ein instabiler Fuß durch die Muskulatur allein nicht dauerhaft aufgerichtet werden kann, ist diese Tatsache nicht weiter verwunderlich. Allgemein besteht Einigkeit darüber, dass weichteilige Operationen mit knöchernen Maßnahmen zu kombinieren sind.

Knöcherne Operationen

Bei den *knöchernen Operationen* können extraartikuläre (Osteotomien) und artikuläre = stabilisierende Techniken (Arthrodesen) unterschieden werden. Bei den einzelnen Verfahren lassen sich additive, konturerhaltende, resezierende, translatorische und bewegungsbegrenzende Techniken (Arthrorisen) unterscheiden. Ganz entscheidend für die zu wählende Methode ist der Grad der passiven Korrigierbarkeit der Deformität. Nur wenn diese vollständig korrigierbar ist, kommen gelenkerhaltende Techniken in Betracht, die isoliert oder (häufiger) kombiniert eingesetzt werden. Bei strukturellen Deformitäten sind stabilisierende bzw. resezierende Verfahren angezeigt.

Eine Arthrodese ist immer dann in Erwägung zu ziehen, wenn die Korrektur auf anderem Wege nicht mehr möglich ist. Es besteht zwar bei einer Fusion wichtiger Gelenke ein gewisses Risiko vorzeitiger degenerativer Veränderungen in den benachbarten Abschnitten, wir halten dieses aber bei erreichbarer funktioneller Stabilität für vertretbar.

De Heus u. Marti (1997) untersuchten die Langzeiteffekte der rückfußstabilisierenden Operationen auf das obere Sprunggelenk und fanden nur geringe degenerative Veränderungen nach durchschnittlich 10 Jahren. Nur bei vorbestehenden arthrotischen Veränderungen waren die Ergebnisse schlecht.

Die Auswahl der Arthrodese wird durch die funktionellen Erfordernisse bestimmt. Die Wirkung aller Rückfußarthrodesen besteht in einer Reposition der subtalaren Fußplatte unter den Talus. Dabei ist es sekundär, ob das Os naviculare oder der Kalkaneus an den Talus fixiert wird, solange der subtalare Fußkomplex in sich stabil ist. Andernfalls müssen zusätzliche Korrektureingriffe vorgenommen werden.

Cave: Bei der Korrektur müssen immer alle 3 Ebenen der Deformität berücksichtigt werden. In seltenen Fällen kann auch eine Behandlung proximaler Achsdeformitäten (Femur bzw. Tibia) in derselben Sitzung erforderlich sein.

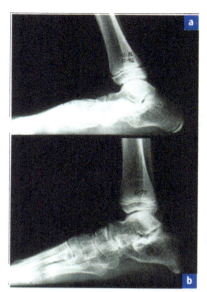
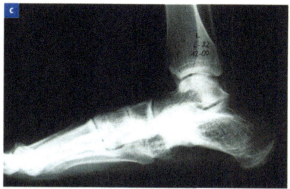

Abb. 2.149 a–c. Korrektur eines flexiblen Knick-Plattfußes durch Operation nach Evans. **a** Prä-, **b** postoperativ bzw. **c** durch additive Calcaneocuboid-Arthrodese

▶ I simply manage what I see in a given patient, customizing the various available procedures to a patient's individual indications (Hansen 2000).

Dieser Satz erhebt die operative Therapie zum Kunsthandwerk weniger Spezialisten. Die Beachtung der verschiedenen Mechanismen der Deformität und die Kenntnis der therapeutischen Möglichkeiten sollte es auch dem Nichtspezialisten möglich machen, ein gutes Resultat zu erreichen.

Nachfolgend werden einzelne knöcherne Operationen beispielhaft dargestellt, die heute zur Behandlung des Knickplattfußes eingesetzt werden.

Additive knöcherne Techniken
▶ **Einfügung eines Knochenspanes in einer, 2 oder 3 Ebenen**
- Kalkaneusverlängerung nach Evans (Abb. 2.149 a, b)
- Additive Kalkaneokuboidarthrodese (Abb. 2.149 c)
- Additive plantarflektierende Cuneiforme-mediale-Osteotomie
- Additive Metatarsale-I-Plantarflexionsosteotomie
- Additive plantarflektierende Cuneiforme-metatarsale-I-Arthrodese
- Varisierend additive Subtalararthrodese (v. Baeyer, Grice)

▶ **Vorteile**
- Erhaltung der Fußlänge (besonders bei einseitiger Deformität)
- Korrektur in allen 3 Ebenen möglich

▶ **Nachteile**
- Keilentnahme bei autologen Spänen
- Verzögerte Konsolidierung (Distanzeffekt, homologer bzw. allogener Span)
- Möglicher Korrekturverlust
- Hautspannung

Konturerhaltende knöcherne Techniken
▶ **Resektion der Gelenkflächen und Fixation des Fußes in korrigierter Stellung**
- Talonavikulararthrodese (Lowman)
- Chopart-Gelenk-Arthrodese (Abb. 2.150)
- Subtalare Arthrodese
- Tripelarthrodese

▶ **Vorteile**
- Wenig Beeinträchtigung der Fußlänge
- Gute Kontaktflächen (rasche Konsolidierung)

▶ **Nachteile**
- Begrenzte Korrekturmöglichkeit (nicht bei stärkerer Deformierung)
- Technisch anspruchsvoll

2.8 Indikationen und Therapieprinzipien des primären Knickplattfußes

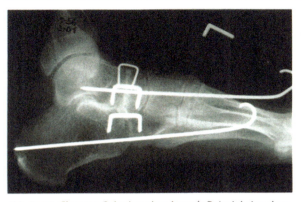

Abb. 2.150. Chopart-Gelenksarthrodese als Beispiel einer konturerhaltenen Technik

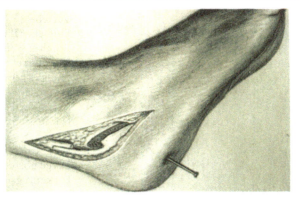

Abb. 2.151. Prinzip der Calcaneusverschiebeosteotomie in der Originaltechnik nach Gleich. (Aus Erlacher 1928)

Resezierende knöcherne Techniken
▶ **Keilförmige Resektion und anschließende Fixation in Korrekturstellung, Verkürzungsosteotomien der medialen Fußsäule**
- Talushalsosteotomie
- Navikulareverkürzungsosteotomie (Regnault, Barouk)
- Chopart-Gelenk-Resektion (mediale Basis)
- Resezierende Tripelarthrodese (mediale Basis)
- Resektionsarthrodese des Naviculocuneiforme-Gelenks (Hoke)
- Zuklappende Cuneiforme-mediale-Osteotomie (De Doncker)
- Navikulareresektion mit Talocuneiforme-Arthrodese
- Plantarflektierende Cuneiforme-metatarsale-I-Arthrodese

▶ **Vorteile**
- Einfacher Eingriff
- Große Kontaktflächen/gute Heilungstendenz
- Keine Hautspannung

▶ **Nachteil**
- Fußverkürzung

Translatorische Techniken
▶ **Kalkaneusverschiebeosteotomie nach medial und plantar (Gleich/Koutsogiannis)** (Siehe hierzu auch Abb. 2.151)
▶ **Vorteile**
- Einfacher Eingriff
- Gutes Korrekturpotential

▶ **Nachteile**
- Nur bei flexibler Deformität
- Kleine Kontaktfläche bei stärkerer Verschiebung
- In der Regel zusätzliche Eingriffe notwendig

Bewegungsbegrenzende Techniken (Arthrorise)
Siehe hierzu auch Abb. 2.152.
- Operation nach Cavalier (weichteilige Reposition des Rückfußes, Ruhigstellung, fibröse Teilsteife)
- Operation nach Giannestras (Kombination von begrenzter Arthrodese des Fußinnenrandes = Naviculocuneiforme-Gelenk mit Sehnenverpflanzungen, fibröse Teilsteife)
- Implantationsarthrorise des Sinus tarsi (Metalldübel, Silikondübel, Schrauben, Prinzip von Grice)

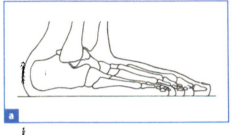
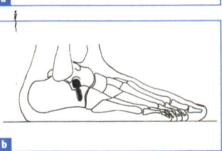
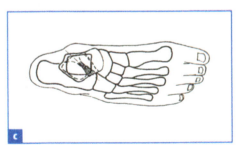

Abb. 2.152 a–c. Das Prinzip der Arthrorise des unteren Sprunggelenkes

▶ **Vorteile**
- Einfacher Eingriff
- Erhaltung einer Restbeweglichkeit des unteren Sprunggelenks
- Überkorrektur unwahrscheinlich
- Modellierendes Gelenkwachstum
- Temporäres Implantat

▶ **Nachteile**
- Nur begrenzter Korrektureffekt (Operationsindikation?)
- Fremdkörperreaktion (Silikon)
- Korrekturverlust (Rezidiv)
- Lange postoperative Ruhigstellungsdauer (Muskelatrophie)
- Lockerungsgefahr der Implantate

Die Operation nach Cavalier ist eine Technik, die bevorzugt im französichen Schrifttum Erwähnung findet. Die Indikation wird außerordentlich selten beim idiopathischen Knickplattfuß des Kindesalters gestellt [nach Rigault u. Lignac (1977b) in ca. 1% der Fälle]. Die Technik umfasst eine dorsale Inzision am Fußrücken, über die der Taluskopf mit einem löffelartigen Spatel mobilisiert und mit einem Kirschner-Draht temporär (für 4–6 Wochen im Gips) in korrigierter Stellung transfixiert wird. Eine anschließende, meist zusätzlich erforderliche Achillessehnenverlängerung beendet den Eingriff. Die Technik erfordert eine sorgfältige Dosierung, da sowohl Unter- wie auch Überkorrekturen vorkommen können.

Pisani et al. (1998) und Viladot (1992) sind glühende Anhänger der Arthrorise, die sie besonders beim therapiebedürftigen Knickplattfuß des Kleinkindes anwenden. Ihre Methode besteht in einer Schraube, die unter Korrekturstellung des Rückfußes in den Sinus tarsi leicht nach ventral distal geneigt eingebracht und mit einer Polyäthylenkappe versehen wird. Sie verhindert ein Kippen des Kalkaneus in Eversion und das „Nach-Vorne-Gleiten" des Talus im hinteren unteren Sprunggelenk.

Giannini empfiehlt ebenfalls die großzügige Anwendung der extraartikulären Arthrorise bei der chronischen Pronationsstellung des Rückfußes jenseits des 8. Lebensjahres mit einem expandierbaren Dübel aus Teflon bzw. resorbierbarem Material.

▶ This technique is indicated for flexible flat foot in children from 8 to 12 years old (Giannini 1998).

In Einzelfällen sei diese Technik auch für den Talus verticalis oder nach Resektion einer symptomatischen Koalition geeignet. Für schwere Instabilitäten und neurogene Knickplattfüße empfiehlt Giannini dagegen die Operation nach Grice. Anhand von MRT-Untersuchungen stellte der Autor fest, dass sich das resorbierbare Implantat nach einem Jahr fragmentiert und nach 5 Jahren absorbiert hatte. Der Teflon-Dübel muss dagegen nach einem Jahr entfernt werden. Die Wirkungsweise dieser schonenden Technik dürfte in einer fibrösen Bewegungsbegrenzung des unteren Sprunggelenks zu sehen sein.

Bei der Auswahl des jeweiligen Operationsverfahrens sind folgende Punkte zu berücksichtigen:
- Muskuläre Verkürzungen müssen korrigiert werden.
- Artikuläre Überbeweglichkeit muss begrenzt bzw. ausgeschaltet werden.
- Alle Ebenen der Deformität müssen korrigiert werden.

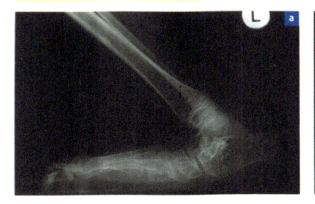
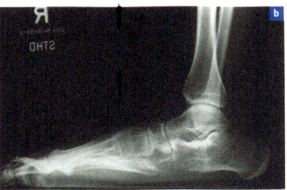

Beim letzten Punkt ist zu beachten, dass nicht alle knöchernen Techniken auf alle 3 Ebenen der Deformität wirken können (Abb. 2.153 a, b):
- Eine Ebene korrigiert
  - Operation nach Grice, Arthrorise (frontal)
  - Operation nach Gleich/Koutsogiannis (frontal)
- Zwei Ebenen korrigiert
  - Verkürzung am Fußinnenrand (sagittal, transversal)
- Drei Ebenen korrigiert
  - Verlängerungen am Fußaußenrand
  - Chopart-Arthrodese

▶ To my way of thinking the only reason to describe all these surgical procedures for flexible flatfoot is to discourage a young surgeon from thinking that he is creating a new procedure that has never been thought of before. The main reason for studying history is to avoid the mistakes of the past (Carroll 2001).

Abb. 2.153. a Die Operation nach Grice korrigiert nur die Frontalebene, während **b** die Operation nach Evans mit Calcaneusverlängerung alle 3 Ebenen der Deformität berücksichtigt

2.8.5 Beurteilung nach operativer Therapie

▶ Even with no treatment, most children with flatfoot will improve to a point that they are unlikely to have symptoms as an adult (Wenger 1993).

Die Bewertung therapeutischer Bemühungen muss sich immer am Ausgangsbefund orientieren. Bei schwerer primärer Deformität ist es naturgemäß schwieriger, ein befriedigendes Ergebnis zu erreichen als bei weniger ausgeprägten Veränderungen.

In jedem Falle sollten jedoch folgende Kriterien durch eine Operation erfüllt werden:
- Funktion (keine Schmerzen), beim Abrollen ausreichende Stabilität und Kraft
- Gehkomfort (keine Druckstellen/Umknicktraumata)
- Schuhwerk (Fuß schuhtechnisch versorgbar)
- Kosmetik (plantigrade Fußstellung)

▶ If it looks good, it works good (Abb. 2.154 a, b)

Dieser stark vereinfachende Weg zur Beurteilung gestattet natürlich keine objektive Bewertung. Dennoch sollte der Normalfuß bezüglich Form und Funktion als „golden standard" dienen.

2 Der primäre oder idiopathische Knickplattfuß

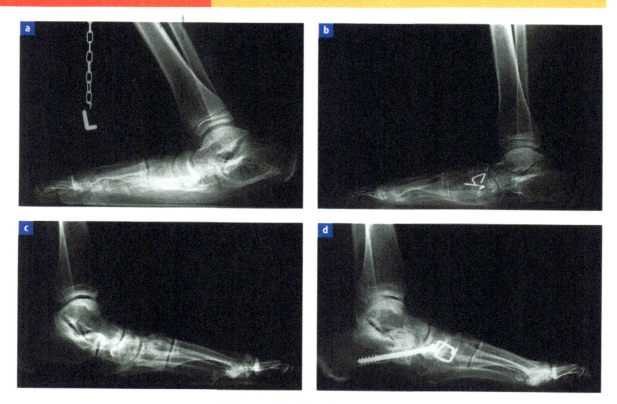

Abb. 2.154 a–d. Die klinische bzw. röntgenologische Verbesserung der Fußform kann, aber muss nicht unbedingt mit einer entsprechenden funktionellen bzw. symptomatischen Verbesserung einhergehen. **a, b** Verbleibende Unterkorrektur bei deutlicher klinischer und funktioneller Verbesserung, **c, d** röntgenologisch deutliche Korrektur trotz weiterbestehender klinischer Beschwerden

> „Funktion ist Form, in Tätigkeit gedacht" (Johann Wolfgang von Goethe aus Biedrzynski 1973).

Hansen weist darauf hin, dass die Wiederherstellung der erhofften Funktion nach operativer Rekonstruktion im Fußbereich oftmals recht langsam vor sich geht.

▶ Normal healing and rehabilitation after foot reconstruction take at least 6 months, and the foot continues to improve for another 12 to 18 months (Hansen 2000).

Dies bedeutet u. E., dass man den so genannten Frühresultaten, die ein Nachuntersuchungsintervall von weniger als 12 Monaten haben, keine wesentliche Beachtung schenken sollte.

Allgemeine Ziele der operativen Korrektur sind die Beseitigung der Beschwerden, die Ausrichtung des Fußes in der Fortbewegungsrichtung (Normalisierung des Fußöffnungswinkels) sowie die Stabilisierung des Rückfußes in der Lotlinie des Beines. Das obere Sprunggelenk sollte ausreichend beweglich sein (mindestens 10-Grad-Dorsal- und 30-Grad-Plantarflexion) und die Kraft der Wadenmuskulatur möglichst erhalten bleiben (optimalerweise Einbeinzehenstand möglich). Sind diese Punkte im Wesentlichen erfüllt, so kann man mit dem Ergebnis zufrieden sein.

Max Lange (1962) bemerkte, dass die Ziele der Knickplattfußbehandlung je nach Alter unterschiedlich seien: Während beim Kind die Wiederherstellung von Form und Funktion versucht werden sollte, gibt es beim Erwachsenen andere Prioritäten: „Das Behandlungsziel ist nicht die Schaffung einer schönen Fußform, sondern in erster Linie die Schmerzbeseitigung."

Es gibt verschiedene Scores, die Form und Funktion vereinen. Dennoch sind sie natürlich mit Einschränkungen zu sehen. Der am weitesten verbreitete Score stammt von der American Orthopaedic Foot and Ankle Society (AOFAS) und wurde federführend von Kitaoka et al.(1994) entworfen.

Häufige klinische Scores, nach denen die postoperativen Ergebnisse beurteilt werden, sind im Folgenden aufgeführt.

AOFAS-Score

▶ **Der AOFAS-Rückfuß-Score** (maximal 100 Punkte)

Kriterien	Punkte
Schmerzen (maximal 40 Punkte)	
Keine	40
Leicht, gelegentlich	30
Mäßig, täglich	20
Stark, fast ständig	0
Funktion (maximal 50 Punkte)	
Alltagsaktivitäten (maximal 10 Punkte)	
Keine Einschränkung, keine Orthesen	10
Leichte Einschränkung bei Belastung	7
Täglich mäßige Einschränkung, Stock	4
Regelmäßig starke Einschränkung	0
Maximale Gehstrecke (Häuserblocks; maximal 5 Punkte)	
Mehr als 6 Blocks	5
4–6 Blocks	4
1–3 Blocks	2
Weniger als 1 Block	0
Gehen auf unebenem Boden (maximal 5 Punkte)	
Keine Probleme	5
Leichte Probleme	3
Starke Probleme	0
Gehbehinderung, Hinken (maximal 8 Punkte)	
Normales Gangbild	8
Leichtes Hinken	4
Deutliches Hinken	0
Sagittale Gelenkbeweglichkeit (maximal 8 Punkte)	
Normale oder gering eingeschränkte OSG-Beweglichkeit ($\geq 30°$)	8
Leichte Einschränkung (15–29°)	4
Starke Einschränkung ($< 15°$)	0
Rückfußbeweglichkeit: Inversion und Eversion (maximal 6 Punkte)	
Normal oder geringe Einschränkung (75–100 % normal)	6
Mäßige Einschränkung (25–74 % normal)	3
Starke Einschränkung (< 25 % normal)	0
Rückfußstabilität (AP und Varus-Valgus, maximal 8 Punkte)	
Stabil	8
Instabil	0

Klinisches Erscheinungsbild/Kosmetik (maximal 10 Punkte)

Normales Aussehen	10
Befriedigendes Aussehen, keine Symptome	5
Unbefriedigendes Aussehen	0

▶ Der AOFAS-Mittelfuß-Score (maximal 100 Punkte)

Kriterien	Punkte
Schmerz (maximal 40 Punkte)	
Kein Schmerz	40
Leicht, gelegentlich	30
Mäßig, täglich	20
Stark, fast ständig	0
Funktion (maximal 45 Punkte)	
Alltagsaktivitäten (maximal 10 Punkte)	
Keine Einschränkung, keine Einlagen	10
Leichte Einschränkung bei Belastung	7
Täglich mäßige Einschränkung	4
Regelmäßig starke Einschränkung	0
Schuhgebrauch (maximal 5 Punkte)	
Normale Schuhe ohne Zurichtungen	5
Schuhzurichtungen, Einlagen	3
Orthopädische Maßschuhe	0
Maximale Gehstrecke (Häuserblocks; maximal 10 Punkte)	
>6 Blocks	10
4–6 Blocks	7
1–3 Blocks	4
<1 Block	0
Gehen auf unebenem Boden (maximal 10 Punkte)	
Keine Probleme	10
Leichte Probleme	5
Starke Probleme	0
Gehbehinderung, Hinken (maximal 10 Punkte)	
Normales Gangbild	10
Leichtes Hinken	5
Deutliches Hinken	0
Klinisches Erscheinungsbild/Kosmetik (maximal 15 Punkte)	
Normales Aussehen	15
Befriedigendes Aussehen, keine Symptom	8

► **Maryland-Foot-Score** (Grass u. Zwipp 2000)

Kriterien	Punkte
Schmerz	0–45
Gehfunktion	0–22
Aktivitäten	0–18
Kosmetik	0–10
Beweglichkeit	0–5

Da bei den häufig verwendeten Scores der Schmerz eine zentrale Rolle bei der Bewertung des Ergebnisses spielt, sollte er auch bei der Indikationsstellung mit an erster Stelle stehen.

Kitaoka (1994) und Kitaoka et al. (1997) beurteilen nach 4 Gruppen:
- Schmerz,
- Alltagsbelastung,
- Orthesengebrauch,
- subjektive Zufriedenheit.

Eine Beurteilung anhand prä- und postoperativer Röntgenaufnahmen, die möglichst unter standardisierten Bedingungen im Stehen angefertigt wurden, erlaubt die Überprüfung einer Annäherung an normale Werte. Am besten sind dynamische Untersuchungsmethoden, von denen sich aber bisher nur die dynamische Pedobarographie als Routineverfahren durchgesetzt hat. Die Messung kinematischer und kinetischer Parameter mit dreidimensionaler Ganganalyse steckt noch in der Entwicklung und bleibt bisher nur einzelnen Forschungseinrichtungen vorbehalten. Diese Methodik hat aber für die Zukunft die besten Voraussetzungen, das Therapieziel einer Verbesserung der Funktion zu messen.

3 Besondere Formen des primären Knickplattfußes

Wir haben dieses Kapitel bewusst vom primären Knickplattfuß abgesetzt, da es einige Sonderformen gibt, die zwar in die Rubrik der Deformität fallen, deren Ausprägungsgrad und Rigidität sie jedoch völlig vom primären Knickplattfuß unterscheidet. Sie werfen wegen ihrer funktionellen Einschränkungen zwar hinsichtlich der Therapieindikation weniger Probleme auf, ihre Behandlung bleibt dagegen häufig schwierig.

3.1 Der Schaukelfuß (Talus verticalis)

3.1.1 Definition

Der angeborene Schaukelfuß stellt eine Fußdeformität dar, die durch eine strukturelle Spitzfußstellung des Talus und Kalkaneus, eine strukturelle Dorsalluxation des Os naviculare auf den Talushals, eine Konvexität des Fußlängsgewölbes sowie eine Abduktion und Eversion des Vorfußes gekennzeichnet ist.

Dieffenbach beschrieb 1841 die Behandlung eines typischen angeborenen Schaukelfußes (Abb. 3.1). Henke stellte 1856 das Skelett eines Schaukelfußes vor.

3.1.2 Epidemiologie

Diese Deformität ist weitaus seltener als der angeborene Klumpfuß. Rigault berichtete 1991, dass in der Literatur weniger als 500 angeborene Schaukelfüße beschrieben wurden. Er nennt ein Überwiegen des männlichen Geschlechtes im Verhältnis 2:1. Weder Ogata (1979) noch Rigault konnten die Bevorzugung einer Rassengruppe finden.

Badelon et al. gaben 1984 eine detaillierte Untersuchung von 51 Kindern mit 71 angeborenen Schaukelfüßen an. Bei 17/51 Kindern wurden idiopathische Formen gefunden, 13/51 zeigten Begleitfehlbildungen, 16/51 neurologische Ursachen und 5/51 eine Arthrogrypose. Das Gesamtverhältnis einseitig:beidseitig betrug 31:20. In derselben Serie bestand bei 31 einseitigen Schaukelfüßen in 7 Fällen ein Klumpfuß auf der Gegenseite.

3.1.3 Ätiologie und Pathogenese

Die Ätiologie dieser Fußdeformität bleibt unklar. Es werden exogene Faktoren wie intrauterine Fehllagen und, wegen der Häufung begleitender Fehl-

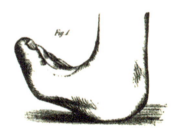

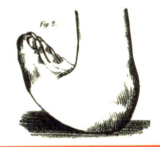

Abb. 3.1. Schwerer Schaukelfuß. (Aus der Originalarbeit von Dieffenbach 1841) ▶

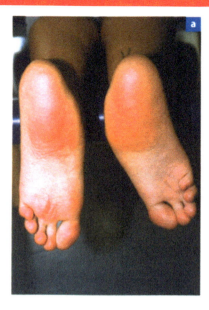
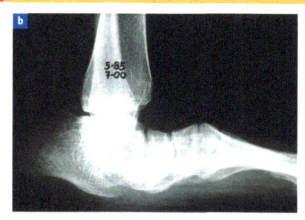

Abb. 3.2 a, b. Mit einem Talus verticalis können auch Koalitionen der Rückfußwurzelknochen verbunden sein. 15-jähriges Mädchen **a** klinisch von plantar und **b** radiologisch

bildungen endogene Komponenten vermutet. Eine familiäre Belastung ist bekannt. Die Störung kann sowohl während der Embryogenese als auch während der fetalen Entwicklung auftreten. Dabei dürften eine Wachstumsstörung des Rückfußes und neurologische Faktoren (Muskelungleichgewicht) von entscheidender Bedeutung sein. Die intrauterine Raumnot am Ende der Schwangerschaft dürfte zusätzlich formativen Charakter besitzen.

Mit einem Talus verticalis möglicherweise assoziierte Fehlbildungen (nach Rigault 1991):
- Fehlbildungen im Bereich des Schädels (Gesichtsspalten, Hydrozephalus, Mikrozephalus, Tortikollis)
- Fehlbildungen am Rumpf (Skoliose, Spina bifida, Sakralagenesie)
- Viszerale Fehlbildungen
- Neurologische Störungen (Arthrogryposis multiplex congenita AMC, Neurofibromatose)
- Fehlbildungen im Bereich der Beine (Klumpfuß, Spitzfuß, Hüftluxation, Hypoplasie, Koalitionen (Abb. 3.2a, b)
- Fehlbildungen im Bereich der Arme (Daumenaplasie, Syndaktylie, Polydaktylie)

3.1.4 Pathoanatomie

In der Literatur gibt es eine Reihe von exakten Beschreibungen von Präparaten (Patterson et al. 1968, Drennan u. Sharrad 1971 u. a.). Beim angeborenen Schaukelfuß besteht eine strukturelle Dorsalluxation des Talonavikulargelenks (Abb. 3.3).

Eine Trennung in knöcherne und weichteilige Veränderungen ist sinnvoll, wobei nicht immer unterschieden werden kann, welche Veränderungen primär und welche sekundär sind.

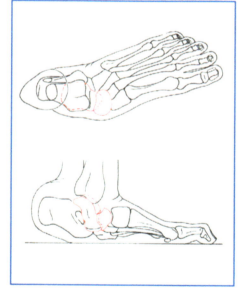

Abb. 3.3. Schematische Darstellung der pathologischen Verhältnisse im Rückfußbereich beim Talus verticalis

Knöcherne Veränderungen

Talus. Das Sprungbein steht in fixierter Equinusstellung, wobei der tibiotalare Winkel zwischen 120° und 145° beträgt. Die Talusrolle ragt nach ventral aus der Knöchelgabel heraus und ist in ihrem dorsalen Anteil abgeflacht. Der Talushals zeigt eine verstärkte Ausrichtung nach medioplantar. Das Os naviculare artikuliert mit dem Talushals. Der Taluskopf ist deformiert und entrundet und bei älteren Kindern knorpelfrei. Die Talusrolle selbst kann lateral aus der Knöchelgabel subluxiert stehen.

Kalkaneus. Das Fersenbein steht in fixierter Spitzfußstellung lateral vom Talus und in Kontakt mit dem Außenknöchel. Das Sustentaculum tali ist kaum ausgebildet. Der vordere Kalkaneusanteil und das Pfannenband leisten keinerlei Widerstand gegen die Plantarisierung des Taluskopfes. Der vordere Kalkaneusanteil zeigt eine leichte Dorsalverbiegung mit einer entsprechenden Dorsalverlagerung der Gelenkfläche zum Os cuboideum. Ähnlich wie beim Klumpfuß kann auch hier eine richtige Gelenkfläche zwischen der Außenknöchelspitze und dem lateralen Kalkaneus vorkommen.

Os naviculare. Das Kahnbein steht in fixierter Luxation dem Talushals gegenüber. Da es kleiner als normal und abgeflacht bzw. deformiert ist, bereitet seine Reposition meist Probleme.

Os cuboideum. Auch das Würfelbein steht meist in mehr oder weniger starker dorsaler Subluxation zum Kalkaneus. Es hypertrophiert mit dem Wachstum und unterhält die rigide Deformität.

Vorfuß. Der Vorfuß steht in Hackenfußstellung (Dorsalflexion) und fixierter Pronation sowie Eversion. Diese kann so ausgeprägt sein, dass der Fußaußenrand keinen Bodenkontakt mehr besitzt. Durch den Zug der retrahierten Pronatorenmuskulatur kann es zur Subluxationsstellung der tarsometatarsalen Gelenklinie des lateralen Strahls kommen. In den Fällen, in denen sich der Vorfuß als Kompensation zur Rückfußvalgusstellung supinatorisch ausrichtet, entsteht das klinische Bild des so genannten Hammerzehenplattfußes mit Flexionsstellung des Großzehengrundgelenks (Abb. 3.4 a, b).

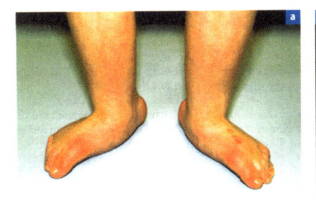 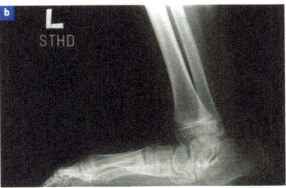

Veränderungen der Weichteile

Die Retraktion der Weichteile ist charakteristisch. Sie ist bereits zur Geburt strukturell und betrifft die Fußheber und Pronatoren sowie die Kapseln des oberen (und unteren) Sprunggelenks. Die Wadenmuskulatur mit der Achillessehne ist stets verkürzt.

Das Talonavikular- und Kalkaneokuboidgelenk sind durch eine dorsolateral gelegene Narbenplatte strukturell luxiert. Diese Platte verbindet die distale Tibia mit Talus, Kalkaneus, Os naviculare und Os cuboideum. Auch die dorsal und dorsolateral gelegenen Bänder sind ebenso wie das Lig. talocalcaneum interosseum retrahiert.

Abb. 3.4. **a** Klinische und **b** radiologische Darstellung eines 8-jährigen Mädchens mit schweren Schaukelfüßen und kompensatorischen Hammerzehen

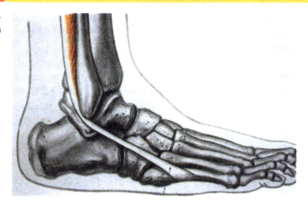

Abb. 3.5. Ein distaler Ansatz des M. peroneus brevis am Os metatarsale V ist beim Talus verticalis nicht selten

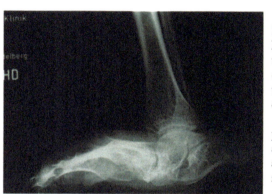

Abb. 3.6. Der Taluskopf bildet die Spitze der plantaren Prominenz (29-jähriger Patient mit primärem Talus verticalis)

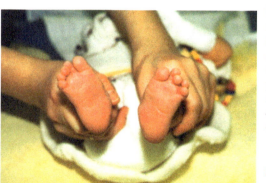

Abb. 3.7. Beim Neugeborenen lässt sich die klinische Diagnose nur schwer stellen (6-Wochen alter Säugling mit beidseitigen Schaukelfüßen)

Im Gegensatz dazu sind die medioplantaren Bänder insbesondere das Pfannenband massiv elongiert. Durch die Luxationsstellung des Vorfußes kommt es zu einer Ventralverlagerung der Sehnen des M. tibialis posterior und der Mm. peronaei. Ebenso sind auch die Fußheber (Mm. extensor hallucis und digitorum longus) und der M. tibialis anterior verkürzt. Ein verbreiteter Ansatz der Sehne des M. peronaeus tertius scheint häufig zu sein (Niederecker 1959; Rigault 1991; Abb. 3.5).

Abgesehen vom Talus verticalis bei AMC oder Spina bifida konnte keine pathologische Muskulatur gefunden werden. Patterson vermutete deshalb auch eine sekundäre Verkürzung der Muskulatur als Folge der Gelenkfehlstellungen. Auch die arterielle Versorgung scheint keine Besonderheiten aufzuweisen.

3.1.5 Pathomechanik

Die entscheidenden pathomechanischen Faktoren sind die fixierte Luxation des Talonavikulargelenks und die dadurch hervorgerufene veränderte Muskelzugrichtung auf den Rückfuß. Alle Sehnen, die den Rückfuß überqueren, erhalten eine pronierende und evertierende Wirkung. Der Fußhebel wird im Chopart-Gelenk aufgebrochen, wobei der Taluskopf wie ein Meißel nach plantar vorragt (Abb. 3.6). Während die Wadenmuskulatur den Kalkaneus nach oben zieht, heben die Fußheber den Vorfuß. Die Peronäalsehnen und der M. tibialis posterior erhalten eine dorsalflektierende Wirkung auf das Chopart-Gelenk. Auf diese Weise wird die plantare Konvexität fixiert.

3.1.6 Klinisches Bild und Diagnostik

Die klinische Diagnose gelingt beim Neugeborenen nur schwer (Abb. 3.7), weshalb die Deformität bei Geburt häufig übersehen wird (Rigault 1991). Es imponieren beim Neugeborenen ausgeprägte Falten über dem Fußrücken. Der Taluskopf ist plantar tastbar und durch Plantarflexionsmanöver des Vorfußes nicht zum Verschwinden zu bringen. Ein Längsgewölbe lässt sich demnach nicht aufbauen. Die Plantarflexion ist lediglich im Vorfuß und dort nur unvollständig möglich, während der Kalkaneus in Spitzfußstellung bleibt (Abb. 3.8 a, b). Der eindeutige Unterschied zum Pes calcaneovalgus des Neugeborenen ist die Hackenfußstellung des Kalkaneus beim Letzteren.

Eine Ergänzung der klinischen Untersuchung durch gehaltene Aufnahmen in maximaler Plantarflexion ist deshalb sinnvoll (Abb. 3.9 a, b). Radiologisch müssen auf der Seitaufnahme die Beziehungen von Talus, Kalkaneus

3.1 Der Schaukelfuß (Talus verticalis)

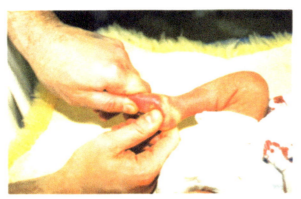

Abb. 3.8. Klinische Darstellung des Repositionsmanövers beim angeborenen Schaukelfuß

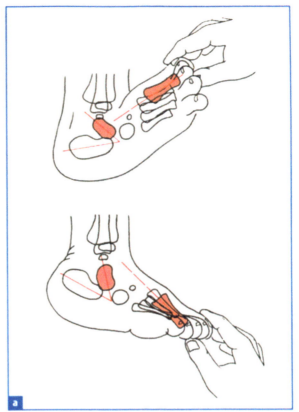

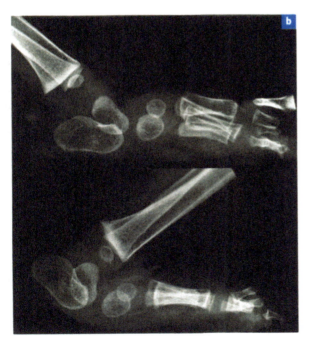

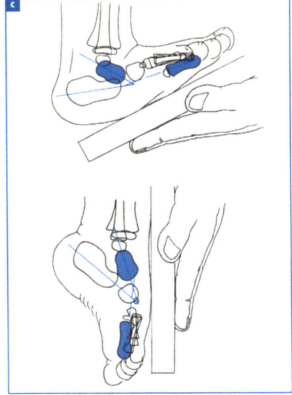

Abb. 3.9. a Schematische und **b** röntgenologische Darstellung der gehaltenen Aufnahmen in maximaler Dorsal- und Plantarflexion in der seitlichen Projektion. **c** Vollständige Reposition des Rückfußes beim Talus obliquus

3 Besondere Formen des primären Knickplattfußes

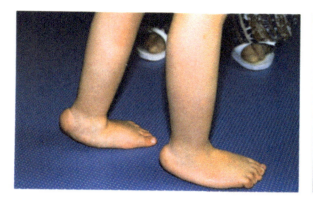
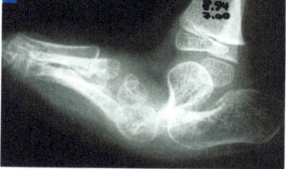
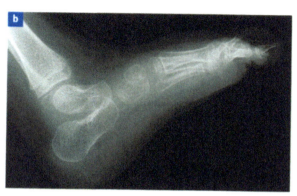

Abb. 3.10. Bei diesem 6½-jährigen Mädchen gelingt die Diagnose relativ einfach

Abb. 3.11. 6-jähriger Junge **a** mit rechtsseitigem Talus verticalis und **b** linksseitigem instabilem Knick-Plattfuß (so genannter Talus obliquus) ▶

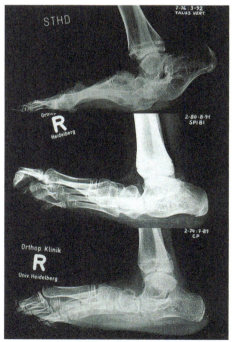

und den Ossa metatarsalia zueinander beurteilt werden, da beim Neugeborenen die übrigen Fußwurzelknochen noch nicht ossifiziert sind. Der seitliche talokalkaneare Winkel ist relativ unspezifisch, da mit zunehmender Steilstellung des Talus auch der Kalkaneus mehr in Spitzfußstellung gezogen wird und der Winkel trotz stärkerer Deformität nicht zunimmt.

Die Verlängerung des Os metatarsale I gibt die Position des Os naviculare an. Die Linie verläuft in Dorsal- und Plantarflexion des Fußes stets oberhalb der Längsachse des Talus (Abb. 3.9 a,b).

Eine zusätzliche Untersuchung mittels Sonographie wurde von Hamel empfohlen (pers. Mitteilung).

Beim Säugling gelingt die Beurteilung sowohl klinisch als auch radiologisch leichter. Die Konvexität des Fußes ist besonders von medial und plantar sichtbar. Der Knochenkern des Os cuboideum liegt radiologisch ebenfalls nach dorsal subluxiert.

Beim Kleinkind kann die Diagnose bereits klinisch eindeutig gestellt werden. Der Fuß wird allein über dem Taluskopf belastet, Ferse und Vorfuß (-außenrand) sind vom Boden abgehoben (Abb. 3.10).

Das entscheidende Merkmal des Talus verticalis bleibt die fixierte Luxation des Os naviculare am Talushals. Ist das Kahnbein durch Plantarflexion und Inversion reponierbar, so handelt es sich um einen instabilen Knickplattfuß und nicht um einen Talus verticalis (sog. Talus obliquus; Abb. 3.9 c und 3.11 a, b).

Differentialdiagnostisch sollten neurogene Ursachen bedacht werden (Abb. 3.12).

Abb. 3.12. Vergleich eines idiopathischen Talus verticalis *(oben)* mit einem entsprechenden Befund bei Spina bifida *(Mitte)* und bei infantiler Zerebralparese *(unten)*

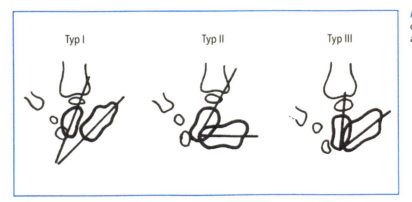

Abb. 3.13. Die radiologische Klassifikation nach Rigault und Pouliquen (1970) auf der seitlichen Aufnahme

3.1.7 Klassifikation

Rigault u. Pouliquen haben 1970 eine Klassifikation der Deformität anhand der seitlichen Röntgenaufnahmen in 3 Typen vorgeschlagen (Abb. 3.13):

- **Typ I** (der leichteste Typ): geringgradige Divergenz der Längsachsen von Talus und Kalkaneus bei fixiertem Rückfußspitzfuß
- **Typ II:** verstärkte Divergenz der Längsachsen von Talus und Kalkaneus bei teilweise korrigierbarem Rückfußspitzfuß
- **Typ III** (die stärkste Form): schwere Divergenz der Längsachsen von Talus und Kalkaneus bei fixiertem Rückfußspitzfuß

Beim relativ großen Patientengut von Rigault (61 Füße) entfielen 5,6% auf den Typ I, 49,5% auf den Typ II und 44,9% auf den Typ III. Die idiopathischen Formen des Talus verticalis entfielen überwiegend auf den Typ II, die sekundären auf den Typ III.

Hamanishi gab 1984 ein Klassifikationssystem an, bei dem er Begleitstörungen detailliert auflistete:

- **Gruppe I:** Talus verticalis mit Neuralrohrdefekten,
- **Gruppe II:** Talus verticalis bei neuromuskulären Erkrankungen,
- **Gruppe III:** Talus verticalis bei angeborenen Fehlbildungen,
- **Gruppe IV:** Talus verticalis bei Chromosomenaberrationen,
- **Gruppe V:** Idiopathischer Talus verticalis.

3.1.8 Therapeutische Besonderheiten

In der Literatur herrscht Einigkeit darüber, dass die Therapie – ähnlich der des angeborenen Klumpfußes – so früh als möglich einsetzen muß. Der primäre Angriffspunkt sollte der Versuch einer Reposition des nach dorsal luxierten Talonavikular- bzw. Chopart-Gelenks sein. Der Spitzfuß wird dabei im Rückfuß belassen und der Vorfuß dem Rückfuß angeglichen.

Die Technik der Gipsbehandlung ist dabei genau entgegengesetzt der Technik beim angeborenen Klumpfuß. Rocher (zit. nach Rigault 1991) empfahl 1934, den Fuß im Sinne eines Klumpfußes nach erfolgter Achillessehnenverlängerung einzugipsen. Da die Deformität des Chopart-Gelenks jedoch strukturell ist, hat die Gipsbehandlung lediglich vorbereitenden Charakter und in den meisten Fällen muss eine Operation folgen. Die Reihenfolge der Reposition berücksichtigt ähnlich wie beim kongenitalen Klumpfuß zunächst das Chopart-Gelenk und sekundär die Rückfußequi-

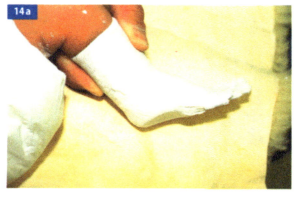
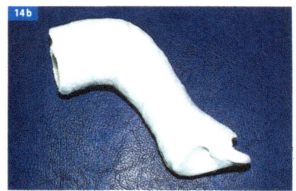
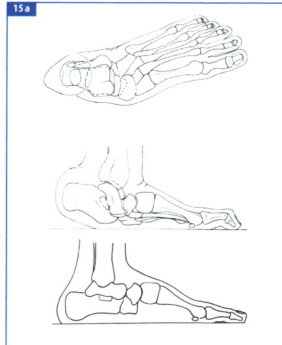
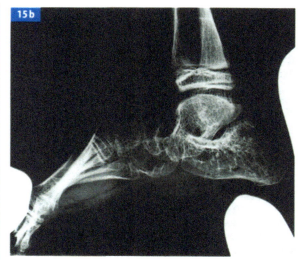

Abb. 3.14. Die Redressionsgipse können als **a** Unterschenkelgipse angelegt werden; in schwierigen Fällen empfehlen wir jedoch **b** Oberschenkelgipse zu verwenden

Abb. 3.15 a, b. Beim älteren Kind kommt eine Erhaltung des Os naviculare wegen der damit verbundenen starken Inkongruenz nicht mehr in Frage. **a** Schematisch, **b** radiologisch

nusstellung. Zur Gipsbehandlung genügen in der Regel Unterschenkelgipse (Abb. 3.14 a, b).

Die operative Behandlung umfasst die Kombination von Reposition und Retention. Es kommen weichteilige, knöcherne und kombinierte Verfahren zur Anwendung. Die Wahl der Inzisionen hängt vom Alter des Kindes, eventuellen Voroperationen und dem Grad der Deformität ab. Meist wird man mit der Cincinnati-Inzision die beste Übersicht bekommen, auch wenn es besonders bei älteren Kindern zu erheblichen Hautspannungen dorsolateral kommen kann. Alternativ können eine mediale und eine dorsolaterale Inzision gewählt werden.

Das Operationsprinzip besteht immer in der Reposition der subtalaren Fußplatte (Straßer) einschließlich des Os naviculare unter den Talus und der anschließenden Korrektur des Spitzfußes. Die Hauptprobleme bestehen neben der oben erwähnten Hautspannung dorsolateral in der Überlänge des Fußinnenrands, für die in Spätfällen ab etwa dem 5. Lebensjahr entweder eine Entfernung oder Verdünnung des Os naviculare (Abb. 3.15 a, b), eine

3.1 Der Schaukelfuß (Talus verticalis)

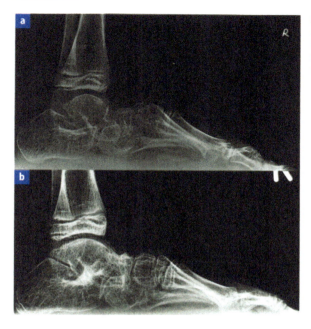

Abb. 3.16 a, b. Prinzip der Operation nach Grice mit Ausdünnung des Os naviculare bei einem schweren Talus verticalis eines 6-jährigen Jungen. a präoperativ, b postoperativ

Talushalsosteotomie oder eine Verkürzungsosteotomie der Ossa cuneiformia vorgenommen werden kann. Die Retention der subtalaren Fußplatte kann durch eine extraartikuläre subtalare Arthrodese vorgenommen werden (Kodros u. Dias 1999; Abb. 3.16 a, b).

Lamy u. Weissman empfahlen 1939 die Astragalektomie, die u. E. eine seltene Ausnahme insbesondere bei erfolglos voroperierten schweren Deformitäten darstellt. Zur detaillierten praktischen Durchführung der Operation möchten wir auf Kap. 6 verweisen.

3.1.9 Beurteilung der Ergebnisse

Die Ergebnisse einer operativen Behandlung schwerer Schaukelfüße müssen sich am Ausgangsbefund orientieren. Man liest zwar gelegentlich von ausgesprochen guten Ergebnissen (Krauspe 1999), kann sich aber dabei des Eindrucks nicht erwehren, den Mau bereits 1985 formuliert hat:

▶ ... ist der Verdacht nicht von der Hand zu weisen, daß nicht alle mit einem guten Behandlungsresultat veröffentlichten Beobachtungen eines „angeborenen Plattfußes" wirklich „echte Schaukelfüße" mit Tintenlöscherform der Fußsohle und der typischen dorsalen Calcaneusverformung darstellen (Mau 1985).

▶ Il faut souligner que les résultats restent assez modestes et que les meilleures d'entre eux ne donnent jamais un pied normal (Rigault 1991).

Bei den schweren Formen des Talus verticalis besteht die Indikation zur Therapie, da der Spontanverlauf ungünstig ist (Abb. 3.17). Trotz Therapie sind Heilungsverläufe mit normalem Fußbefund aber die Ausnahme. Aus diesem Grunde ist es sinnvoll, eine klinische bzw. radiologische Klassifikation der Ergebnisse darzustellen.

Kodros u. Dias (1999) gaben ein 17-Punkte-System zur postoperativen Beurteilung an, Adelaar ein 10-Punkte-System. Sie beinhalten den klinischen

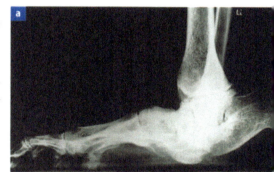
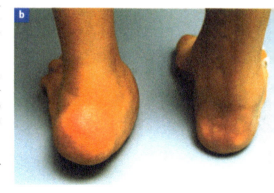

Abb. 3.17 a, b. Spontanverlauf eines unbehandelten schweren Talus verticalis links bei einem 54-jährigen Mann. a Radiologisch, b klinisch

3 Besondere Formen des primären Knickplattfußes

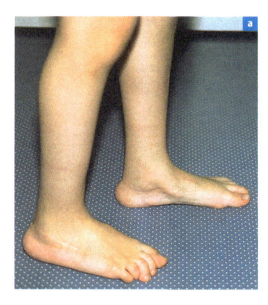
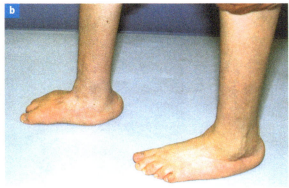

Abb. 3.18 a, b. Klinisches Ergebnis nach korrekter peritalarer Arthrolyse bei einem 4-jährigen Mädchen. **a** Gleiches Kind wie Abb. 3.7. **b** Der rechte Fuß der Mutter blieb trotz 8-maliger operativer Therapie unbefriedigend korrigiert und war schmerzhaft

Aspekt, die Beweglichkeit des oberen und unteren Sprunggelenks, knöcherne Prominenzen und Druckstellen, Schmerzen, spezielle Schuhversorgung und radiologische Parameter.

Als Mindestanforderung an ein gutes Ergebnis sollten die klinische Beschwerdefreiheit und das Tragen von Konfektionsschuhen angesehen werden (Abb. 3.18 a, b). Eine Beweglichkeit im oberen Sprunggelenk von 10–0–30°, eine ausreichende Kraft der Plantarflektoren und ein physiologischer Fußöffnungswinkel sind analog den Kriterien beim kongenitalen Klumpfuß ebenso relevant. Diese Bedingungen sind aber nur beim primären Talus verticalis, nicht bei den neuromuskulären Formen erreichbar. Da es verschiedene Schweregrade der Deformität gibt, ist ein Vergleich der Literatur (analog dem kongenitalen Klumpfuß) schwierig. Zudem wird das Ergebnis immer dann, wenn frühzeitig, d. h. innerhalb des ersten Lebensjahres vor Laufbeginn, operiert worden war, besser sein.

Kodros u. Dias berichteten 1999 über gute Ergebnisse bei 32 Patienten mit 42 operierten Füßen. Diese waren einzeitig über einen Cincinnati-Zugang korrigiert worden.

Duncan u. Fixsen (1999) berichteten über Langzeitergebnisse von 10 Füßen mit primärem Talus verticalis. In allen Fällen wurden neben der dorsalen, medialen und lateralen Gelenkreposition eine Rückverlagerung des Ansatzes der Sehne des M. tibialis anterior auf den Talushals vorgenommen. Die Resultate waren überraschend gut und wurden mit dem Score von Laaveg u. Ponseti (1980) bewertet (subjektive Zufriedenheit, Funktion und Schmerzen).

Operative Korrekturen beim älteren Kind sind demgegenüber mit deutlichen Einschränkungen besonders hinsichtlich der Beweglichkeit zu sehen.

3.1.10 Komplikationen und Probleme

Gerade beim Talus verticalis sind Komplikationen und Probleme, die durch therapeutische Maßnahmen auftreten, nicht selten. Die Wunddehiszenz dorsolateral durch übermäßige Hautspannung sollte unbedingt durch schonende Naht- und Gipstechnik vermieden werden, da ein infolge sekundärer Wundheilung entstehender Narbenzug erneut in die Fehlstellung ziehen kann.

Die aseptische Nekrose des Talus (Abb. 3.19 a, b) bzw. des Os naviculare ist nicht selten. Sie wurde in der Serie von Rigault (1991) mit 48 Fällen bei 15 Füßen beobachtet. Ähnliche Zahlen sahen auch Herndon u. Heyman (1963) und Ellis u. Scheer (1974). Die Empfehlung Rigaults, die Korrektur der Deformität in 2 Sitzungen vorzunehmen, soll helfen, diese Komplikation zu reduzieren. Die Nekrose des Os naviculare kann durch die ausgedehnte operative Mobilisierung und den nach Reposition entstehenden erheblichen Druck auf diesen Knochen erklärt werden. Folgen der Nekrose des Talus können Deformierungen dieses Knochens bzw. die Fusion mit dem Kalkaneus sein.

Die Überkorrektur stellt eine weitere Komplikation dar, die sich durch eine übermäßige Medialisierung des Os naviculare bzw. des Ansatzes des M. tibialis posterior einstellen kann. Bei funktionell störender Klumpfußdeformität sollte erneut operiert werden.

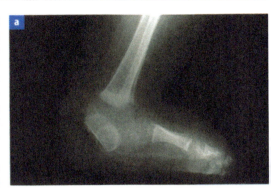
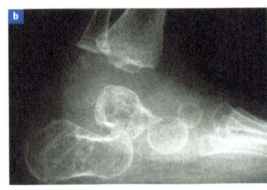

Abb. 3.19. a Schwerer Talus verticalis vom Typ III mit **b** aseptischer Teilnekrose des Taluskopfes und unvollständiger Reposition der Chopartgelenklinie 2 Jahre nach operativer Reposition

3.2 Der Knickhohlfuß

3.2.1 Definition

Der Knickhohlfuß stellt eine Fußdeformität dar, bei der der Rückfuß in Valgusstellung steht und der Fußinnen- und Außenrand betont sind (Abb. 3.20). In den beiden letzten Punkten unterscheidet sich dieser Fuß grundlegend vom Knickplattfuß. Die Verfasser zählen in diese Kategorie aber auch Füße, die unter Entlastung die typischen Merkmale eines Hohlfußes haben (verstärktes Längsgewölbe, Krallenzehen), unter Belastung jedoch in Knickfußstellung abweichen (s. Bd. 2: „Der Hohlfuß").

Synonyme. Pes cavovalgus, high arched pronated foot (Rose 1991).

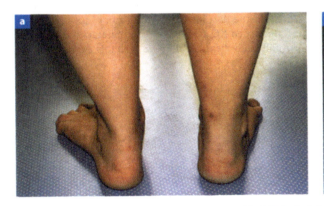
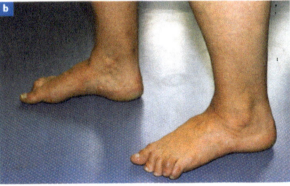

Abb. 3.20 a, b. Typischer Aspekt beidseitiger Knickhohlfüße bei einer 26-jährigen Patientin

3.2.2 Epidemiologie

Diese Deformität begegnet uns nahezu ausschließlich im französischen und italienischen Schrifttum; in der angloamerikanischen und deutschen Literatur ist sie weitgehend unbekannt. Sie zählt sicher zu den selteneren Deformitäten, gehört aber wegen der Rückfußvalgusstellung thematisch zum Knick- und nicht zum Hohlfuß.

3.2.3 Ätiologie und Pathogenese

Eine ligamentäre Laxizität im Rückfuß (Chopart- und Subtalargelenk) bei gleichzeitiger Erhaltung bzw. Akzentuierung des Längsgewölbes medial und lateral führt über eine Verkippung des Fußaußenrands und Abduktion des Vorfußes zur Deformität. Neurogene Ursachen der Verstärkung des Längsgewölbes sind möglich.

3.2.4 Pathomechanik

Die Knickfußkomponente kann als Kompensationsmechanismus des unteren Sprunggelenks bei einer verstärkten Vorfußcavusstellung (valgus ab equinocavo) aufgefasst werden. Die Instabilität im Subtalargelenk und der M. peronaeus longus spielen hierbei eine wichtige Rolle.

3.2.5 Klinisches Bild und Diagnostik

Die Deformität tritt nach Pisani et al. (1998) gehäuft bei Mädchen auf und ist mit Torsions- und Achsenanomalien (Antetorsionssyndrom) vergesellschaftet. Im Stehen fällt die Deformität besonders bei der Inspektion von hinten und plantar auf. Von medial kommt es zu einer mäßigen Absenkung des Längsgewölbes, von lateral zu einer Hebung des Fußaußenrands (Abb. 3.21 a, b). Besonders eindrucksvoll ist die Inspektion im Stehen durch eine transparente Platte oder von plantar bei unbelastetem Fuß. Die Belastung ist nur im Vor- und Rückfuß zu sehen, mediales und laterales Längsgewölbe bleiben unbeschwielt (Abb. 3.22). Die Patienten klagen beim Gehen über Unsicherheit im Rückfuß und belastungsabhängige Beschwerden an der Fibulaspitze (fibulo-calcaneares abutment). Auch am Fußinnenrand im Bereich der Endsehne des M. tibialis posterior können belastungsabhängige Symptome vorkommen. Durch die mediale Mehrbelastung gibt es beim Erwachsenen Druckschmerzen unter den Köpfchen der Ossa metatarsalia I und II. Ein Os tibiale externum soll nach Pisani et al. (1998) gehäuft auftreten.

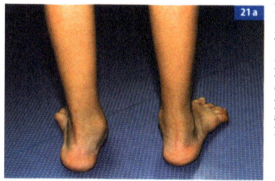

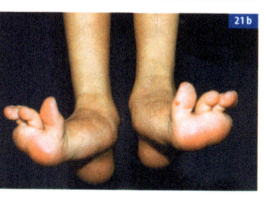

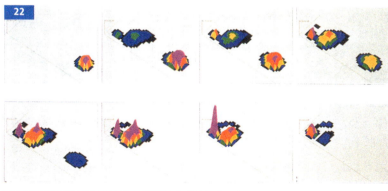

Abb. 3.21. Knickhohlfüße **a** belastet und **b** unbelastet bei einem 8-jährigen Mädchen. Man erkennt die Akzentuierung der Hohlfußstellung durch Aktivierung der langen Zehenstrecker

Abb. 3.22. In der dynamischen Untersuchung (EMED-Druckmessplatte) lässt sich die fehlende Belastung des Mittelfußes beim Knickhohlfuß besonders gut dokumentieren

3.2.6 Therapeutische Besonderheiten

Die konservative Therapie versucht mit Einlagen oder Schuhzurichtungen, den Rückfuß so weit aufzurichten, dass die Ferse wieder in die Lotlinie kommt. Bei therapieresistenten Beschwerden wird ein operatives Vorgehen empfohlen. Pisani et al. (1998) schlagen die Behandlung mit einer subtalaren Arthrorise mit der Kalkaneusendorthese in Kombination mit einer Raffung des medialen Kapsel-Band-Apparates vor. Eine evtl. verkürzte Achillessehne soll dabei gleichzeitig (dosiert) verlängert werden. Die medial verschiebende Kalkaneusosteotomie ggf. in Verbindung mit einer Kalkaneusverlängerung nach Evans als Doppelosteotomie ist bei flexiblen Deformitäten Erfolg versprechend. Bei stärkerer Ausprägung der Hohlfußkomponente kann eine Keilentnahme aus der Fußwurzel nach Cole in Betracht kommen (s. Bd. 2: „Der Hohlfuß"). Regnault (1986) empfiehlt gleichzeitig eine Distalverlagerung des Ansatzes der Sehne des M. tibialis posterior auf das Os cuneiforme mediale. Bei strukturellen Deformitäten, schmerzhafter Bewegungseinschränkung oder degenerativen Veränderungen wird man um eine korrigierende Tripelarthrodese nicht herumkommen.

3.3 Das Os tibiale externum

Das Os tibiale externum stellt häufig einen Zufallsbefund dar. Sein Zusammentreffen mit einem Knickplattfuß ist nicht selten, genaue Zahlen fehlen aber. Die radiologische Diagnostik wird durch eine Schrägaufnahme des Fußes in Eversion erleichtert. Sullivan (2000) gibt eine eigene Klassifikation an. Primär sollten immer Schuhzurichtungen versucht werden. Da es lokale Beschwerden verursachen kann, kommt seine Entfernung in Verbindung mit einer Reinsertion der Sehne des M. tibialis posterior in bestimmten Fällen in Betracht (Abb. 3.23a,b), ggf. muß auch der Rückfuß korrigiert werden.

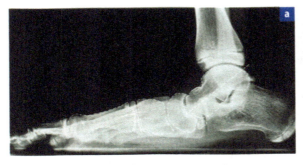
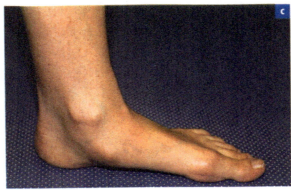
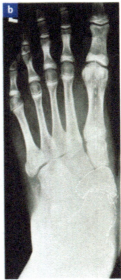

Abb. 3.23 a–c. Typischer Aspekt eines Os tibiale externum auf der linken Seite, das mit einem Knickplattfuß vergesellschaftet ist. **a, b** Im röntgenologischen und **c** im klinischen Befund

3 Besondere Formen des primären Knickplattfußes

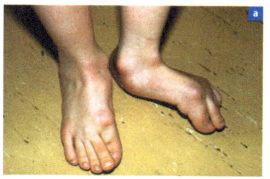

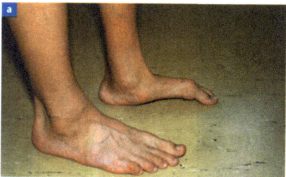

Abb. 3.24 a, b. Hammerzehen-Plattfußdeformität. a Leicht, b schwerste Form

3.4 Der Hammerzehenplattfuß

3.4.1 Definition

Es handelt sich um eine Knickplattfußdeformität mit gleichzeitiger Hammerzehenstellung der Großzehe unter Elevation des Os metatarsale I.

Die typischen Kennzeichen dieser Deformität sind eine erhebliche, bis 90° betragende Beugestellung des Großzehengrundgelenks mit entsprechender Bewegungseinschränkung für die Streckung, eine Elevation des Os metatarsale I mit Instabilität im Cuneiforme-metatarsale-I-Gelenk und eine Knickplattfuß- bzw. Schaukelfußstellung im Rückfuß (Abb. 3.24 a, b).

Synonyme. Metatarsus primus elevatus, Hallux flexus

Der Begriff „Hammerzehenplattfuß" stammt von Karl Nicoladoni (1895). Er hielt eine in frühester Jugend erworbene plantare Kontraktur des Metatarsophalangealgelenks der großen Zehe für verantwortlich. Die Stellung sei habituell angenommen worden, um den schmerzhaften Fußinnenrand zu entlasten. Georg Hohmann widmet dieser Deformität 1948 in seinem Buch einen eigenen Abschnitt (Hohmann 1948 „Fuß und Bein" S. 275–277).

3.4.2 Ätiologie und Pathogenese

Ewald (zit. nach Hohmann 1948) gab als Entstehungsursache verschiedene Mechanismen an: überkorrigierte Klumpfüße (Abb. 3.25 a–d), paralytischer Hackenhohlfuß und nach poliomyelitischer Lähmung aller langen Fußmuskeln.

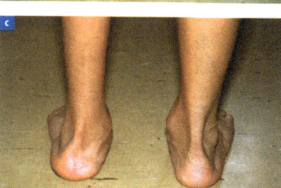
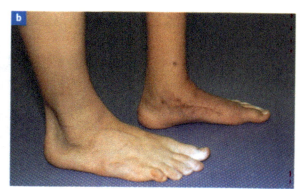
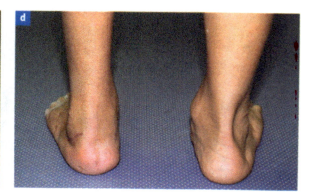

Abb. 3.25 a–d. Hammerzehenplattfuß nach überkorrigierter Klumpfußdeformität entstanden, prä- und postoperativ in der seitlichen und frontalen Projektion

3.4 Der Hammerzehenplattfuß

Auch posttraumatische Ursachen wie der Aufprall eines schweren Gegenstands auf die Großzehe oder ein Sturz auf die Fußsohlen werden angeschuldigt (Hohmann 1948).

Nach Hohmann ist der schwere Plattfuß die Ursache, die Zehendeformität die Folge.

Zur Pathogenese gibt es in der Literatur verschiedene Erklärungsversuche:

Nicoladoni (zit. nach Hohmann 1948) vermutete die Großzehenbeugestellung als auslösendes Moment, die sekundär über eine Aufbiegung des Fußinnenrands zur Knickplattfußstellung führt. Ranneft (zit. nach Hohmann 1948) vermutete 1896 die Zehendeformität sekundär aus der Knickplattfußdeformität entstehend. In weiteren historischen Darstellungen wird außerdem auf die häufig begleitende Hallux-varus-Stellung hingewiesen (Klumpzehen nach C. Hofmann, zit. nach Hohmann 1948). Hofmann gab außerdem an, dass die Sehne des M. extensor hallucis longus nach medial verlagert sei und die Mm. abductor hallucis und flexor hallucis brevis erheblich verkürzt sind (Abb. 3.26 a, b).

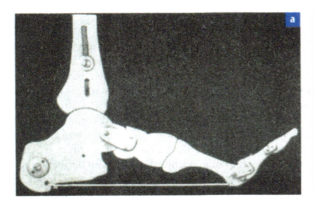 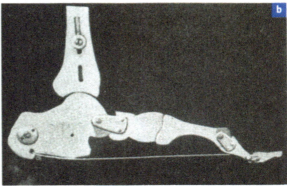

Abb. 3.26 a, b. Die Instabilität des medialen Fußstrahles und die Plantaraponeurose sowie die vermehrte Aktivierung der intrinsischen Fußmuskulatur stellen die Hauptdeformierungsmechanismen dar. (Nach Pfau 1942)

Nach eigenen Untersuchungen können folgende Mechanismen für die Deformität verantwortlich gemacht werden:
- Knickplattfußstellung mit Aufbiegung des Fußinnenrands bzw. Supination des Vorfußes: die Flexionsstellung im Großzehengrundgelenk dient der Stabilisierung des instabilen ersten Strahls.
- Wadenmuskelinsuffizienz: die Beugestellung im Großzehengrundgelenk dient der Stabilisierung des Vorfußhebels.
- Überaktivität des M. tibialis anterior und M. triceps surae: die Hebung des Os metatarsale I wird von einer Beugestellung im Grundgelenk begleitet (Abb. 3.24 b).

Die Varusstellung kann durch die Aktivierung des M. abductor hallucis erklärt werden.

Nach überkorrigierten angeborenen Klumpfüßen kommt diese Deformität ebenfalls nicht selten vor. Ursächlich kommen dabei folgende Mechanismen in Betracht (s. auch Bd. 1: „Der Klumpfuß"):
- durch einen Funktionsausfall der langen Zehenbeuger, die nach Verlängerung an der distalen Tibia adhärent sind, werden die kurzen Zehenbeuger verstärkt aktiviert;
- Kompensation der insuffizienten Wadenmuskulatur mit Stabilisierung des Vorfußhebels;
- Kompensation der Supinationsstellung des Vorfußes beim Knickplattfuß durch Klumpfußüberkorrektur;

3 Besondere Formen des primären Knickplattfußes

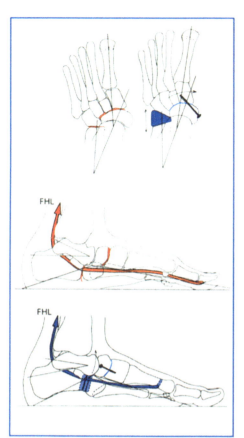

Abb. 3.27. Korrekturprinzip eines Hammerzehenplattfußes durch kombinierte Stabilisierung des Calcaneocuboid- und Naviculocuneiformegelenkes und Sehneneingriffe (gleicher Patient wie Abb. 3.25)

- Kompensation der Elevation (Instabilität) des ersten Strahls, die nach zu ausgiebiger Lösung des medialen Fußrands entstanden ist und durch eine verstärkte Aktivierung des M. tibialis anterior weiter unterhalten wird.

Merkmale der Hammerzehenplattfußdeformität
- Insuffizienz der Wadenmuskulatur
- Knickplattfuß- bzw. Schaukelfußdeformität
- Elevation des Os metatarsale I
- Verstärkte Aktivierung des M. tibialis anterior
- Plantarflexions- und ggf. Adduktionsstellung im Großzehengrundgelenk
- Gegebenfalls Beugestellung auch der übrigen Zehen in den Grundgelenken

3.4.3 Therapeutische Besonderheiten

Nach Hohmann (1948) muss zuerst die Plattfußdeformität behandelt werden. Dies lässt sich durch Reposition des Chopart- und Subtalargelenks erreichen. Meist wird man dabei eine subtalar-additive oder eher eine Tripelarthrodese wählen. Es ist darauf zu achten, dass die Ferse genügend weit plantarisiert wird, die Achillessehne sollte hierzu jedoch nur, wenn unbedingt notwendig und in jedem Fall sparsam, verlängert werden. Bei überkorrigierten Klumpfüßen und an der distalen Tibia adhärenten langen Zehenbeugesehnen sollten diese zur Augmentation der Plantarflektoren unter Spannung in die Achillessehne eingenäht werden. Bei gleichzeitiger Tripelarthrodese kann man mit den Mm. tibialis posterior und peroneaus brevis ebenso verfahren. Eine strukturelle Kontraktur oder erhebliche Instabilität des Cuneiforme-metatarsale-I-Gelenks lässt sich durch Arthrodese unter Resektion eines plantarbasigen Keils erreichen. Der meist an der Pathologie beteiligte M. tibialis anterior muss dabei entweder verlängert oder besser auf das Os metatarsale II verlagert werden. Die Bewegungseinschränkung im Großzehengrundgelenk sollte durch Rückverlagerung der langen Beugesehne auf den Hals des Os metatarsale I (umgekehrte Operation nach Jones) angegangen werden (Abb. 3.27 und s. auch Abb. 3.25). Dies macht natürlich nur dann Sinn, wenn der M. flexor hallucis longus intakt ist. McKay empfiehlt (zit. nach Tachdjian 1985b), auch die intrinsischen Muskelansätze auf den Hals des Os metatarsale I zurückzuversetzen. In jedem Fall sollten die stark verkürzten Mm. abductor hallucis, adductor hallucis und flexor hallucis brevis abgelöst werden, um eine ausreichende Dorsalflexion im Metatarsophalageal-I-Gelenk zu erreichen.

Bei instabilem Cuneiforme-metatarsale-I-Gelenk ist bei Kindern unbedingt auf die proximale Epiphyse des Os metatarsale I zu achten (s. auch Bd. 1: „Der Klumpfuß").

Karl Niederecker (1959) beschrieb diese Deformität bei überkorrigierten Hohlfüßen und empfahl die Verlängerung der Achillessehne, die Verlängerung der Peronäalsehnen und der langen Zehenstrecker sowie die Verlängerung der Sehne des M. extensor hallucis longus. Die talonavikulare Reposition konnte durch eine Keilosteotomie aus dem Talushals in Verbindung mit einer Rückverlagerung der Sehne des M. tibialis anterior erreicht werden. Schließlich wurde in zweiter Sitzung noch eine Keilresektion aus dem Naviculocuneiforme-Gelenk angeschlossen.

3.5 Der Sichelfuß

3.5.1 Definition

Der Sichelfuß ist eine angeborene Fußdeformität, bei der eine Adduktionsstellung des Vorfußes bei normaler oder valgischer Einstellung des Rückfußes besteht (Abb. 3.28).

▶ Es handelt sich hier um eine Gelenkkontraktur, bei welcher der Vorfuß im Sinne der Adduktionskontraktur nach einwärts gedreht ist, die Mittellinie des Fußes zeigt in Höhe des Lisfranc'schen Gelenkes einen starken Knick nach innen, der äußere Fußrand weist einen stark konvexen, der innere einen entsprechend konkaven Bogen auf. Die Mittelfußknochen sind gegen die Fußwurzel nach innen geknickt. Metatarsale I–IV sind mehr oder weniger schräg gerichtet, während das V meist geradeaus gerichtet ist. Gelegentlich sind die Metatarsalien im Varussinne gekrümmt (Metatarsus varus) (Werthemann 1952; Abb. 3.29).

Synonyme. Metatarsus varus (congenitus), metatarsus adductus, metatarsus internus, Z-Fuß, Serpentinenfuß, Vorfußadduktion, skew-foot, hooked forefoot

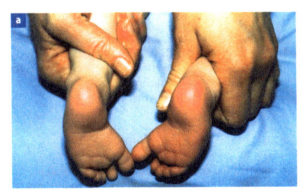

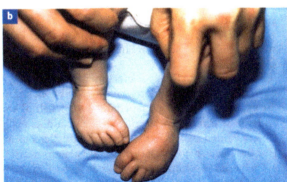

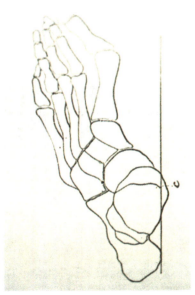

Abb. 3.29. Schemazeichnung eines Sichelfußes. (Nach Redard 1892)

Abb. 3.28 a, b. Typischer Aspekt schwerer Sichelfüße bei einem 6-Monate alten Säugling

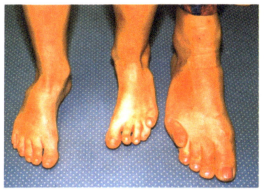

Abb. 3.30. Obwohl sich einzelne Merkmale des kindlichen Fußes auch bei der Mutter finden (übergeschlagener 5. Zeh) ist die Fußdeformität selbst nicht vererbt worden

3.5.2 Epidemiologie

Wynne-Davis (1964) gab eine Häufigkeit von 1 auf 1000 Lebendgeburten an. Die Deformität soll bei Knaben und bei Zwillingsgeburten häufiger vorkommen (Abb. 3.30).

3.5.3 Ätiologie und Pathogenese

Dengler (1936), der 32 Fälle aus den Jahren 1933–1935 an der Münchner Orthopädischen Klinik beobachten konnte, stellte 28-mal angeborenes Bestehen der Deformität fest. Schon vor ihm wurden 56 Fälle von Gruber (zit. nach Dengler 1936) in München bis 1932 beobachtet.

Obwohl viele Theorien vorgeschlagen wurden, bleiben bis heute Ätiologie und Pathogenese weitgehend im Dunklen. Sicherlich spielt intrauteriner Platzmangel eine wichtige Rolle (fetal packing disorder). Eine Bauchlagerung des Säuglings wurde ebenfalls als deformitätsverstärkend angesehen. Weitere mögliche Ursachen sind Aufbaustörungen des Os cuneiforme mediale und eine Adduktionsstellung des Os metatarsale I. Auch abnorme Muskelansätze (M. tibialis anterior und posterior) werden angeschuldigt (McHale 2000).

3.5.4 Pathoanatomie

Der Ort der Pathologie ist die tarsometatarsale Gelenklinie (Lisfranc-Linie), bei der insbesondere das Cuneiforme-metatarsale-I-Gelenk eine nach medial abfallende Achse aufweist. Die lateralen Metatarsaleknochen formen sich zunehmend ebenfalls im Varussinne um. Auch die Zehen, insbesondere die Großzehe, stehen in Varusstellung.

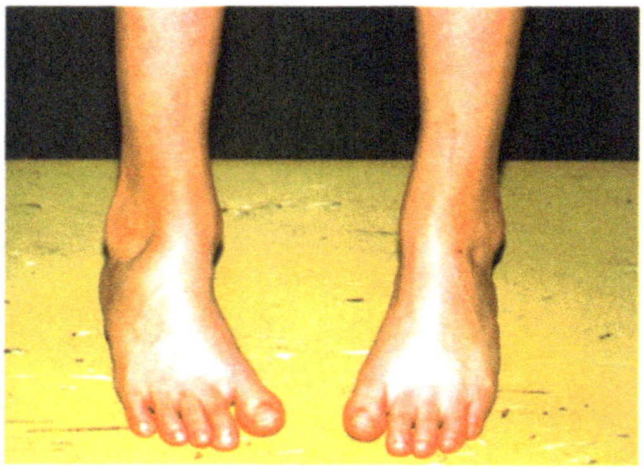

3.5.5 Klinisches Bild und Diagnostik

Es besteht bei einer Adduktion des Vorfußes eine normale oder sogar vermehrte Beweglichkeit des Rückfußes. Damit ist die Unterscheidung zum Klumpfuß eindeutig möglich. Bei schwerer Deformität können zusätzlich eine Rückfußpronation sowie eine Innentorsion der Knöchelgabel vorliegen. Berg (1986) fand diese initial bei 48% seiner Patienten. Die Adduktionsstellung führt klinisch zum Einwärtsgang. Das Kind stolpert über seine Füße (Abb. 3.31).

Abb. 3.31. Bei schwerer Deformität muß immer mit erheblicher Gehbehinderung gerechnet werden (9-jähriger Patient)

Nicht zu verwechseln ist ein Innenrotationsgang aufgrund eines Rotationsfehlers im Unter- oder Oberschenkelbereich. Zur Differenzierung hilft die exakte klinische Untersuchung. Ein Sichelfuß kann als Teilkomponente anderer Syndrome vorkommen. Eine gründliche allgemein-orthopädische Untersuchung ist zur Entdeckung eventueller Zusatzprobleme (Schiefhals, Hüftdysplasie, neurologische Auffälligkeiten) indiziert.

Da diese Deformität in *mehr als 90% der Fälle gutartig* ist und sich spontan korrigiert, ist die Unterscheidung zwischen der flexiblen (gutartigen) von der fixierten (komplizierten) Form notwendig.

Es empfiehlt sich hierzu die Bewegungsprüfung des Rückfußes und anschließend die passive Redression des Vorfußes (Abb. 3.32). Unter Stabilisierung des Rückfußes wird die Flexibilität der tarsometatarsalen Gelenklinie überprüft. Ist eine Überkorrektur über die Mittelstellung hinaus in die Abduktion möglich, so handelt es sich um die benigne Form. Eine Korrektur bis zur Mittelstellung kann als Intermediärform angesehen werden, die un-

3.5 Der Sichelfuß

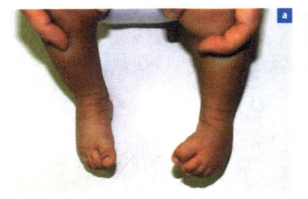
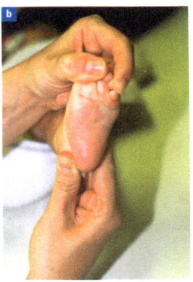

Abb. 3.32 a, b. Bei guter initialer passiver Redressierbarkeit kann von einer günstigen Prognose ausgegangen werden

zureichende Korrigierbarkeit ist als komplizierte Form zu bezeichnen. Besonders wichtig ist es, keine Scheinkorrektur in den Rückfußvalgus vorzunehmen. Durch die Lateralisierung des unzureichend fixierten Talonavikulargelenks kann eine passive Korrigierbarkeit vorgetäuscht werden.

▶ Clinical examination always includes a careful hip examination to rule out hip dysplasia (Wenger u. Rang 1993).

Röntgendiagnostik

Im Zweifelsfall sollten gehaltene Röntgenaufnahmen angefertigt werden. Hier ist besonders auf die Ausrichtung der ersten Tarsometatarsalen-Gelenkachse und der Taluslängsachse zur Achse des Os metatarsale I auf den AP-Aufnahmen zu achten. Die seitlichen Aufnahmen unter Belastung zeigen in der Regel lediglich eine Rückfußvalgusstellung und geben keine weiteren Hinweise (Abb. 3.33 a, b).

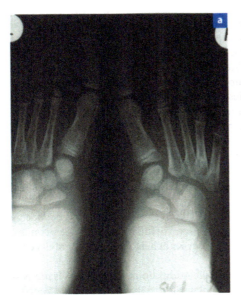
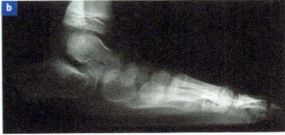

Abb. 3.33. **a** AP- und **b** seitliche Röntgenaufnahmen im Stehen von typischen Sichelfüßen eines 6-jährigen Jungen. Man erkennt die Knickfußstellung im Rückfußbereich

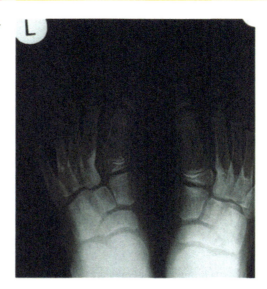

Abb. 3.34. 7-jähriges Mädchen mit beidseitigen Sichelfüßen infolge einer Wachstumsstörung der Ossa-metatarsalia-I-Knochen

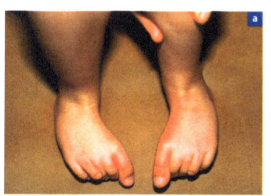

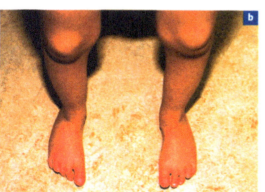

Abb. 3.35 a, b. Spontanverlauf eines Mädchens mit beidseitigen Sichelfüßen. a Im Alter von 6 Jahren, b im Alter von 9 Jahren

Differentialdiagnose

In diese Rubrik fällt der angeborene Klumpfuß, der ebenfalls als Teilkomponente eine Vorfußadduktion aufweist, bei dem jedoch der Rückfuß nicht frei beweglich ist (s. Bd. 1: „Der Klumpfuß"). Auch Residuen vorausgegangener Klumpfußbehandlungen können die Merkmale eines Sichelfußes aufweisen. Ferner sind proximale Ursachen des Innenrotationsgangs (Drehfehler) oder neuromuskuläre Störungen auszuschließen (Abb. 3.34).

Spontanverlauf

Weinstein (2000) berichtete über eine Langzeitkontrolle von 31 Patienten mit 45 Sichelfüßen. Der durchschnittliche Nachbeobachtungszeitraum betrug 33 Jahre. Keine Behandlung hatten 16 primär leichte Deformitäten (Gruppe I) erfahren und 29 Füße mit mäßiger oder starker Deformität (Gruppe II) waren mit Redressionen und Gipsen behandelt worden. Alle leichten Deformitäten hatten sich normalisiert und 26 von 29 Füßen der zweiten Gruppe wurden gut bewertet. Die 3 übrigen Füße waren befriedigend geblieben (Abb. 3.35a,b).

Von 31 röntgenologisch nachkontrollierten Füßen (68%) wiesen 21 eine Schrägstellung des Cuneiforme-metatarsale-I-Gelenks auf. Die Autoren folgerten, dass eine Indikation für ein operatives Vorgehen nur bei über dreijährigen Kindern mit struktureller, konservativ nichtbeherrschbarer Deformität besteht.

Rushforth (1978) untersuchte 103 Sichelfüße bei 83 unbehandelten Patienten und fand heraus, dass sich innerhalb von 7 Jahren 86% normalisiert hatten, 10% leichte Restdeformitäten zeigten und lediglich 4% rigide Deformitäten aufwiesen.

Auch Ponseti u. Becker (1966) sowie Bleck (1983) beobachteten nur in 11% ihrer Fälle eine verbleibende Vorfußadduktion. Die primär oft beobachtete Innenrotationsstellung der Knöchelgabel zeigt ebenfalls eine spontane Korrekturtendenz.

In Einzelfällen kann die Adduktionsstellung des Os metatarsale I eine spätere Hallux-valgus-Deformität begünstigen (McHale 2000).

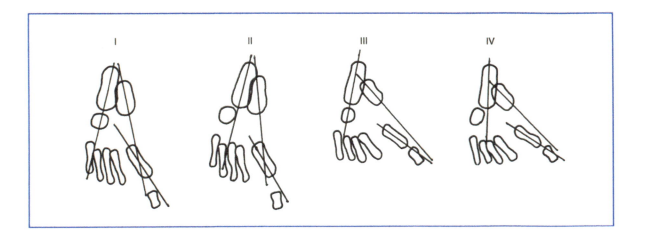

Abb. 3.36. Schematische Darstellung der Sichelfußklassifikation nach Berg

3.5.6 Klassifikation

Berg (1986) untersuchte im Rahmen einer prospektiven Studie von 84 Patienten mit 124 betroffenen Füßen den Einfluss konservativer Behandlung auf die Fußform. Er schlug anhand belasteter Aufnahmen analog den gehaltenen Aufnahmen beim Klumpfuß eine radiologische Klassifikation in 2 Hauptgruppen mit jeweils 2 Untergruppen vor (Abb. 3.36):

- I + II: einfacher und komplizierter Metatarsus adductus,
- III + IV: einfacher und komplizierter Sichelfuß.

Der Sichelfuß unterscheidet sich vom Metatarsus adductus durch die Valgusabweichung im Rückfuß, während der Metatarsus adductus lediglich eine Vorfußadduktionsstellung aufweist.

Kompliziert bedeutet jeweils, dass der Knochenkern des Os cuboideum lateral der Kalkaneuslängsachse liegt.

Als radiologische Parameter wurden verwendet:
- AP-Aufnahme: Talokalkanearwinkel, Talus-metatarsale-I-Winkel, Kalkaneus-Kuboid-Linie
- Seitliche Aufnahme: Talokalkanearwinkel

Berg (1986) gibt als Normalbereich des Talokalkanearwinkels auf der AP-Aufnahme 20–35° an, auf der Seitaufnahme 25–45°.

Interessant ist die Häufigkeitsverteilung der 124 Füße:
- 51/124 waren einfache Metatarsus-adductus-Deformitäten,
- 42/124 komplexe Metatarsus-adductus-Deformitäten,
- 16/124 einfache Sichelfüße und
- 15/124 komplexe Sichelfüße.
  Wenger u. Rang (1992) teilen den Sichelfuß in 4 Gruppen ein:
- Gruppe I: milde Form, passiv völlig flexibel, bedarf keiner Therapie,
- Gruppe II: mäßige Form, passiv weitgehend ausgleichbar, in der Regel nicht therapiepflichtig, keine Gipsbehandlung,
- Gruppe III: relativ schwere weitgehend rigide Form, stets therapiepflichtig (Gipsredressionen),
- Gruppe IV: sehr rigide Form, Gipsredressionsbehandlung erforderlich.

3 Besondere Formen des primären Knickplattfußes

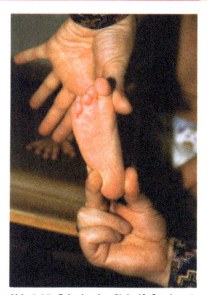

Abb. 3.37. Prinzip der Sichelfußredression: Durch Fixierung des Rückfußes in leichter Inversion lässt sich die Redressionswirkung auf den medialen Fußrand zentrieren

3.5.7 Therapeutische Besonderheiten

▶ The modern parent's desire for intervention often stimulates an aggressive approach to this clinical entity (McHale 2000).

Konservativ

Es bestehen erhebliche Kontroversen bezüglich der Therapiebedürftigkeit dieser Deformität.

Fehlhaltungen im Säuglingsalter, die passiv vollständig ausgleichbar sind, erfordern die Kontrolle bzw. bei ängstlichen Eltern die Anleitung zu aktiven und passiven gymnastischen Maßnahmen (Abb. 3.37). Intermediäre und besonders die (seltenen) komplizierten Formen sollten frühzeitig (analog zum kongenitalen Klumpfuß) mit Redressionsgipsen behandelt werden. Berg (1986) hält alle Sichelfußdeformitäten mit Rückfußvalgusstellung für redressionspflichtig. Die Technik unterscheidet sich dabei aber grundsätzlich von der Gipsbehandlung beim Klumpfuß. Bei der Anlage des redressierenden Gipsverbands über den Dreipunktemechanismus sollte der laterale Gegendruck (ganz im Gegensatz zum Klumpfußgips) am Os cuboideum liegen, um keine verstärkte Valgusstellung des Rückfußes zu provozieren.

Der Rückfuß einschließlich des Talonavikulargelenks sollte in Inversion stabilisiert werden, um den Vorfuß ausreichend redressieren zu können. Es werden analog zum Klumpfuß Oberschenkelgipsverbände in Beugung der Kniegelenke empfohlen, um eine bessere Redressionswirkung auszuüben und ein Rutschen zu verhindern. Die Gipsbehandlungsdauer beträgt meist ca. 6 Wochen.

Katz et al. gaben 1999 allerdings auch mit 6- bis 8-wöchiger Unterschenkelgipsredressionsbehandlung gute Ergebnisse an. Nach erreichter (Über-)Korrektur sind Nachtschienchen und im Gehalter so genannte Antivarusschuhe bzw. Schuheinlagen möglich (Abb. 3.38 a–c). Die Redressionsübungen sollten aber parallel durch die Eltern fortgesetzt werden.

In der Patientengruppe von Berg (1986; 124 Füße) waren 84 Füße mit Gipsredressionen behandelt worden. Die Dauer der Gipsbehandlung war bei der Sichelfüßen nahezu doppelt so lang wie bei den Metatarsus-adductus-Deformitäten. Bei der Nachkontrolle 2 Jahre nach Behandlung zeigte nur ein Patient noch eine Vorfußadduktion, während sich alle anderen normalisiert hatten. Ein Vergleich mit der Gruppe der nichtbehandelten Füße zeigte keine Unterschiede. Interessant ist, dass 33% aller Füße bei der Nachuntersuchung eine Knickplattfußdeformität aufwiesen. Dies betraf alle Patienten mit primär komplizierter Sichelfußdeformität. Zusätzlich wurde die Verwendung einer Dennis-Browne-Redressionsschiene als verursachend angesehen. Peterson (1986) und Mosca (1993) halten bei den schweren Formen des Sichelfußes (Serpentinenfuß) die konservative Redressionsbehandlung meist nicht für ausreichend.

Bleck (1983) untersuchte die Behandlungsergebnisse von 147 Kindern mit Sichelfüßen und fand heraus, dass das einzige Kriterium für ein gutes Endergebnis der frühzeitige Behandlungsbeginn noch vor dem 8. Lebensmonat darstellt.

Operativ

Kommt es innerhalb der ersten beiden Lebensjahre nicht zur Verbesserung, so wird die intramuskuläre Einkerbung des M. abductor hallucis empfohlen, ggf. in Kombination mit einer Arthrolyse des Tarsometatarsale-I-Gelenks

3.5 Der Sichelfuß

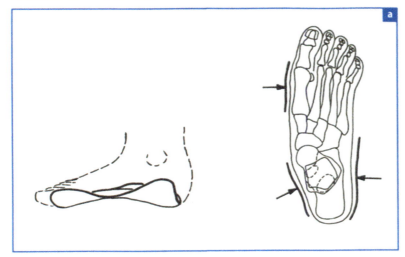

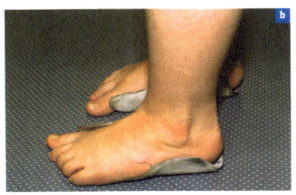

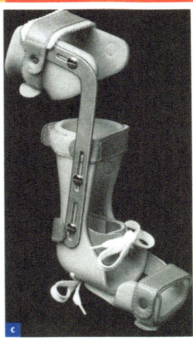

Abb. 3.38. a Schematische Darstellung und **b** klinische Anwendung einer typischen Sichelfußeinlage mit vorgezogenem medialen Lappen, **c** Sichelfußorthese

(**Cave:** Ansatz des M. tibialis anterior und basisnahe Epiphyse des Os metatarsale I). Es schließt sich die Gipsbehandlung für 6 Wochen und nachfolgend die Versorgung mit Orthesen und Dehnübungen an. Ab dem Schulalter sind meist zusätzliche knöcherne Maßnahmen erforderlich. Die in vielen Büchern beschriebene Arthrolyse der tarsometatarsalen Gelenklinie nach Heyman u. Herndon (McHale 2000) ist wegen der Verletzungsgefahr der Epiphysen und der nur begrenzten Korrekturwirkung nicht zu empfehlen. Neben den unschönen Narben auf dem Fußrücken sind spätere knöcherne Prominenzen durch Knorpelverletzungen nicht selten. Auch die basisnahen Metatarsaleosteotomien haben wegen der Gefahr von Brückenkallus und Pseudarthrose weniger Sinn als die aufklappende Osteotomie des Os cuneiforme I mit autologem Knochenspan, ggf. in Kombination mit einer Kuboidkeilentnahme. Eine begleitende Valgusstellung des Rückfußes, wie sie beim Z- oder Serpentinenfuß typisch ist, sollte gleichzeitig durch eine Kalkaneusverlängerungsosteotomie nach Evans (autologer Span) korrigiert werden. Die Nachbehandlung entspricht der Operation nach Evans bzw. McHale (2000; s. Kap. 6). Postoperativ werden für mindestens 1 Jahr Unterschenkelnachtlagerungsschienen und Einlagen mit Therapieschuhen empfohlen.

Wenger u. Rang (1993) empfehlen beim schweren Serpentinenfuß (Z-Fuß; Abb. 3.39 a–c) die Stabilisierung des Rückfußes über eine extraartikuläre subtalare Arthrodese (Operation nach Grice) in Kombination mit einer medialen Entflechtung und aufklappenden Osteotomie des Os cuneiforme

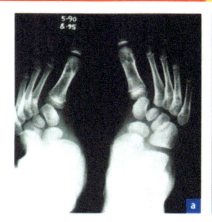
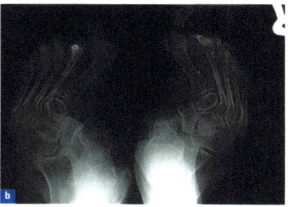
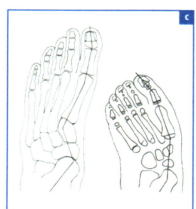

Abb. 3.39. a Diese ausgeprägte Z-Fußdeformität eines 5-jährigen Jungen ist operationspflichtig. b Schwerste Z-Fußdeformität bei einem Mädchen mit kompensatorischer extremer Knickplattfußstellung im Rückfußbereich. c Schemazeichnung der Achsenverläufe beim Z-Fuß links und beim idiopathischen Knickplattfuß rechts auf der AP-Aufnahme

mediale. Mosca (1993) weist darauf hin, dass beim Serpentinenfuß des älteren Kindes vielfach auch eine Verlängerung der Achillessehne notwendig ist.

Zollinger u. Wiasmitinow (1979) berichten über eine Untersuchung von 56 Füßen bei 33 Patienten mit mehr als 10-jährigem Verlauf. Die Behandlung setzte mit durchschnittlich über 3 Jahren sehr spät ein. Von 33 Patienten waren 28 subjektiv und 25 Patienten klinisch objektiv gut geworden. Obwohl 5 Fälle klinisch als schlecht eingestuft wurden, war nur ein Patient mit seinen Füßen nicht zufrieden. Allerdings wird angemerkt, dass sich die Patienten meist an ihre Füße gewöhnt haben. Mittelschwere und schwere initiale Deformitäten zeigten häufig nur unvollständige Korrekturen, auch wenn sie operiert worden waren (Tenotomie der Sehne des M. adductor hallucis und Kuboidkeilentnahme). Wir würden die eher ungünstigen Ergebnisse damit erklären, dass viel zu spät behandelt wurde und die operativen Maßnahmen nicht adäquat waren.

Fazit

Der angeborene Sichelfuß ist eine Deformität mit sehr großer Spontanheilungsrate. Redressionsbehandlungen sollten bei rigider Deformität mit korrekter Gipstechnik frühzeitig eingeleitet werden. Die Gefahr zunehmender Knickplattfußdeformität wächst durch unkorrekte Gipstechnik und Redressionsorthesen. Eine operative Indikation stellt beim einfachen Sichelfuß die große Ausnahme dar, sollte in diesem Falle jedoch gründlich sein und alle Komponenten der Deformität berücksichtigen. Beim Serpentinenfuß ist die Operationsindikation großzügiger zu stellen.

4 Der sekundäre Knickplattfuß

Albert Hoffa unterscheidet in seinem Lehrbuch (1902) angeborene, traumatische, paralytische, rachitische und statische Plattfüße. Schließlich nennt er zikatrizielle, myogene, neurogene und arthrogene Plattfußkontrakturen. Entsprechend differenziert der Autor auch die Pathogenese und Therapie.

Obwohl völlig unterschiedliche Mechanismen für ein und dieselbe Deformität verantwortlich sein können, findet man in der Literatur weniger Hinweise zur Differentialdiagnostik als vielmehr zu verschiedenen Therapien und insbesondere Operationsverfahren. Dass jeder Therapie eine ausführliche Diagnostik vorausgehen sollte, die dann das einzuschlagende Vorgehen im Wesentlichen mitbestimmt, bleibt unbestritten. Wir möchten mit den folgenden Abschnitten das große Spektrum von Schädigungsmustern vorstellen, die allesamt eine Knickplattfußdeformität verursachen können. Ohne Kenntnis der einzelnen Krankheitsbilder wird die Therapie zum Zufallsereignis.

4.1 Die Untersuchung des sekundären Knickplattfußes

Ergänzend zu den beim primären Knickplattfuß angegebenen Untersuchungsschritten ist beim Verdacht auf eine sekundäre Ursache die genaue Anamnese besonders wichtig. Ein vorliegendes Syndrom wird man in den meisten Fällen auf Anhieb erkennen. Dennoch empfiehlt es sich oft, eine ergänzende pädiatrische Stellungnahme einzuholen. Beim kindlichen Knickplattfuß müssen die motorische Entwicklung einschließlich eventueller Auffälligkeiten erfragt werden (Verzögerung der motorischen Meilensteine, gehäuftes Hinfallen, langsame Leistungsverschlechterung). Ist das Kind länger auf den Zehenspitzen gelaufen? Neigt es zu Druckstellen oder zu Schwellungen? Welche bisherigen Therapien wurden eingesetzt (Schaukelfuß durch Redressionsgipse)? Selbstverständlich sollten einfache neurologische Tests ebenso wie eine genaue Reflexprüfung nicht vergessen werden. Basierend auf den erhobenen Befunden dürfte es dann nicht schwer sein, die Indikation für eine neurologische Konsiliaruntersuchung zu stellen. Nach einer evtl. ligamentären Hyperlaxizität sollte auch bei den Eltern gesucht werden.

Beim Verdacht auf eine traumatische Ursache oder auf Koalitionen der Fußwurzel sind manchmal ergänzende bildgebende Verfahren (Computertomographie CT, Kernspintomographie MRI, Sonographie) hilfreich. Entzündliche oder metabolische Ursachen können aus den Anamnese erfragt werden. Gerade für die Indikationsstellung zur Operation muss auch die Durchblutungsüberprüfung (arteriell und venös) elementarer Bestandteil der Diagnostik sein.

Cave: In jedem Falle sollte man sich gerade beim Verdacht auf einen sekundären Knickplattfuß mit seiner Diagnostik nicht allein auf den Fuß konzentrieren, sondern immer auch die proximalen Ebenen miteinbeziehen.

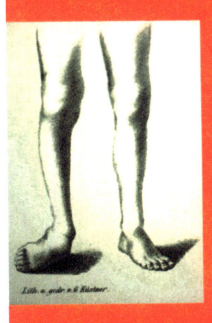

4.2 Der Knickplattfuß bei neuromuskulären Erkrankungen

Den Knickplattfüßen aufgrund neuromuskulärer Ursachen wird ein eigener Abschnitt gewidmet, da sie sich in Ätiologie, Pathogenese und den therapeutischen Konsequenzen grundlegend von den anderen Formen des sekundären Knickplattfußes unterscheiden. Die neurogene Komponente mit den Folgen eines zentralen oder peripheren Muskelungleichgewichts muss bei den Formveränderungen des Fußes mit berücksichtigt werden. Der Fuß kann dabei morphologisch einem Knickplattfuß anderer Ursache sehr ähnlich sein. Entscheidend ist hierbei, dass der neurogene Fuß primär von normaler Form war.

Das Ausmaß der Deformität ist von der Stärke des Agonisten-Antagonisten-Ungleichgewichts, der Zeitdauer seines Einwirkens und weiterer Komponenten wie dem Wachstum und einer geänderten Muskelfunktion durch die geänderte Gelenkstellung abhängig (Abb. 4.1 a, b).

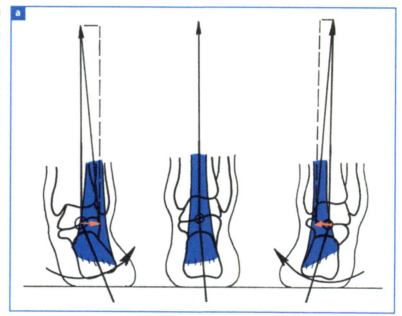

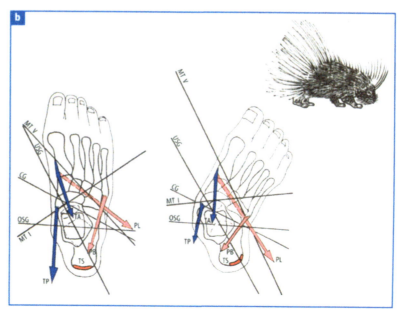

Abb. 4.1 a, b. Schematische Darstellung der geänderten Muskelfunktion durch geänderte Gelenkstellung. **a** Am Beispiel des M. triceps surae, der bei einer Ansatzverlagerung nach medial oder lateral in Klump- bzw. Knickfußstellung wirkt. **b** Veränderungen der Muskelfunktionen bei schwerer Knickplattfußdeformität: Die Fußheber wirken zunehmend in Richtung der Fehlstellung, da sie lateral der Achse des unteren Sprunggelenkes wandern

Zu den oben genannten Prinzipien Korrigieren, Stabilisieren bzw. Begrenzen und Erhalten kommt beim neurogenen Knickplattfuß noch das Balancieren des Muskelungleichgewichts hinzu.

Möglichkeiten eines Muskelungleichgewichtes

Agonist	Antagonist
Normal	Abgeschwächt/Fehlend
Überaktiv (Spastik)	Normal
Abgeschwächt	Fehlend
Überaktiv	Fehlend

Alle Möglichkeiten haben ein Muskelungleichgewicht zur Folge, das deformierend wirkt. Je stärker die agonistische (deformitätsauslösende) Kraft ist, umso früher und ausgeprägter wird sich die Fehlstellung entwickeln.

Bei den neuromuskulären Störungen muss zwischen Erkrankungen mit erhöhtem Muskeltonus und mit vermindertem Muskeltonus sowie evtl. begleitenden sensiblen Ausfällen unterschieden werden.

Der letzte Punkt muss wegen der Funktion der Fußes als Aufnehmer und Verteiler der Bodenreaktionskräfte besonders beachtet werden. Jede Einschränkung der sensibel-sensorischen (propriozeptiven) Rückmeldung ist automatisch mit einer Fehlbelastung verknüpft. Ebenso führt jede Störung der koordinativen Funktion zwischen extrinsicher und intrinsicher Fußmuskulatur (Verriegelung bzw. Entriegelung der Fußgelenke; Abb. 4.2) zu einer inadäquaten Belastung des Fußskeletts. Bei den Deformierungsmechanismen ist das Muskelungleichgewicht häufig einer der Hauptfaktoren. Aber auch andere Komponenten wie eine habituelle Fehllagerung (positional deformity), die Einwirkung der Schwerkraft und der Bodenreaktionskräfte auf eine pathologische Fußstellung, zusätzliche angeborene Fehlbildungen, arthrogryposeartige Muskelschrumpfungen, Kompensationsmechanismen von Beinlängenunterschieden, Achsfehlern und proximaler Schwäche und vor allem das Wachstum tragen zur Deformierung bei. Schließlich sind es oftmals auch wir Ärzte, die durch operative Maßnahmen nicht immer in positiver Weise auf den Patienten wirken.

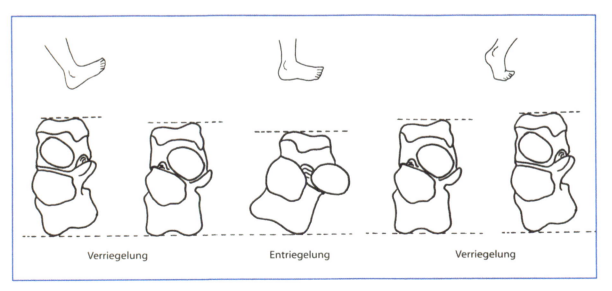

Abb. 4.2. Die koordinierte Verriegelung bzw. Entriegelung beim Gangablauf in der Standphase

Aufgaben von Operationen beim neurogenen Knickplattfuß
- Korrektur von Deformitäten
- Ossäre (bzw. orthetische) Stabilisierung nichtstabilisierbarer Gelenke und damit Wiederherstellung von Muskelfunktionen (z. B. M.-triceps-surae-Abstoßfunktion)
- Bereitstellung von Muskeln für ausgefallenen Funktionen (z. B. bei M.-triceps-surae-Insuffizienz)

4.2.1 Der Knickplattfuß bei schlaffen Lähmungen

Infolge einer relativen (durch die geänderte Gelenkstellung) oder absoluten Insuffizienz der Invertoren (M. tibialis posterior, Mm. flexor hallucis und digitorum longus) oder einer Kombination beider Faktoren kommt es zu einem schwerkraftbedingten Abweichen der Fußwurzel in Pronation und Eversion. Einem verkürzten M. triceps surae kommt dabei meist die Schlüsselfunktion bei der Entstehung der Deformität zu, sodass man vom Pes valgus ab equino sprechen kann (Abb. 4.3 a–c). Die Fußdeformität ist somit als Kompensation der Wadenmuskelverkürzung aufzufassen. Einen vergleichbaren Mechanismus können wir auch beim neurogenen Klumpfuß finden. Die Richtung, nach der sich die Wadenmuskelverkürzung in valgus oder varus auswirkt, wird durch ein Muskelungleichgewicht der Supinatoren/Pronatorengruppe bestimmt. Die Wadenmuskulatur folgt dann automatisch und wirkt neben der Bodenreaktionskraft als zusätzlicher Deformierungsfaktor.

▶ On the other hand, both (i. e. planovalgus and equinovarus) often have a common denominator, namely, a tight, contracted or strong triceps surae muscle-tendon group (Coleman 1983).

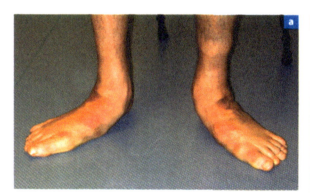
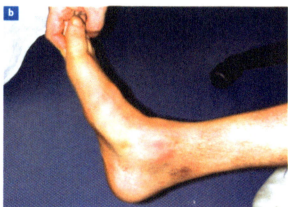
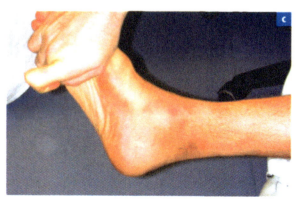

Abb. 4.3. Knickplattfüße bei einem 45-jährigen Patienten **a** mit schlaffer Lähmung der Beine und **b** falscher bzw. **c** korrekter Untersuchungstechnik der verkürzten Wadenmuskulatur

Unter dem Ausgleich der Wadenmuskelverkürzung wird der Lähmungs-knickplattfuß in den frühen Stadien stets reponierbar sein und sich damit von den teilkontrakten bzw. fixierten Spätformen unterscheiden.

Im Gegensatz zu den spastischen lassen sich die Muskelungleichgewichte bei den schlaffen Paresen weitaus besser abschätzen und in die Therapieplanung integrieren. Meist sind es Kombinationen aus Wadenmuskelverkürzung und M.-tibialis-posterior-Parese, die für die Entstehung des Knickplattfußes verantwortlich sind.

Wichtige Aspekte bei der Planung etwaiger Sehnentransfer-Operationen beim Knickplattfuß

- Es ist ein Muskelgleichgewicht zwischen den Mm. tibialis anterior, posterior und peronaei anzustreben.
- Der Transfer von funktionsfähiger Tibialis-anterior- bzw. Peronaeus-longus-Muskulatur ohne Berücksichtigunng einer aktiven bzw. passiven Stabilisierung des Cuneiforme-metatarsale-I-Gelenks kann in einem steilstehenden bzw. elevierten Os metatarsale I resultieren.
- Eine Augmentation des ausgefallenen M. tibialis posterior kann mit den Mm. flexor hallucis, digitorum oder peronaeus longus versucht werden.

Allgemeine Behandlungsprinzipien des Knickplattfußes bei schlaffer Parese

- Sehnentransfer-Operationen reichen zur Knickplattfußkorrektur nicht aus.
- Instabilitäten müssen knöchern operiert oder orthetisch stabilisiert werden.
- Eine Wadenmuskelverkürzung sollte stets mitkorrigiert oder (orthetisch) ausgeglichen werden.
- Transfermuskeln sollten ausreichend kräftig und möglichst phasisch sein.

Ein altersabgestuftes Vorgehen wird auch beim Lähmungsknickplattfuß empfohlen:

Altersstufen	Korrigierbarkeit	Maßnahmne
Bis zum 6. Lebensjahr	Flexibel	Korrektur und Orthese
	Strukturell	Korrektur evtl. Wadenmuskel-verkürzung und Orthese
7.–10. Lebensjahr	Flexibel	Weichteilkorrektur, extraartikuläre Osteotomien, ggf. Operation nach Grice, ggf. Muskelbalancierung, Orthesen
	Strukturell	Weichteilkorrektur und Operation nach Grice, Orthesen
Ab dem 11. Lebensjahr	Flexibel	Weichteilkorrektur, extraartikuläre Osteotomien, ggf. Operation nach Grice, ggf. Muskelbalancierung, Orthesen
	Strukturell	Weichteilkorrektur, Chopart- oder Tripelarthrodese

Ein Knickplattfuß bei der Muskeldystrophie existiert nur zu Beginn der Erkrankung, da im weiteren Verlauf die Invertoren und Plantarflektoren kräftig bleiben und eher eine Spitz(Klump)fußdeformität verursachen.

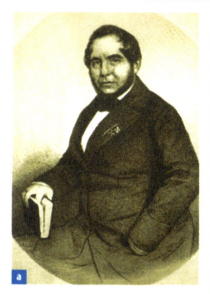 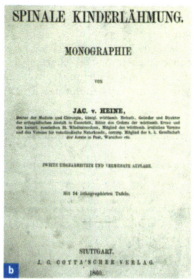 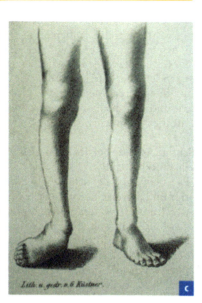

Abb. 4.4. a Jakob von Heine (1800–1879) der Erstbeschreiber der nach ihm benannten Heine-Medin-Erkrankung, **b** Titelblatt der Originalarbeit von Heine zur Poliomyelitis, **c** Abbildung eines Knickplattfußes aus demselben Buch

Der Knickplattfuß bei Poliomyelitis

Definition. Die Poliomyelitis ist eine akute Virusinfektion, bei der sich das neurotrope Virus in die motorischen Vorderhornzellen des Rückenmarks und einzelne motorische Hirnstammkerne einnistet. Die Vorderhornzellen gehen zugrunde, wodurch es zu einem umschriebenen Ausfall der zugehörigen motorischen Einheiten kommt. Die Sensibilität ist nicht betroffen. Die Lähmung zeigt gewöhnlich eine asymmetrische Verteilung. Ein ähnliches Bild kann auch durch die Infektion mit anderen Enteroviren verursacht werden (Coxsackie, Echo).

Synonyme. Heine-Medin-Erkrankung (Abb. 4.4 a–c), spinale Kinderlähmung, Poliomyelitis anterior.

> Eine der frühesten Darstellungen zeigt einen poliogelähmten Diener auf einer ägyptischen Kalksteinplatte aus dem 14. Jahrhundert vor Christus (Ny Carlsberg Glyptothek, Kopenhagen).

Epidemiologie. Obwohl die Poliomyelitis seit Jahrhunderten bekannt ist, gab es noch bis in die zweite Hälfte des 20. Jahrhunderts Epidemien. Die Zahl der Neuerkrankungen ging in den letzten 10 Jahren weltweit um 86 % von 35 000 auf 6000 pro Jahr zurück.

Sie stellt in Ländern wie Ägypten oder Indien nach wie vor eine der häufigsten Ursachen für die Ausbildung von Skelettdeformitäten einschließlich Fußdeformitäten dar. Nur 1 % der Infizierten entwickeln neurologische Ausfälle. Betroffen ist in 80 % ausschließlich oder bevorzugt die untere Extremität. Durch die konsequente Einführung der Schutzimpfung beschränkt sich das Auftreten in der westlichen Welt auf sporadische Fälle, die auch unter geimpften Personen vorkommen können. In den Entwicklungsländern gibt es dagegen immer noch zahlreiche Neuinfektionen. Gefährdet sind v. a. Kinder und deren Kontaktpersonen ohne oder mit unzureichendem Impfschutz. Neben den seltenen Neuinfektionen sind es besonders die Spätfolgen der Infektion, die auch uns beschäftigen (Postpoliomyelitis-Syndrom).

Ätiologie und Pathogenese. Der Übertragungsweg ist oral, d.h. es handelt sich um eine Schmutz- oder Schmierinfektion. Das Virus breitet sich auf hämatogenem Wege nach einer Inkubationszeit von 1–3 Wochen aus. Betroffen sind in erster Linie motorische Vorderhornzellen im Bereich der Intumescentia cervicalis und lumbalis des Rückenmarks. Die akute Phase mit Temperatursteigerung, Meningismus und progredienter Parese dauert ca. 9–10 Tage. Daran schließt sich nach Rückgang des Fiebers die Rekonvaleszenzphase an, die ca. 2 Jahre anhält. Durch regelmäßige Muskelfunktionstests kann das Ausmaß des zu erwartenden Lähmungsbilds nach einigen Monaten abgeschätzt werden.

Die chronische Phase zeigt das Vollbild der Erkrankung mit Schwäche bzw. Parese, Deformitäten und Funktionseinschränkungen, die abhängig von der jeweiligen Verteilung der Lähmung sind.

Eine Infektion im Kindesalter führt zu Wachstumsstörungen mit daraus folgender Beinlängendifferenz (je früher, umso stärker) und Atrophie der Muskeln im betroffenen Versorgungsgebiet.

Die meist asymmetrische schlaffe Lähmung ist aufgrund des unterschiedlichen Schweregrades und der Anzahl der betroffenen Muskeln sehr variabel. Die Schwäche ist direkt proportional zur Anzahl untergegangener motorischer Vorderhornzellen. Nach Sharrard (1979) ist eine Muskelschwäche erst beim Untergang von mehr als 60% der motorischen Vorderhornzellen klinisch erkennbar. Je nach der Ausbreitung des Muskelungleichgewichts bilden sich variable Fußdeformitäten. Ein Knickplattfuß kann sich im chronischen Stadium der Erkrankung entwickeln und ist nach dem Hacken- und Spitzfuß die häufigste Deformität. Die Ursache ist auch hier, wie bei den anderen poliomyelitischen Fußdeformitäten, ein Zusammenwirken des Muskelungleichgewichts, der Bodenreaktionskräfte (Schub- und Scherkräfte) und des Wachstums. Auch eine postoperative Knickplattfußdeformität nach Sehentransfer-Operationen kommt vor (Drennan 1983).

Pathomechanik. Die Auswirkungen eines Muskelungleichgewichts werden durch die Stärke der pathologisch wirkenden Muskulatur und die Dauer ihres Einwirkens bestimmt. Mit zunehmender Gelenkfehlstellung gewinnt die aktive Muskulatur immer mehr die mechanische Oberhand, während die Antagonisten weiter gedehnt werden. Durch die Gelenkfehlstellung werden zudem primär antagonistische Muskeln zu Synergisten der Deformität. Ein besonders eindrucksvolles Beispiel ist beim Knickplattfuß die Valguswirkung der Wadenmuskulatur durch die Lateralverlagerung des M.-tricepssurae-Ansatzes am Kalkaneus. Häufig ist die Knickplattfußdeformität von einer verstärkten Innenrotationsstellung der Knöchelgabel begleitet.

Folgende Muskelinsuffizienzen können zum Auftreten einer Knickplattfußdeformität führen:

- M.-tibialis-anterior-Lähmung (kann auch zum Hohlfuß führen; s. Bd. 2: „Der Hohlfuß")
- M.-tibialis-posterior-Insuffizienz, resultiert im Überwiegen der Peronäalmuskeln
- Überwiegen des M. triceps surae bei schwachen Dorsalflektoren und Invertoren mit Abweichen des Rückfußes im unteren Sprunggelenk in Valgusstellung (Pes valgus ab equino)
- Zusammenwirken einer Parese der Wadenmuskulatur und der Supinatoren
- Komplette Parese aller Fußmuskeln (Deformität entsteht unter der Einwirkung der Bodenreaktionskräfte)

4 Der sekundäre Knickplattfuß

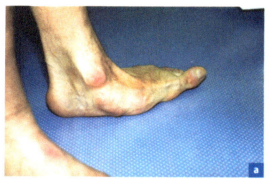
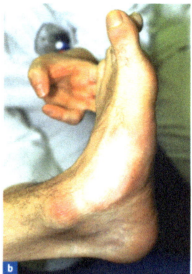
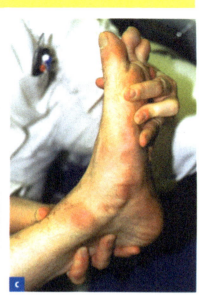

Abb. 4.5. a Fallbeispiel: 41-jähriger Patient mit poliomyelitischer Lähmung des M. tibialis posterior links und konsekutiver schwerer Knickplattfußdeformität. Die exakte klinische Diagnostik unter Stabilisierung des Fußinnenrandes deckt die wahre Verkürzung der Triceps-surae-Muskulatur auf. b Scheinkorrektur, c korrekte Einstellung

Fallbeispiel
▶ Siehe hierzu Abb. 4.5 a, b.

Klinisches Bild und Diagnostik. Bei der klinischen Prüfung der Beweglichkeit der Fußgelenke muss in jedem Falle nach einer evtl. unter der Knickplattfußstellung versteckten Wadenmuskelverkürzung geforscht werden. Da die Deformität ein Spiegelbild der Parese ist, müssen vor jeder Therapie ein genauer Muskelfunktionsstatus (entsprechend der MRC-Skala) und eine dynamische Untersuchung (Gangbild) durchgeführt werden.

Diagnostische Hilfsmittel auch zur präoperativen Dokumentation sind die Videoanalyse des Gangs, die dynamische Druckverteilungsmessung unter der Fußsohle (dynamische Pedobarographie) und die dynamische Elektromyographie.

Röntgenaufnahmen unter Belastung, ggf. in Korrekturstellung geben Hinweise auf evtl. Instabilitäten oder degenerative Gelenkveränderungen. Unverzichtbar ist dabei eine AP-Aufnahme des oberen Sprunggelenks unter Belastung zum Ausschluss einer evtl. Valgusstellung der Sprunggelenkachse.

Da die Lähmung meist auch die proximalen Gelenke betrifft (Abb. 4.6), sind diese unbedingt in die Diagnostik miteinzubeziehen.

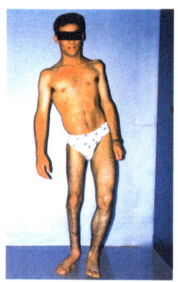

Abb. 4.6. Man beachte die Atrophie des gesamten rechten Beins einschließlich der Verkürzung die mit in den Therapieplan integriert werden musste. 15-jähriger Patient mit poliomyelitischer Lähmung des rechten Beins und des linken Armes

Therapeutische Besonderheiten. Die Therapie in der akuten Phase beschränkt sich auf Lagerungsmaßnahmen, Krankengymnastik und Orthesen. In diesem Stadium vermögen sie die Entwicklung struktureller Deformitäten zu verhindern und die Funktionsreste zu optimieren.

Primär sollte bei der Tendenz zum Knickplattfuß prophylaktisch durch Muskeldehnung, Kräftigung der Agonisten und Orthesen versucht werden, eine Progredienz zu verhindern. Zunehmendes Körpergewicht und allgemeine Mehraktivität können dennoch zur Verschlechterung der Deformität beitragen.

Im Gegensatz zum Klump- und Hohlfuß kann beim Knickplattfuß zunächst immer eine orthetische bzw. schuhtechnische Versorgung versucht werden. In vielen Fällen wird man damit eine ausreichende Entlastung druckempfindlicher Areale und eine Stabilisierung des Rückfußes erreichen können.

Operative Maßnahmen kommen nach dem Versagen konservativer Therapien in Frage.

Wegen der meist begleitenden Instabilität des Rückfußes sind alleinige Weichteiloperationen in der Regel zum Scheitern verurteilt. Muskeltransferoperationen, die beim Klump-, Hohl- und Hängefuß einen größeren Stellenwert besitzen, sind isoliert kaum imstande die Deformität ausreichend zu beheben. In früheren Jahren häufig geübte Operationsverfahren sind der Transfer der Sehne des M. peronaeus brevis auf den Ansatz des M. tibialis anterior, die Versetzung der Sehne des M. peronaeus longus auf die Innenseite des Kalkaneus, der Ersatz des M. tibialis anterior durch den M. extensor hallucis longus und des M. tibialis posterior durch den M. flexor digitorum longus (nach Biesalski) oder die Versetzung der Sehne des M. peronaeus longus auf den Ansatz des M. tibialis anterior.

Eine Verlängerung verkürzter Sehnen (üblicherweise der Achillessehne und der Pronatoren) sollte in den meisten Fällen von einer stabilisierenden Operation des Rückfußes begleitet werden. Knöcherne Fußoperationen sind bei Kindern erst jenseits des 7. Lebensjahres angezeigt. Davor sind in der Regel orthetische Maßnahmen ausreichend. Die extraartikuläre subtalare Stabilisation nach Grice stellt eine seit Jahrzehnten bewährte Methode zur Zentrierung des Kalkaneus unter die Tibia dar. Dieses Verfahren kann bis zur Pubertät durchgeführt werden. Voraussetzung ist jedoch die passive Korrigierbarkeit der Fehlstellung. Die Korrektur sollte dabei keinesfalls über die Fersenmittelstellung hinausgehen.

Faraj (1999) hat eine Arbeit zu diesem Thema vorgelegt. Der Autor berichtete über 16 poliomyelitische Knickplattfüße, die er mit extraartikulärer subtalarer Arthrodese und Transfer des M. peronaeus brevis auf den Fußrücken operiert hatte. Die Kombination von Arthrodese und Sehnentransfer sowie die Behandlung einer gleichzeitigen Wadenmuskelverkürzung waren entscheidend für ein gutes Resultat.

Die Kalkaneusverlängerungsosteotomie wurde von Evans bevorzugt bei poliomyelitischer Knickplattfußdeformität eingesetzt. Wir sehen die Indikation hierfür nur in einer passiv korrigierbaren Deformität mit bevorzugter Vorfußabduktionskomponente.

Beim Adoleszenten und Erwachsenen kann man mit der additiven Tripelarthrodese Fußlänge und Fußhöhe erhalten. Der M. peronaeus brevis kann gleichzeitig, wenn eine Fußheberschwäche besteht, auf die Dorsalflektoren versetzt werden. Ein Umlernen der neuen Funktion gelingt relativ leicht.

In jedem Falle sollte der Fuß postoperativ für mindestens 1 Jahr orthetisch bzw. schuhtechnisch geführt werden. Bei der Operation eines muskelinsuffizienten kollabierenden Fußes (engl. flail foot) ist dies auf Dauer notwendig.

Cave: Beim Transfer von Muskeln muss darauf geachtet werden, dass möglichst keine phasenverschiedenen Muskeln verpflanzt werden (z.B. M. tibialis posterior als Fußheber), da diese nur in den seltensten Fällen umlernen können und so im Allgemeinen nur als Tenodese wirksam sind.

Besonders wichtig ist es außerdem, beim Vorliegen einer gleichzeitigen Kniestreckerschwäche keinesfalls eine eventuelle Achillessehnenverlängerung überzudosieren, da der Patient sonst erheblich an Funktion einbüßt. In diesen Fällen muss ein Restspitzfuß von ca. 5° belassen werden.

Zur praktischen Durchführung s. Kap. 6.

Der Knickplattfuß bei Arthrogryposis multiplex congenita

Definition. Der Begriff Arthrogryposis multiplex congenita (AMC) beschreibt eine Gruppe nichtprogredienter klinischer Syndrome, die durch multiple, angeborene Kontrakturen gekennzeichnet, die oftmals rigide und in der Extremitätenverteilung symmetrisch sind. Grundsätzlich gilt, dass Sprunggelenke und Füße am häufigsten betroffen sind und dass die Behandlung dieser Region sehr mühsam ist, da Rezidive und andere Komplikationen drohen.

Synonyme. Amyoplasia foetalis deformans, multiple congenital contractures (MCC)

Epidemiologie. Zwischen 80 und 90 % der Patienten mit AMC haben eine beidseitige Fußdeformität. Der kongenitale Knickplattfuß (meist ein Schaukelfuß) ist vergleichsweise selten (Abb. 4.7), stellt aber nach dem Klumpfuß (70–80 %) die häufigste Deformität dar. Verschiedene größere Patientenserien erbrachten bei insgesamt 297 Füßen 245 Klumpfüße und 28 Schaukelfüße sowie 24 andere Deformitäten.

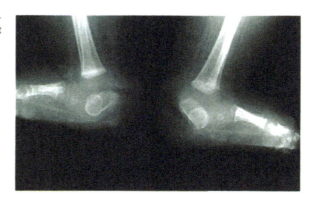

Abb. 4.7. Schwere Talus-verticalis-Deformität eines 8-Monate alten Jungen mit AMC

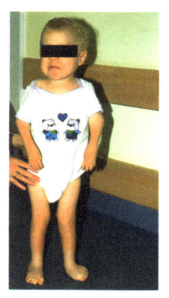

Abb. 4.8. Einseitiger Knickplattfuß mit Verkürzung der Pronatorenmuskeln bei einem 2-jährigen Jungen mit AMC

Ätiologie und Pathogenese. Die Ursache der Kontrakturen wird in einer temporären Immobilisierung des Feten gesehen. Die Erkrankung tritt meist sporadisch auf, eine familiäre Belastung ist jedoch beschrieben.

Klinisches Bild und Diagnostik. Es werden 2 Hauptgruppen unterschieden: eine neuropathische (Haupt-)Form und eine myopathische (Neben-)Form. Makroskopisch erscheinen die betroffenen Muskeln atrophisch und narbig retrahiert; erhaltene Muskelfasern sind kürzer und dünner. Die Kontrakturen betreffen alle das Gelenk überspannenden Weichteile einschließlich der Haut (Abb. 4.8). Die Gelenkflächen sind abgeplattet, was eine operative Mobilisation bei unzulänglicher Muskulatur vielfach zum Scheitern verurteilt. Die pathoanatomischen Veränderungen ähneln denen, die beim angeborenen Schaukelfuß (Talus verticalis) ohne neuromuskuläre Ursache beschrieben wurden. Allerdings sind die fibrösen Retraktionen der dorsolateralen Fußwurzel meist viel ausgeprägter. Das Retinaculum extensorum ist extrem verdickt und fixiert den Vorfuß an die distale Tibia. Die Peronäalsehnen und der M. tibialis posterior sind vor die Fibula bzw. Tibia luxiert.

Die Diagnostik entspricht dem beim Talus verticalis dargestellten Vorgehen.

Therapeutische Besonderheiten. Therapeutisch kommt nur ein operatives Vorgehen in Frage. Allerdings wird eine vorbereitende Redressionsgipsbehandlung mit Unterschenkelgipsverbänden in Spitzklumpstellung des Fußes empfohlen, um die kontrakten Fußheber und die Haut vorzudehnen.

Analog zu dem beim angeborenen Klumpfuß angezeigten Verfahren sollte die operative Korrektur ab einer Fußlänge von ca. 8 cm (d.h. etwa zwischen dem 6. und 10. Lebensmonat) vorgenommen werden. Da wie beim AMC-Klumpfuß eine erhebliche Rezidivgefahr besteht, wird ein radikales Vorgehen mit Resektion aller verkürzten Sehnen einschließlich der Achillessehne und der Gelenkkapseln empfohlen. In Ausnahmefällen kann auch eine primäre Astragalektomie und Naviculektomie notwendig werden. Die Korrekturstellung wird mit Kirschner-Drähten für mindestens 6 Wochen fixiert, anschließend sind Funktions- und Lagerungsorthesen für die Zeit des Wachstums erforderlich.

Der Knickplattfuß bei Myasthenie

Definition. Bei der Myasthenie handelt sich um eine Autoimmunkrankheit mit Störung der neuromuskulären Übertragung. Die Folge ist eine krankhaft gesteigerte Ermüdbarkeit der Skelettmuskulatur nach wiederholter Aktivierung oder längerer Anspannung. Das Leiden ist chronisch mit schleichender Entwicklung.

Synonyme. Myasthenia gravis pseudoparalytica

Epidemiologie. Die Prävalenz beträgt 4 : 100 000 Einwohner. Das weibliche Geschlecht überwiegt. Der Erkrankungsgipfel liegt in der dritten Dekade.

Ätiologie und Pathogenese. In 90% der Fälle lassen sich Antikörper gegen Acetylcholin-Rezeptoren nachweisen, die häufig von veränderten Thymuszellen gebildet werden. Die Annahme einer Autoimmunogenese wird durch die Beobachtung gestützt, dass die Myasthenie häufiger bei Lupus erythematodes, rheumatoider Arthritis und Thyreoiditis vorkommt. In zwei Dritteln der Fälle manifestiert sich die Myasthenie nach psychischer Belastung. Eine Schwangerschaft kann den Ausbruch der Erkrankung begünstigen.

Fallbeispiel
▶ Siehe hierzu Abb. 4.9 a, b.

Klinisches Bild und Diagnostik. Okuläre Symptome fallen frühzeitig (z. B. Ptosis und Diplopie) auf, gefolgt von einer Sprech-, Kau- und Schluckstörung. Bei akuter Verschlechterung kann auch eine myasthenische Krise auftreten, die von einer cholinergen Krise mit parasympathischen Symptomen abzugrenzen ist.
Diagnostisch kann eine typische Vorgeschichte mit zunehmender Ermüdbarkeit und die typische Facies bei Beteiligung der mimischen Muskulatur Hinweise geben. Das EMG und ein positiver Tensilon-Test (bei dem der Patient nach der Injektion eine schlagartige Besserung seiner Schwäche angibt) sind beweisend. Die klinische Diagnostik sollte zwischen flexibler und kontrakter Deformität unterscheiden.

Therapeutische Besonderheiten. Pharmakotherapeutisch werden Cholinesterasehemmer (Physostigmin, Prostigmin) eingesetzt. Der Knickplattfuß kann meist schuhtechnisch geführt werden. Bei frustraner konservativer Therapie empfehlen wir eine Rückfußstabilisierung ggf. mit Verlängerung der Muskulatur (s. auch myotone Dystrophie).

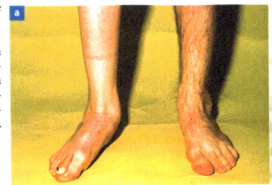
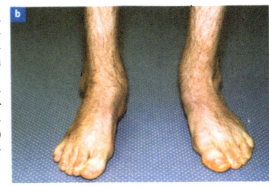

Abb. 4.9 a, b. Prä- und postoperativer Befund eines 19-jährigen Jungen mit schwerer Myasthenie und operativ korrigierten Knickplattfüßen. Durchgeführt wurde eine Wadenmuskeleinkerbung, eine Raffung der Bandstrukturen am Fußinnenrand, eine additive subtalare Stabilisierung und eine plantarflektierende Osteotomie des Os metatarsale I

Der Knickplattfuß bei myotoner Dystrophie Typ Curschmann-Steinert-Batten

Definition. Es handelt sich um eine autosomal-dominante Systemerkrankung mit den Leitsymptomen einer degenerativen Myopathie und myotonen Reaktionen.

> Das Krankheitsbild wurde 1909 unabhängig voneinander sowohl von dem Leipziger Internisten Hans Gustav Wilhelm Steinert (1875–1911) und dem britischen Neurologen Frederic E. Batten (1865–1918) erwähnt. Hans Curschmann (1875–1950), Internist in Mainz und Rostock, präzisierte das Krankheitsbild 1912. Die typische Kombination einer Myotonie mit distal betonten schlaffen Paresen wurde bereits vor den Berichten von Steinert, Batten und Curschmann von 1888 an von mehr als zwanzig Autoren angegeben. Man hielt die Erkrankungen jedoch für atypische Formen der Myotonia congenita (Thomsen-Syndrom). Die 3 namengebenden Autoren erkannten erstmals die Eigenständigkeit des Krankheitsbilds.

Epidemiologie. Es handelt sich um die häufigste degenerative Myopathie im Erwachsenenalter. Die genaue Häufigkeit ist durch eine hohe Dunkelziffer und regionale Unterschiede schwer zu bestimmen. Die Inzidenz in Deutschland liegt bei 5,5:100 000 Einwohner. Man nimmt heute jedoch an, dass die Häufigkeit bei 10:100 000 oder sogar höher liegt. Es besteht keine Geschlechtsbevorzugung.

Ätiologie und Pathogenese. Der Erkrankung liegt eine Störung im Bereich der motorischen Endplatte zugrunde, wobei die Erschlaffung der Muskulatur verzögert stattfindet. Letztere zeigt umschriebene dystrophische Veränderungen. Man unterscheidet neben der kongenitalen eine frühkindliche und eine adulte Form. Der Vererbungsmodus ist autosomal-dominant.

Fallbeispiel
▶ Siehe hierzu Abb. 4.10 a, b und 4.11 a, b.

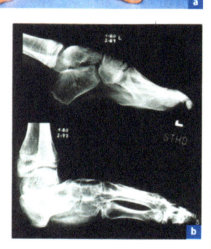
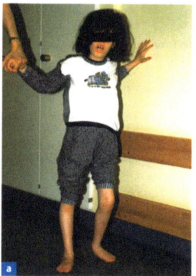
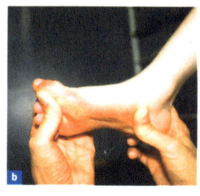

Abb. 4.10 a, b. Schwere Knickplattfüße beim 17-jährigen Patienten mit myotoner Dystrophie. **a** Im klinischen Aspekt und **b** im radiologischen Befund unter Entlastung *(oben)* und Belastung *(unten)*.

Abb. 4.11 a, b. 8-jähriges Mädchen mit myotoner Dystrophie und schwerem Pes valgus ab equino bds.

Klinisches Bild und Diagnostik. Die myotone Dystrophie ist neben den progredienten Allgemeinsymptomen wie Katarakt, Herzmuskelerkrankung und geistiger Behinderung durch eine progrediente distal betonte Muskelschwäche, bedingt durch Atrophie und Dystrophie der Muskulatur gekennzeichnet. Die Gehfunktion ist durch die meist bestehende Fußheberparese deutlich eingeschränkt. Die Entwicklung einer Knickplattfußdeformität entsteht durch die Kompensation einer Wadenmuskelverkürzung mit subtalarer Eversion (Pes valgus ab equino).

Neben der charakteristischen Fazies ist die EMG-Diagnostik, begleitet durch eine Muskelbiopsie beweisend. Die Untersuchung des Fußes deckt die Spitzfußstellung im Rückfuß auf. Die Muskelkraft sollte gemäß der MRC-Skala dokumentiert werden.

Therapeutische Besonderheiten. Da es sich um eine progrediente Erkrankung handelt und die Knickfußstellung instabil ist, sind muskelbalancierende Operationen allein nicht Erfolg versprechend. Wir empfehlen zunächst den Versuch, die Patienten mit einer speziell angefertigten Fußheberorthese, die den Rückfuß in Korrektur (in leichter Spitzfußstellung) hält, zu versorgen. Jenseits des 7. Lebensjahres wird dann, besonders bei progredienter Deformität und Druckstellen, die extraartikuläre Stabilisierung mit autologem Knochenspan in Kombination mit einer Fußheberersatzoperation (falls ausreichende Muskulatur zur Verfügung steht) erforderlich.

In jedem Falle ist postoperativ eine temporäre Versorgung mit Unterschenkel-Funktionsorthesen und für die Nacht dauerhaft mit Unterschenkel-Lagerungsorthesen sinnvoll.

Cave: Die Autoren warnen vor einer zu ausgiebigen Verlängerung der Wadenmuskulatur, deren Folge eine irreversible Hackenfußdeformität sein kann (s. Bd. 2: „Der Hohlfuß").

Der Knickplattfuß bei spinaler Muskelatrophie vom Typ Kugelberg-Welander

Definition. Juvenile proximale Form der progressiven spinalen Muskelatrophie mit Systemdegeneration der motorischen Vorderhornzellen, überwiegend autosomal-rezessiv, gelegentlich auch dominant vererbt. Neben hereditären Verlaufsformen des Kindes- und Jugendalters (Beckengürtelform, Typ Werdnig-Hoffmann bzw. Kugelberg-Welander) gibt es sporadische Formen im Erwachsenenalter mit atrophischen Paresen der Hände (Typ Duchenne-Aran), des Schultergürtels oder der Unterschenkel.

> Die Erstbeschreibung erfolgte 1942 durch den schwedischen Neurologen Gunnar Wohlfort. Die nukleäre Genese wurde durch die schwedischen Neurologen Erik Klos Henrik Kugelberg (1913–1983) und Lisa Welander (*1909) festgestellt.

Epidemiologie. Die Prävalenz beträgt 2:100 000, die Inzidenz 0,2:100 000 Einwohner.

Ätiologie und Pathogenese. Die Erkrankung zeigt bei unklarer Pathogenese einen variablen Erbgang.

Sie führt zur Degeneration des zweiten motorischen Neurons mit Verminderung der Vorderhornganglienzellen im Rückenmark und Atrophie der Vorderwurzeln sowie Parese der betreffenden Muskeln. Eine Beteiligung der Sensibilität oder der langen Rückenmarkbahnen liegt nicht vor.

4 Der sekundäre Knickplattfuß

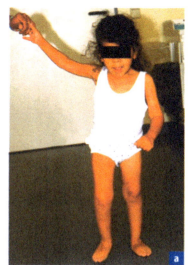
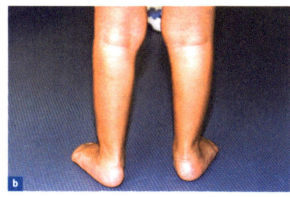
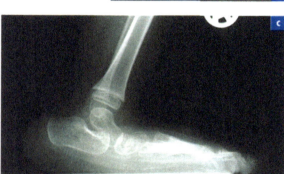
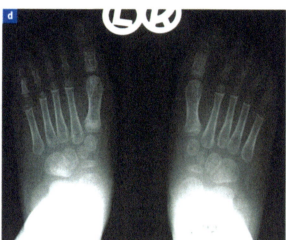

Abb. 4.12 a–d. 4-jähriges Mädchen mit spinaler Muskelatrophie vom Intermediärtyp und erheblichen Knickplattfüßen, die durch eine Verkürzung der Wadenmuskulatur entstanden sind. **a, b** Im klinischen Aspekt und **c, d** radiologisch in der Belastungsaufnahme

Fallbeispiel
▶ Siehe hierzu Abb. 4.12 a–d.

Klinisches Bild und Diagnostik. Je nach Verlaufsform treten schlaffe Paresen entweder primär proximal (Schulter- bzw. Beckengürteltyp) oder distal an den kleinen Handmuskeln bzw. Unterschenkeln (Peronäaltyp) auf. Typisch ist eine Schwäche der proximalen Beinmuskulatur mit initial häufigem Stolpern und erschwertem Aufrichten aus der Hocke (Gowers-Zeichen) sowie rascher Ermüdbarkeit insbesondere beim Treppensteigen. Man findet allgemeine Muskelhypotonie und abgeschwächte Muskeleigenreflexe. Weitere Kennzeichen sind zunehmende Myatrophien zunächst der proximalen Beinmuskulatur mit Faszikulationen und eine Hyperlordose mit vorgewölbtem Abdomen. Während ein Patient mit infantiler Form keine aktive Stehfähigkeit erreicht, kann ein Knickplattfuß bei den Patienten mit juveniler und Adoleszentenform durchaus eine funktionelle Rolle spielen. Pathomechanisch dürfte auch hier eine kompensatorische Valgusdeformität bei zugrunde liegender Wadenmuskelverkürzung die Hauptrolle spielen.

Diese Deformität ist weitaus seltener als der Spitz- oder Klumpfuß und wirft auch bei konservativer Behandlung weniger Probleme auf.

Therapeutische Besonderheiten. Eine kausale Therapie gibt es nicht. Therapeutisch ist die Orthesenversorgung unter Ausgleich der strukturellen Spitzfußstellung zu versuchen. Stärkere Deformitäten, wie sie besonders im präpubertären Wachstumsschub auftreten können und unter der Einwir-

4.2 Der Knickplattfuß bei neuromuskulären Erkrankungen

kung des Körpergewichts auch symptomatisch werden, erfordern die operative Rückfußstabilisierung unter dosierter Achillessehnenverlängerung. Eine frühe Versorgung mir Gehgipsverbänden bzw. anschließend mit Orthesen sorgt für die Erhaltung der Gehfähigkeit.

Der Knickplattfuß bei Myelomeningozele (Spina bifida)

Definition. Die Myelomeningozele (MMC) stellt eine Fehlbildung des Rückenmarks dar, das sich zusammen mit den umhüllenden Rückenmarkhäuten durch einen ausgedehnten Wirbelbogendefekt nach dorsal ausstülpt. Unterhalb des betroffenen Segments tritt eine partielle oder totale Querschnittssymptomatik auf. Der begleitende Liquorflussdefekt führt zum Hydrocephalus internus.

Cave: Bei der Spina bifida kann nahezu jede Fußdeformität auftreten, entweder als Folge der Grunderkrankung oder als Folge ärztlichen Eingreifens.

Epidemiologie. Die Häufigkeit der Spina bifida variiert ethnisch und regional stark (in den USA ist sie bei Weißen 4-mal häufiger als bei Schwarzen). Die Inzidenz beträgt rund 1:1000 Einwohner. Lorber berichtete 1966, dass in Großbritannien etwa 2:1000 Lebendgeburten mit einer Spina bifida überlebten. Das Leiden tritt familiär gehäuft unter Bevorzugung des weiblichen Geschlechts auf und scheint mit sozialer Armut und gewissen Umweltfaktoren assoziiert zu sein.

Die Inzidenz von Fußdeformitäten liegt beim thorakalen und lumbalem Lähmungsniveau bei 90 %, beim sakralen Lähmungsniveau etwa bei 50 %.

Haruhisha u. Fujii (zit. nach Matsumoto u. Sato 1999) untersuchten 103 Schulkinder mit Spina bifida im Durchschnittsalter von 9,4 Jahren und fanden bei 84 % Fußdeformitäten. In 22,1 % wurden Knickplatt- oder Knickhackenfüße gefunden. Die Autoren fanden eine Korrelation der Deformitäten zur Lähmungshöhe.

Frawley et al. (1998) untersuchten die Häufigkeit von Fußdeformitäten bei Patienten mit tieflumbalem Lähmungsniveau. Unter 348 untersuchten Füßen waren 263 deformiert. 41 Füße zeigten eine Knickplattfußstellung und 8 eine Schaukelfußdeformität. Der Knickplattfuß war bei den L4-Lähmungen doppelt so häufig wie bei den tieferen Lähmungsniveaus.

Ätiologie und Pathogenese. Bei einer Myelomeningozele handelt es sich um einen Neuralrohrdefekt unklarer Genese. Die Gabe von Folsäure prae conceptionem und in der Frühschwangerschaft wirkt protektiv.

Stets sind die hinteren und zentralen Anteile des Rückenmarks stärker geschädigt als die vorderen. Dies hat zur Folge, dass Vorderhornzellen und Vorderwurzeln meist intakt sind, während die Hinterhörner mit ihrer afferenten Funktion gestört sind.

Die Myelomeningozele ist somit primär eine sensible Störung was eine massive Druckstellengefährdung erklärt.

Zur Verteilung der Ausfälle in Abhängigkeit von der Lähmungshöhe möchten wir auf Bd. 1: „Der Klumpfuß" verweisen.

Fallbeispiel
▶ Siehe hierzu Abb. 4.13 a, b.

Pathomechanik. Die Fußdeformitäten betreffen fast alle Patienten mit dieser Erkrankung. Die Art der Deformität ist als Resultat des Muskelungleichgewichts, lagerungsbedingter Fehlhaltungen (positionelle Deformitäten) und der Einwirkung des Körpergewichts sowie von Schub- und Scherkräften zu

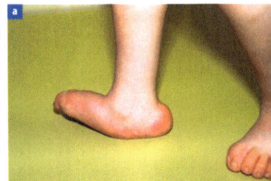
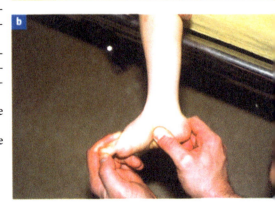

Abb. 4.13 a, b. Schwerer Schaukelfuß durch Überaktivität der Fußhebemuskulatur bei einem 3-jährigen Jungen mit Lähmungsniveau bei L5. **a** Im belasteten Zustand und **b** unter Reposition des Fußes

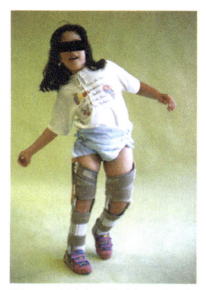

Abb. 4.14. 9-jähriges Mädchen mit Lähmungsniveau bei L4 und typischem Duchenne-Gangmuster. Das Mädchen wurde zur Stabilisierung der Beinachsen mit Oberschenkelorthesen ausgestattet

sehen. Das Wachstum unterstützt die Pathologie zusätzlich. Wegen der Schwäche der hüftumgreifenden Muskulatur und der Waden sind die gehfähigen Patienten auf Kompensationsbewegungen des Rumpfes angewiesen, um die Schwäche der vorwärtsbewegenden Muskeln auszugleichen. Dies führt über ein Duchenne-Gang-Muster (Abb. 4.14) zu erheblichen Scherbelastungen der oberen und unteren Sprunggelenke und der Kniegelenke in der Transversalebene. Deshalb ist die Fußdeformität immer im Gesamtbild der Lähmung zu betrachten.

Klinisches Bild und Diagnostik. Die neurologischen Ausfälle können abhängig von der Höhe und der Ausprägung der Störungen äußerst variabel sein. Symmetrische und asymmetrische Verteilungsmuster kommen vor. Besonders bedeutsam ist der Ausfall der sensibel-sensorischen Bahnen, die eine zentrale Rückmeldung unmöglich machen. Lähmungen, Druckstellen und Deformierungen sind die Folge. Hinzu kommen häufig auch zentrale Probleme wie eine Liquorabflussstörung (Arnold-Chiari-Syndrom), die eine Shuntableitung erfordert, kognitive Defizite und urologische Probleme. Die Lähmungsqualität ist meist schlaff und entspricht ungefähr der Höhe der Bogenschlussstörung. Auch spastische Komponenten durch eine Beteiligung des ersten motorischen Neurons und eine Funktionsstörung der Arme kommen vor. Nach Lindseth (1992) lassen sich die Schädigungsmuster in 2 Haupttypen unterteilen:

- **Typ I:** schlaffe Parese, Reflex- und Sensibilitätsausfall unterhalb der Läsionshöhe,
- **Typ II:** Unterbrechung der Rückenmarksfunktion mit motorischen und sensiblen „Rückenmarksinseln" distal der Läsion.

Beim Typ II, dem mehr als zwei Drittel der Patienten zuzurechnen sind, kommt auch spastische Reflexaktivität vor.

Die Diagnostik sollte keinesfalls allein die Fußdeformität umfassen, sondern muss immer auch die proximalen Gelenke (Hüftstrecker/Abduktoren/Kniestrecker) sowie die urologischen und neurologischen Komponenten berücksichtigen. Es empfiehlt sich daher, die Kinder im Rahmen eines Behandlungsteams zu betreuen.

Man unterscheidet beim Kind mit MMC 3 verschiedene Typen von Knickplattfüßen:
- Angeborener Knickplattfuß (selten)
- Knickplattfuß, der durch Fehlbelastung entsteht (häufig)
- Knickplattfuß durch Spastik der Pronatorenmuskeln (selten)

Therapeutische Besonderheiten. Grundsätzlich können leichtere, nichtprogrediente Deformitäten (jährliche Kontrolluntersuchungen) konservativ behandelt werden.

Orthopädietechnisch sollte eine optimale plantare Druckverteilung durch entsprechende Fußbettungen bzw. individuelle Einlagen erreicht werden. Die Standstabilität kann durch Schuhzurichtungen (Schaftverstärkung, Schuhaußenrandverbreiterung, lateraler Flügelabsatz) oder durch orthopädische Maßschuhe bzw. Orthesen verbessert werden. Gelingt dies nicht, so besteht im Allgemeinen eine Operationsindikation (Abb. 4.15 a, b).

▶ The treatment of foot deformities must be coordinated with the overall treatment plan for the child (Lindseth 1992).

4.2 Der Knickplattfuß bei neuromuskulären Erkrankungen

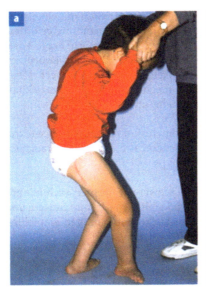
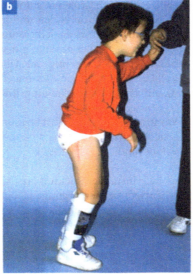
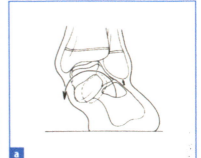

Abb. 4.15 a, b. Verbesserung der Standstabilität durch eine entsprechende Unterschenkelorthesenversorgung bei einem 9-jährigen Mädchen mit Lähmungsniveau bei L4 und schwersten Knickplattfüßen

Angeborener Knickplattfuß

Diese Deformität entspricht der angeborenen Schaukelfuß-Deformität (Talus verticalis) bei der Arthrogrypose. Die Fußaußenrandheber und Wadenmuskeln sind in der Regel stark verkürzt. Die Deformität kann relativ flexibel oder (häufiger) rigide fixiert sein. Sie tritt bevorzugt bei thorakaler Lähmung auf. Bei flexibler Deformität kann eine Redressionsbehandlung (**Cave:** Druckstellen!) die Zeit bis zur optimalen operativen Intervention mit 12 Monaten überbrücken. Bei rigider Deformität sollte früher (etwa mit 6 Monaten) und gründlich operiert werden. Die Sehnen werden bei beiden Formen reseziert und der Fuß temporär (6 Wochen) mit Kirschner-Drähten transfixiert. Dias empfiehlt zusätzlich einen Transfer des M. peronaeus brevis auf die Sehne des M. tibialis posterior. Nach dieser Zeit sollte krankengymnastisch mobilisiert und (auf Dauer) orthetisch versorgt werden.

Knickplattfuß durch Fehlbelastung

Diese Deformität entspricht einer Lähmung in Höhe L4 und L5 und ist das Ergebnis einer Fehlbelastung des außenrotierten Fußes beim Gehen. Da die muskuläre Kontrolle des oberen und unteren Sprunggelenks fehlt, wird der Fuß zunehmend in Eversions- und Außenrotationsstellung der Malleolengabel gezwungen. Die Valgusstellung betrifft häufig auch das obere Sprunggelenk. Die Fibula erfährt durch den Gegendruck des Kalkaneus von plantar eine Wachstumsstörung (Abb. 4.16 a, b). Dias (1999) vermutet außerdem die fehlende Funktion des M. soleus als Ursache für des fibulare Minderwachstum. Die distale Fibulaepiphyse liegt dann proximal des oberen Sprunggelenks. Da mit dieser Deformität die Standbasis auf ein Minimum reduziert wird und eine Hebelfunktion des Vorfußes entfällt, sollte sie bis etwa zum 6.–7. Lebensjahr orthetisch über Unterschenkelorthesen wiederhergestellt werden. Bei stärkerer Valgusbelastung der Kniegelenke sind Oberschenkelorthesen angezeigt.

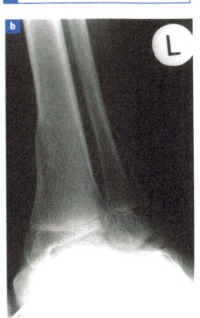

Abb. 4.16 a, b. Wachstumsstörung der distalen Fibulaepiphyse durch erhebliche Valgusfehlstellung des Kalkaneus. **a** Im schematischen und **b** im radiologischen Befund

Nach dieser Zeit, bzw. wenn der Patient für die Orthesenversorgung zu schwer geworden ist und therapieresistente Druckstellen drohen, sind kombinierte operative Verfahren wie eine addditive subtalare extraartikuläre

Stabilisation nach Grice mit autologem Span in Kombination mit einer supramalleolären derotierenden und ggf. varisierenden Osteotomie erforderlich. Vereinzelt kommt auch die isolierte Korrekturosteotomie in Frage. Postoperativ ist wegen der meist ungünstigen Knochenverhältnisse die vorübergehende Immobilisierung im Oberschenkelgips empfehlenswert (Dias 1999). Die von mehreren Autoren (Dias, Dimeglio) empfohlene Zurückhaltung mit versteifenden Fußeingriffen erscheint uns nicht berechtigt.

▶ We strongly advise against any subtalar joint fusion such as the Grice extraarticular arthrodesis, which has been described as the classic appraoch for valgus hindfoot (Dias 1999).

Ein völlig instabiler Rückfuß lässt sich bei schweren Patienten auch mit optimaler Orthesenversorgung nicht halten. So schließen wir uns Lindseth und Menelaus an, die ebenfalls stabilisierende Rückfußoperationen empfehlen (Abb. 4.17 a, b).

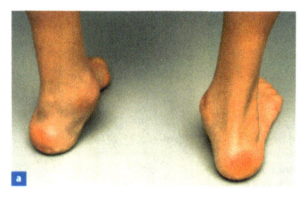 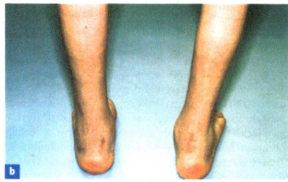

Abb. 4.17. a Prä- und b postoperativer Befund bei einem 11-jährigen Mädchen mit schwerer Knickplattfußdeformität bds. und Lähmungsniveau bei L4 nach Rückfußstabilisierung durch additive Tripelarthrodese

▶ Whilst mobile feet are preferable to stiff feet, the surgeon has no need to fear arthrodesis of the subtalar and midtarsal joints in spina bifida patients (Menelaus 1998).

Die Versteifung des oberen Sprunggelenks ist bei Spina-bifida-Patienten aus funktionellen Gründen nicht angezeigt und mit einer hohen Pseudarthroserate verknüpft. Graham et al. (1998) empfehlen bei komplexen Deformitäten die Ilizarov-Korrektur.

Bei geringeren Valgusabweichungen (< 15°) kann auch eine Epiphyseodese mit einer Schraube vom Innenknöchel aus möglichst senkrecht zur Epiphysenfuge versucht werden (vor dem 9. Lebensjahr). Regelmäßige Röntgenkontrollen sind zur Beobachtung des Wachstumsverlaufs notwendig.

Die Verpflanzung der Sehne des M. tibialis anterior auf den Kalkaneus wird als zusätzliche Maßnahme bei Wadenmuskelinsuffizienz (Knickhackenfuß) vorgeschlagen. In Einzelfällen kann auch die Tenodese der Achillessehne an die Fibula erwogen werden. Dias führt zusätzlich bei stärkerem Rückfußvalgus die mediale Verschiebeosteotomie des Kalkaneus durch. Die Kombination von subtalarer und supramalleolärer Osteotomie ist nach Lindseth (1992) mit einem stärkeren Pseudarthroserisiko behaftet, weshalb rigide Fixation (K-Drähte) und ausreichend lange Ruhigstellung (6 Wochen Oberschenkelliege- und 6 Wochen Unterschenkel-Gehgipsverband) notwendig sind. Postoperativ ist in jedem Falle die Unterschenkelorthesenbehandlung mit dorsaler Anschlagsperre und ggf. Glenzackfeder zur Unterstützung der Fußhebung angezeigt.

4.2 Der Knickplattfuß bei neuromuskulären Erkrankungen

Die Entwicklung schwerer Charcot-Destruktionen des oberen Sprunggelenks kann eine weitere Ursache von Knickfüßen bei der Spina bifida sein. Das klinische Bild erinnert an eine akute Infektion (Abb. 4.18 a, b). Auch wenn man radiologisch (noch) keine Veränderungen sieht, müssen eine mindestens vierwöchige Immobilisierung und absolute Entlastung (Gipsbehandlung und Rollstuhlversorgung) angeordnet werden, um weitere Schäden zu verhindern. Nach Abklingen der Symptome sind maßgefertigte Vollkontakt-Unterschenkelorthesen in Zweischalentechnik empfehlenswert.

Knickplattfuß durch Spastik der Pronatorenmuskeln

Knickplattfüße, die sich durch eine Spastik der Pronatoren (Peronäal- und Fußhebe-Muskulatur) entwickeln, zeigen bei Belastung die analogen Mechanismen, wie sie im Abschn. „Knickplattfuß durch Fehlbelastung" beschrieben wurden. Therapeutisch wird entsprechend vorgegangen, allerdings sollte die überaktive Muskulatur zusätzlich durch eine Tenotomie geschwächt werden. Auch in diesen Fällen sind die subtalare Stabilisierung und anschließende orthetische Führung sinnvoll.

Cave: Wegen der eingeschränkten Sensibilität muss eine freie Beweglichkeit im oberen Sprunggelenk sowie eine absolut plantigrade Einstellung des Fußes gefordert werden, um das Risiko von Druckstellen und sekundären degenerativen Veränderungen (Charcot-Gelenke; s. Abb. 4.18 a, b) zu reduzieren.

Der Knickplattfuß bei Querschnittlähmung

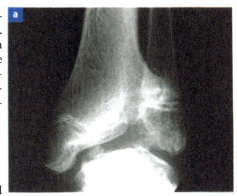
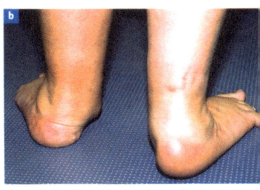

Abb. 4.18 a, b. Charcot-artige Destruktion des oberen Sprunggelenks als Ursache eines schweren Knickplattfußes bei einem 10-jährigen Mädchen mit Lähmungsniveau bei L4

Definition. Es resultiert ein aus der Schädigung des Rückenmarksquerschnittes resultierendes Lähmungsbild mit inkomplettem oder komplettem Ausfall motorischer, sensibler und vegetativer Bahnen distal der Schädigung.

Epidemiologie. Die Inzidenz der Querschnittlähmung (Anzahl Querschnittgelähmte pro Mio. Einwohner pro Jahr) liegt in Deutschland bei 36, in der Schweiz bei 28. Das bedeutet für Deutschland jährlich eine Zunahme von etwa 1500 frischen Querschnittlähmungen. Die Ursachen dieser Lähmungsform sind zu zwei Dritteln Unfälle. Die Rehabilitation wird von derzeit 22 Spezial-Zentren übernommen.

Ätiologie und Pathogenese. Die Ätiologie der Querschnittlähmung ist ein kompletter oder inkompletter Schaden des Rückenmarksquerschnitts. Dieser Schaden kann grundsätzlich schlaffe oder/und spastische Störungen hervorrufen. Das Muskelungleichgewicht stellt den pathogenetischen Ausgangsbefund dar, der zur Deformität führt. Die sensiblen Ausfälle bedingen die Druckstellengefahr.

Pathomechanik. Die Knickplattfußdeformität kommt fast nur bei gehfähigen Patienten mit Paraplegie vor. Das Zusammenwirken einer Verkürzung der Wadenmuskulatur (Fußheberlähmung) und der Einwirkung der Bodenreaktionskräfte führt zum Abknicken des Fußes im Bereich des ersten Strahls. Je nach der Ausprägung des zugrunde liegenden Spitzfußes knickt zuerst das Chopart-Gelenk, dann die Naviculocuneiforme- und die Lisfranc-Gelenk-Reihe und wenn dies noch nicht ausreicht, den Fuß plantigrad einzustellen, auch das obere Sprunggelenk im Valgussinne weg. Kompensatorisch kann auch eine Rekurvation des Kniegelenks beobachtet werden. Diese

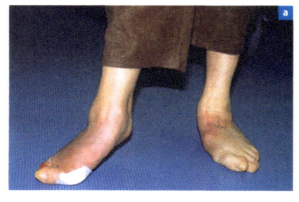
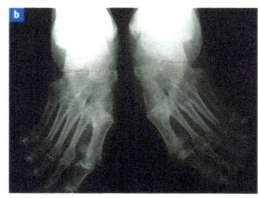
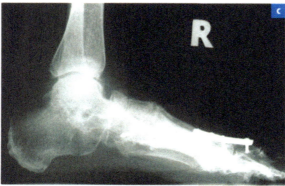
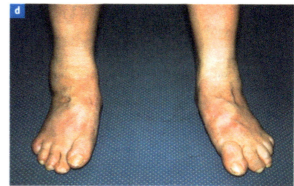

Abb. 4.19 a–d. 50-jährige Patientin mit einer inkompletten Querschnittlähmung nach LWK-1-Fraktur und schwersten Knickplattfüßen. **a, b** Präoperativ im klinischen und radiologischen Befund, sowie **c, d** postoperativ nach erfolgter subtalarer Stabilisierung einschließlich einer Aufrichtung und Stabilisierung des I. Strahls

Deformität ist somit als klassisches Beispiel eines (kompensatorischen) Pes valgus ab equino aufzufassen.

Fallbeispiele
▶ Siehe hierzu Abb. 4.19 a–d.

Klinisches Bild und Diagnostik. Die Patienten zeigen eine in Abhängigkeit von der Ausprägung der Lähmung variable Atrophie der Muskulatur unterhalb der Läsionshöhe und sind deshalb nicht selten zumindest teilweise auf einen Rollstuhl angewiesen.

Die klinische Untersuchung unter Verriegelung des unteren Sprunggelenks deckt die Verkürzung der Wadenmuskulatur auf. Zusätzlich können auch Gelenkkontrakturen dokumentiert werden. Nach eventuellen spastischen Komponenten der Lähmung sollte ebenso gefahndet werden wie nach verbliebenen Willküraktivitäten, die allerdings nur selten für eine orthesenfreie Funktion ausreichen.

Radiologisch wird der Grad der passiven Korrektur mit Aufnahmen unter Entlastung und Belastung überprüft. Das obere Sprunggelenk wird zum Ausschluss degenerativer Veränderungen radiologisch auch in der AP-Ebene dokumentiert.

Therapeutische Besonderheiten. Wegen der reduzierten bzw. ausgefallenen Sensibilität drohen Druckstellen und Charcot-ähnliche Gelenkdeformierungen. Deshalb empfehlen wir beim Gehfähigen die operative Korrektur der Fußstellung zur Schaffung eines plantigraden, druckstellenfreien, gut orthesen- bzw. schuhversorgbaren Fußes. Dazu sind neben der Verlängerung der Achillessehne und evtl. verkürzter langer Zehenbeuger und Pronatoren meist auch korrigierende (additive) Arthrodesen des Rückfußes notwendig. Eine stärkere Vorfußabduktion kann durch Keilresektion aus der Naviculocuneiforme-Gelenkreihe korrigiert werden. Hat sich zusätzlich ein Hallux valgus gebildet, so kann man diesen je nach Beweglichkeit entweder ebenfalls arthrodesieren oder ein gelenkerhaltendes Vorgehen wählen. Zur Vermeidung von Dekubitalulzera sollten die Füße postoperativ in sehr gut gepolsterten, geschalten Gipsverbänden in Korrekturstellung fixiert werden. Eine temporäre Kirschner-Draht-Transfixation von unterem und oberem Sprunggelenk ist dabei hilfreich.

Nach der postoperativen Ruhigstellungsphase empfehlen wir knöchelhohe Innenschuhe oder orthopädische Schuhe bzw. Unterschenkelorthesen (mit Fußhebefeder).

Der Knickplattfuß nach Schädigung peripherer Nerven

Definition. Es handelt sich um eine Knickplattfußstellung nach Schädigung (z. B. Bleivergiftung) oder Verletzung peripherer Nerven (insbesondere N. tibialis).

Ätiologie und Pathogenese. Während die periphere Schädigung des N. ischiadicus und seiner Äste überwiegend in einer Peronäuslähmung mit Fußheberparese und Klumpfußdeformität resultiert, können isolierte Schäden des N. tibialis zum Ausfall der Supinatoren führen.

McLaren et al. (1989) beschrieben die Entwicklung von Knickplattfüßen nach Tibiakopfosteotomien mit versehentlicher Schädigung des N. tibialis. Diese entwickelten sich innerhalb weniger Monate nach der Schädigung und wurden sowohl mit einer Schwäche des M. tibialis posterior als auch mit einer geänderten mechanischen Beinachse (Valgusosteotomien) erklärt. Auch toxische Nervenschädigungen sind bekannt, die ursächlich für eine Knickplattfußdeformität verantwortlich waren. Wegen der unterschiedlichen Befallsmuster kommen auch Mischbilder vor. Die sekundäre Knickplattfußdeformität als Kompensation einer Wadenmuskelverkürzung (Pes valgus ab equino) stellt in Verbindung mit erhaltenen Pronatoren den führenden Pathomechanismus dar.

Fallbeispiel
▶ Siehe hierzu Abb. 4.20 a, b.

Klinisches Bild und Diagnostik. Diagnostisch sollte immer ein Neurologe konsiliarisch zu Rate gezogen werden, der über Verteilung und Prognose der Lähmung Auskunft geben kann. Das Verteilungsmuster einer frischen Lähmung (nicht älter als 1 Jahr) wird nach der MRC-Skala (s. Abschn. 2.4.1) möglichst in 6-monatigen Abständen überprüft. Ein Gelenkstatus ist ebenfalls exakt zu dokumentieren. Zur Therapieplanung bzw. Verlaufskontrolle können Röntgenaufnahmen unter Belastung dienen.

Therapeutische Besonderheiten. Bei noch nicht abgeschlossenen Regenerationsprozessen ist ein chirurgisches Vorgehen in aller Regel kontraindiziert. Allerdings kann eine orthetische oder schuhtechnische Versorgung durch-

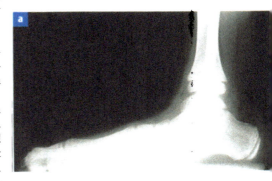
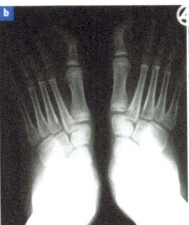

Abb. 4.20 a, b. Röntgenologischer Befund einer ausgeprägten Knickplattfußdeformität nach Bleivergiftung mit Ausfall der Supinatorenmuskulatur beider Füße und Verkürzung der Wadenmuskulatur

aus notwendig werden. Nur bei orthetisch nicht kontrollierbarer oder funktionell störender Deformität (meist bei stärkerer struktureller Spitzfußkomponente) kann auch ein früheres operatives Vorgehen angezeigt sein.

Jenseits von 18 Monaten ist mit einer wesentlichen Verbesserung der Situation meist nicht mehr zu rechnen, sodass wir ggf. eine operative Korrektur in Betracht ziehen. Das Vorgehen entspricht im Wesentlichen dem bei der Poliomyelitis angegebenen. Bei zusätzlich zum Knickplattfuß bestehender Fußheberparese ist die Rückfußstabilisierung des einzige Mittel, um einen evtl. Muskel zum Fußheberersatz zu erhalten. Es bieten sich hierzu hauptsächlich die beiden Mm. peronaei an. Sind diese funktionstüchtig (mindestens Grad 4 der MRC-Skala), so sollte der distale Stumpf des M. peronaeus longus auf die Sehne des M. peronaeus brevis genäht werden, um das Cuneiforme-metatarsale-I-Gelenk zu sichern. Andernfalls ist dieses Gelenk mit zu stabilisieren.

Der Knickplattfuß bei progredienten neurodegenerativen Erkrankungen

Der Knickplattfuß bei der Charcot-Marie-Tooth-Erkrankung

Definition. Die Charcot-Marie-Tooth-Erkrankung führt zu langsam progredienten Ausfällen der peripheren Nerven mit bevorzugter Störung der intrinsischen und peronäalen Muskelgruppen.

Diese Erkrankung ist der Typ I einer heterogenen Gruppe genetischer Störungen, die alle eine ähnliche klinische Symptomatologie mit distaler Muskelschwäche und sensiblen Ausfällen im Bereich der Extremitäten aufweisen und als periphere hereditäre motosensorische Neuropathien (HMSN) bezeichnet werden.

> Die Erstbeschreibung dieses Syndroms verdanken wir dem deutschen Arzt Friedrich Schulze 1884. Eine detaillierte Beschreibung der Symptome erfolgte im Jahre 1886 unabhängig voneinander durch Jean M. Charcot, Pierre Marie und Howard Tooth an Familien mit progredienter distal beginnender Muskelatrophie. Der Heidelberger Neurologe Johann Hoffmann stellte 1889 eine umfangreiche Darstellung zusammen.

Epidemiologie. Der in der Pubertät manifest werdende M. Charcot-Marie-Tooth ist mit 2:100 000 bis 13:100 000 Einwohnern die häufigste Form der HMSN.

Ghanem et al. (1996) fanden bei 127 Füßen von Kindern mit HMSN in 22 Fällen (17,3 %) Knickplattfüße. Interessanterweise entwickelten sich 8 spontan zu Ballenhohlfüßen.

Ätiologie und Pathogenese. Molekulargenetisch konnte inzwischen die HMSN Typ I als DNS-Duplikation des kurzen Arms des Chromosoms 17 identifiziert werden.

Es wurden 3 verschiedene Erbgänge festgestellt:
- *autosomal-dominant*: diese Form beginnt im Allgemeinen in der dritten Lebensdekade und hat einen milden Verlauf.
  Es existiert in diesem Zusammenhang ein Tiermodell der Charcot-Marie-Tooth-Form als autosomal dominante Mutationsform der Trembler-Maus.
- *X-chromosomal-rezessiv*: diese Form beginnt in der zweiten Lebensdekade, verläuft schwerer und führt zu erheblichen Fußdeformitäten im Erwachsenenalter;

4.2 Der Knickplattfuß bei neuromuskulären Erkrankungen

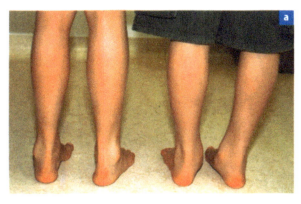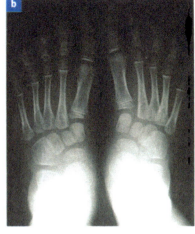

Abb. 4.21 a, b. 7-jähriger Junge mit Charcot-Marie-Tooth-Erkrankung und erheblichen Knickplattfüßen. **a** Klinisch rechte Seite und **b** radiologisch neben seiner 10-jährigen Schwester, die Ballenhohlfüße hat

- *autosomal-rezessiv*: diese Form beginnt am frühesten, im Allgemeinen in der zweiten Hälfte der ersten Lebensdekade und führt rasch zu erheblichen Fußdeformitäten mit Einschränkung der Gehfähigkeit.

Fallbeispiel
▶ Siehe hierzu Abb. 4.21 a, b.

Klinisches Bild, Diagnostik und Therapie. Neben der muskulären Atrophie kommt es auch zu einer Beteiligung des sensiblen und autonomen Nervensystems, was besonders bei stärkeren Fußdeformitäten zu erheblichen Druckstellen an der Fußsohle führen kann (Beeinträchtigung von Vibrations-, Berührungs-, Schmerz-, Temperatur- und Lagesinn). Der frühe Ausfall des Achillessehnenreflexes ist typisch, während der Patellarsehnenreflex meist länger erhalten bleibt. EMG und Nervenleitgeschwindigkeit zeigen die typischen Kennzeichen einer Neuropathie mit gelichtetem Interferenzmuster beziehungsweise verzögerter Leitgeschwindigkeit. Schließlich dient die Nervenbiopsie (üblicherweise des N. suralis) zur Diagnosesicherung.

Initial ist eine Wadenmuskelverkürzung nicht selten. Die Kinder laufen auf Zehenspitzen, weshalb Redressionsgipse und anschließend Orthesen empfohlen werden. Die Knickplattfußdeformität stellt sich in der Regel in den frühen Krankheitsstadien ein. Sie dürfte nach Erfahrung der Autoren aus der Kompensation der Wadenmuskelverkürzung und der Einwirkung des Körpergewichts zu erklären sein (typischer Pes valgus ab equino) und wird im weiteren Wachstum und mit Fortschreiten der Störung langsam durch eine Cavus- oder Cavovarusstellung abgelöst. Dies gilt sowohl für die peronäale Muskelatrophie als auch für die Friedreich-Ataxie. Ein aufwendiges chirurgisches Vorgehen dürfte deshalb zunächst eher selten indiziert sein. Primär kommen einlagen- oder schuhtechnische Maßnahmen in Frage.

Eine Sonderform stellen die hereditären sensorischen und autonomen Neuropathien Typ IV und V dar, bei denen es zu einer fehlenden Schmerzempfindung und Anhidrose kommt. Ursächlich liegt ein erbliches Fehlen unmyelinierter Nervenfasern im peripheren Nerven vor. Außerdem besteht eine Beteiligung der Hinterwurzeln. Differentialdiagnostisch sind andere metabolische oder degenerative periphere Neuropathien zu erwägen.

Pathogenetisch kommt es nach banalen Verletzungen zu fortschreitenden schmerzlosen Deformierungen der Extremitätengelenke, wobei die Knie- und Fußwurzelgelenke besonders häufig betroffen sind (Abb. 4.22). Es bilden sich Charcot-artige Veränderungen aus (Abb. 4.23 a–c). Die Knick-

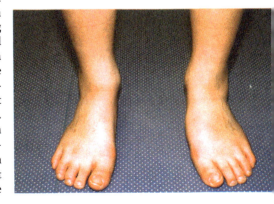

Abb. 4.22. Knickplattfuß linksseitig bei einem 11-jährigen Jungen mit hereditär sensibel autonomer Neuropathie mit schleichender und schmerzfreier Deformierung der Os-metatarsale-I-Basis

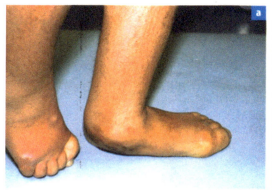
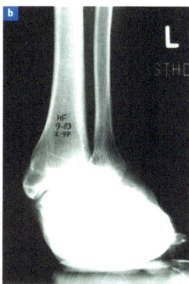
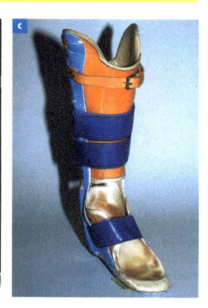

Abb. 4.23 a–c. Schwerste Charcot-artige Zerstörung des Rückfußes bei einem Mädchen mit hereditär sensibel autonomer Neuropathie Typ II. **a** Im klinischen, **b** im radiologischen Befund, **c** durch eine Vollkontaktorthese mit proximaler Abstützung am Tibiakopf versorgt

plattfußdeformität ist progredient und erfordert die frühzeitige orthetische Stabilisierung (Doppelschalenvollkontaktorthesen mit zusätzlicher Abstützung an der proximalen Tibia). Operative Maßnahmen können bei extremer Deformität erwogen werden und bestehen in Rückfußarthrodesen, die analog zur diabetischen Arthropathie besonders lange immobilisiert werden sollen. Auch postoperativ sind orthetische Versorgungen ratsam.

Der Knickplattfuß bei Friedreich-Ataxie

Konrad Biesalski hat bereits in Fritz Langes Lehrbuch der Orthopädie (1914) auf das Vorkommen von Knickplattfüßen bei der Friedreich-Ataxie hingewiesen und auch einen Fall beschrieben (Abb. 4.24).

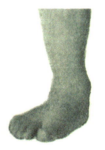
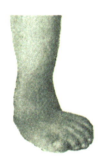

Fig. 117. Plattfüße bei Friedreichscher Ataxie.

Abb. 4.24. Abbildung aus dem Lehrbuch von Fritz Lange

Definition. Von Nicolaus Friedreich 1863 beschriebene spinale Heredoataxie mit vorwiegender Degeneration der Hinterstränge, Hinterwurzeln und des Tractus spinocerebellaris.

Synonyme. Morbus Friedreich, Friedreich-Ataxie, spinozerebelläre Heredoataxie, familiäre spinale Ataxie.

Epidemiologie. Die Erkrankung hat eine Prävalenz 1:25 000 bis 1:50 000 Einwohner.

Ätiologie und Pathogenese. Die Erkrankung wird autosomal-rezessiv vererbt. Am Chromosom 9 liegt ein GAA-Triplet wiederholt vor. Es findet sich eine Degeneration der Tractus spinocerebellares und corticospinales, der Hinterstränge inklusive der Ganglia dorsalia, sowie im weiteren Krankheitsverlauf eine milde Degeneration von Kleinhirn und Hirnstamm.

Fallbeispiel
▶ Siehe hierzu Abb. 4.25 a, b.

4.2 Der Knickplattfuß bei neuromuskulären Erkrankungen

Klinisches Bild und Diagnostik. Das klinische Bild ist geprägt von einer sensomotorischen Polyneuropathie mit distal betonten, atrophischen Paresen, einem Ausfall der Muskeleigenreflexe, einer Gang-, Stand- und Extremitätenataxie, einer Dysarthrie, sowie von Störungen der Tiefensensibilität und möglicher Spastik.

Ein frühes Manifestationsalter weist auf eine rasche Progredienz hin. Die Lebenserwartung liegt durchschnittlich bei 40 Jahren.

Differentialdiagnostisch sollte an eine Abetalipoproteinämie, eine HMSN sowie an einen Morbus Refsum gedacht werden.

Exner (1987) berichtete von einem Patienten mit Friedreich-Ataxie, dessen massive Knickplattfüße operativ behandelt worden waren und bei dem sich 5 Jahre später eine zunehmende Hohlfußdeformität entwickelt hatte.

In seinem Krankengut von 38 Patienten mit Friedreich-Ataxie bzw. Charcot-Marie-Tooth-Erkrankung fand Exner, dass 5 von 11 gut dokumentierten Fällen initial stärkere Knickplattfüße aufwiesen. Alle entwickelten im Laufe der Jahre Hohlfüße. Exner schließt daraus, dass die Kombination von Knickplattfüßen, verzögertem Gehbeginn und fehlenden Muskeleigenreflexen eine weitergehende Diagnostik erfahren sollte.

Therapeutische Besonderheiten. Eine spezifische Therapie ist nicht bekannt. Versucht werden Behandlungen mit 5-Hydroxytryptophan oder Amantadin, ergänzt ggf. mit Spasmolytika, Antiphlogistika und Analgetika. Ohne Effekt bleiben Therapieversuche mit Anticholinergika, Lecithin oder GABA-Mimetika. Neben Krankengymnastik sind schuh- oder orthesentechnische Versorgungen sinnvoll. Stärkere Deformitäten müssen operiert werden.

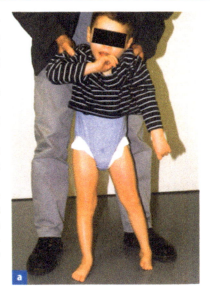

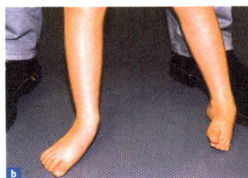

Abb. 4.25 a, b. 4-jähriger Junge mit Friedreich-Ataxie und asymmetrischer Fußdeformität. Klumpfuß links, Knickplattfuß rechts

4.2.2 Der Knickplattfuß bei spastischen Lähmungen

Auch bei den spastischen Lähmungen ist eine Wadenmuskelverkürzung häufiger Ausgangspunkt der Knickplattfußdeformität. Die meist begleitende Spastik der Pronatoren zieht das Chopart-Gelenk in die Eversion, die unter der Einwirkung des Körpergewichts weiter verstärkt wird. Die Verläufe aller das untere Sprunggelenk umspannenden Muskeln ändern sich durch die Aufbiegung der Fußwurzel so, dass auch die ursprünglich supinierende Muskulatur pronatorisch wirkt. Zusätzliche Komponenten, die eine Knickplattfußentwicklung unterstützen können, sind eine Außenrotationsstellung der Knöchelgabel, eine Kniestreckspastik und eine Hüftbeugerschwäche in der Schwungphase. Die beiden letztgenannten Faktoren führen über ein Schleifen des Fußinnenrands in der Schwungphase zu einer abduzierenden Wirkung auf den Vorfuß.

Bei der Therapieplanung spastischer Knickplattfüße sollten die passive Korrigierbarkeit, eine evtl. Wadenmuskelverkürzung, der Grad der funktionellen Einschränkung, proximal gelegene zusätzliche Funktionsstörungen (Hüft- und Kniegelenk) und das Alter des Patienten beachtet werden. Die Korrektur des spastischen Knickplattfußes ist meist mühsamer als die des schlaffen.

▶ The treatment of the planovalgus foot due to spastic paralysis is complicated and the therapeutic guidelines are not well established (Coleman 1983).

Immer sollte eine Balance der spastischen Muskulatur zusammen mit einer Korrektur und Stabilisierung des Subtalargelenks kombiniert werden. Extraartikuläre Osteotomien machen nur bei erhaltener willkürlicher Steuerung des unteren Sprunggelenks einen Sinn. Wegen der enormen Kräfte, die auf den spastischen Fuß wirken, ist eine orthetische Stabilisierung in vielen Fällen auch postoperativ notwendig.

Oft findet man zusätzlich zum Knickplattfuß eine Hallux-valgus-Deformität, die ebenfalls als Kompensation proximal gelegener Pathologien anzusehen ist. Sie sollte bei entsprechender Ausprägung mitkorrigiert werden. Ohne suffiziente Beseitigung des Knickplattfußes und der proximalen Pathologien kommt es dabei leicht zum Rezidiv.

Allgemeine Behandlungsprinzipien des Knickplattfußes bei spastischer Parese

- Jede Therapie, ob konservativ oder operativ, sollte eine zugrunde liegende Wadenmuskelverkürzung entweder berücksichtigen oder beseitigen.
- Der Grad einer evtl. Wadenmuskelverlängerung entscheidet über den funktionellen Gewinn für den Patienten mehr als der Grad der Knickfußkorrektur (deshalb Vorsicht mit Achillessehnenverlängerungen).
- Muskelverlängerungen sind beim spastischen Knickplattfuß besser als Sehnentransfers (Gefahr von Überkorrekturen durch Transfers).

Altersabgestuftes Vorgehen beim spastischen Knickplattfuß

Altersstufen	Korrigierbarkeit	Maßnahmne
Bis zum 6. Lebensjahr	Flexibel	Wadenmuskeldetonisierung, Korrektur und Orthesen
	Strukturell	Korrektur einer evtl. Wadenmuskelverkürzung und Orthese
Im 7.–10. Lebensjahr	Flexibel	Weichteilkorrektur (Wade und Pronatoren), Operation nach Evans/Grice, ggf. zusätzlich NC-Fusion; Orthesen
	Strukturell	Weichteilkorrektur und Operation nach Grice, ggf. zusätzlich NC-Fusion, Orthesen
Oberhalb des 11. Lebensjahres	Flexibel	Weichteilkorrektur (Wadenmuskel und Pronatoren), extraartikuläre Osteotomien (Evans), ggf. Grice und NC-Fusion, Orthesen
	Strukturell	Weichteilkorrektur, Chopart- oder Tripelathrodese (additiv)

Der Knickplattfuß bei infantiler Zerebralparese

Definition. Die infantile Zerebralparese (ICP) ist ein Sammelbegriff für motorische Störungen, die sich als Folge einer Hirnschädigung vor, während oder nach der Geburt entwickelt haben. Die Schädigung betrifft bevorzugt die zentrale Motorik, weshalb Koordinationsstörungen, Gleichgewichtsprobleme, abnorme mustergebundene Haltungen und Bewegungen, sowie Muskeltonusveränderungen und eine zentrale Schwäche die Regel sind.

Die Hirnschädigung ist statisch und permanent, die peripheren Auswirkungen am Skelettsystem sind durch die Einwirkung des Wachstums und der Schwerkraft jedoch wechselnd. Die Klassifizierung kann nach der Art oder der Verteilung der Störung vorgenommen werden: Betrifft die Schädigung vornehmlich das Pyramidenbahnsystem, so resultiert eine Spastik, ist dagegen das extrapyramidale System geschädigt, so kommt es zum Bild der dystonen Störung (Athetose). Mischformen treten ebenso auf.

Epidemiologie. Die ICP tritt weltweit schwankend zwischen 0,6:1000 und 7:1000 Lebendgeborenen auf (USA und Mitteleuropa ca. 2:1000 bis 3:1000 Lebendgeborene). In ca. 75 % der Fälle liegen spastische Lähmungen vor, in den übrigen Fällen hypotone, dystone oder gemischte Formen. Die Inzidenz der Störung bleibt auch bei (oder gerade wegen) der verbesserten Neonatologie konstant. Der Knickplattfuß stellt nach dem Spitzfuß bei der infantilen Zerebralparese die häufigste Fußdeformität dar. In vielen Fällen finden wir fließende Übergänge zwischen beiden Deformitäten. Der Knickplattfuß kommt überwiegend bei den di- und tetraparetischen Lähmungsbildern vor. O'Connell et al. (1998) untersuchten 200 Kinder mit ICP ohne Voroperationen und fanden bei 93 % Fußdeformitäten. Der Knickplattfuß stellte bei weitem die häufigste Fußdeformität dar. Die Verkürzung der Wadenmuskulatur (dynamisch oder strukturell) war bei den meisten Fällen begleitend vorhanden.

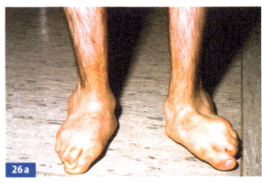

Ätiologie und Pathogenese. Die Ursache der prä-, peri, oder postnatalen zerebralen Schädigung ist nur bei ca. 50 % der Kinder eruierbar. So variabel die Noxe, der Schädigungszeitpunkt und die Schadensart sein können, so variabel sind auch die Möglichkeiten und Ausprägungen der konsekutiven peripheren Manifestationen. Die Schädigung des unreifen Gehirns führt allgemein zu bleibenden unreifen Haltungs- und Bewegungsmechanismen des Patienten.

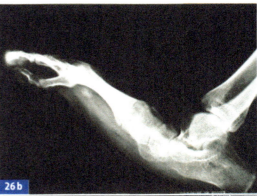

Pathomechanik. Es liegen Muskeltonusanomalien, pyramidalmotorische und extrapyramidalmotorische Symptome vor. Häufig ist die Muskulatur initial hypoton und wird später spastisch. Die Domäne orthopädischer Therapiemöglichkeiten, seien sie nun konservativer oder operativer Natur, stellen die sekundären Störungen am Bewegungsapparat dar. Sie entwickeln sich im Laufe des Wachstums durch das Einwirken von Muskelungleichgewichten und der Schwerkraft sowie Schub- und Scherkräften beim Gehen. Es kommt zu typischen Muskelverkürzungen bzw. Überdehnungen, zu knöchernen Deformitäten und zu Gelenkinstabilitäten.

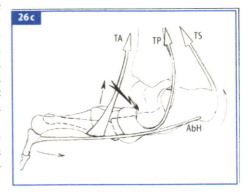

Da es sowohl bei den schwersten Formen der ICP, die keine aktive Steh- oder gar Gehfunktion besitzen wie auch bei den frei gehfähigen Patienten zur Knickplattfußdeformität kommen kann, müssen unterschiedliche Mechanismen an der Entwicklung dieser Deformität beteiligt sein.

Den meisten Knickplattfüßen gemeinsam ist eine Spastik der Plantarflektoren und der Pronatoren (Abb. 4.26 a–c). Durch die Belastung des Vorfußes beim Stehen und Gehen bricht das Gefüge der Fußwurzel (wegen der Pronatorenspastik) im Valgussinne auf und es kommt zur Lateralverlagerung der Achillessehne, die über die pathologisch überaktive Wadenmuskulatur die Deformität unterhält (Pes valgus ab equino; Abb. 4.27). Der Ansatz des M. tibialis anterior weicht nach lateral ab, sodass dieser Muskel ebenfalls deformitätsverstärkend wirkt. Die stabilisierende Funktion des Fußhebels wird so

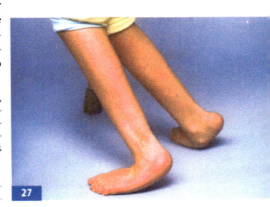

Abb. 4.26 a–c. Schwere Plattfußdeformität durch Überaktivität der Plantarflektoren, Pronatoren und langen Zehenbeuger. **a** 20-jähriger Patient mit spastischer Tetraparese. **b** Die Pathomechanismen dieser Deformität werden durch die röntgenologische und schematische Darstellung der Fußdeformität einschließlich der pathologischen Muskelaktivierungen besonders deutlich. **c** Die gemeinsame Überaktivität des M. triceps surae und M. tibialis anterior führt zur Aufbiegung der Fußwurzel

Abb. 4.27. Komplettes Aufbrechen der Fußwurzel durch Zusammenwirken der pathologischen Muskelverkürzung und der Bodenreaktionskräfte (11-jähriges Mädchen mit spastischer Diparese)

Abb. 4.28. Auch bei schwer behinderten Patienten, die nicht die Füße belasten, können sich erhebliche Deformitäten durch langdauernde Fehllagerung in asymmetrischer Position entwickeln (23-jähriger Patient mit spastischer Tetraparese)

Abb. 4.29 a, b. Schwere Knickplattfußdeformitäten mit kompensatorischer Hallux-valgus-Fehlstellung bei einem 9-jährigen Patienten mit spastischer Diparese. **a** Präoperativ, **b** postoperativ nach kombiniert knöchern-weichteiliger Korrektur mit beidseitiger subtalarer extraartikulärer Stabilisierung nach Grice, Verlängerung des M. peronaeus brevis und Einkerbung der Wadenmuskulatur nach Strayer

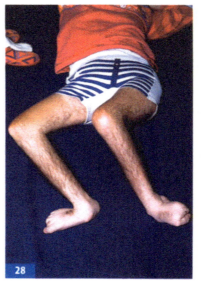
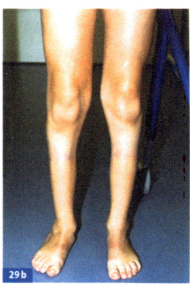
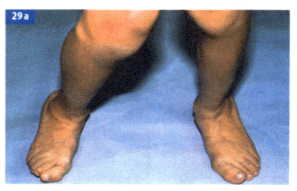

weitgehend zerstört. Eine Außenrotationsstellung des Unterschenkels, die Spastik des M. rectus femoris in der Schwungphase, sowie eine Schwäche der Hüftbeuger oder Fußheber, die zu einem Schleifen des Fußinnenrands am Boden führen, unterstützen die Deformität weiter.

Auch lagerungsbedingte Deformierungsmechanismen kommen ursächlich in Betracht (Abb. 4.28)

Fallbeispiel
▶ Siehe hierzu Abb. 4.29 a, b.

Klinisches Bild und Diagnostik. Nach der anatomischen Verteilung der Schädigung lässt sich die ICP in Diparesen (Diplegien), Hemiparesen und Tetraparesen sowie in seltenere Typen wie Monoparesen, Paraparesen und doppelseitige Hemiparesen einteilen. Der Terminus „Diparese" beschreibt eine Beteiligung aller 4 Extremitäten unter stärkerer Beteiligung der Beine und meist erhaltener Gehfähigkeit. Bei der Tetraparese, der schwersten Form ist auch der Rumpf mit weitgehendem Fehlen der Willkürmotorik betroffen. Hemiparese bezeichnet die Lähmung einer Körperhälfte.

Analog zu den anderen neuromuskulären Erkrankungen sollten stets die Gesamtfunktion des Patienten und evtl. pathologische Veränderungen der proximalen Gelenke mit berücksichtigt werden. Das wahre Ausmaß des zugrunde liegenden Spitzfußes lässt sich durch die Untersuchung nach Silfverskjöld unter Verriegelung des unteren Sprunggelenks abschätzen. Eine Verkürzung der Pronatoren (M. extensor digitorum longus, Mm. peronaeus longus und brevis) kann durch die Testung in maximaler Supination beurteilt werden. Eine Instabilität der subtalaren, naviculocuneiformen und cuneiformemetatarsalen Gelenkreihe ist manuell zu erheben. Die Hauptdruckstellen finden sich üblicherweise unter dem Innenknöchel, Taluskopf und Naviculocuneiforme-Gelenk (so genannter „dreifacher Innenknöchel"). Auch lateral zwischen der Außenknöchelspitze und dem Kalkaneus kommen Druckschmerzen vor. Oft wird die Knickplattfußdeformität außerdem von einer Hallux-valgus-Fehlstellung begleitet (Abb. 4.30 a, b).

Radiologisch genügen Belastungsaufnahmen in 2 Ebenen, ggf. ergänzt durch eine AP-Darstellung des oberen Sprunggelenks, wobei eine Schrägstellung der Sprunggelenkachse bei der ICP im Gegensatz zur Spina bifida die Ausnahme darstellt.

Zusätzliche Diagnostikverfahren sind die Videoanalyse und die dynamische Pedobarographie. Dynamische EMG-Untersuchungen sind zur Therapieplanung nur in seltenen Fällen notwendig.

Bei der ICP kommt es also zu ganz unterschiedlichen Formen und Ausprägungen von Knickplattfüßen, deren Behandlung mit einem Verfahren „von der Stange" unsichere Ergebnisse nach sich zieht. Die Konsequenz sollte zunächst in einer subtileren Einteilung bzw. Klassifikation bestehen, um nachfolgend individueller therapieren zu können.

Klassifikationen des Knickplattfußes bei infantiler Zerebralparese
▸ **Klassifikation nach vorherrschenden Faktoren**
- Biomechanisch (Rectusspastik, Hüftbeugerschwäche, Pes valgus ab equino)
- Neurologisch (Pronatorenspastik, Trizepsspastik)
- Wachstum (Trizepsverkürzung, Talonavikular- und Naviculocuneiforme-Gelenk-Deformierung)
- Iatrogen (M. tibialis posterior; Abb. 4.31)
- Kombinationen

▸ **Klassifikation nach der Diagnose**
- Bei frei gehfähigen Diplegien (ohne Pronatoren/Musterspastik)
- Bei eingeschränkt gehfähigen Diplegien (mustergebundene Aktivität)
- Bei Tetraplegien (keine/kaum Belastung), ausschließliche Spastik
- Bei Hemiplegien
- Iatrogen

▸ **Klassifikation nach der führenden Deformität**
- Vorfußabduktion (tranversal)
- Rückfußvalgus (frontal)
- Schaukelfuß (sagittal)
- Kombinationen

▸ **Symmetrisch/Asymmetrisch (Windschlagklumpfuß und Knickplattfuß)**
▸ **Primär/Kompensatorisch**

Therapeutische Besonderheiten. Die Therapie richtet sich nach den Beschwerden und der funktionellen Einschränkung:
- Druckstellen (dreifacher Innenknöchel = Innenknöchel, Taluskopf, Os naviculare);
- Schmerzen medial, lateral;
- Insuffizienter Vorfußhebel (Lever-arm-disease) mit schlechter Kniestreckung (s. Abb. 4.27).

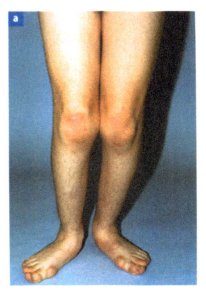
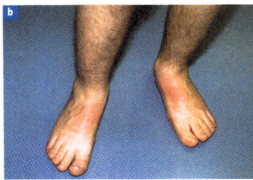

Abb. 4.30 a, b. Beidseitige Hallux-valgus-Deformität in Kombination mit einer erheblichen Knickplattfußfehlstellung und Außenrotationsfehlstellung der Knöchelgabel. a Bei einem 16-jährigen Patienten mit spastischer Diparese präoperativ. b Postoperativ. In diesem Falle waren alle Teilkomponenten der Deformität simultan korrigiert worden

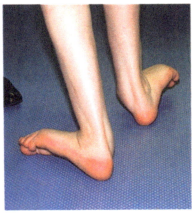

Abb. 4.31. Schwere iatrogene Knickplattfußdeformität nach Korrektur eines Klumpfußes durch Achillessehnenverlängerung und Verpflanzung des M. tibialis posterior

Da nicht jeder Knickplattfuß bei der ICP therapiebedürftig ist, sollte man sich über die Ziele der Behandlung im Klaren sein:

Behandlungsziele
▶ **Gehfähiger Patient**
- Stabiler Rückfuß mit lotrechter Einstellung des Fersenbeins
- Keine Druckstellen
- Korrekte Ausrichtung des Fußöffnungswinkels (lever arm)
- Ausreichende Kraft der Plantarflektoren
- Stabiler Vorfußhebel

▶ **Steh- bzw. transferfähiger Patient**
- Keine Druckstellen
- Orthesenversorgbarer Fuß

Cave: Von ausschlaggebender Bedeutung für den Therapieerfolg ist die Dosierung der Korrektur einer nahezu immer vorliegenden Wadenmuskelverkürzung.
Cave: Eine optimale Fußstellung bei überdosierter Wadenmuskelverlängerung ist funktionell weitaus ungünstiger als ein verbliebener Restknickplattfuß!
Cave: Vielfach hat man es mit einer Kombination mehrerer Faktoren zu tun, die subtil analysiert werden sollten, da z. B. auch eine verstärkte Innenrotationsstellung der Knöchelgabel durch eine subtalare Valgusstellung kompensiert wird.

Altersabhängig empfehlen wir das im Folgenden beschriebene Vorgehen zur Korrektur eines spastischen Knickplattfußes.

Bis zum 6. Lebensjahr

Es wird eine prophylaktische Detonisierung der Wadenmuskulatur [durch Botulinumtoxin A (Abb. 4.32) oder Therapiegipsverbände] und eine anschließende Orthesenversorgung, noch bevor der Fuß medial aufbricht (Pes valgus ab equino), durchgeführt.

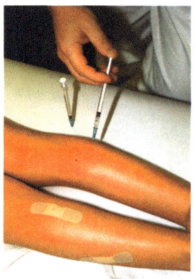

Abb. 4.32. Durch Botulinumtoxin-A-Gabe in die Wadenmuskulatur (M. gastrocnemius und M. soleus) lässt sich eine vorbereitende Detonisierung der Wadenmuskulatur als Prophylaxe einer drohenden Knickplattfußdeformität erreichen

7.–10. Lebensjahr

Leichtere Knickplattfüße können belassen werden, wenn keine funktionellen Beschwerden oder Druckstellen vorliegen. Eine schuhtechnische oder orthetische Versorgung kann notwendig werden. Dabei sollte der Rückfuß aus Korrekturgründen reponiert und ggf. in Spitzfußstellung gebettet werden.

Im Falle stärkerer, also funktionseinschränkender Deformitäten, bei Verschlechterung oder therapieresistenten Druckstellen empfehlen wir die Kalkaneusverlängerungsosteotomie (Operation nach Evans) ggf. in Kombination mit einer Verkürzung am Fußinnenrand (Naviculocuneiforme-Gelenk) sowie die Wadenmuskel- und M.-peronaeus-brevis-Verlängerung (Abb. 4.33 a, b).

Andreacchio et al. (2000) berichteten über relativ gute Ergebnisse mit der Kalkaneusverlängerungsosteotomie, allerdings korrelierten die klinischen Resultate nicht mit den radiologischen, was wir als Hinweis auf unvollständige Korrekturen deuten.

Eine gleichzeitige Überaktivität des M. tibialis anterior ist nicht selten und führt zur Elevation des ersten Strahls. Sie sollte durch Versetzung seiner

4.2 Der Knickplattfuß bei neuromuskulären Erkrankungen

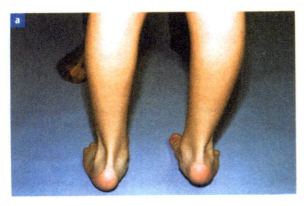
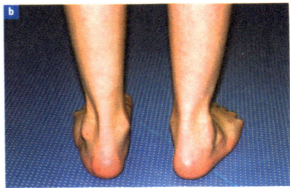

Endsehne auf die Fußrückenmitte behandelt werden. Vorraussetzung für extraartikuläre Techniken ist immer, dass der Fuß im unteren Sprunggelenk bis auf einen evtl. verbleibenden Spitzfuß passiv vollständig korrigierbar ist und eine willkürliche (Rest-)Muskelfunktion besteht. Stärkere Valgusstellungen des Rückfußes können zusätzlich durch eine Kalkaneusverschiebeosteotomie nach Gleich effizient angegangen werden. Bei rein mustergebundener spastischer Deformität ist die extraartikuläre subtalare Arthrodese nach Grice ggf. in Verbindung mit einer Verkürzung des Fußinnenrands (Naviculucuneiforme-Gelenk) vorzuziehen. Bei einer Instabilität im Chopart-Gelenk empfehlen wir die Chopart-Athrodese. Der Kalkaneus sollte dabei maximal bis zur Mittelstellung korrigiert werden. Wie bei allen anderen Knickplattfußkorrekturen müssen auch hier Gastrosoleus- und Peronaeus-brevis-Muskeln verlängert werden. Größte Vorsicht sollte mit einer Achillessehnenverlängerung wegen der Gefahr der Überkorrektur geübt werden, besonders in der „einfachen" perkutanen Technik nach Hoke.

Abb. 4.33 a, b. Bei stärkerer Deformität empfehlen wir ab dem 7. Lebensjahr die kombinierte knöchern-weichteilige Korrektur wie in diesem Fall durch eine Operation nach Strayer und eine Kalkaneusverlängerungsosteotomie nach Evans bds. **a** Präoperativer, **b** postoperativer Befund

Jenseits des 11. Lebensjahres

Bei schweren Deformitäten besteht die Notwendigkeit zur Durchführung einer additiven Tripelarthrodese, bei passiver Ausgleichbarkeit auch eine Chopart-Gelenkarthrodese. Extreme Ausprägungen können die gleichzeitige Verkürzungsarthrodese am Fußinnenrand unter Entfernung des Os naviculare notwendig machen (Abb. 4.34a,b). Eine Astragalektomie und tibiokalkaneare Arthrodese wird nur extrem selten notwendig.

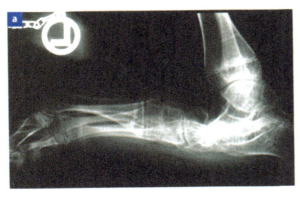
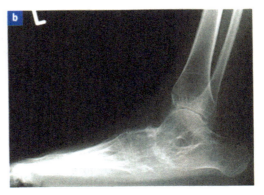

Abb. 4.34 a, b. Bei schwerster Deformierung empfehlen wir bei älteren Kindern die korrigierende Chopart-Arthrodese durch Entfernung des Os naviculare zur Wiederherstellung einer physiologischen Fußwölbung. (Röntgenaufnahmen **a** prä- und **b** postoperativ)

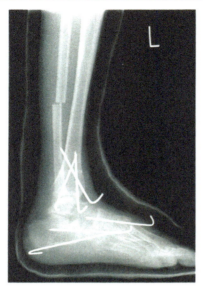

Abb. 4.35. Bei kombinierter Knickplattfußdeformität und Außen- oder Innenrotationsdeformität des Unterschenkels ist in gleicher Sitzung auf beiden Etagen zu korrigieren (24-jähriger Patient mit spastischer Diparese, korrigiert durch simultane Kalkaneokuboid-Distraktionsarthrodese, Naviculocuneiforme-Arthrodese und supramalleoläre Rotationsosteotomie)

Etwaige gleichzeitige Torsionsfehler sollten am distalen Unterschenkel simultan beseitigt werden (Abb. 4.35). Des Weiteren empfehlen wir, eine evtl. begleitende stärkere Hallux-valgus-Deformität in gleicher Sitzung mitzukorrigieren.

Es sei darauf hingewiesen, dass die Therapie des Knickplattfußes meist im Rahmen einer Mehretagenkorrektur der spastischen Funktionsstörungen vorgenommen wird und sich das Nachbehandlungsprogramm am Gesamttherapiekonzept orientieren sollte.

Wir empfehlen postoperativ für mindestens 1 Jahr Unterschenkelfunktionsorthesen mit dorsaler Anschlagsperre und plantarer Freigabe sowie Unterschenkelnachtlagerungsschienen. Jährliche Verlaufskontrollen sind bis zum Wachstumsabschluss indiziert.

Der Knickplattfuß nach Schädel-Hirn-Trauma

Definition. Auf den menschlichen Schädel einwirkendes Trauma mit offener oder geschlossener Verletzung und funktioneller und/oder morphologischer Schädigung des Gehirns.

Epidemiologie. Das Schädel-Hirn-Trauma zählt zu den häufigsten Todesursachen von Personen unter 45 Jahren. In der BRD geht man mit einer Inzidenzrate von 300 000 aus, wobei bei ca. 45 000 Patienten mit dauerhaften Folgen gerechnet wird. Die Inzidenz in den USA betrug 1981 etwa 180:100 000 Einwohner und Jahr, das bedeutet jährlich etwa 50 000–70 000 schwere Schädel-Hirn-Traumata. Da nur etwa 11% direkt nach dem Unfall sterben, sind neurologische Defektzustände häufig. Ein Knickplattfuß kommt beim Zustand nach Schädel-Hirn-Trauma seltener als eine Spitz- oder Klumpfußdeformität vor.

Ätiologie und Pathogenese. Bedingt durch die unterschiedliche Intensität und Ausbreitung der Hirnschädigung ist das periphere Bild sehr variabel. Man unterscheidet die seltenen direkten Kompressionsverletzungen von den meist schwerwiegenderen Scher- und Dezelerationsverletzungen. Die Schwere der Hirnverletzung resultiert mehr aus der Ausdehnung als der Lokalisation. Beidseitige Verletzungen zeigen das periphere Erscheinungsbild einer Di- oder Tetraparese, einseitige das einer kontralateralen Hemiparese. Wichtig ist das evtl. zusätzliche Auftreten von Persönlichkeitsstörungen, Bewusstseinsstörungen, Rigidität, Ataxie, zentraler Muskelschwäche und Epilepsie.

Pathomechanik. Ursächlich besteht ein Zusammenwirken von spastisch überaktiver Muskulatur (Mm. triceps surae, peronaei und M. extensor digitorum longus) und der Einwirkung der Schub- und Scherkräfte beim Gehen. Auch hier wirkt ein lateralisierter Ansatz des M. triceps surae zusätzlich deformitätsverstärkend.

Fallbeispiel
▶ Siehe hierzu Abb. 4.36 a, b.

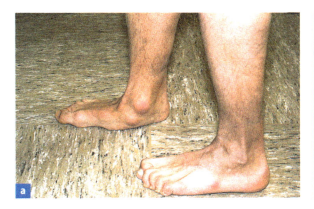
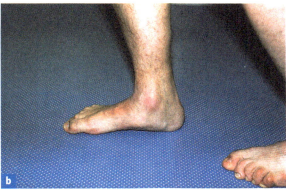

Abb. 4.36 a, b. Schwere Knickplattfußdeformität bei einem 17-jährigen Patienten. **a** Prä- und **b** 2 Jahre postoperativ, korrigiert durch Wadenmuskelverlängerung, additive subtalare Arthrodese und Verlängerung der langen Zehenbeuger

Therapeutische Besonderheiten. Die Rehabilitationsziele bestehen in der individuellen Verbesserung vorhandener Restfunktionen. Dazu gehören auch die Steh- und Gehfähigkeit, selbst wenn sie manchmal nur zum Transfer dienen. Vorraussetzung hierfür ist aber immer eine plantigrade Fußstellung.

Die Korrektur des Knickplattfußes stellt nur einen Teilaspekt im (operativen) Behandlungsprogramm dar, da meist zusätzliche Deformitäten vorliegen. Für eine ausreichende Gehfähigkeit sind neben der Standstabilität durch volle Kniestreckung die ausreichende Kniebeugung zum Vorschwingen des Spielbeins notwendig. Die klinische Untersuchung sollte deshalb nicht nur den Lokalbefund mit Beweglichkeit und Muskelstatus des Fußes, sondern auch die Gesamtfunktion des Beins in der Dynamik einschließlich des Gleichgewichts und der Kraft berücksichtigen.

Therapeutisch empfehlen wir den Versuch mit orthopädischen Schuhen bzw. Unterschenkelorthesen.

Operativ kommt neben einer Wadenmuskelverlängerung bei flexibler Deformität die Operation nach Evans oder die Kalkaneokuboid-Distraktionsarthrodese ggf. in Kombination mit einer Stabilisierung des Fußinnenrands in Betracht. Bei stärkerer Deformität und insbesondere bei struktureller Komponente empfehlen wir die additive Tripelarthrodese, bei der zur Korrektur des Fersenvalgus ein lateralbasiger Keil ins Subtalargelenk und zur Korrektur der Vorfußabduktion ein lateralbasiger Keil ins Kalkaneokuboidgelenk eingebracht werden.

Die genannten Verfahren sind in der subakuten und chronischen Phase ab etwa 1,5 Jahre nach dem Unfall indiziert, da ab diesem Zeitpunkt nicht mehr mit spontaner Verbesserung der neurologischen Situation gerechnet werden kann.

In der Nachbehandlung sollte man vorübergehend für 1 Jahr mit gelenktragenden Unterschenkelorthesen bzw. orthopädischen Maßschuhen versorgen.

Der Knickplattfuß bei (hereditär) spastischer Spinalparalyse

Definition. Familiäre, progrediente Erkrankung mit Degeneration der Pyramidenbahnen des Rückenmarks, meist im Lumbalmark beginnend und nach kranial aufsteigend. Diese Störung wird auch als Typ V (Strümpell) der von Dyck u. Lambert (1968a, 1968b) vorgeschlagenen Klassifikation der HMSN bezeichnet und betrifft hauptsächlich die unteren Extremitäten.

Im Jahr 1886 wies Adolf v. Strümpell (1853–1925), Internist in Leipzig als erster auf die familiäre Häufung des Leidens hin. Die klinische Erstbeschreibung (1875/76) ist wohl Wilhelm Heinrich Erb (1840–1921), Neurologe in Leipzig und Heidelberg und dem französischen Neurologen Jean Marie Charcot (1825–1893) zuzuschreiben.

Ätiologie und Pathogenese. Die spastische Spinalparalyse stellt eine rezessive oder autosomal-dominant vererbte Degeneration des Gyrus praecentralis und der Seitenstränge des Rückenmarks dar. Diese führt zu spastischen Para- oder Tetraparesen ohne Sensibilitätsstörung.

Fallbeispiel
▶ Siehe hierzu Abb. 4.37 a, b.

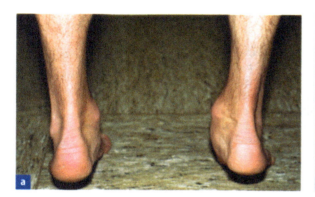
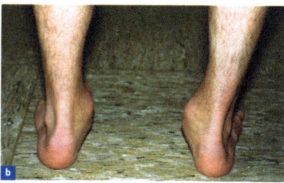

Abb. 4.37 a, b. 32-jähriger Patient mit hereditär spastischer Spinalparalyse und erheblicher Knickplattfußdeformität, die sich schuhtechnisch versorgen ließ

Klinisches Bild und Diagnostik. Im Gegensatz zur Spitz-, Klump- und Hohlfußdeformität scheint der Knickplattfuß recht selten zu sein. Pathomechanisch wirken eine spastische Überaktivität der Pronatoren (M. peronaeus brevis, Mm. extensor digitorum longus und peronaeus tertius) sowie die verkürzte Wadenmuskulatur zusammen. Die Eversion des Kalkaneus führt zusammen mit der Einwirkung des Körpergewichtes zur Knickfußdeformität. Der M. tibialis posterior wird sekundär insuffizient.

Therapeutische Besonderheiten. Eine kausale Therapie gibt es nicht, doch sollte man stets an das Vorliegen einer sekundären Form denken (z. B. Rückenmarktumoren, Mantelkantensyndrom, Syringomyelie, hochlumbaler oder thorakaler Bandscheibenprolaps etc.) und im Zweifel konsiliarisch einen Neurologen hinzuziehen.

In den meisten Fällen wird auf konservativem Wege über eine orthopädische Schuhversorgung unter Bettung des Fußes bzw. Ausgleich des Fersenhochstands ein funktionell befriedigendes Resultat zu erreichen sein. Ein operatives Vorgehen ist therapeutisch nur in ausgeprägten Fällen indiziert. Die Verlängerung der Wadenmuskulatur sollte dabei mit der Stabilisierung der Fußwurzel kombiniert werden.

Nicht zu vergessen sind etwaige zusätzliche proximale Störungen wie eine Kniebeuge- oder Streckspastik. Sie sollten ggf. simultan korrigiert werden.

4.3 Der Knickplattfuß bei nichtneuromuskulären Erkrankungen

Man findet unter dieser Rubrik ein verwirrend buntes Bild verschiedenster angeborener und erworbener Störungen, deren unterschiedliche Pathomechanismen alle in dieselbe Deformität münden. Zum besseren Verständnis scheint uns hier folgende Frage hilfreich:

Wie kann man einen Knickplattfuß erzeugen?
Antwort: durch Deformierung oder Destabilisierung (Abb. 4.38).
- ▶ **Am Knochen** (Siehe hierzu auch Abb. 4.39)
- Schräge distale Tibia
- Schräge obere Sprunggelenkachse
- Schräge Kalkaneusachse (Kalkaneus neben statt unter dem Talus)
- Verkürzung des Fußaußenrands
- Verlängerung des Fußinnenrands
- Konvexität des Fußinnenrands/Konkavität des Fußrückens
- Fehlen der Fibula
- Fehlen von Fußwurzelknochen
- ▶ **An Gelenken (Instabilität vs. Kontraktur)** (Siehe hierzu auch Abb. 4.40)
- Tibiotalare Instabilität
- Talokalkaneare Instabilität
- Talonavikulare Instabilität
- Naviculocuneiforme-Instabilität
- Cuneiforme-metatarsale-I-Instabilität
- Synostose von Fußwurzelknochen
  (bes. Kalkaneonavikular, Talonavikular)
- Kapselkontraktur Tibionavikulare, Fibulokalkaneare
- ▶ **An Muskeln** (Siehe hierzu auch Abb. 4.41)
- Verkürzung der Achillessehne
- Verkürzung der Peronaei
- Verkürzung der Pronatoren
  (M. extensor digitorum longus, M. peronaeus tertius)
- Elongation/Insuffizienz des M. tibialis posterior
- Elongation der Plantaraponeurose

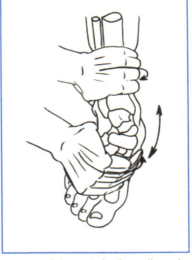

Abb. 4.38. Schematische Darstellung der destabilisierenden Kräfte, die erforderlich sind, um eine Knickplattfußdeformität zu erzeugen

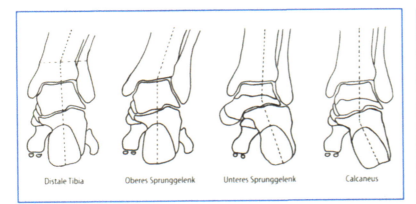

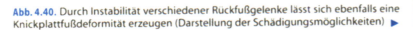

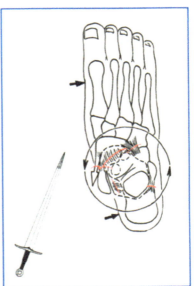

Abb. 4.39. Schematische Darstellung knöcherner Veränderungen des Rückfußes, die zu einer Knickplattfußdeformität führen können

Abb. 4.40. Durch Instabilität verschiedener Rückfußgelenke lässt sich ebenfalls eine Knickplattfußdeformität erzeugen (Darstellung der Schädigungsmöglichkeiten) ▶

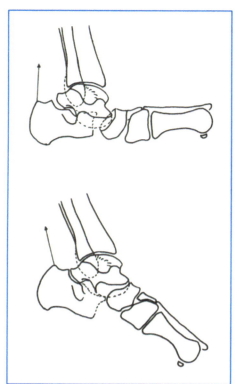

Abb. 4.41. Schematische Darstellung der Aufbiegung der Fußwurzel durch eine Verkürzung der Wadenmuskulatur

▶ **Proximale Veränderungen**
- Antetorsion des Femurs
- Außenrotation der Knöchelgabel
- Innenrotation der Knöchelgabel
- Genu valgum
- Genu varum
▶ **Sowie Kombinationen**

Gleichgültig welche Ursachen zu den oben genannten Veränderungen führen, kommt es zur Knickplattfußdeformität. Natürlich können sich mehrere Komponenten in ihrer Wirkung addieren. Auch proximale Faktoren können die Entwicklung der Knickplattfußdeformität unterstützen. Das Wachstum wirkt zusätzlich und kann die Pathologie weiter verstärken.

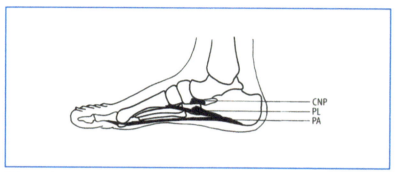

Abb. 4.42. Das 3-stöckige System der passiven Verklammerung des Längsgewölbes erhält die Fußform auch ohne Muskelfunktion

Besonders wichtig erscheint uns die bereits bei Cramer (1925) nachzulesende Tatsache zu sein, dass man am Leichenfuß allein durch Resektion der Muskulatur keine Knickplattfußdeformität erzeugen kann. In allen neueren experimentellen Arbeiten (Kitaoka 1997; Kitaoka et al 1998; Deland et al. 1992) waren ausgedehnte Durchtrennungen der medialen Fußwurzelligamente notwendig, um einen Knickplattfuß herzustellen (Abb. 4.42). Neue experimentelle Untersuchungen zur normalen und pathologischen Mechanik des Fußes werden nicht nur an präparierten Leichenextremitäten, sondern in zunehmendem Maße auch durch dreidimensionale Computermodelle vorgenommen. Arangio u. Phillippy (2000) beschreiben, dass die Formveränderungen in sage und schreibe 14 Freiheitsgraden vor sich gehen und immer der gesamte Fußkomplex betroffen ist.

4.3.1 Der Knickplattfuß nach Verletzungen

Der Knickplattfuß nach Weichteilverletzungen (Musculus tibialis posterior)

Definition. Ein Knickplattfuß kann nach Weichteilverletzung durch Schädigung der Invertoren oder narbige Schrumpfung der Evertoren entstehen. Meist tritt er durch eine direkte Verletzung der Sehne des M. tibialis posterior, theoretisch auch nach Durchtrennung der Sehne des M. peronaeus longus auf.

Fritz Lange beschreibt 1930 einen Knickplattfuß, der sich durch eine Sensenhiebverletzung der M.-tibialis-anterior- und M.-tibialis-posterior-Sehnen entwickelt hatte.

4.3 Der Knickplattfuß bei nichtneuromuskulären Erkrankungen

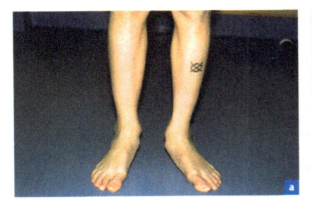
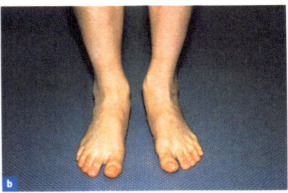
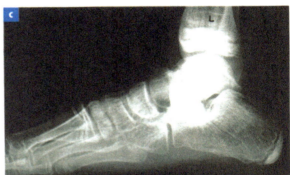

Abb. 4.43 a–c. Prä- und postoperativer Befund eines Knickplattfußes in Folge einer Durchtrennung der Tibialis-posterior-Sehne bei einem 12-jährigen Jungen klinisch. a, b Prä- und postoperativ sowie c postoperativ. Die Therapie bestand in einer Augmentation der Tibialis-posterior-Sehne durch den langen Zehenbeuger und einer additiven subtalaren extraartikulären Arthrodese nach Grice

Ätiologie und Pathogenese. Die direkte Verletzung der Sehne des M. tibialis posterior durch Glassplitterverletzungen führt unversorgt zu einer narbigen Fibrosierung der Sehne, die unter Elongation im osteofibrösen Kanal hinter dem Innenknöchel heilt. Die Stabilisierungsfunktion auf das Fußgewölbe nimmt ab, wodurch sich eine langsam zunehmende Absenkung des Längsgewölbes mit Eversion und Abduktion des Vorfußes im Chopart-Gelenk ausbilden kann. Der passive Halteapparat des Pfannenbands ist schließlich nicht mehr imstande, den nach plantar vordrängenden Taluskopf aufzuhalten, sodass sich die Instabilität auf das untere Sprunggelenk fortsetzt und das Fersenbein in Eversion mit Lateralisierung des Achillessehnenansatzes ausweicht. Der intakte M. peronaeus brevis unterstützt die Deformität. Der Vorfuß kompensiert mit einer Supinationsstellung.

Fallbeispiel
▶ Siehe hierzu Abb. 4.43 a–c.

Klinisches Bild und Diagnostik. Der klinische Befund entspricht dem, bei der M.-tibialis-posterior-Insuffizienz beschriebenen (s. Abschn. „Der Knickplattfuß nach Sehnendegeneration").

Der Patient klagt zunächst über belastungsabhängige Beschwerden am Fußinnenrand, später kommen Impingement (abutment) -Symptome an der Außenknöchelspitze hinzu, verbunden mit Schmerzen über dem Sinus tarsi, ggf. auch Druckstellen am Fußinnenrand über den prominenten Os naviculare und Taluskopf.

Es können 3 Stadien unterschieden werden. Diese werden in der folgenden Übersicht aufgeführt.

Stadien des Knickplattfußes nach Weichteilverletzungen

▶ **Der leichte Knickplattfuß (flexibel)**
- Absenkung des Fußlängsgewölbes und Rückfußvalgusstellung
- *Unteres* Sprunggelenk *voll* ausgleichbar
- *Oberes* Sprunggelenk *voll* ausgleichbar
- *Vorfuß voll* ausgleichbar (freie Pronation)
- Im Zehenstand Ferse nur bis zur Neutralstellung

▶ **Der mäßige Knickplattfuß (beginnend strukturell)**
- Absenkung des Fußlängsgewölbes und Rückfußvalgusstellung
- Zusätzliche Vorfußabduktion
- *Unteres* Sprunggelenk *nur bis* Neutralstellung
- *Oberes* Sprunggelenk *nur bis* Neutralstellung
- *Vorfuß nur* bis zur Neutralstellung (Pronation eingeschränkt)
- Im Zehenstand Ferse in Eversion verbleibend

▶ **Der schwere Knickplattfuß (strukturell)**
- Absenkung des Fußlängsgewölbes und Rückfußvalgusstellung
- Zusätzliche Vorfußabduktion
- *Unteres* Sprunggelenk *nicht bis* Neutralstellung
- *Oberes* Sprunggelenk *nicht bis* Neutralstellung
- Fixierte *Vorfußsupination*
- Im Zehenstand Ferse in Eversion verbleibend

Röntgenologisch sind Belastungsaufnahmen in 2 Ebenen, sowie die AP-Aufnahme des oberen Sprunggelenks sinnvoll. Eine MRT-Untersuchung kann hilfreich sein.

Therapeutische Besonderheiten. Therapeutisch kann zunächst in den leichten und mäßigen Fällen ein konservatives Vorgehen durch einlagen- bzw. schuhtechnische Versorgung versucht werden.

Strukturelle Deformitäten erfordern im Allgemeinen eine Versorgung mit Fußbettungen und orthopädischen Schuhen. Die operative Indikation ergibt sich aus den Beschwerden des Patienten, der Therapieresistenz konservativer Maßnahmen und einer evtl. Progredienz der Deformität.

Die operative Therapie erfordert bei den flexiblen Deformitäten die Rekonstruktion der Sehne des M. tibialis posterior mit der des M. flexor digitorum longus oder des M. flexor hallucis longus (Masterson 1994), die Naht des Pfannenbands und in der Regel eine extraartikuläre Osteotomie zur lotrechten Einstellung des Kalkaneus (Operation nach Gleich). Bei erheblicher Deformität in der Transversalebene bieten sich die Operation nach Evans oder die distrahierende Kalkaneokuboidarthrodese an.

Wir empfehlen stets die Verwendung autologer Beckenkammspäne zur Distraktion. In Ausnahmefällen sollte ein instabiles Cuneiforme-metatarsale-I-gelenk zusätzlich stablisiert werden.

Symptomatische und strukturelle Deformitäten des Rückfußes machen im Falle einer operativen Intervention eine Rückfußarthrodese (additiv, unter Verwendung autologer Keile, subtalar, oder bei entsprechender Instabilität des Talonavikulargelenks als Tripelarthrodese) notwendig. Nach Korrektur des Rückfußes sollte eine meist verkürzte Wadenmuskulatur (sparsam) verlängert werden. Es ist in jedem Falle eine lotrechte Zentrierung des Kalkaneus in der Verlängerung der Tibia anzustreben. Ggf. kann hierzu eine Tripelarthrodese durch eine Operation nach Gleich ergänzt werden. Zusätzlich ist auch eine evtl. Vorfußsupination zu korrigieren. Postoperativ raten wir dem Patienten, für ca. 1 Jahr orthopädisches Schuhwerk oder maßgefertigte Unterschenkelorthesen zu tragen, um einen sekundären Korrekturverlust zu verhindern. Nach dieser Zeit kann auf Konfektionsschuhe übergegangen werden.

4.3 Der Knickplattfuß bei nichtneuromuskulären Erkrankungen

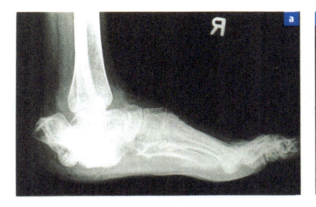
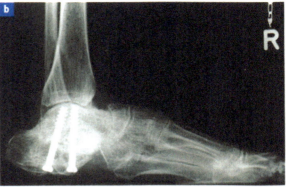

Abb. 4.44 a, b. Knickplattfußdeformität. **a** Nach Kalkaneusfraktur und **b** postoperativ

Der Knickplattfuß nach knöchernen Verletzungen der Fußwurzel

Nach Kalkaneusfrakturen

Da bei etwa 75% aller Kalkaneusfrakturen (Abb. 4.44 a, b) das untere Sprunggelenk mitbeteiligt ist (Hansen 2000), sind posttraumatisch-degenerative Veränderungen dieses Gelenks nicht selten. Diese werden in erster Linie durch konservative Behandlung verursacht. Die häufigste posttraumatische Deformität des Kalkaneus stellt die Lateralverschiebung dar. Sie führt neben der Lateralisierung der Achillessehnenzugrichtung zu einem Impingementschmerz der Außenknöchelspitze und einer Überlastung des medialen Kapselbandapparats.

Eine Fraktur durch den Kalkaneushals zwischen vorderer und hinterer Facette des unteren Sprunggelenks führt wegen des Zugs des Achillessehne zur tintenlöscherartigen Aufbiegung des Knochens (s. Abb. 4.44 a). Fehlverheilt kommt es zur Schaukelfußdeformität. Die sekundäre Rekonstruktion erfordert eine Osteotomie des Kalkaneus mit Distalisierung des Tuber und Einsetzen eines autologen kortikospongiösen Knochenspans zur Wiederherstellung der Kalkaneuslänge. Grass u. Zwipp beschrieben 2000 die additive Arthrodese des hinteren unteren Sprunggelenks über einen dorsolateralen Zugang zwischen Peronäalsehnen und Achillessehne. Die Osteotomie wird mit einem Knochenspreizer distrahiert, um die auto- oder homologe Knochenscheibe einsetzen zu können. Die Fixation erfolgt mit 2 kanülierten Schrauben von distal her. Lässt sich das Tuber calcanei nach der Osteotomie nicht mehr ausreichend distalisieren, so wird die (dosierte) Achillessehnenverlängerung empfohlen (Hansen 2000). Zur Fixation der rekonstruktiven und additiven Osteotomie des Kalkaneus werden lange Schrauben verwendet. Bei schlechter Knochenqualität sind Kirschner-Drähte jedoch günstiger. Die postoperative Entlastung sollte mindestens 8–12 Wochen betragen, wobei mit passiver Mobilisation des oberen Sprunggelenks und der Fußwurzel bei ausreichender Stabilität der Osteosynthese und günstigem Heilungsverlauf möglichst frühzeitig begonnen werden sollte.

Nach Frakturen des oberen Sprunggelenks (Knöchel- und Pilonfrakturen

In Valgus- bzw. lateraler Translationsstellung fehlverheilte Frakturen des oberen Sprunggelenks (Abb. 4.45) führen dann zur Knickplattfußdeformität, wenn die Kompensationsmechanismen des unteren Sprunggelenks ausgeschöpft sind.

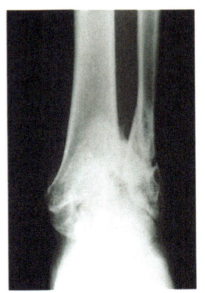

Abb. 4.45. Knickplattfußdeformität nach oberer Sprunggelenkfraktur

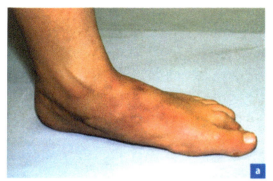

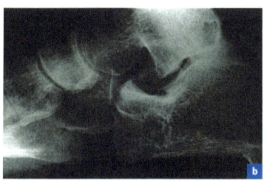

Abb. 4.46 a, b. Knickplattfußdeformität nach Fraktur der Chopart-Gelenk-Reihe mit Teilverlust des Os cuboideum. a Klinisch und b radiologisch

Man wird sich am individuellen Befund überlegen müssen, ob eine Umstellungsosteotomie des oberen Sprunggelenks mit horizontaler Ausrichtung der Knöchelgabel Sinn macht oder ob aufgrund fortgeschrittener posttraumatischer Arthrose eine Umstellung mit Arthrodese des oberen Sprunggelenks die bessere Alternative darstellt. In jedem Falle sollte das untere Sprunggelenk bei Transfixation des oberen peinlich geschont werden.

Die Implantation einer Endoprothese im oberen Sprunggelenk wird wohl auf Ausnahmefälle beschränkt bleiben. Auch in diesen Fällen sollte man jedoch vorausgehend die Sprunggelenkachse normalisieren.

Nach Frakturen der Fußwurzel

In diese Rubrik fallen Frakturen der medialen und lateralen Fußsäule (insbesondere Navikularfrakturen; Abb. 4.46 a, b). Das Os naviculare wird als wichtigster Knochen der Fußwurzel bezeichnet. Bei fehlverheilten Frakturen kann es zum Einsinken der medialen Fußsäule und nachfolgend zur Entwicklung einer Knickplattfußdeformität kommen.

Je nach Ausmaß der Deformität und der funktionellen Einschränkung des Patienten kann man zunächst versuchen mit orthopädischer Maßschuhversorgung den Fuß zu betten und die Belastung zu verteilen (Lotaufbau!). Scheitert dies, sind in der Regel Korrekturosteotomien der Chopart-Gelenk-Linie, bei stärkerer begleitender Rückfußvalgusdeformität auch additive Triplearthrodesen notwendig, um den Fuß wieder plantigrad einzustellen.

Nach Lisfranc-Frakturen und Luxationen

Wenn im Rahmen einer Fraktur der Lisfranc-Gelenk-Reihe (Abb. 4.47 a–c) die mediale Säule, insbesondere der erste Strahl in Fehlstellung verheilt ist, kommt es in der Regel zu einer konsekutiven Knickplattfußstellung durch den Verlust der medialen Stützfunktion des Fußes. Diese Funktionsstörung lässt sich mit vertretbarem Aufwand durch eine Stabilisierung der medialen Säule (Naviculocuneiforme- und Cuneiforme-metatarsale-I-Gelenke) ggf. auch der gesamten Lisfranc-Gelenk-Reihe mit korrigierender Arthrodese beheben.

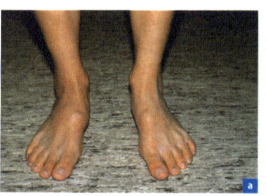
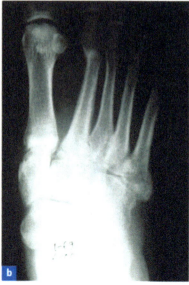
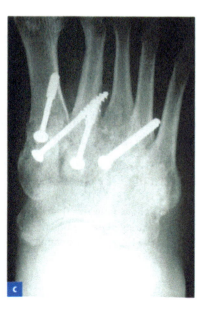

Abb. 4.47 a–c. Durch eine nichterkannte Lisfranc-Gelenk-Luxationsfraktur entwickelte sich dieser Knickplattfuß, der sekundär durch additive Arthrodese dieses Gelenks wieder korrigiert werden konnte. a Präoperativ klinisch, b präoperativ radiologisch, c postoperativ radiologisch

4.3 Der Knickplattfuß bei nichtneuromuskulären Erkrankungen

Petje et al. (1996) beschreiben eine Dübeltechnik, bei der nach Reposition der Deformität und Entknorpelung betroffener Gelenke autologe Dübel eingepasst werden und der Fuß unter Vorfußpronation mit Kirschner-Drähten und Gipsverbänden temporär stabilisiert wird.

Der Knickplattfuß nach Kompartmentsyndrom

> Bereits um 460 v. Chr. empfahl Hippokrates Frakturen des Unterschenkels am 1. Tag oder erst am 7. Tag zu reponieren um „Spasmus und Konvulsionen" der Muskulatur zu vermeiden.
> Als Ersatz für die heute gebräuchliche Faszienspaltung empfahl er die Redislokation der Fraktur zur Muskellogenentlastung.
> Richard von Volkmann (1830–1889) und Leser realisierten 1869 als Erste die Pathophysiologie einer postischämischen Fußdeformität durch „massenhaften Zerfall der contractilen Substanz" und gaben damit auch den für die obere Extremität verwendeten Begriff „Volkmannsche ischämische Kontraktur" an.

Definition. Beim Kompartmentsyndrom wirken verschiedene Faktoren zusammen:

In einer durch Faszien abgeschlossenen Muskelloge kommt es über einen erhöhten Gewebedruck zur Verminderung der Durchblutung z. B. nach Frakturen, Arterienverletzungen oder schweren Kontusionen. In der Folge kommt es durch die Schädigung der Muskulatur in den betroffenen Muskellogen auch zu Störungen der neuromuskulären Funktion. Ein Kompartmentsyndrom tritt nach Echtermeyer (1985) bei 17 % aller Unterschenkelfrakturen auf.

Ätiologie und Pathogenese. Ursächlich kommen neben Traumata auch Überlastungsschäden und Kompressionen der Muskulatur von außen in Betracht.

Kompartmentsyndrome des Unterschenkels können je nach Ausmaß der Schädigung mit ischämischen Muskelnekrosen und Nervenlähmungen einhergehen. Das funktionelle Defizit wird neben dem bestehenden Nerven- und Muskelschaden durch die nachfolgenden Gelenkkontrakturen weiter verstärkt.

Folgende Komponenten können unterschieden werden:
- Muskelnekrose mit narbiger Muskelfibrosierung und -schrumpfung,
- Muskelungleichgewicht mit Überwiegen noch innervierter/ungeschädigter Muskulatur,
- Nervenschädigung mit schlaffer Parese und Sensibilitätsausfällen,
- Schrumpfung der Gelenkkapseln und Ligamente,
- Gelenkschädigung (Knorpelatrophie) mit fibröser Ankylose.

Die genauere Kenntnis dieser ischämischen Muskelentzündung verdanken wir v. Volkmann und Leser:

> „Sie entwickelt sich in Folge zu lange fortgesetzter Absperrung des arteriellen Blutes unter zu fest angelegten Verbänden, nach zu lange angewandter Esmarchscher Constriction, nach Unterbindung und Verletzung größerer Arterien und nach längerer Einwirkung stärkerer Kältegrade. In Folge der Circulationsunterbrechung kommt es zu einem rapiden Zerfall der contractilen Muskelsubstanz und zu einer Infiltration des Muskelgewebes mit Rundzellen. Im weiteren Verlauf kommt es dann zu einer narbigen Schrumpfung der Muskeln. Dieselben verlieren vollständig ihre electrische Erregbarkeit und werden bald so verkürzt, dass die schwersten Contracturen resultiren." (Hoffa, Lehrbuch der orthopädischen Chirurgie 1902).

4 Der sekundäre Knickplattfuß

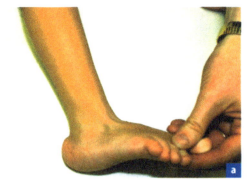

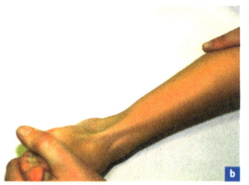

Abb. 4.48 a, b. Knickplattfuß nach Kompartmentsyndrom der Tibialis-anterior-Loge mit narbiger Retraktion der Muskulatur bei einem 3-jährigen Kind

Pathomechanik. Die Knickplattfußdeformität tritt beim Kompartmentsyndrom im Gegensatz zur Spitz-, Klump- oder Hohlfußdeformität nur äußerst selten auf. Die Autoren fanden diese Fehlform infolge einer fibrösen Umwandlung der Fußhebemuskulatur in der Tibialis-anterior-Loge beim Kind in 2 Fällen. Einmal aus unbekannter Ursache und einmal nach Kompartmentsyndrom als Folge einer Tibia-Knochenspanentnahme im Rahmen einer Operation nach Grice. Die Unterschenkelmuskulatur war in beiden Fällen narbig umgewandelt und wirkte als fibröse Klammer, die den Vorfuß im Chopart-Gelenk und am lateralen Fußrand in Dorsalflexion und Eversion zog. Der Mechanismus führte zu einer völligen Instabilität des Vorfußhebels und zu einer sekundären Verkürzung der Wadenmuskulatur.

Fallbeispiele
▶ Siehe hierzu Abb. 4.48 a, b.

Therapeutische Besonderheiten. Beim Kleinkind ist die Lösung der Klammer durch Tenotomie (nicht Verlängerung, wegen der Rezidivgefahr) der Fußhebesehnen und intramuskuläre Verlängerung der Mm. peronaeus brevis und triceps surae empfehlenswert. Anschließend ist die Gehgipsbehandlung für 4 Wochen und dann die Unterschenkelorthesenversorgung mit Funktions- und Lagerungsschienen empfehlenswert. Bei struktureller schwerer Knickplattfußdeformität ist ab dem Schulalter neben der Tenotomie der kontrakten Sehnen die extraartikuläre subtalare Stabilisierung in der Technik nach Grice angezeigt. Auch hier ist eine postoperative Orthesenversorgung sinnvoll.

4.3.2 Der Knickplattfuß durch degenerative Erkrankungen

Der Knickplattfuß nach Sehnendegeneration (Musculus-tibialis-posterior-Dysfunktion)

▶ Dysfunction of the posterior tibial tendon is increasingly recognized as an etiology leading to acquired flatfoot in adults (Pomeroy et al. 1999).

Definition. Die Funktionsstörung der Sehne des M. tibialis posterior entsteht auf dem Boden einer chronisch-degenerativen Veränderung und führt zum allmählichen Verlust der aktiven Längsgewölbestützung mit der Entwicklung einer Knickplattfußdeformität.

Synonyme. M.-tibialis-posterior-Insuffizienz (TPI).

> Das Krankheitsbild der M.-tibialis-posterior-Sehnen-Dysfunktion hat in den letzten Jahren eine Renaissance erfahren, nachdem Kenneth Johnson 1983 und 1989 maßgebliche Artikel zu diesem Thema in der Zeitschrift Clinical Orthopaedics verfasst hatte. Obwohl das Auftreten einer Tenosynovitis und ihre operative Behandlung seit den späten 30er Jahren bekannt waren, beschrieben Goldner et al. 1974 erstmals den progredienten Knickplattfuß als Folge einer Ruptur oder Degeneration der Sehne des M. tibialis posterior.

Vieles bleibt jedoch bis heute zu diesem Krankheitsbild im Unklaren. Es ist sogar bisher nicht einmal geklärt, ob die Henne (die Tibialis-posterior-Dysfunktion) oder das Ei (der Knickplattfuß) zuerst da waren:

▶ Is there a problem within the tendon that predisposes it to have this tendinosis develop, or is there morphologically an abnormality of the foot that compromises the tendon? (Walling 1999).

Epidemiologie. Männer haben im Vergleich zu Frauen eine niedrigere Inzidenz (1 : 3). Die Erstmanifestation liegt durchschnittlich um das 40. Lebensjahr. Nach Mann (1983) haben ca. 70 % der Patienten eine Diabetes- oder Hypertonusanamnese, in nahezu allen Fällen sind Weiße von dieser Erkrankung betroffen.

Ätiologie und Pathogenese. Die degenerativen Veränderungen der Sehne des M. tibialis posterior treten üblicherweise in einem Bereich relativer Gefäßunterversorgung 1,5–2,5 cm proximal der Innenknöchelspitze auf.

Ätiologisch werden bei dieser Störung verschiedene Mechanismen diskutiert:
- Ein Impingement-Schaden im Bereich des osteofibrösen Kanals hinter dem Innenknöchel
- Anomalien in der Insertion der Sehne des M. tibialis posterior (Os tibiale externum)
- Entzündliche Veränderungen mit chronischer Tenosynovitis
- Vorausgegangene Kortikosteroidinjektionen
- Sekundäre Überlastung der Sehne des M. tibialis posterior auf dem Boden einer vorbestehenden Plattfußdeformität (degenerativ, entzündlich, posttraumatisch)

Mosier et al. (1998) konnten bei histologischen Untersuchungen operativ entnommener Sehnenproben keine entzündlichen sondern lediglich degenerative Veränderungen finden. Da der M. tibialis posterior bei guter Kraftentwicklung nur ein sehr geringes Exkursionspotential besitzt, wirken sich selbst geringe Änderungen seiner Vorspannung, wie sie z. B. beim Knickfuß auftreten, funktionell gravierend aus.

Prädisponierende Störungen können eine primäre Wadenmuskelverkürzung, eine Laxizität der Bänder, ein kurzes oder hypermobiles Os metatarsale I oder repetitive valgisierende Überlastungen des Fußes sein.

Pathoanatomie und Pathomechanik. Pathoanatomisch können 3 Schädigungsmuster der Sehne unterschieden werden:

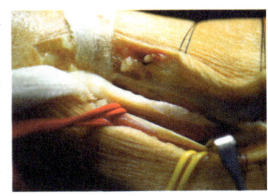

Abb. 4.49. Intraoperativer Befund einer Sehnendegeneration der M.-tibialis-posterior-Sehne

- Längsrisse innerhalb der Sehne,
- Hypertrophie der Sehne im Schädigungsbereich,
- atrophische Elongation der Sehne (Abb. 4.49).

Unter normalen Bedingungen wird die Integrität des medialen Längsgewölbes durch ein in 3 Etagen angeordnetes kräftiges Bänderwerk gestützt (s. Abb. 4.42). Der M. tibialis posterior ist während der Standphase des Gangs aktiv und hat die Aufgabe, die Fußwurzel abzufedern und ab Standphasenmitte die subtalare Verriegelung einzuleiten. Durch diese Inversionsstellung wird der Achillessehnenansatz medialisiert und der M. triceps surae kann auf den stabilisierten Fußhebel optimal im Sinne der Abstoßfunktion wirken. Der M. peronaeus brevis als Antagonist des M. tibialis posterior wirkt demgegenüber ebenfalls in der Standphase zusammen mit dem M. peronaeus longus antagonistisch auf das Chopart-Gelenk (s. auch Abschn. 2.3.1).

Ein Ausfall der Funktion des M. tibialis posterior führt erst dann zum Knickplattfuß, wenn die passiven Kapselbandstrukturen der Fußwurzel zusätzlich geschädigt sind. Ist die Funktion des M. tibialis posterior, die 5 Knochen der Fußwurzel (Os naviculare, Os cuboideum, Ossa cuneiformia) zu einem Block zusammenzufügen abgeschwächt, so resultiert die in der folgenden Übersicht beschriebene typische Kaskade der Knickplattfußentstehung.

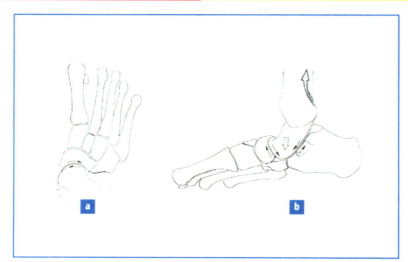
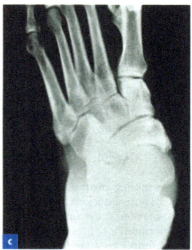
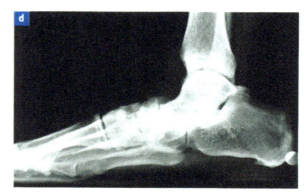

Abb. 4.50 a–d. Darstellungen der Auswirkungen einer Tibialis-posterior-Insuffizienz auf den Rückfuß. **a, b** Schematisch und **c, d** radiologisch

Circulus Vitiosus der Knickplattfußentstehung bei der M.-tibialis-posterior-Insuffizienz
Siehe hierzu auch Abb. 4.50 a–d.

- Schädigung der Sehne des M. tibialis posterior
- Ausbleibende Verriegelung des Rückfußes in der Standphase
- Aktivität des M. peronaeus brevis (und longus) führt zur Abduktion des Rückfußes und Eversion des Vorfußes
- Eversion der Ferse
- Lateralisierung des Triceps-surae-Muskelzugs
- Weitere Entriegelung der Fußwurzel und zusätzlich deformierende Einwirkung des Körpergewichts
- Ausdünnung/Elongation des medialen Kapselbandapparats
- Fehlende Dehnung der Wadenmuskulatur durch ausbleibende Dorsalflexion im oberen Sprunggelenk in der Abstoßphase (keine Verriegelung des Fußes zum steifen Hebel)
- Verkürzung der Wadenmuskulatur
- Hochstehende Ferse
- Weitere Aufbiegung der Fußwurzel
- Zunehmende Insuffizienz der Invertoren (M. tibialis posterior, M. flexor hallucis longus, M. flexor digitorum longus)
- Verkürzung der Fußheber und Evertoren
- Am Ende steht ein funktionsloser Vorfußhebel mit der Notwendigkeit proximaler Kompensationen (Knie- und Hüftgelenk)
  Hansen spricht vom „apropulsive gait".

Die zunehmende Valgusstellung des Rückfußes wird von einer kompensatorischen Supination des Vorfußes begleitet, damit der Fußaußenrand nicht vom Boden abgehoben wird. Im weiteren Verlauf kann es zum Anschlagsphänomen der Außenknöchelspitze am Kalkaneus kommen. Ist die valgisierende Kompensation des Subtalargelenks erschöpft, so kommt es mit weiterer Fehlstellung zur Elongation des Deltabands und zur Valguswirkung auf das obere Sprunggelenk.

Ein anderer Weg der Deformierung ist über die Instabilität des medialen Strahls möglich. Sie führt zu einer kompensatorischen Rückfußvalgusstellung, die wiederum in eine Lateralisierung des Gastrocnemiusansatzes mit entsprechender Verkürzungsneigung des Wadenmuskels mündet. Die Abduktion des instabilen Vorfußes wird bei jedem Abrollmechanismus des Gangablaufs zusätzlich forciert, sodass sich schließlich auch ein Hallux valgus entwickeln kann.

Die Lateralisierung des Os naviculare auf dem Taluskopf macht den M. tibialis posterior für die Adduktion und Inversion zusätzlich insuffizient.

Klinisches Bild und Diagnostik. Der Patient klagt zu Beginn der Erkrankung über eine druckschmerzhafte Schwellung im Verlauf der Sehne, gefolgt von belastungsabhängigen Beschwerden am Fußinnenrand. Ein direktes Unfallereignis wird ursächlich eher selten berichtet. Mit der Zunahme der Deformität wächst die Unsicherheit beim Gehen, sodass die Patienten auf schafthohes Schuhwerk angewiesen sind. Die Abstoßfunktion des Vorfußes beim Gehen wird abgeschwächt oder fällt bei Vorfußabduktion weitgehend weg, sodass proximale Gelenke kompensatorische Mehrarbeit leisten müssen (Knie- und Hüftgelenk).

Der Untersucher sollte im Stehen bei geschlossener Gelenkkette auf Seitenasymmetrien und Schwellungen hinter dem Innenknöchel achten (Abb. 4.51). Von hinten kann man beim Vorliegen einer Knickfußdeformität das bekannte „Too-many-toes-Zeichen" feststellen. Bei einer Inspektion der Schuhsohlen sollte auf verstärkte Abnutzung am Sohleninnenrand geachtet werden.

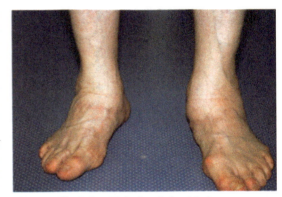

Abb. 4.51. Typischer klinischer Befund bei vorliegender Tibialis-posterior-Sehnen-Insuffizienz

Bei beginnender Symptomatik kann der einbeinige Zehenstand Schwierigkeiten bereiten. Im Zehenstand hat der Patient auf der betroffenen Seite Probleme den Rückfuß zu invertieren.

Durch Palpation lässt sich der Verlauf der Sehne tasten. In offener Gelenkkette am hängenden Fuß sind die typischen Druckschmerzpunkte im Verlauf der Sehne des M. tibialis posterior hinter dem Innenknöchel lokalisiert. Durch aktive Supination aus plantarflektierter Stellung gegen manuellen Widerstand können im Seitenvergleich wichtige Rückschlüsse auf eine Muskel-Sehnen-Insuffizienz gezogen werden. Die aktive Supinations- und Inversionskraft des Muskels ist im Seitenvergleich vermindert. In den meisten Fällen kann eine Restfunktion des Muskels gefunden werden, die jedoch nicht für die Stabilisierung der Fußwurzel im Stehen ausreicht. Die Beweglichkeit des oberen und unteren Sprunggelenks wird anschließend ebenfalls im Seitenvergleich untersucht. Durch Verriegelung des unteren Sprunggelenks lässt sich eine eventuelle Verkürzung der Wadenmuskulatur aufdecken (s. oben).

Neben der klinischen Diagnostik sind Röntgenaufnahmen unter Belastung in 2 Ebenen (s. Abb. 4.49) und zusätzlich des oberen Sprunggelenks in der AP-Projektion hilfreich. Sie erlauben eine Quantifizierung des Schweregrads und decken bereits bestehende degenerative Veränderungen der Fußwurzel auf. Bei der Beurteilung ist der Seitenvergleich besonders wichtig (Abb. 4.52).

Dyal et al. (1997) betonen jedoch, dass die Diagnose und die Abschätzung des Schweregrads nicht allein röntgenologisch erfolgen sollten, da sympto-

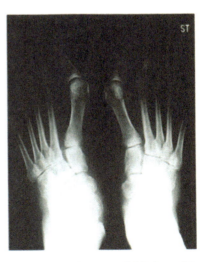

Abb. 4.52. Im Seitenvergleich lässt sich die Instabilität des Rückfußes gut darstellen (50-jährige Patientin mit Tibialis-posterior-Insuffizienz links)

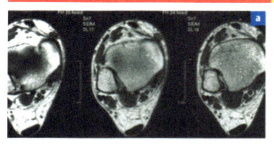

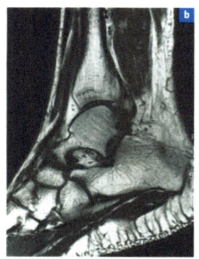

Abb. 4.53 a, b. Auf der kernspintomographischen Aufnahme kann man eine Ausdünnung, bzw. Elongation der Tibialis-posterior-Sehne erkennen

matische und asymptomatische Füße radiologisch ähnlich aussehen können.

Die röntgenmorphologischen Veränderungen werden in der folgenden Übersicht zusammengefasst.

AP-Projektion
- Lateralverlagerung des Os naviculare auf dem Taluskopf
- Abduktion im Chopart-Gelenk
- Lateralverlagerung des vorderen Kalkaneusanteils
- Divergenz von Talus und Kalkaneus

Seitliche Projektion
- Absenkung des Taluskopfes nach plantar
- Equinusstellung des Kalkaneus
- Divergenz von Talus und Kalkaneus
- Aufbiegung des Fußinnenrands (Talonavikular-, Naviculocuneiforme-, Cuneiforme-, Os-metatarsale-I-Gelenk)
- Talar beaking

Oberes Sprunggelenk-AP
- Valgische Verkippung des Talus in der Knöchelgabel
- Impingement der Außenknöchelspitze am Kalkaneus

Die Messverfahren sind im Abschn. 2.4.2 dargestellt.

Kernspintomographien der Regio retromalleolaris haben in Einzelfällen gewissen Wert, um degenerative Sehnenveränderungen aufzudecken (Abb. 4.53 a, b). Für die operative Indikationsstellung ist aber u. E. primär der klinische und radiologische Befund ausschlaggebend.

Differentialdiagnostische Überlegungen
- Posttraumatische Knickplattfußentwicklung nach osteoligamentären Verletzungen
- Nichterkannte Koalitionen der Fußwurzel
- Polyarthritis
- Charcot-Destruktionen der Fußwurzel
- Unerkannte neuromuskuläre Erkrankungen/Störungen (Lähmungen)

Klassifikation. Nach der klinischen und radiologischen Untersuchung kann eine Klassifikation der Insuffizienz vorgenommen werden, die für das weitere therapeutische Vorgehen bedeutsam ist. Die Einteilung nach Kenneth Johnson ist die am weitesten verbreitete und soll deshalb hier in modifizierter Form wiedergegeben werden.

Stadieneinteilung nach Kenneth Johnson
▶ **Stadium I (Degeneration)** (Siehe hierzu auch Abb. 4.54)
- Funktionelle Beschwerden am Fußinnenrand
- Muskulatur beginnend geschwächt
- Inversion des Rückfußes beim Einbeinspitzfußstand
- Keine strukturellen Deformierungen des Rückfußes unter Belastung (im Stehen)

▶ **Stadium II (Elongation, korrigierbare Begleitdeformitäten)** (Siehe hierzu auch Abb. 4.55)
- Funktionelle Beschwerden am Fußinnenrand
- Insuffizienz der Muskulatur
- Neutralstellung des Rückfußes beim Spitzfußstand
- Flexible Rückfußvalgusstellung (unter Be- und Entlastung geprüft)

4.3 Der Knickplattfuß bei nichtneuromuskulären Erkrankungen

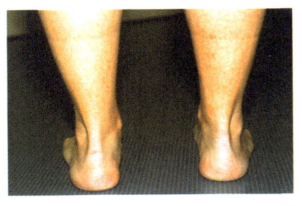

Abb. 4.54. Tibialis-posterior-Insuffizienz vom Grad I links bei einer 35-jährigen Patientin

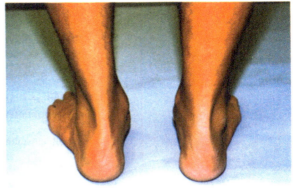

Abb. 4.55. Tibialis-posterior-Insuffizienz Grad II bei einem 52-jährigen Patienten

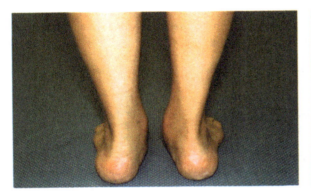

Abb. 4.56. M.-tibialis-posterior-Insuffizienz rechts vom Grad III bei einem 55-jährigen Patienten

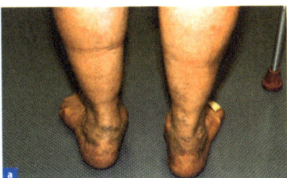

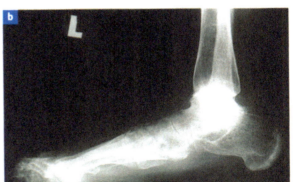

Abb. 4.57 a, b. M. tibialis-posterior-Insuffizienz links vom Grad IV. a Klinisch und b radiologisch. Man erkennt die Spätschädigung des oberen Sprunggelenks ▶

▶ **Stadium III (beginnend nichtkorrigierbare Begleitdeformitäten)**
  (Siehe hierzu auch Abb. 4.56)
- Funktionelle Beschwerden am Fußinnenrand und zwischen Fibulaspitze und Kalkaneus
- Insuffizienz der Muskulatur
- Eversion des Rückfußes beim Spitzfußstand
- Zunehmend strukturelle Knickplattfußstellung (unter Be- und Entlastung geprüft)

▶ **Stadium IV (ausgeprägte nichtkorrigierbare Begleitdeformitäten;)**
  (Siehe hierzu auch Abb. 4.57 a, b)
- Funktionelle Beschwerden am Fußinnenrand und zwischen Fibulaspitze und Kalkaneus

- Insuffizienz der Muskulatur (Invertoren, Triceps surae)
- Spitzfußstand nicht möglich
- Strukturell fixierte Knickplattfußstellung, valgische Deviation des oberen Sprunggelenks
- Strukturell fixierte Vorfußsupination

Eine andere Klassifizierungsmöglichkeit ergibt sich aus den verschiedenen Teilkomponenten der Deformität und ihrer jeweiligen Korrigierbarkeit:

Rückfußdeformität	Vorfußdeformität	Ausprägung	Korrigierbarkeit
Flexibel	Keine	Leicht	Vollständig
Mäßig	Keine	Mäßig	Vollständig
Stärker	Mäßige Supination	Stärker	Teilweise
Schwer	Starke Supination	Schwer	Kaum
Schwer	Starke Supination	Schwer	Nicht (OSG-Befall)

Therapeutische Besonderheiten. Die Therapie des Knickplattfußes bei degenerativer Insuffizienz des M. tibialis posterior sollte stadienangepasst erfolgen. Die Beschwerden des Patienten und das Risiko einer Zunahme der Deformität sind dabei zu berücksichtigen.

▶ The basic foot architecture however, remains unchanged with soft tissue procedures (Cicchinelli u. Mahan 1992).

▶ The optimal management of the acquired adult flatfoot continues to evolve (Cooper 1996).

Bei Stadium I, der mildesten Form ist in jedem Falle der Versuch mit konservativen Maßnahmen gerechtfertigt. Sie umfassen bei akuten Beschwerden die lokale Ruhigstellung/Entlastung und antiphlogistische und analgesierende Medikation. In Einzelfällen ist die Ruhigstellung im Gipsverband für 2–4 Wochen empfehlenswert. Nach Rückgang der akuten Symptome sind aufrichtende schalige Einlagen und zusätzliche Schuhzurichtungen (mediale Schaftverstärkung, Schuhinnenrandverbreiterung, medialer Flügelabsatz) sinnvoll. Reichen diese Hilfsmittel nicht aus, so sollten umfangreichere Schuhversorgungen (orthopädische Maßschuhe) oder Unterschenkelorthesen mit eingebautem Knöchelgelenk versucht werden, ehe man sich zur operativen Revision entschließt. Diese sollte frühestens nach 6 Monaten intensiver, jedoch erfolgloser konservativer Therapie erwogen werden. Die operative Therapie umfasst die Darstellung der Sehne, die Entfernung etwaiger degenerativer Veränderungen sowie ggf. die Augmentation mit der Sehne des M. flexor digitorum longus. Postoperativ ist eine Entlastung für ca. 6 Wochen gefolgt von orthetischem Schutz für 1 Jahr empfehlenswert.

Im Stadium II werden ebenfalls zunächst kombiniert krankengymnastisch-physikalische Maßnahmen kombiniert mit Orthesen- oder orthopädischer Schuhtechnik empfohlen. Gelingt es damit, den Patienten beschwerdearm oder –frei zu bekommen, so empfehlen wir jährliche Verlaufskontrollen. Bei Therapieresistenz oder bei fortschreitender Deformität ist jedoch ein operatives Vorgehen sinnvoll, um eine Rückfußkontraktur zu verhindern. Neben der Revision und (meist erforderlichen) Augmentation der Sehne des M. tibialis posterior sind zusätzliche knöcherne Maßnahmen zur Korrektur der Fußstellung empfehlenswert. Ziel ist es dabei stets, die Lotlinie wieder in die Unterstützungsfläche des Fußes zu bringen. Abhängig von der(n) Ebene(n) der Deformität werden für eine überwiegende Rückfußvalgusstellung (Frontalebene) die Kalkaneusverschiebeosteotomie, für eine verstärkte Vorfußabduktionsstellung (Transversalebene) die Kalkaneusver-

4.3 Der Knickplattfuß bei nichtneuromuskulären Erkrankungen

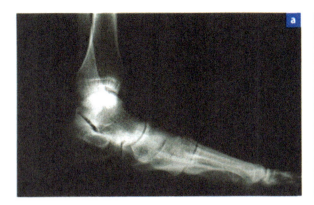 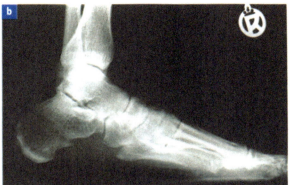

längerungsosteotomie oder die Kalkaneokuboid-Distraktionsarthrodese empfohlen (Abb. 4.59 a, b). Auch eine Kombination von Verschiebe- und Verlängerungsosteotomie ist möglich. Bei stärkerer Deformität des Längsgewölbes empfehlen wir (in Anlehnung an Hansen 2000) die Arthrodese am Ort der stärksten Mobilität (Naviculocuneiforme- oder Cuneiforme-Os metatarsale-I-Gelenk). Eine talonavikulare Arthrodese sollte schwereren Formen vorbehalten bleiben. Nach der Fußkorrektur offenbart sich häufig die (maskierte) Rückfußspitzfußstellung, die durch dosierte Wadenmuskelverlängerung (ohne Überkorrektur) zu beseitigen ist. Ebenso kann sich eine Vorfußsupinationsstellung manifestieren, die, wenn sie flexibel ist, belassen werden kann, da durch eine Operation nach Evans der M. peronaeus longus gespannt wird. Ist die Supination dagegen strukturell, muss der erste Strahl plantarflektierend (additiv) umgestellt werden. Die Nachbehandlung dauert wegen der ossären Eingriffe länger, ein orthetischer Schutz ist ebenfalls für mindestens 1 Jahr empfehlenswert (Abb. 4.58 a, b).

Beim Stadium III werden im Allgemeinen aufwendigere Eingriffe notwendig. Sie umfassen eine knöcherne Korrektur der Fußdeformität durch subtraktive oder (besser) additive Verfahren (subtalare- bzw. Tripelarthrodese oder in Ausnahmefällen die isolierte talonavikulare oder Chopart-Arthrodese). Ziele dieser Operation sind die Stellungskorrektur und die Schmerzbeseitigung. Die Durchführung der Tripelarthrodese unter Korrekturstellung ist in jedem Falle einer In-situ-Versteifung überlegen. Wir empfehlen ggf. die Einfügung autologer Beckenkammspäne ins Subtalar- und Kalkaneokuboidgelenk. Nach Tripelarthrodese kann es im Spätverlauf zu vorzeitiger Arthrose der benachbarten Gelenke kommen (Abb. 4.60 a, b).

Beim Stadium IV sollte zuerst beurteilt werden, wo die Hauptbeschwerden entstehen. Meist wird eine korrigierende Tripelarthrodese die Belastung

Abb. 4.58 a, b. Darstellung der Behandlung einer Tibialis-posterior-Insuffizienz Grad II durch eine Augmentation der Sehne des M. tibialis posterior und eine Kalkaneusverschiebeosteotomie nach Gleich. **a** Präoperativ, **b** postoperativ

Abb. 4.59 a, b. Darstellung der Behandlung einer M.-tibialis-posterior-Insuffizienz Grad III durch eine Augmentation der Sehne des M. tibialis posterior und eine OP nach Evans. **a** Prä- und **b** postoperativ

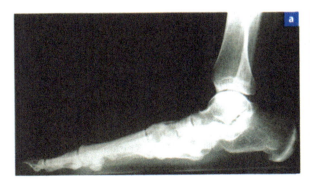 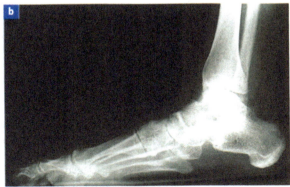

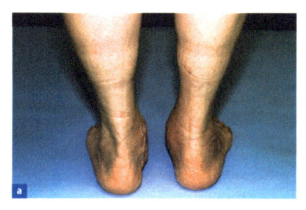
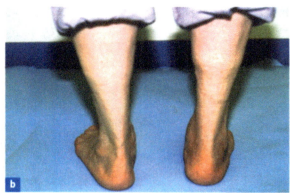

Abb. 4.60 a, b. Situation bei einer schweren M.-tibialis-posterior-Insuffizienz Grad IV rechts, die durch eine additive Tripelarthrodese und Synovektomie der Tibialis-posterior-Sehnenscheide behandelt wurde. **a** Prä- und **b** postoperativ

des oberen Sprunggelenks so weit normalisieren, dass mit Orthesen oder orthopädischen Schuhen eine ausreichende Gehfunktion unter Erhaltung des oberen Sprunggelenks erreichbar ist. Präoperativ sollte unter Bildwandlerkontrolle geprüft werden, ob sich die Talusrolle auf der AP-Aufnahme wieder in die Knöchelgabel zentrieren lässt. Nur in verzweifelten Fällen, besonders bei struktureller Inkongruenz des oberen Sprunggelenks, kann die pantalare Arthrodese bzw. nach Tripelarthrodese die obere Sprunggelenkendoprothese als Ultima ratio diskutiert werden. Eine entsprechende Schuhversorgung wird aber u. U. auch dann notwendig.

Fazit

- Frühe Therapie bei klinischer bzw. funktioneller Verschlechterung
- Sehnenrekonstruktion alleine meist nicht ausreichend;
- frühzeitige Kombination mit knöchernen Verfahren möglichst unter Erhaltung der Funktion der Fußwurzel bei ausreichender Beweglichkeit;
- bei struktureller Deformität kommt nur die palliative Arthrodese in Frage.

Der Knickplattfuß nach Skelettdegeneration (Gelenke des medialen Strahls)

Gelenke der Lisfranc-Linie

Die Lisfranc-Gelenk-Linie (Abb. 4.61 a) ist wegen ihrer starken Belastung beim Gehen besonders für degenerative Veränderungen prädestiniert. Zentrales Gelenk ist das zapfenförmig nach proximal ragende Cuneiforme-metatarsale-II-Gelenk. Das erste Cuneiforme-metatarsale-Gelenk ist wegen seiner muskulären Steuerung (Mm. tibialis anterior und peronaeus longus) mehr beweglich. Häufig sind es übersehene oder insuffizient behandelte Verletzungen mit Einschluss des wichtigen zweiten Tarsometatarsale-Gelenks, die einer degenerativen Knickplattfußentwicklung zugrunde liegen. Weitere Ursachen können eine kompensierte Wadenmuskelverkürzung sowie eine Degeneration der M.-tibialis-posterior-Sehne sein. Eine seltene Ursache ist eine vorausgegangene Rückfußarthrodese, die zu einer verstärkten Dämpfungsbelastung der Gelenke führt. Pathogenetisch verursacht die vermehrte Instabilität der medialen Säule eine verminderte Kraftentwicklung des M. peronaeus longus.

Degenerative Veränderungen der medialen Fußsäule können zum Verlust ihrer Stützfunktion führen. Besonders betroffen sind dabei das Cuneiforme-

4.3 Der Knickplattfuß bei nichtneuromuskulären Erkrankungen

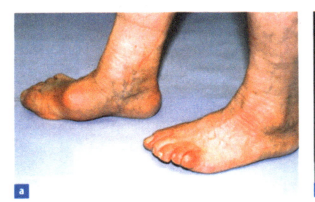
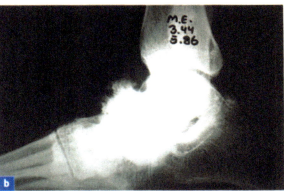

metatarsale-I- und das Naviculocuneiforme-Gelenk. Die degenerativen Veränderungen können entweder posttraumatisch oder entzündlich entstanden sein.

Klinisch imponiert unter Belastung eine Vorfußabduktion in der Transversalebene und ein Absinken des Längsgewölbes bei relativ normaler Rückfußstellung. Die Region des Naviculocuneiforme- bzw. Cuneiforme-metatarsale-I-Gelenks ist meist verdickt und druckschmerzhaft. Bei passiver Bewegungsprüfung lässt sich evtl. eine Hypermobilität mit Krepitationen tasten. Der Rückfuß selbst ist ebenso wie die Sehne des M. tibialis posterior unauffällig. Nur bei länger bestehender Deformität wird auch der Rückfuß ein Opfer der deformierenden Kräfte und entwickelt sich zum typischen Pes planovalgus abductus. Die Verkürzung der Wadenmuskulatur folgt.

Die Röntgenaufnahme unter Belastung, ggf. ergänzt durch ein Computertomogramm bestätigt die Diagnose.

Therapeutisch ist ein Versuch mit konservativen Maßnahmen vertretbar. Man sollte sich dabei bemühen, sowohl die Symptome als auch die gestörte Mechanik zu beeinflussen. Bei akuten Beschwerden sind die Entlastung und physikalisch-medikamentöse Antiphlogese sinnvoll. Anschließend werden orthopädische Schuhe mit Versteifung des Mittelfußes und Rollentechnik verordnet. Bei Therapieresistenz kommt nur die (additive) Korrekturarthrodese der entsprechenden Gelenke in Frage. Meist ist zumindest das Cuneiforme-metatarsale-I-Gelenk unter Pronation zu stabilisieren (Lapidus-Arthrodese). Zur Beschleunigung der Konsolidierung werden Zugschrauben und autologe Spongiosaanlagerung empfohlen. Bei sicherer Fusion sind die Ergebnisse günstig.

Abb. 4.61. a Schwere Arthrose der Lisfranc-Gelenk-Linie bei einem 52-jährigen Patienten mit konsekutivem Knickplattfuß. **b** Knickplattfuß auf dem Boden einer schweren Talonaviculararthrose

Gelenke des Rückfußes

Seltener können sich Knickplattfußdeformitäten auf dem Boden einer degenerativen Veränderung der Rückfußgelenke ausbilden. Die Veränderungen des Talonavikulargelenks sowie des unteren bzw. oberen Sprunggelenks sind hier zu nennen. In der Regel handelt es sich um langsam fortschreitende degenerative Vorgänge. Die Fehlstellung und die daraus resultierende Fehlbelastung wirken im Sinne einer gegenseitigen Verschlimmerung. Osteophytäre Reparatur- und Abstützungsreaktionen können in Verbindung mit Gelenkreizung zu massiven Schwellungen führen. Die Beweglichkeit wird mehr und mehr eingeschränkt, sodass benachbarte Gelenke kompensatorisch mehrbelastet werden (Abb. 4.61 b).

Die radiologischen Veränderungen sind typisch. Therapeutisch ist auch in diesen Fällen neben einer symptomatischen Behandlung die mechanische

Ursache anzugehen. Konservativ wirken Ruhigstellung, Bettung und Entlastung. Operativ sollte versucht werden, die Wirksamkeit intakter Gelenke (oberes Sprunggelenk, Zehengelenke) durch Wiederherstellung der Geometrie und Stabilität zu optimieren. Alle an der Deformität beteiligten Ebenen sollten simultan korrigiert werden. Hierzu eignen sich die Verlängerungsarthrodesen der lateralen Säule, die korrigierende Chopart- oder Tripelarthrodese sowie die Wiederherstellung des medialen Längsgewölbes (Naviculo-cuneiforme-Arthrodese). Stets sollte eine evtl. Wadenmuskelverkürzung und Vorfußsupination mitbehandelt werden, die häufig erst nach Korrektur der Deformität sichtbar wird.

4.3.3 Der Knickplattfuß nach Entzündungen

Der Knickplattfuß nach/bei aseptischen Entzündungen (Rheuma, Polyarthritis, reaktiv)

Definition. Rheuma ist ein Sammelbegriff für eine heterogene Gruppe entzündlicher Erkrankungen (300–400 verschiedene Diagnosen), die mit schmerzhaften und funktionsbeeinträchtigenden Zuständen am Stütz- und Bewegungsapparat und an anderen Organsystemen einhergehen.

Je nach Art und Lokalisation der Erkrankung unterscheidet man zwischen entzündlich rheumatischen Gelenkerkrankungen und dem sog. Weichteilrheumatismus, der sich an Muskeln, Sehnen, Sehnenscheiden und Bändern manifestiert. Treten die Erkrankungen unterhalb des 16. Lebensjahres auf, werden sie unter der Bezeichnung „juvenile chronische Arthritis" zusammengefasst.

Epidemiologie. Die chronische Polyarthritis kommt bei ca. 3 % der Bevölkerung vor, Frauen sind dabei 4-mal häufiger betroffen als Männer. Der Fuß stellt nach dem Kniegelenk den zweithäufigsten Manifestationsort dar. Die Metatarsophalangeal-Gelenke sind in etwa 9 % der Fälle betroffen.

Die chronische Polyarthritis befällt als systemische Erkrankung zu über 80 % die Fußgelenke, davon in 50–60 % auch den Rückfuß.

Etwa ein Drittel aller wegen rheumatoider Arthritis durchgeführten Operationen sind Fuß-Korrekturen. Der Knickplattfuß tritt im Zusammenhang mit Erkrankungen des rheumatischen Formenkreises sehr häufig auf.

Ätiologie und Pathogenese. Die Ätiologie entzündlich rheumatischer Erkrankungen ist im Einzelnen unbekannt. Bei der Mehrzahl der Erkrankungen liegt eine genetische Disposition vor, die sich häufig durch die Bindung an ein Antigen des HLA-Systems nachweisen lässt.

Der Gelenkbefall bei entzündlich rheumatischen Erkrankungen unterscheidet sich von dem degenerativer Erkrankungen durch die ausgeprägten entzündlichen Veränderungen der Membrana synovialis. Im Frühzustand führen diese zu rezidivierenden, schmerzhaften Gelenkergüssen. Die Polyarthritis verursacht über die Hypertrophie der Membrana synovialis eine Zerstörung des Knorpels und der Gelenke. Zusätzlich werden die Sehnen des Rückfußes (insbesondere die Sehne des M. tibialis posterior) geschwächt und tragen über die muskuläre Insuffizienz zur Deformierung bei.

Pathomechanik. Die Gelenke der Fußwurzel weichen im Knickplattfußsinne ab (Abb. 4.62 a–c). Die Schub- und Scherkräfte des Körpergewichts verstärken die Deformität weiter, sodass es zu einem Circulus vitiosus kommt. Zur entzündlichen Schädigung der Gelenke tritt die Knorpelschädigung durch degenerative Veränderungen hinzu. Die sekundäre Überlastung des Vorfu-

4.3 Der Knickplattfuß bei nichtneuromuskulären Erkrankungen

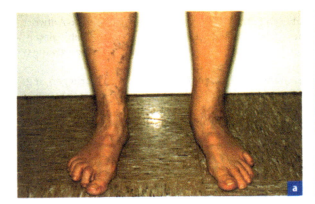
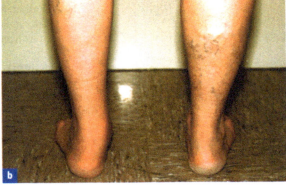
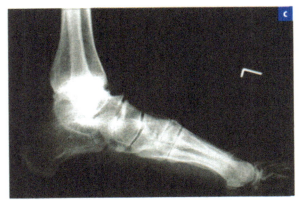

Abb. 4.62 a–c. Linksseitiger Knickfuß auf dem Boden einer primär chronischen Polyarthritis in Folge einer entzündlichen Veränderung der medialen Kapselbandstrukturen (42-jährige Patientin). **a, b** Klinisch, **c** radiologisch

ßes resultiert in einer Instabilität des ersten Strahls. Durch Überlastung des zweiten, rigiden Strahls kann es zu Ermüdungsfrakturen kommen. In ausgeprägten Fällen konzentriert sich die Belastung auf das Os naviculare und den Taluskopf, während die Fibulaspitze mit der lateralen Kalkaneuswand artikuliert. Der Fuß ist dann vollständig destabilisiert. Der Vorfuß adaptiert sich an den Rückfuß über eine Supinationsstellung.

Im fortgeschrittenen Zustand werden auch die restlichen Gelenke des Rückfußes zerstört, sodass sich schließlich hochgradige Funktionsbehinderungen, Deformierungen, Subluxationen und Versteifungen einstellen.

Klinisches Bild und Diagnostik. Charakteristisch für chronisch-entzündliche Prozesse ist der Ruheschmerz. Rheumatisch-entzündliche Veränderungen manifestieren sich auch an anderen Organen.

Die Fußgelenke sind insbesondere im Rahmen der juvenilen Polyarthritis betroffen. Es existieren verschiedene Befallsmuster, bei denen einseitig oder beidseitig entweder einige oder alle Fußgelenke beteiligt sein können.

Der Fuß ist durch das Körpergewicht zur Entwicklung von Deformitäten prädestiniert, die aktuelle Fehlstellung kann als Spiegel der fehlbelasteten Gelenke interpretiert werden.

Das klinische Bild beginnt üblicherweise im Vorfußbereich und breitet sich dann auf den Rückfuß aus. Die schmerzhafte Synovialitis der Rückfußgelenke geht mit einer Bewegungseinschränkung und Schwellung hinter dem Innen- und Außenknöchel einher. Die Valgusfehlstellung begegnet uns bei über 80% aller Patienten mit Rückfußbeteiligung. Die Fußdeformität ist progredient, wobei der Instabilität des Talonavikulargelenks die führende Rolle zukommen dürfte.

Häufiger als an der oberen Extremität kommt es über eine Reflex-Antwort zum Versuch des Körpers schmerzgeplagte Areale muskulär zu stabilisieren, sodass sich Änderungen im Bewegungs- bzw. Gangablauf geradezu zwangsläufig ergeben.

Die Diagnostik rheumatischer Erkrankungen prüft das Vorliegen sog. ARA-Kriterien (u. a. typische serologische Veränderungen; s. unten).

American Rheumatism Association (ARA-) Kriterien. (Nach Häntzschel 1996)
- Morgensteifigkeit
- Weichteilschwellung an mindestens 3 Gelenken
- Schwellung der Hand- und Fingergelenke
- Rheumaknoten
- Rheumafaktor positiv
- Typischer Röntgenbefund

Bei der klinischen Untersuchung sollte immer zwischen einer Deformität bzw. Instabilität des oberen und des unteren Sprunggelenks bzw. beider Gelenke zusammen unterschieden werden. Wegen der allgemeinen Schmerzhaftigkeit des rheumatischen Fußes kann dies schwierig sein. So sind der Zehenstand und Übungen gegen Widerstand nur selten möglich.

Die Röntgenuntersuchung des Fußes in 2 Ebenen im Stehen ist obligat. Zusätzlich ist immer auch eine AP-Aufnahme des oberes Sprunggelenks unter Belastung sinnvoll. Eine darüber hinausgehende Diagnostik mit Szintigraphie oder MRT ist nur bei speziellen Fragestellungen (z. B. Verdacht auf Infektion oder asptische Nekrose) notwendig.

Therapeutische Besonderheiten. Im Frühstadium steht der Versuch der antiphlogistischen Behandlung mit nichtsteroidalen Antirheumatika im Vordergrund. Neben den Basistherapeutika haben physikalische, schuhtechnische und lokale operative Maßnahmen (z. B. Radiosynoviorthese, Synovektomie mit Freilegung des Tarsaltunnels) einen festen Platz im therapeutischen Spektrum.

Die Therapie des Knickplattfußes sollte neben der symptomatischen Reduktion der Schmerzen und Entzündungzeichen auf eine Stabilisierung des Rückfußes mit konservativen oder operativen Maßnahmen abzielen. Schuhtechnisch wird man mit spezieller Fußbettung in Rück- und Vorfuß sowie mit einer stabilen Rückfußkappe bei leichteren Deformitäten auskommen. Die mediale Absatz- und Sohlenverbreiterung sind ebenfalls hilfreich. Abrollsohlen (Mittelfußrolle, Pufferabsatz) reduzieren die Fußbelastung. Bei progredienter oder konservativ nicht behandelbarer Deformität sind operative Maßnahmen zu erörtern. Üblicherweise sollten gleichzeitig bestehende Vorfußprobleme ebenfalls saniert werden. Aus Sicherheitsgründen wird man die Operationen aber nicht in derselben Sitzung vornehmen. Eventuelle Druckulzera müssen stets zuerst zur Abheilung gebracht werden. Das operative Vorgehen lässt sich in Weichteil- und Knocheneingriffe unterteilen. Die Synovektomie der Beugesehnen einschließlich der Dekompression des Tarsaltunnels gehen den meisten Rückfußstabilisationen voraus. Als isolierte Maßnahmen sind sie nur in den Frühstadien der Erkrankung sinnvoll. Ist das Talonavikulargelenk isoliert betroffen, so kommt seine Arthrodese in Korrekturstellung in Frage.

Bei weitgehend zerstörtem unterem Sprunggelenk und funktionsloser Tibialis-posterior-Muskulatur muss die additive Tripelarthrodese eingesetzt werden, um das Fersenbein wieder in die Lotlinie des Beins einzustellen und damit den Zug der Achillessehne zu zentrieren. Eine leichte Valgusachse von ca. 5° ist dabei günstig.

Der Fußinnenrand muss bei entsprechender Destabilisierung in derselben Sitzung ebenfalls arthrodesiert werden. Bei fortgeschrittener Zerstörung auch des oberen Sprunggelenks wird in zweiter Sitzung entweder eine totalendoprothetische Versorgung oder eine Arthrodese des oberen Sprunggelenks angeschlossen. Die völlige Einsteifung des Rückfußes hat aber erhebliche funktionelle Auswirkungen auf den Gangablauf, indem die proximalen (meist ebenfalls geschädigten Gelenke) mehrbelastet werden und der Patient mit erhöhtem Energieaufwand gehen muss.

Wichtig erscheint der Hinweis von Cracchiolo (1997), Hand- und Fußoperationen nicht zusammen vorzunehmen, da der Patient ohnehin wegen des meist auch vorliegenden Handbefalls eingeschränkt ist.

Eine Kortison- bzw. Zytostatikamedikation sollte für einige Wochen prä- und postoperativ unterbrochen werden, um die Wundheilung nicht zu gefährden. Bei nichtsteroidalen Antirheumatika ist auf die erhöhte Blutungsbereitschaft hinzuweisen.

Der Knickplattfuß nach septischen Entzündungen

Die Zerstörung des oberen oder unteren Sprunggelenks ist zwar selten, kann jedoch ebenfalls zu progredienter Valgusdeformität des Rückfußes führen, der unter der Belastung des einwirkenden Körpergewichts nachgibt.

Klinisches Bild und Diagnostik. Es besteht entweder eine Rückfußankylose in Fehlstellung oder eine Insuffizienz des Kapselbandapparats. Die Überprüfung der passiven Beweglichkeit einschließlich manueller Stellungskorrektur sind im Hinblick auf eine eventuelle Orthesenversorgung wichtig. Immer ist eine lokale und systemische Kontrolle der Entzündungsparameter ggf. ergänzt durch bildgebende Verfahren (Szintigraphie, MRT) vor der Therapieplanung angezeigt.

Therapeutische Besonderheiten. Besonders bei geringgradiger Deformität ist die orthopädie- bzw. schuhtechnische Versorgung sinnvoll. Stärkere Knickplattfüße erfordern die Operation, wobei rekonstruktive Maßnahmen erst nach Sanierung des Infekts zu erwägen sind. Inwieweit noch gelenkerhaltend operiert werden kann, muss vom Lokalbefund, ergänzt durch bildgebende Verfahren, abhängig gemacht werden. Bei gelenkerhaltender Operation sollte wegen der Vorschädigung frühfunktionell nachbehandelt werden.

Der Knickplattfuß nach septischen Entzündungen

Definition. Diabetes mellitus ist ein Sammelbegriff für eine heterogene Gruppe von Störungen des Kohlenhydratstoffwechsels, die zu einer Hyperglykämie mit Spätschäden an Blutgefäßen und Nerven führen.

Epidemiologie. Diabetes mellitus betrifft zwischenzeitlich ungefähr 15 % der Bevölkerung in den reichen Ländern, wobei zwischen 20 und 50 % der Betroffenen nach über 10 Jahren Krankheitsdauer eine distal-symmetrische Polyneuropathie entwickeln.

Die Bedeutung der diabetesbedingten Fußkrankheiten belegen folgende Zahlen:

In den USA betreffen nichttraumatische Amputationen an der unteren Extremität in ungefähr der Hälfte der Fälle Diabetiker. In 20–25 % der Fälle erfolgt die Klinkeinweisung von Diabetikern aufgrund von Fußproblemen.

Ätiologie und Pathogenese. Das atherosklerotische Leiden des Diabetikers scheint am Fuß eine erstaunlich geringe Bedeutung zu haben, da nachweislich zwar die großen Unterschenkelgefäße betroffen, die Fußarterien jedoch ausgenommen zu sein scheinen. Zudem soll kein mikrovaskulärer Schaden am Fuß des Diabetikers bestehen.

Obwohl die Neuropathie des autonomen Nervensystems heute als wichtigste Ursache von Haut- und Knochenläsionen angesehen wird, ist die Bedeutung der kontinuierlichen Traumatisierung des polyneuropathisch minder- oder unsensiblen Fußes unbestritten. Außerdem scheint die nichtenzymatische Glykosylierung von Eiweiß die mechanischen Eigenschaften von Bändern und Sehnen negativ zu beeinflussen und an der zunehmenden Bewegungseinschränkung der Gelenke beteiligt zu sein.

Es gibt wichtige Hinweise dafür, dass eine gemischte Neuropathie für die destruktiven Veränderungen verantwortlich ist. Diese Störung betrifft die autonomen, sensorischen und motorischen Qualitäten. Die autonome Neuropathie führt zu einer verstärkten peripheren Zirkulation. Die sensorische Neuropathie blockiert über einen Verlust der Schmerz- und Tiefensensibilität wichtige Schutzreflexe. Schließlich wirkt eine motorische Neuropathie im Sinne verminderter Kraft und bewirkt Muskelungleichgewichte (besonders Fußheberparese, Ausfall intrinsischer Muskulatur). Charcot-artige Gelenkveränderungen können beim Diabetes mellitus nahezu alle Gelenke des Fußes betreffen. Neben dem Talus ist es besonders die Lisfranc-Gelenk-Reihe, die von medial nach lateral der Belastung folgend einbricht und zu einer extremen Knickplattfußdeformität führen kann. Der Befall des Rückfußes kann der Lisfranc-Gelenk-Zerstörung folgen oder als eigenständiges Befallsmuster auftreten. Hier ist es besonders eine verkürzte Wadenmuskulatur, die als Gegenzug zum Körpergewicht im Sinne der Aufbiegung der Fußwurzel wirksam wird.

Klinisches Bild und Diagnostik. Bei der diabetischen Osteoarthropathie kommen verschiedene Befallsmuster des Rückfußes vor (Typen von Wetz; Abb. 4.63).

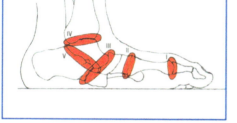

Abb. 4.63. Schematische Darstellung der verschiedenen Befallsmuster bei der diabetischen Osteoarthropathie

▶ **Befallsmuster bei der Osteoarthropathie**
- Typ I: Befallsmuster der Metatarsaleköpfchen und der Zehengrundgelenke
- Typ II: Befall der Lisfranc-Gelenk-Reihe mit Abduktion des Vorfußes (Abb. 4.64 a)
- Typ III: Befall der Chopart-Gelenk-Reihe (Abb. 4.64 b)
- Typ IV: Nekrotische Veränderungen des oberen Sprunggelenks (Abb. 4.64 c)
- Typ V: Befall des unteren Sprunggelenks (Talokalkanear-Gelenk)

Wetz u. Koller (2000) fanden in ihrem Krankengut von 92 Patienten mit 135 betroffenen Füßen bei 42 Füßen Typ I, bei 71 Füßen die Typen II und III sowie bei 22 Füßen die Typen IV und V.

Knickplattfüße entstehen bevorzugt bei den Typen II und III durch eine Zerstörung der Fußwurzel distal des Chopart-Gelenks. Der Fuß bricht bei dieser Form regelrecht in der Mitte auseinander und verliert somit jegliche stabilisierende Hebelfunktion. Durch den Zug der Wadenmuskulatur kommt der Rückfuß in Equinusstellung. Der Talus und das Os cuboideum bohren sich nach plantar vor. Das Os cuboideum bildet dabei die stärkste Prominenz und führt zu ausgestanzten Defekten der Sohlenhaut. Die Ferse verliert ihre stoß- und druckabsorbierende Funktion.

Die klinische Inspektion mit typischem Ulkus unter dem Os cuboideum und hochstehender Ferse bestätigt die Diagnose (Abb. 4.65 a, b). Natürlich

4.3 Der Knickplattfuß bei nichtneuromuskulären Erkrankungen

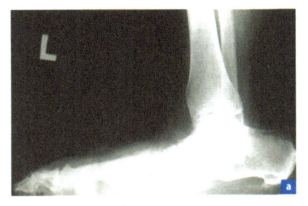
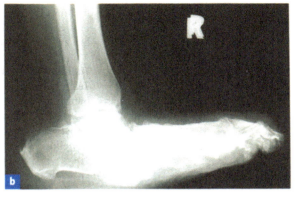
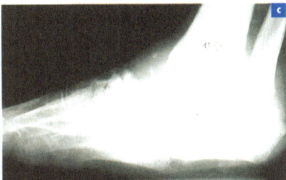

Abb. 4.64 a–c. Typ-II-Veränderungen bei einer 63-jährigen Patientin. **a** Typ-III-Veränderungen bei der gleichen Patientin auf der Gegenseite, **b, c** Typ-IV-Veränderungen bei einem 66-jährigen Patienten

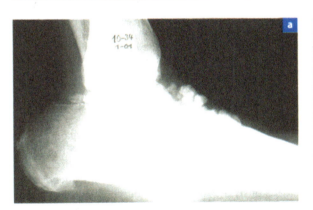
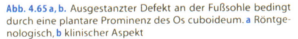
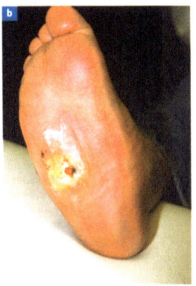

Abb. 4.65 a, b. Ausgestanzter Defekt an der Fußsohle bedingt durch eine plantare Prominenz des Os cuboideum. **a** Röntgenologisch, **b** klinischer Aspekt

müssen zusätzliche Röntgenaufnahmen unter Belastung angefertigt werden, um das Ausmaß der Fußwurzeldestruktionen abschätzen zu können. Eine Szintigraphie gibt dagegen wenig relevante Information. Die Untersuchung der peripheren Durchblutung und Muskelfunktionen sollte ebenso wie eine allgemeine internistische Diagnostik jeder Therapie vorausgehen, da die reduzierte Schmerzempfindung sowie trophische Störungen infolge der Mikroangiopathie ein erhebliches Druckstellenrisiko mit schlechter Abheilungstendenz in sich bergen. Es besteht immer die Gefahr des Fortschreitens einer Infektion nach proximal mit all ihren nachteiligen Folgen, die bis hin zur Unterschenkelamputation reichen können.

Therapeutische Besonderheiten. Der Patient mit Diabetes mellitus wird im Team behandelt. Die sachgerechte Einstellung der Blutzuckerwerte, die Behandlung einer lokalen bzw. allgemeinen Infektsymptomatik und die Entlastung des Fußes gehören hierzu. Leider gelingt es eher selten, auch mit kunstgerechter orthopädischer Schuhversorgung ein plantares Ulkus zur Abheilung zu bringen.

Therapieziele
- Erhaltung des Fußes
- Beseitigung der Infektion und Sanierung eines evtl. Ulkus
- Wiederherstellung der Fußfunktion, soweit möglich

Der Zeitpunkt eines operativen Eingreifens muss sorgfältig gewählt werden, um das Risiko für den Patienten zu minimieren. Bei massiver Rötung und Schwellung sollte unbedingt abgewartet werden. Mit Ruhigstellung und Entlastung (Rollstuhl mit hochklappbaren Fußstützen) sowie lokaler Wundbehandlung erreicht man meist eine Beruhigung des Geschehens.

Bei der Operationsindikation müssen wir zwischen palliativen und rekonstruktiven Eingriffen unterscheiden. Palliative Maßnahmen sind dazu geeignet, störende Knochenprominenzen zu beseitigen, rekonstruktive versuchen dagegen, die Funktion des Fußes soweit als möglich wiederherzustellen.

Die Indikation zu rekonstruktiven Operationsverfahren ist nur bei zuverlässigen Patienten, die die oft langwierige Nachbehandlungs- und Entlastungsphase auf sich nehmen, sinnvoll (Abb. 4.68).

Wir empfehlen daher nach Rückgang der lokalen Infektsymptomatik eine Abtragung der plantaren Knochenprominenzen (Os cuboideum, ggf. vordere Kalkaneusanteile) durch einen medialen und lateralen Zugang der sich direkt am Knochen orientiert. Damit lassen sich die wichtigen Gefäß-Nerven-Strukturen am sichersten schonen und es gelingt leicht alle Prominenzen zu entfernen.

Anschließend werden Laschen eingelegt und bis zum Rückgang der Sekretion, die mehrere Wochen andauern kann, belassen. Nach vollständiger Abheilung des Ulkus kann man dann entweder eine orthopädische Maßschuhversorgung versuchen (Abb. 4.67) oder besser, bei entsprechend zuverlässigen Patienten, die Rekonstruktion des Fußes durch eine Resektionsarthrodese der Chopart- und Lisfranc-Gelenk-Reihe durchführen (Abb. 4.68). Der Fuß wird dabei kürzer, was jedoch für die Weichteile durchaus vorteilhaft ist. Eine osteosynthetische Stabilisation mit Klammern, Kirschner-Drähten und Kortikalisschrauben sowie ggf. einer plantar am Fußinnenrand angebrachten Rekonstruktionsplatte erhält das Korrekturergebnis. Die Verwendung autologer Beckenkammspongiosa ist immer empfehlenswert. Bei struktureller Wadenmuskelverkürzung sollte die Achillessehne durch eine gesonderte proximale Inzision z-förmig verlängert werden, um den Kalkaneus wieder ausreichend plantarisieren zu können. Die Erwartungen an ein optimales Ergebnis dürfen bei dieser Chirurgie nicht zu hoch angesetzt werden. Ein stabiler, im oberen Sprunggelenk ausreichend beweglicher Fuß darf in der Regel erwartet werden. Eventuelle Zehenstabilisierungen können in zweiter Sitzung angeschlossen werden. Die seltenen Fälle einer Rückfußzerstörung in Knickfußstellung erfordern die pantalare Arthrodese unter Resektion des Talus mit autologer Spongiosaauffüllung. Postoperativ ist wie bei allen anderen Fußstabilisationen beim Diabetes mellitus eine längere

4.3 Der Knickplattfuß bei nichtneuromuskulären Erkrankungen

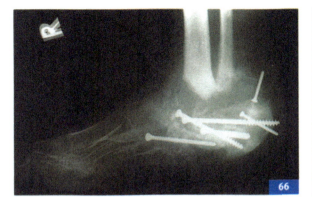
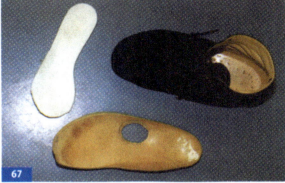
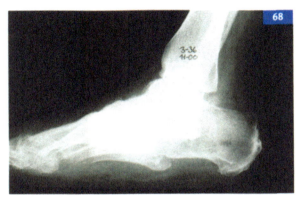

Abb. 4.66. Dieses Bild soll zeigen, dass man nicht in jedem Falle mit einem Erfolg rechnen darf. Bei diesem Patienten wurde schließlich die Unterschenkelamputation notwendig

Abb. 4.67. Orthopädische Maßschuhversorgung mit spezieller Diabetes-Weichbettung als primärer Versuch eine Operation zu vermeiden

Abb. 4.68. Die Rekonstruktion der diabetischen Fußzerstörung erfordert die großzügige Anfrischung, die Unterfütterung mit Eigenspongiosa und eine absolut stabile Osteosynthese

Ruhigstellung und Entlastung notwendig. Als Faustregel gelten mindestens 3 Monate vollständige Ruhigstellung mit Entlastung und 3 Monate Teilbelastung, anschließend stabile Unterschenkelorthesenversorgung bzw. orthopädische Maßschuhe für mindestens 1 Jahr, oft auch auf Dauer.

Die Gefahr von Korrekturverlust bzw. Pseudarthrose ist nicht unerheblich (Abb. 4.66). Eine Revision ist nur beim Versagen konservativer Maßnahmen bzw. erneutem Auftreten plantarer Druckstellen zu erwägen. Die Lymphdrainage, Kompressionsstrumpfbehandlung und krankengymnastische Kräftigung einschießlich Gehschulung stellen unverzichtbare Bestandteile der Nachsorge dar. Ein sorgfältiger orthetischer Schutz der Gegenseite insbesondere während der Entlastungsphase des operierten Fußes vermag unliebsamen Überraschungen vorzubeugen.

Für die Korrekturarthrodese gelten nach Johnson folgende Kontraindikationen:
- Akute Infektionen (Infektionsherde einschließlich Osteomyelitis sollten vorher saniert sein)
- Akute Frakturphase mit Schwellung und Rötung
- Schlecht eingestellte Stoffwechsellage und Malnutrition
- Periphere Durchblutungsstörungen
- Unzureichende Knochenmenge für eine stabile Osteosynthese
- Schlechte Patientencompliance (lange Entlastungsphase)

Bestehen Kontraindikationen, bleibt oft nur eine orthetische Versorgung (Abb. 4.69 a, b und 4.70 a, b).

4 Der sekundäre Knickplattfuß

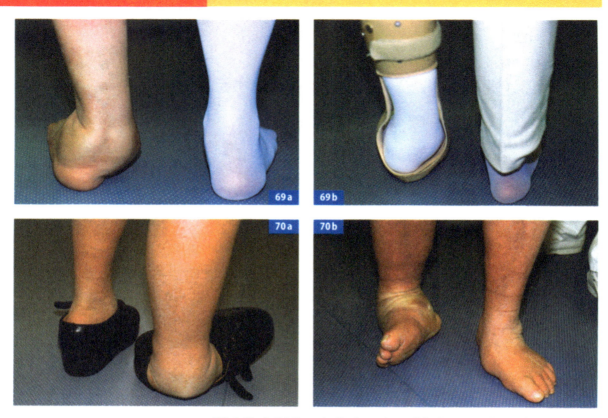

Abb. 4.69 a, b. Bei Kontraindikationen bezüglich einer operativen Rekonstruktion ist die Unterschenkelorthesenversorgung als Alternative zu wählen

Abb. 4.70 a, b. Die konservative Versorgung schwerer diabetischer Fußdeformitäten stößt aber auch an ihre Grenzen

Der Knickplattfuß bei Rachitis

Definition. Die Rachitis ist eine zu Knochenverformungen führende Störung des Kalzium- und Phosphatstoffwechsels.

Synonyme (bzw. verschiedene Formen). Vitamin-D-Mangelrachitis, Vitamin-D-resistente Rachitis, Hypophosphatämie und Phosphatdiabetes.

Epidemiologie. Während die Erkrankung in den vergangenen Jahrhunderten besonders häufig war, ist die Vitamin-D-Mangel-Rachitis in den westlichen Ländern weitgehend unbekannt. Die Vitamin-D-resistente Rachitis ist dagegen die häufigste metabolische Knochenerkrankung.

Dem rachitischen Plattfuß wurde in sämtlichen älteren Lehrbüchern ein Kapitel gewidmet, heute dagegen stellt diese Deformität eine ausgesprochene Rarität dar. Hoffa (1905) fand sie besonders bei übergewichtigen Kindern mit Genua valga (Abb. 4.71 a, b).

Ätiologie und Pathogenese. Es ist die Unterscheidung zwischen Vitamin-D-Mangel-Rachitis, Rachitis bei Resorptionsstörungen und Vitamin-D-resistenter Rachitis üblich.

Vitamin D wird nach der Resorption durch die Einwirkung des Sonnenlichts in seine aktive Form umgewandelt. Beim Vitamin-D-Mangel wird die Kalziumresorption aus dem Darm gestört und die Verkalkung der Knochen-

4.3 Der Knickplattfuß bei nichtneuromuskulären Erkrankungen

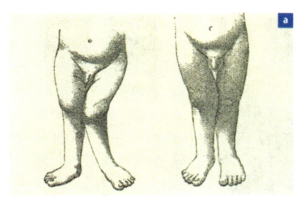
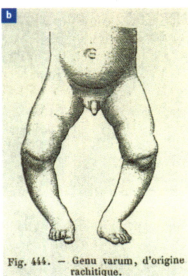

Abb. 4.71. Die rachitische Plattfußdeformität kann sowohl **a** bei Genua valga als auch **b** bei der Varusdeformität vorkommen

matrix über den erniedrigten Phosphatspiegel vermindert. Neben der Vitamin-D-Mangel-Rachitis können Leber- und/oder Nierenschäden zur Verminderung des Vitamin-D-Spiegels führen. Bei der Vitamin-D-resistenten Rachitis findet keine Aktivierung des Vitamins in der Niere statt.

Die Knickplattfußentstehung bei der Rachitis/Osteomalazie ist als Kombination aus primärem Nachgeben des Fußskelettes und sekundärer Kompensation proximaler Deformitäten des Ober- und Unterschenkels zu sehen. Insbesondere die Varusstellung des Unter- bzw. Oberschenkels führt zu subtalaren Kompensationsmechanismen in den Knickplattfuß.

Klinisches Bild und Diagnostik. Typisch für die Vitamin-D-Mangel-Rachitis sind die Muskelschwäche sowie die Verformungen des Thorax und der langen Röhrenknochen. Die Beinachsen verformen sich meist im beidseitigen Varussinne, seltener im beidseitigen Valgus- oder gemischt im Valgus- und Varussinne (Abb. 4.72). Im Röntgenbild sind die verbreiterten Epiphysen mit unscharfer Begrenzung der Metaphysen typisch.

Therapeutische Besonderheiten. Neben der Behandlung der Grunderkrankung durch Vitamin D-Metaboliten und Kalzium bzw. bei der sekundären Rachitis auch der Nieren- bzw. Leberstörung kommt der operativen Therapie proximaler Deformitäten die Hauptrolle zu. Erst danach ist eine weiterhin bestehende und funktionell störende Knickplattfußdeformität operativ anzugehen. Meist genügen jedoch konservative Verfahren, um nach Korrektur der Beinachsen die Fußform zu stabilisieren.

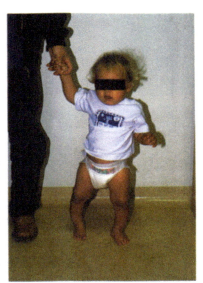

Abb. 4.72. 17 Monate alter Junge mit Rachitis aufgrund streng vegetarischer Ernährung

4.3.5 Der Knickplattfuß bei Kollagenstörungen

Der Knickplattfuß beim Ehlers-Danlos-Syndrom

Definition. Das Ehlers-Danlos-Syndrom stellt die häufigste vererbbare Bindegewebserkrankung dar. Es handelt sich um eine autosomal-dominante Erkrankung mit unterschiedlicher Expression.

Synonyme. Cutis laxa, Fibrodysplasia elastica generalisata, Dystrophia mesodermalis, Kautschukmenschen, Gummihaut

4 Der sekundäre Knickplattfuß

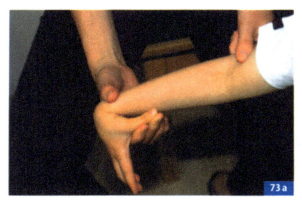
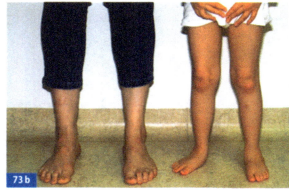
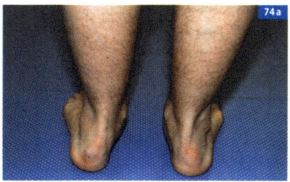
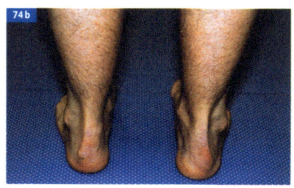
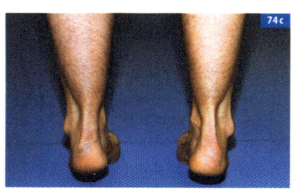

Abb. 4.73 a, b. 5-jähriger Junge mit Ehlers-Danlos-Syndrom und erheblichen Knickplattfüßen. **a** Darstellung der Überstreckbarkeit der Gelenke, **b** Abbildung im Stehen zusammen mit der Mutter, die das gleiche Syndrom hat, allerdings ohne Fußdeformitäten

Abb. 4.74. a Darstellung der Fußdeformitäten bei einer 27-jährigen Patientin mit Ehlers-Danlos-Syndrom. Im entlasteten Stehen kommt es zur Knickfußstellung, die die Patientin kurzzeitig **b** durch Aktivierung der Muskulatur bzw. **c** im Zehenstand ausgleichen kann

> Von Tschernogobow (1892), Edvard Ehlers (1901) und Henry Danlos (1908) beschrieben, handelt es sich um ein seltenes Leiden, von dem bisher 10 unterschiedliche Formen beschrieben wurden.

Klinisches Bild und Diagnostik. Besonders typisch sind die allgemeine Überstreckbarkeit der Gelenke (Abb. 4.73 a, b) und die leicht verletzliche, samtartige Haut. Postoperative und posttraumatische Wundheilungsstörungen sind nicht selten. Häufig kommen auch Skoliosen und Gelenkinstabilitäten an Schulter-, Ellbogen-, Knie- und Hüftgelenken vor. Ein Knickplattfuß tritt besonders häufig auf (Abb. 4.74 a–c). Vital gefährdend kann die Herzbeteiligung sein (Mitralklappenprolaps, dissezierendes Aortenaneurysma).

Stanitski et al. (2000) berichteten über 58 Patienten mit Ehlers-Danlos-Syndrom, von denen 30 Skoliosen hatten. Ein weiteres Problem war eine Schwäche von Armen und Beinen, die in einem höheren Prozentsatz (69%) Gehhilfen erforderlich machten.

4.3 Der Knickplattfuß bei nichtneuromuskulären Erkrankungen

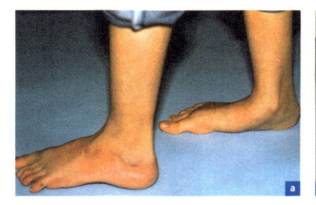 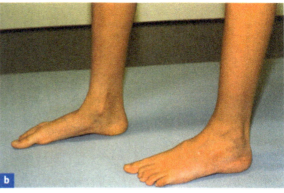

Therapeutische Besonderheiten. Primär sollte bei Beschwerden immer zunächst die orthetische bzw. schuhtechnische Führung der lockeren Fußdeformitäten versucht werden. Wegen der minderwertigen Bindegewebequalität sind Knickplattfüße durch weichteilige Operationen nicht zu korrigieren, stattdessen sollten, wenn überhaupt, nur knöcherne Techniken zur Anwendung kommen. Die Autoren haben durch die Kalkaneusverlängerung gute Korrekturen erzielt (Abb. 4.75 a, b). Stärkere Instabilitäten können aber auch Gelenkstabilisationen notwendig machen (Operation nach Grice oder Tripelarthrodese).

Abb. 4.75 a, b. Prä- und postoperativer Befund eines 8-jährigen Jungen mit schwerer Knickplattfußdeformität. **a** Präoperativ, **b** postoperativ nach Evans-Kalkaneusverlängerungsosteotomie

Der Knickplattfuß beim Marfan-Syndrom

Definition. Autosomal-dominante, generalisierte Bindegewebeerkrankung, charakterisiert durch Veränderungen des Habitus, der Augen und des kardiovaskulären Systems.

> Antoine-Bernard Marfan (1858–1942), Pädiater aus Paris gab dem pleiotropen Syndrom seinen Namen.

Synonyme. Arachnodaktylie, Dolichostenomelie.

Epidemiologie. Lindsey et al. (1998) fanden bei 25,2 % von 63 untersuchten Patienten Knickplattfüße.
Auch Tareco et al. (1999) fanden ebenfalls nur in 25 % der Marfan-Patienten Knickplattfüße.

Ätiologie und Pathogenese. Autosomal-dominante Störung aufgrund einer Mutation auf dem FBN-1-Gen, das den Fibrillineinbau in die Organe steuert. Bei hoher Penetranz ist die Expressivität unter den Betroffenen sehr unterschiedlich.

Klinisches Bild und Diagnostik. Der klinische Befund ist variabel. Es gibt keinen spezifischen Labortest.
Charakteristisch ist der Habitus, geprägt durch die Dolichostenomelie (= Langschmalgliedrigkeit) und den dysproportionierten Großwuchs.
An relevanten orthopädischen Veränderungen finden sich eine meist asymmetrische Trichter- oder Hühnerbrust (68 %), Kyphoskoliosen (44 %), Flachrücken, überstreckbare Gelenke (56 %), Genua recurvata, gehäufte Distorsionen, habituelle Luxationen, kongenitale Beugekontrakturen und eine Protrusio acetabuli.

Abb. 4.76 a, b. Bedingt durch die erhebliche Hyperlaxizität kommen Wadenmuskelverkürzungen auch bei schweren Knickplattfußdeformitäten nur selten vor. Darstellung der Exkursion des oberen Sprunggelenks bei schweren Knickplattfüßen eines 7-jährigen Jungen nach **a** dorsal und **b** plantar

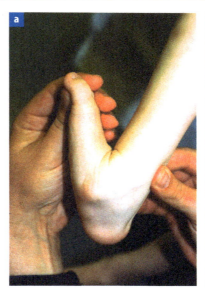
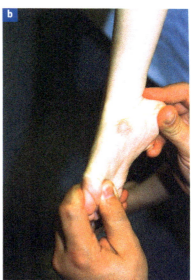

Allgemein bekannte Begleitstörungen sind die Arachnodaktylie, Linsenektopie, Aortendilatation und Kyphoskoliosen. Aufgrund der Bindegewebestörung sind Knickplattfüße relativ häufig. Eine Verkürzung der Wadenmuskulatur ist selten (Abb. 4.76 a, b).

Bei Lindsey et al. (1998) korrelierten interessanterweise das Auftreten der Fußdeformität nicht mit dem Grad der Bindegewebslaxizität. Funktionelle Einschränkungen wurden in der Gruppe der Knickplattfüße nicht gefunden.

Therapeutische Besonderheiten. Wir möchten uns der Arbeit von Lindsey et al. (1998) anschließen, die keine Therapieindikation prophylaktischer Art sehen. Beim Vorliegen von Symptomen sollte analog zum Ehlers-Danlos-Syndrom und wegen der multiplen Begleiterkrankungen immer zunächst eine orthetische Lösung versucht werden. Operative Maßnahmen sind bei Therapieresistenz mit knöchernen Korrekturen zu verbinden.

Der Knickplattfuß bei Osteogenesis imperfecta

Definition. Die Osteogenesis imperfecta bezeichnet Krankheiten mit abnormer Knochenbrüchigkeit.

Klinische Zeichen. Die Osteogenesis imperfecta gehört zu den hereditären Bindegewebestörungen und betrifft Knochen und Weichteile. Allgemeine Merkmale sind eine verminderte Knochenfestigkeit, ein Minderwuchs, Deformitäten der langen Röhrenknochen sowie die Neigung zur Skolioseentwicklung. Weitere typische Zeichen bestehen in einer Laxizität der Bänder, blauen Skleren, Zahnanomalien und Hörstörungen. Sillence et al. beschrieben 1979 4 Hauptgruppen; Chromosomenanalysen erlauben eine weitere Differenzierung.

Synonyme. Glasknochenkrankheit, blaue Skleren-Krankheit, Osteopsathyrosis.

Ätiologie und Pathogenese. Der Knickplattfuß hat beim Gesamtbild der Erkrankung nur eine untergeordnete Bedeutung. Funktionelle Relevanz gewinnt diese Deformität nur bei gehfähigen Patienten mit milderer Verlaufs-

4.3 Der Knickplattfuß bei nichtneuromuskulären Erkrankungen

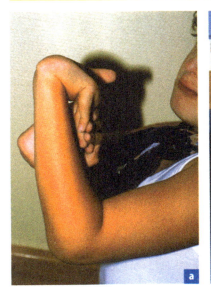
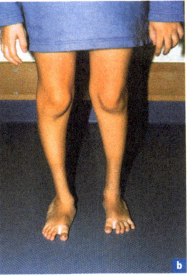

Abb. 4.77 a, b. Ausgeprägte Knickplattfußdeformität bei einem 8-jährigen Jungen mit Osteogenesis imperfecta. **a** Darstellung der Überstreckbarkeit der Gelenke und **b** der Fußdeformitäten. In der Anamnese wurden 5fache Frakturen der unteren Extremitäten angegeben

form. Sie ist als Folge der vermehrten Bindegewebslaxizität zu interpretieren und entspricht in diesem Punkte dem beim Marfan- und Ehlers-Danlos-Syndrom Gesagten. Durch die Untersuchung anderer Gelenke (Fingergrundgelenke, Ellbogengelenke) ist dieser Mechanismus leicht nachvollziehbar. In der Anamnese finden sich häufig multiple Frakturereignisse.

Fallbeispiel
▶ Siehe hierzu Abb. 4.77 a, b.

Therapeutische Besonderheiten. Der Knickplattfuß stellt nur einen Teilaspekt der meist zahlreichen orthopädischen Probleme dieser Patientengruppe dar. Aufgrund der primär vollständigen passiven Korrigierbarkeit erachten wir einen konservativen Therapieversuch mit Orthesen für gerechtfertigt. Nur bei zunehmenden Beschwerden und funktionellen Problemen sind operative Maßnahmen angezeigt. Wegen der Grunderkrankung sind stabilisierende Operationen des Rückfußes (z. B. Operation nach Grice) sinnvoller als extraartikuläre Osteotomien. Die Heilungsdauer unterscheidet sich nicht wesentlich von der anderer Grunderkrankungen, jedoch empfehlen wir den orthetischen Schutz der Füße für mindestens 1 Jahr.

Abb. 4.78. Funktionseinschränkende Knickplattfüße eines 10-jährigen Mädchens mit Trisomie 21

Der Knickplattfuß beim Down-Syndrom

Definition. Das Down-Syndrom ist die häufigste Heredopathie. Eine Hälfte des Chromosomenpaars 21 ist verdoppelt.

Synonyme. Mongolismus, Trisomie 21

> John L. H. Down beschrieb erstmals 1866, dass eine große Zahl „angeborener Idioten" ein typisch mongolisches Aussehen hätte.

Epidemiologie. Bei einer Inzidenz von 1:660 Neugeborenen ist diese Erkrankung die häufigste Fehlbildung überhaupt. Smith beschreibt die Häufigkeit nach dem Alter der Mutter folgendermaßen: 15–29 Jahre = 1:1500, 30–34 Jahre = 1:800, 35–39 Jahre = 1:270, 40–44 Jahre = 1:100, über 45 Jahre = 1:50.

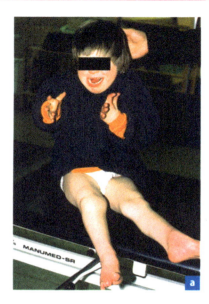
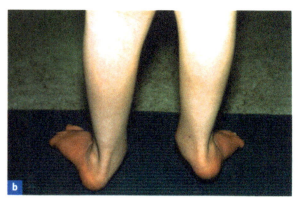

Abb. 4.79 a, b. Ausgeprägte Knickplattfußdeformität bei einem 7-jährigen Mädchen mit Morbus Down. **a** Klinisch und **b** im Stehen. Es bestanden keine Muskelverkürzungen. Wir empfehlen hier eine konservative Therapie

Obwohl das Rezidivrisiko nur etwa 1 % beträgt, wird die pränatale Diagnostik mittels Amniozentese oder Chorionzottenbiopsie empfohlen.

Fallbeispiel
▶ Siehe hierzu Abb. 4.78 und 4.79 a, b.

Klinisches Bild und Diagnostik. Das allgemein bekannte klinische Bild wird von generalisierter Muskelhypotonie und Überstreckbarkeit aller Gelenke gekennzeichnet. Neben der geistigen Behinderung kommen typische Veränderungen im Gesichtsbereich, Veränderungen des Hand- und Fußskelettes, Herzfehler und eine primäre Gonadeninsuffizienz vor. Die Herzfehler bestimmen neben gehäuften Atemwegsinfekten auch die Lebenserwartung. Besonders wichtig ist der Hinweis auf schleichende atlantoaxiale Instabilitäten, die in 12–20 % der Fälle auftreten und besonders bei anstehenden Narkosen ausgeschlossen werden müssen.

In der pränatalen Diagnostik kann um die 14. Schwangerschaftswoche in 80 % der Betroffenen ein sog. Nackenödem festgestellt werden (nuchal translucency).

Das Auftreten von Knickplattfüßen ist häufig und kann durch die Hyperlaxizität der Gelenke und den reduzierten Muskeltonus erklärt werden.

Therapeutische Besonderheiten. In vielen Fällen ist keinerlei Therapie der Knickfüße erforderlich. Im Falle des Auftretens von Symptomen empfehlen

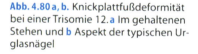

Abb. 4.80 a, b. Knickplattfußdeformität bei einer Trisomie 12. **a** Im gehaltenen Stehen und **b** Aspekt der typischen Urglasnägel

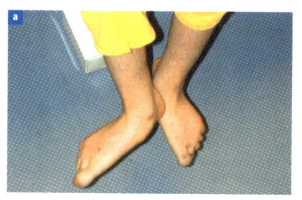
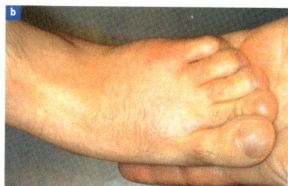

4.3 Der Knickplattfuß bei nichtneuromuskulären Erkrankungen

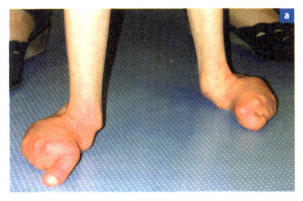
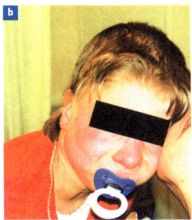

wir primär eine konservative Therapie durch individuell gefertigte Einlagen und Schuhzurichtungen oder Orthesen. Nur in sehr seltenen Fällen wird bei Therapieresistenz ein operatives Vorgehen notwendig werden. Knöcherne Maßnahmen sind wegen der ligamentären Hyperlaxizität zu bevorzugen.

Die Autoren haben Knickplattfüße auch bei anderen Trisomien (Trisomie 12 und 22) gesehen (Abb. 4.80a,b und 4.81a,b).

Abb. 4.81 a, b. 16-jähriges Mädchen mit Trisomie 22 und schwersten Knickplattfüßen. **a** Klinischer Befund, **b** typischer Aspekt der Fazies dieser Patientin

Der Knickplattfuß beim Fragilen-X-Syndrom

Definition. Häufige, geschlechtsgebunden vererbte Form der geistigen Retardierung bei Jungen.

Synonyme. Martin-Bell-Syndrom, fragiles X, Armenfrax, geschlechtsgebundener Schwachsinn.

Ätiologie. Es handelt sich um ein X-chromosomal vererbtes Leiden. Eine DNA-Analyse erlaubt die Identifizierung von ausgeprägten Mutationen und Prämutations-Überträgern.

Klinisches Bild und Diagnostik. Neben einer geistigen Retardierung wird das klinische Bild durch die Folgen der Bindegewebeschwäche gekennzeichnet. Zusätzlich kommen Gesichtsveränderungen und eine Hodenhypertrophie vor.
Knickplattfüße lassen sich durch die Bindegewebeschwäche erklären.

Therapeutische Besonderheiten. Knickplattfüße beim Fragilen-X-Syndrom sind meist flexibel und lassen sich, falls symptomatisch, durch orthetische Maßnahmen behandeln. Die Übergewichtigkeit trägt zur Deformierung bei (Abb. 4.82). Bei Therapieresistenz kommen analog zum Ehlers-Danlos-Syndrom knöcherne Operationen in Frage.

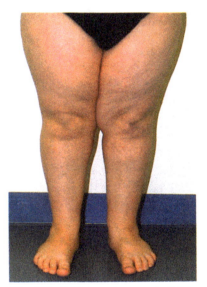

Abb. 4.82. 8-jähriger Junge mit Knickplattfüßen bei Fragilem-X-Syndrom

4.3.6 Der Knickplattfuß bei kongenitalen Malformationen

Der Knickplattfuß bei Koalitionen der Fußwurzelknochen

Definition. Tarsale Koalitionen sind angeborene knöcherne, knorpelige oder fibröse Verbindungen von 2 oder mehreren Fußwurzelknochen, die mit einer Einschränkung oder Aufhebung der subtalaren Beweglichkeit verbunden sind.

4 Der sekundäre Knickplattfuß

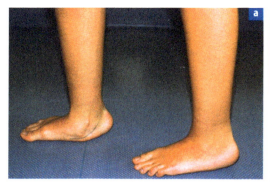

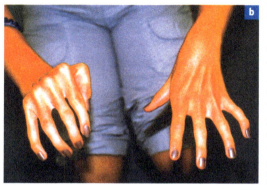

Abb. 4.83 a, b. 15-jährige Patientin mit schwerem Knickplattfuß rechts auf dem Boden einer Koalition von Talus, Kalkaneus und Os naviculare. Am rechten Arm bestehen ebenfalls ausgeprägte Veränderungen einschließlich einer proximalen radioulnaren Synostose

Curveilhier (1829; Coalitio calcaneonavicularis), Zuckerkandl (1877; Coalitio talocalcanea) und Anderson (1879; Coalitio talonavicularis) beschreiben die pathoanatomischen Details der verschiedenen Koalitionen. Die Verknüpfung mit einer kontrakten Knickplattfußdeformität wurde erstmals von Slomann (1921) und Harris u. Beath (1948) angegeben.

Epidemiologie. Die Inzidenz in der Bevölkerung liegt wahrscheinlich unter 1% bei männlicher Dominanz (2:1), wobei jedoch mehr als 70% asymptomatisch bleiben.

Die häufigsten Koalitionen, die mit einer Knickplattfußfehlstellung einhergehen, sind die Coalitio calcaneonavicularis und talocalcanea. Etwa 60% der ersten und die Hälfte der zweiten Gruppe sind beidseitig angelegt. Selten kommen auch beide Formen zusammen vor.

Ätiologie und Pathogenese. Ätiologisch handelt es sich wahrscheinlich um einen Defekt der Differenzierung und Segmentation des Mesenchyms beim Feten, die normalerweise bis zur 8. Lebenswoche abgeschlossen ist. Es wird ein autosomal-dominanter Erbgang mit hoher Penetranz angenommen. Obwohl tarsale Koalitionen meist isolierte Befunde darstellen, können sie auch im Rahmen von Syndromen (z. B. Apert- oder Nievergelt-Pearlman-Syndrom) vorkommen. Sie können einseitig oder doppelseitig vorkommen. Es wird vermutet, dass die meist in Verbindung mit den Koalitionen auftretenden Kugeltalusgelenke Anpassungsvorgänge an die verminderte oder aufgehobene Beweglichkeit des unteren Sprunggelenks darstellen.

Fallbeispiel
▶ Siehe hierzu Abb. 4.83 a, b.

Pathomechanik. Infolge der Verschmelzung der Fußwurzelknochen entfällt im Einzelfalle der normale Roll-Gleit-Mechanismus im unteren Sprunggelenk. Die Dorsalverlagerung des Talonavikular- und Kalkaneokuboidgelenks bei der Dorsalflexion wird blockiert, was zu einem Impressionsphänomen (Anschlagsphänomen) des Os naviculare am Taluskopf dorsal und einem Klaffen des Gelenks plantar führt. Dieser Mechanismus wird in Verbindung mit einem Abheben der talusseitigen Insertion der Gelenkkapsel und periostalen Reparaturvorgängen für die typische Impressionsbildung am Taluskopf verantwortlich gemacht. Nach eigenen intraoperativen Beobachtungen findet sich diese Eindellung am Taluskopf dorsolateralseitig und korrespondiert exakt mit dem gegenüberliegenden kranialen Rand des Os naviculare.

Die begrenzte Gelenkbeweglichkeit verursacht kompensatorische Mehrbelastungen der Nachbargelenke und resultiert häufig im rigiden Knickplattfuß mit Verkürzung der Peronäalmuskulatur (engl. peroneal spastic flatfoot).

Klinisches Bild und Diagnostik. Die klinischen Symptome mit Überlastungsbeschwerden und Druckstellen am Fußinnenrand entwickeln sich meist mit dem pubertären Wachstumsschub und werden mit der Ossifizierung der Knochenbrücke und der dadurch zunehmenden Bewegungseinschränkung erklärt (Piat u. Goutallier 1998). Charakteristisch sind spastikartige Verkürzungen der peronäalen Muskeln und des M. extensor digitorum longus. Die auftretenden Schmerzen lassen sich bei forcierter Inversion verstärken bzw. durch eine Lokalanästhesie des Sinus tarsi oder des N. peronaeus communis am Fibulaköpfchen vorübergehend beseitigen.

4.3 Der Knickplattfuß bei nichtneuromuskulären Erkrankungen

Diagnostisch hilft bei eingeschränkter oder aufgehobener Beweglichkeit des Subtalargelenks die Röntgenaufnahme in AP, seitlicher und schräger Projektion sowie in Spezialfällen die Computertomographie weiter. Eine vermutete talokalkaneare Koalition kann auch durch Schichtaufnahmen oder eine um 45° gekippte axiale Projektion nachgewiesen werden. Weitere röntgenologische Hinweise sind ein durchgängiger Processus anterior calcanei, eine semizirkuläre Linie des Sustentaculum tali am Kalkaneus, eine Spornbildung am Talonavikulargelenk (talar beaking), eine ungleiche Weite des Subtalargelenks und eine Kugelform des Talus im oberen Sprunggelenk.

Fibröse bzw. knorpelige Koalitionen können bei entsprechender Klinik durch die unregelmäßige Begrenzung der Knochenenden sowie ggf. durch die Szintigraphie nachgewiesen werden. Ein Computertomogramm vermag die Veränderungen insbesondere bei knorpeliger oder fibröser Verschmerzung genau darzustellen.

Differentialdiagnostik. Die kalkaneonavikulare und die talokalkaneare Form sind die häufigsten Koalitionen, die mit einer Knickplattfußstellung einhergehen. Unterschiedliche Affektionen dieser Gelenke können vergleichbare Symptome verursachen.

▶ During my clinical practice I have found that anything, which will block motion of the subtalar joint, or cause a synovitis of the subtalar joint can produce a peroneal spastic flatfoot (Carroll 2001).

- Entzündungen der Fußwurzelgelenke (rheumatisch, degenerativ, bei Gicht)
- Posttraumatische Einsteifung
- Postinfektiöse Einsteifung
- Osteochondrosis dissecans der Talusunterfläche
- Morbus Paget des Tarsus
- Akromegalie
- Tumoren der Rückfußregion (Fibrosarkome)
- Iatrogen nach Klumpfußoperationen oder subtalaren Arthrodesen
- Fixierter Knickplattfuß ohne Koalition

Coalitio calcaneonavicularis

Diese Form kommt am häufigsten vor (53 %; Abb. 4.84 a–d) und lässt sich radiologisch leicht auf der seitlichen und auf der Schrägaufnahme der Fußwurzel diagnostizieren. Eine durchgehende Verbindung zwischen dem Processus anterior calcanei und dem Os naviculare ist charakteristisch. Die Ossifikation beginnt etwa ab dem 8. Lebensjahr. Neben der kompletten knöchernen Verschmelzung kommen auch knorpelige oder fibröse Verbindungen vor, die sich am ausgezogenen vorderen Kalkaneusfortsatz, einer Verkleinerung des Abstands und einer unregelmäßigen Begrenzung erkennen lassen.

Pathomechanisch kommt es zu einer Fixierung des Os naviculare an den vorderen Kalkaneusanteil, sodass eine Inversion im Talonavikulargelenk nicht mehr möglich ist. Der Taluskopf weicht zunehmend in medioplantarer Richtung ab. Die peronäale Muskulatur verkürzt sich reflektorisch.

Therapeutische Besonderheiten. Die symptomatische kalkaneonavikulare Koalition sollte versuchsweise durch mehrwöchige Ruhigstellung in maximal möglicher Korrekturstellung im Gehgips und anschließende schuhtech-

4 Der sekundäre Knickplattfuß

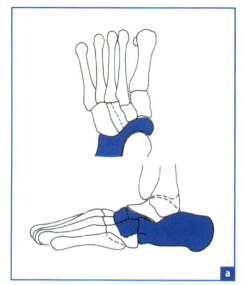
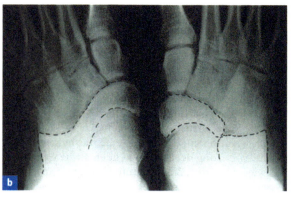
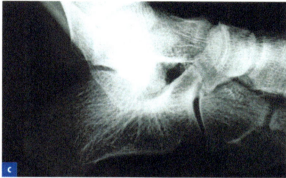
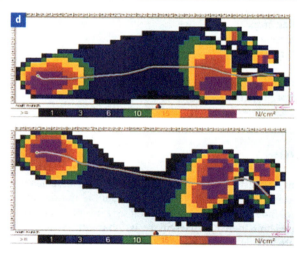

Abb. 4.84. a Schematische und **b, c** radiologische Darstellung einer Coalitio calcaneonavicularis. **c** Die Schrägaufnahme deckt den Befund besonders deutlich auf. **d** Die pedobarographische Darstellung des linken Fußes des selben Patienten dokumentiert die Fehlbelastung auch dynamisch

nische Versorgung behandelt werden. Ist dies erfolglos, dann kann die Brücke großzügig durch einen dorsolateralen Zugang zur Fußwurzel reseziert werden. Piat u. Goutallier (1998) empfehlen die Resektion der Knochenbrücke vor dem 13. Lebensjahr durch die Entnahme eines mind. 1 cm dicken Knochenstücks. Das Talokalkaneonavikulargelenk ist sorgfältig zu schonen. Die Interposition des Muskelbauches des M. extensor digitorum brevis (Ausziehfaden wird medial geknotet) in die Knochenlücke oder eines Fett- bzw. Silastik-Interponates wird empfohlen. Nach Abschluss der Wundheilung sollte die krankengymnastische Mobilisierung beginnen, eine Entlastung ist aber für weitere 4–6 Wochen sinnvoll. Bei Beschwerden aufgrund

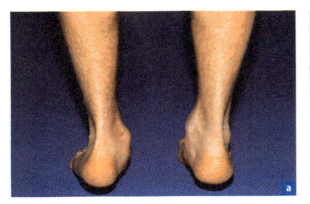 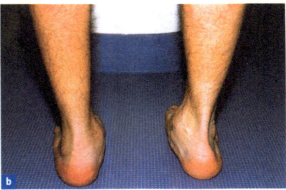

der Fehlstellung und insbesondere, wenn bereits degenerative Veränderungen vorliegen, wird die (additive) Korrekturarthrodese unter Resektion der Knochenbrücke empfohlen. Gleichzeitig sind die verkürzte Peronäalmuskulatur und der M. triceps surae zu verlängern.

Imhäuser (1967) und später Steinhäuser (1978) berichteten über die erfolgreiche Behandlung der Coalitio calcaneonavicularis durch eine Reposition und isolierte Talonavikular-Arthrodese. Jerosch stellte fest, dass eine präoperative Ausziehung am Taluskopf (Talar beaking) ein für die postoperative Reposition ungünstiges Zeichen darstellt. Ebenso ungünstig sind kontrakte Knickplattfüße, die stets auch an die Möglichkeit einer weiteren Koalition der Fußwurzel erinnern sollten (Abb. 4.85 a, b).

Abb. 4.85. a Prä- und **b** postoperativer Befund einer operativ korrigierten Knickplattfußstellung bei Coalitio calcaneonavicularis (die Therapie erfolgte durch additive Tripelarthrodese, Patient wie Abb. 4.84)

Coalitio talocalcanea

Die Ossifizierung der Knochenbrücke (37 %; Abb. 4.86 a–d) tritt hierbei um das 12. Lebensjahr ein. Sie betrifft häufig die mittlere Gelenkfacette des subtalaren Komplexes. Sakellariou u. Salomi (2000) berichten über das charakteristische „C-Zeichen" (s. Abb. 4.86 c, d) bei der seitlichen Röntgenaufnahme.

Eine CT-Aufnahme bestätigt die Diagnose. Die Knickplattfußdeformität ist bei dieser Form meist stärker ausgeprägt. Bei der klinischen Untersuchung kann eine kompensatorische Mehrbeweglichkeit des oberen Sprunggelenks über die vollständige Ankylose des unteren hinwegtäuschen.

Therapeutische Besonderheiten. Die Therapie sollte bei Beschwerden ebenfalls zunächst konservativ sein (Ruhigstellung, danach physikalische und medikamentöse Maßnahmen, anschließend orthopädische Schuhe). Bei Therapieresistenz (über 6 Monate) wird die subtalare Arthrodese in Korrekturstellung empfohlen.

Kumar et al. (1992) berichteten über die erfolgreiche Resektion knöcherner, knorpeliger und fibröser Koalitionen des Talokalkanealgelenks bei 16 von 18 behandelten Füßen. Es waren 17 Füße in Knickplattfußfehlstellung kontrakt. Bei ihrer Operation wurden die Flexorensehnen und die Sehne des M. tibialis posterior unterhalb des Innenknöchels identifiziert und die Koalition nach Inzision der Sehnenscheide des M. flexor hallucis longus in Höhe des Sustentaculum tali reseziert. Zur Vermeidung einer erneuten Verwachsung wurde die Hälfte der Sehne in den Resektionsspalt eingenäht und zur Nachbehandlung nach initialer Gipsruhigstellung eine gelenkgeführte Unterschenkelorthese angepasst.

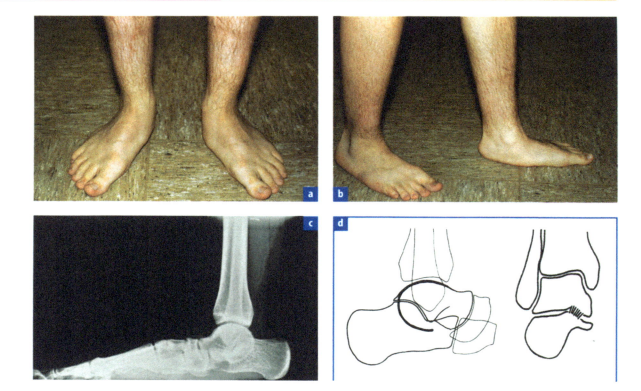

Abb. 4.86. a, b Klinische Darstellung schwerer Knickplattfüße bei einer beidseitigen Coalitio talocalcanea eines 16-jährigen Patienten. **c** Radiologischer Befund mit dem typischen C-Zeichen zwischen Talus und Kalkaneus, **d** schematische Darstellung dieses Zeichens sowie Lokalisation der Koalition in der frontalen Ebene

Sandro Giannini (pers. Mitteilung) empfiehlt nach Resektion die Interposition einer Endorthese in den Sinus tarsi (Arthrorise), um die Korrekturstellung des Rückfußes aufrechtzuerhalten.

Interessant ist der Hinweis von Cain u. Hyman (1978), die nur durch eine lateral aufklappende Kalkaneusosteotomie bei allen ihrer Patienten Beschwerdefreiheit erreichen konnten.

Wenn nur ein Teil des Subtalargelenks (mittlere Gelenkfacette) betroffen ist und noch keine degenerativen Veränderungen der Nachbargelenke vorliegen (talonavikular), kann eine Resektion der Knochenbrücke von einem medialen Zugang aus versucht werden. Auch in diesem Fall wird die Interposition von ortsständigem Muskel- oder Sehnengewebe (M. flexor hallucis longus) zur Rezidivprophylaxe empfohlen. Beim Rezidiv sollte arthrodesiert werden.

Coalitio talonavicularis

Die Coalitio talonavicularis (selten; Abb. 4.87 a–c) führt wegen der Schlüsselstellung des Talonavikulargelenks zur nahezu vollständigen Aufhebung der Beweglichkeit im Subtalargelenk. Entsprechend kann es zu einer Kugeltalusform des oberen Sprunggelenks kommen. Die Ossifizierung beginnt bereits ab dem 3. Lebensjahr.

4.3 Der Knickplattfuß bei nichtneuromuskulären Erkrankungen

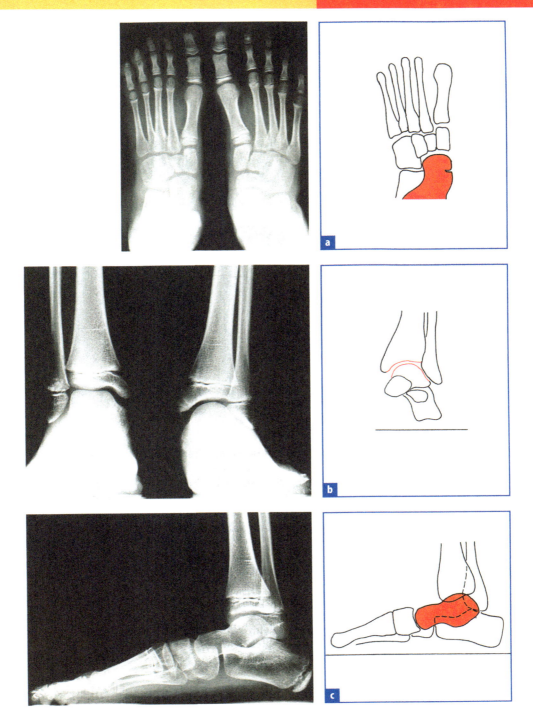

Abb. 4.87 a–c. Röntgenologische und schematische Darstellung einer linksseitigen Coalitio calcaneonavicularis mit konsekutivem Knickplattfuß. Die AP-Aufnahme zeigt die typische Kugeltalusform

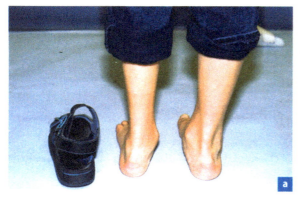
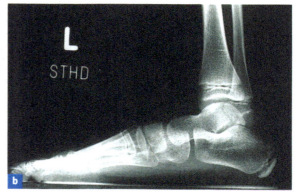
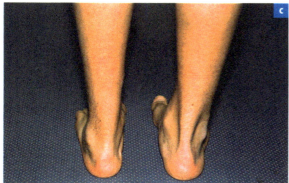
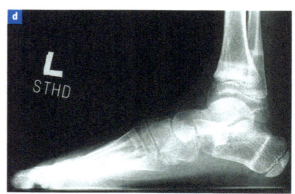

Abb. 4.88. a, b Prä- und **c, d** postoperativer Befund eines Knickplattfußes links bei Coalitio talonavicularis bei einem 9-jährigen Jungen. Die operativen Maßnahmen umfassten eine Kalkaneusverlängerungsosteotomie nach Evans, eine Kalkaneusverschiebeosteotomie nach Gleich sowie eine supramalleoläre Außenrotationsosteotomie (Patient von Abb. 4.87)

Therapeutische Besonderheiten. Bei funktionellen Problemen durch die Knickplattfußstellung sollte zuerst schuhtechnisch durch Lotaufbau eine Korrektur versucht werden. Scheitert dies, so sind additive bzw. translatierende Osteotomien sinnvoll, um den Kalkaneus in die Belastungslinie zu bringen und den Vorfußhebel wiederherzustellen (Abb. 4.88 a–d). Die Nachbehandlung entspricht den allgemeinen Richtlinien.

Der Knickplattfuß bei Fibulaaplasie

Definition. Eine Aplasie der Fibula zählt zu den longitudinalen Fehlbildungen. Der Defekt geht mit teilweisem bis vollständigem Fehlen des Wadenbeins, Beinverkürzung und Begleitdeformitäten im Fuß-, Knie- und Oberschenkelbereich einher (Abb. 4.89 a–c).

> Die erste ausführliche anatomische Beschreibung dieser Deformität verdanken wir Kirmisson (1899).

Epidemiologie. Die Fibulaaplasie ist die häufigste angeborene longitudinale Fehlbildung. Die Inzidenz wird mit 1 auf 10 000 Lebendgeburten angegeben.

Ätiologie und Pathomechanik. Die stets als fibröses Band angelegte Fibula und die verkürzte Achillessehne ziehen den Fuß in Equinovalgusstellung und führen zur Antekurvation der Tibia. Zusätzlich besteht eine Valgusstellung der distalen Tibiaepiphyse, bei der 3 verschiedene Typen beschrieben wurden (Choi et al. 2000).

4.3 Der Knickplattfuß bei nichtneuromuskulären Erkrankungen

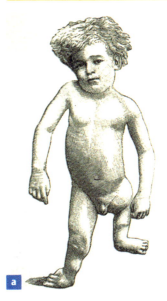
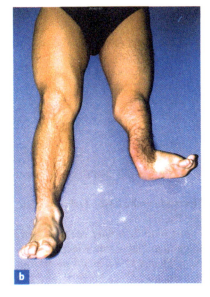
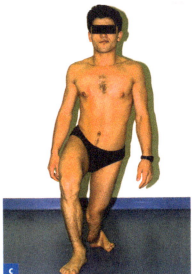

Abb. 4.89. a Historische (aus Redard 1892) und **b** aktuelle Darstellung einer ausgeprägten Fibulaaplasie mit Begleitfehlbildungen der unteren Extremität. **c** Im Gangbild des Patienten dokumentiert sich die massive Funktionsbehinderung auch in Folge der Beinverkürzung

Typen der Valgusstellung der distalen Tibiaepiphyse
- Typ I: leicht keilförmige Epiphyse
- Typ II: stärkere Keilform
- Typ III: massive Keilform.

Klinisches Bild und Diagnostik. Marquardt (1990) betont, die Variabilität des klinischen Bildes. So kann eine nahezu gerade oder aber extrem antekurvierte, valgische und innenrotierte Tibia (Abb. 4.90) mit einer erheblichen Spitzknickfußdeformität verknüpft sein. Das Ausmaß der Beindeformierung korreliert nicht mit dem der Fußdeformität. Die Veränderungen proximal des Unterschenkels können am Kniegelenk in einer Hypoplasie des lateralen Kondylus und am Hüftgelenk in einer Retroversion des Schenkelhalses bestehen. Die Kniegelenkdysplasie führt zum Genu valgum mit der Tendenz zur Patellaluxation.

Im Fußbereich sind Koalitionen der Fußwurzelknochen und Kugeltali nicht selten begleitend vorhanden. Neben der häufigen Knickplattfußstellung kann bei der Fibulaaplasie auch eine Klumpfuß- oder Knickhackenfußdeformität vorkommen.

Begleitdeformitäten bei Fibulaaplasie. (Nach Catagni 1998)
▶ **Femur**
- Pfannendysplasie
- Schenkelhalsvalgus- oder -varusstellung
- Verkürzung
- Hypoplasie der lateralen Kondyle

▶ **Kniegelenk**
- Bandinstabilität
- Valgusdeformität
- Patellaluxation

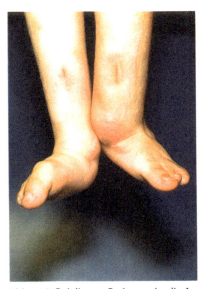

Abb. 4.90. Bei diesem Patienten ist die Antekurvation mit Valgusfehlstellung und Innenrotationsstellung der linken Tibia besonders deutlich zu sehen

► Tibia
- Verkürzung
- Valgus- und Antekurvationsstellung
► **Oberes Sprunggelenk**
- Hypoplasie lateral
- Instabilität
- Valgusachse
- Kugeltalus
► **Fuß**
- Spitzknickfuß
- Rückfußvalgus
- Fehlen lateraler Strahlen, Klumpfuß

Therapeutische Besonderheiten. Die Therapie richtet sich nach dem Ausmaß der Deformität.

Aus Gründen einer realistischen Behandlungsplanung werden die nachfolgend aufgeführten Klassifikationen empfohlen, die eine Prognose in Abhängigkeit von der Beinverkürzung und begleitenden Fußdeformität beinhalten.

Klassifikation der Fibulaaplasie. (Nach Mervyn Letts 1992)

	Prognose	Behandlungsempfehlung
Typ A	Einseitig, unter 6 cm Verkürzung, geringe Fußdeformität, geringe Femurverkürzung	Fußkorrektur, Schuhzurichtung
Typ B	Einseitig, 6–10 cm Verkürzung, geringe Fußdeformität, geringe Femurverkürzung	Fußkorrektur, Schuhzurichtung, Orthoprothesen, später Beinverlängerung
Typ C	Einseitig, über 10 cm Verkürzung, starke Fußdeformität, starke Femurverkürzung	Fußkorrektur oder frühzeitige Amputation (Erhaltung der Tibiaepiphyse), Prothesenversorgung
Typ D	Beidseitig	Frühzeitige beidseitige Amputation und Prothesenversorgung

Klassifikation von Achterman u. Kalamchi (1979)

Typ IA	Vollständig vorhandene, aber hypoplastische Fibula
Typ IB	Fibula nur zu 30–50 % erhalten, ohne Beteiligung des Sprunggelenks
Typ II	Vollständiges Fehlen der Fibula mit Antekurvation und Verkürzung der Tibia

Die Klassifikation der Fibulaaplasie nach Dal Monte wird in 3 Schweregraden angegeben:
► **Grad I**
- Milde Form
- Fibula hypoplastisch
- Tibia leicht verkürzt
- Beinverkürzung maximal 3–5 cm
- Oberes Sprunggelenk stabil
► **Grad II**
- Stärkere Form
- Fibula erheblich hypoplastisch
- Tibiaverkürzung
- Tibia valga et antecurvata
- Oberes Sprunggelenk in Equinovalgusstellung ohne ausreichende Malleolarabstützung
- Femur verkürzt mit hypoplastischem lateralem Kondylus

▶ **Grad III**
- Stärkste Form
- Fibula nur rudimentär angelegt oder fehlt vollständig
- Tibia stark verkürzt und deformiert
- Fuß in Spitzknickstellung und evtl. nach lateral luxiert
- Femur verkürzt mit distaler Valgusstellung und fehlenden Kreuzbändern
- Schenkelhalsdeformitäten und Pfannendysplasie möglich

Im Rahmen einer Konsensus-Konferenz der Shriners Hospitals wurde 1999 die folgende behandlungsorientierte Klassifikation entworfen:

A	Prozentsatz der mutmaßlichen Beinverkürzung zum Wachstumsende	Bis 5 %, 6–10 %, 11–20 %, 21–30 %, über 30 %,
B	Begleitdeformität der Tibia	Angulation unter 30°, Angulation über 30°
C	Ausrichtung und Stabilität des oberen Sprunggelenks	Kugelgelenk mit mehr als 20-Grad-Beweglichkeit, wackelsteifes Kugelgelenk, schwere Knickplattfußdeformität
D	Strahldefekte	4- und 5-strahliger Fuß, 3 Strahlen, weniger als 3 Strahlen
E	Evtl. begleitende Dysmelie der oberen Extremitäten, die eine Erhaltung des Fußes erforderlich macht	

Trotz günstiger Berichte über Beinverlängerungen bei angeborenen Gliedmaßenfehlbildungen bleibt zu überlegen, ob ein dreistrahliger stärker betroffener Fuß prinzipiell erhaltungswürdig ist. Er ist immer mit einer erheblichen Schrägstellung der Knöchelgabel verknüpft, die unter Verlängerung zunehmen kann. Speziell bei den Epiphysentypen II und III kam es nach einer Tibiaverlängerung zu einer erheblichen Verschlechterung der Knickplattfußdeformität (Choi et al. 2000). Die leichteren Grade der Fußdeformität (mehr als dreistrahliger Fuß, Typ A und B nach obiger Klassifikation) erfordern nach Marquardt (1990) stets die frühzeitige (vor Beginn des Laufens) großzügige dorsolaterale Lösung unter Resektion des fibrösen Fibularests (Abb. 4.91a,b), einer Achillessehnenverlängerung mit dorsaler Kapsulolyse und einer Verlagerung der Sehne des M. peronaeus brevis nach medial auf den Ansatz des M. tibialis posterior. Der dorsolaterale Hautverschluss kann schwierig sein, weshalb bei stärkerer Hautspannung die endgültige Korrektur durch schrittweises Umgipsen erreicht werden muss. Es besteht eine erhöhte Rezidivgefahr.

Bei kleinen Kindern kann die spontane Ausgeradung der Tibia-Antekurvation nach Lösung der dorsolateralen Klammer abgewartet werden. Jenseits des 6. Lebensjahres wird aber meist eine Korrekturosteotomie in zweiter Sitzung erforderlich. Sie kann bei entsprechender Längendifferenz mit einer Verlängerungsosteotomie kombiniert werden. Nach Abschluss der Fußkorrektur ist je nach Ausmaß der Beinlängendifferenz die Versorgung mit orthopädischen Schuhen (bis ca. 4 cm Beinverkürzung) oder mit einer Orthoprothese erforderlich (Abb. 4.92 a,b). Wegen der meist fehlenden Kreuzbänder kann diese auch mit einem Oberschenkelteil versehen werden. Aus kosmetischen Gründen ist es empfehlenswert, den Fuß in maximaler Spitzfußstellung einzubetten. Durch regelmäßige Mobilisationsbehandlung kann die Gefahr eines Rezidives der Spitzknickfußstellung vermindert werden.

Manchmal versagt die orthopädietechnische Versorgung (Abb. 4.93 a,b).

Eine Verlängerungs- und Achskorrekturoperation sollte zweizeitig vorgenommen werden, wenn die Beinverkürzung mehr als 8 cm beträgt. Der Fuß ist dabei sekundär zu unterstellen und zu stabilisieren.

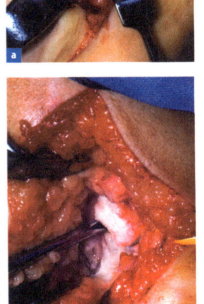

Abb. 4.91 a, b. Intraoperative Darstellung einer Resektion des fibrösen Fibulastrangs bei typischer Fibulaaplasie. **a** Vorresektion und **b** Fibularest nach Strangresektion

Abb. 4.92 a, b. Günstige orthoprothetische Versorgung bei beidseitiger Fibulaaplasie. **a** Klinischer Befund, **b** Befund mit Versorgung bei einem 10-jährigen Jungen

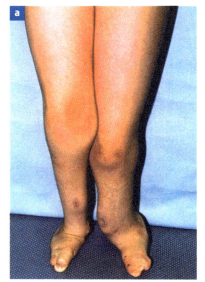
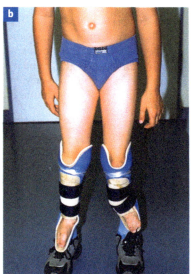

Abb. 4.93 a, b. Bei dieser 35-jährigen Patienten haben vielfache orthoprothetische Versuche versagt. Da die Patientin ein operatives Vorgehen ablehnt, werden ihre Reisekosten unverändert hoch bleiben

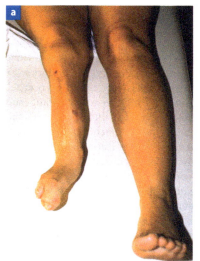
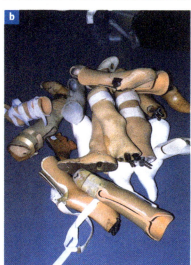

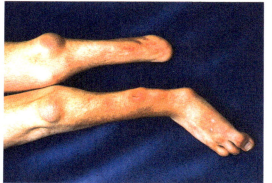

Gruca (1959) gab eine Operationsmethode an, bei der über eine sagittale Schrägosteotomie der distalen Tibia mit Proximalverschiebung der medialen Hälfte eine Knöchelgabel geschaffen wird. Die Ergebnissse dieser selten geübten Methode werden in der Literatur unterschiedlich bewertet. Die Autoren haben keine Erfahrung mit dieser Methode.

Bei schweren Knickplattfußdeformitäten (insbesondere bei dreistrahligen Füße) ist anstelle der Resektion des fibrösen Fibularests und der Achillessehne die primäre Amputation (zwischen 6 und 18 Monaten) in der Technik nach Boyd (Fusion des Kalkaneus an die distale Tibia unter Erhaltung der distalen Tibiaepiphyse), Chopart (Exartikulation im Chopart-Gelenk) oder Syme (Exartikulation im oberen Sprunggelenk) eine geeignete Lösung um einen endbelastbaren dauerhaft prothesenfähigen Stumpf zu schaffen

Abb. 4.94. Bei diesem Patienten mit ursprünglich beidseitiger Fibulaaplasie war auf der linken Seite eine Operation nach Syme zur günstigeren prothetischen Versorgung vorgenommen worden

(Abb. 4.94). Bei der Technik nach Chopart ist die Versetzung der Fußheber auf den Talus und die Achillessehnenverlängerung sowie die Glättung der vorderen Kalkaneusanteile empfehlenswert. Eine stärkere Antekurvationsstellung der Tibia kann in gleicher Sitzung begradigt werden.

Marquardt (1990) empfiehlt bei geringerem Ausmaß der Tibiaantekurvation die primär weichteilige Lösung. Bei stärkeren Graden, die einer Orthoprothesenversorgung wegen der Druckstellengefahr entgegenstehen, rät er zur gleichzeitigen ossären Korrektur durch Resektion eines trapezförmigen Stücks aus der Tibia. Die Fixation wird mit Kirschner-Drähten und Gipsverband vorgenommen.

Der Knickplattfuß beim Pterygiumsyndrom (Escobar-Syndrom)

Definition. Es handelt sich um ein distinktes Krankheitsbild mit ausgeprägten multiplen Pterygien, Kamptodaktylie und Syndaktylie.

> Escobar beschrieb das nach ihm benannte multiple Pterygiensyndrom erstmals 1978, obwohl ähnliche Veränderungen bereits 1902 von Bussiere erwähnt worden waren.

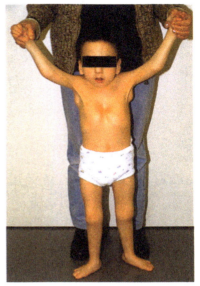

Klinische Bild und Diagnostik. Es fallen neben einem Minderwuchs faziale Veränderungen und multiple Hautfalten an Nacken, Axilla, Ellbogen und Kniegelenken auf (Abb. 4.95). Häufig sind Klump- oder Schaukelfüße, auch Wirbelsäulendeformitäten kommen vor.

Abb. 4.95. 3½-jähriger Junge mit Knickplattfüßen bei Escobar-Syndrom

Therapeutische Besonderheiten. Die Neigung zu Kontrakturen sollte durch frühzeitige intensive Krankengymnastik und Lagerungsschienenbehandlung angegangen werden. Die allgemeine Prognose wird von der meist zunehmenden Kyphoskoliose bestimmt. Die Fußdeformitäten sollten frühzeitig operativ mit radikaler Weichteillösung (s. Abschn. 3.1.8) behandelt werden. Postoperativ ist im Allgemeinen die Orthesenbehandlung indiziert. Veränderungen proximaler Gelenke müssen mit berücksichtigt werden.

Der Knickplattfuß bei amniotischen Abschnürungen

Definition. Beim angeborenen Schnürfurchensyndrom bestehen tiefe zirkuläre Hautfalten, die bis zum Knochen reichen können und die darunter gelegenen Weichteile einschließlich der Blut- und Lymphgefäße narbig einschnüren.

Die Inzidenz beträgt ca. 1:15 000.

Synonyme. Schnürfurchensyndrom, Amnionstrangsyndrom, constricting band syndrome.

Fallbeispiel
▶ Siehe hierzu Abb. 4.96 a–c.

Ätiologie und Pathogenese. Die Schnürfurchen werden als Residuen von Abschnürungen durch amniotische Stränge angesehen und zeigen keinen Vererbungsmodus. Sie entstehen zwischen der 5.–7. Embryonalwoche und können im Extremfall zu angeborenen Amputationen führen. Eine andere Hypothese zur Entstehung vermutet eine mangelhafte Entwicklung des Subkutangewebes.

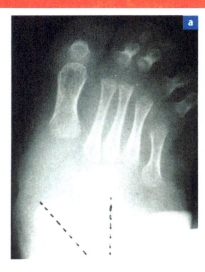
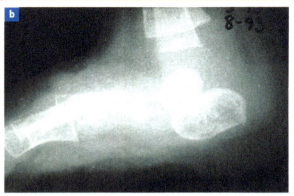
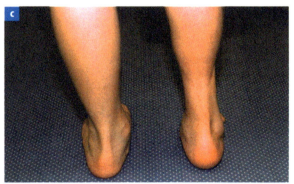

Abb. 4.96 a–c. Schwere strukturelle Knickplattfüße bei einem Kind mit rechtsseitigem Schnürfurchensyndrom präoperativ. **a, b** Mit 6 Monaten, **c** postoperativ mit 6 Jahren

Pathomechanik. Das Entstehen einer Knickplattfußdeformität auf dem Boden eines Schnürfurchensyndroms ist deutlich seltener als das von Klumpfüßen und entspricht einem kombinierten Fehlbildungssyndrom. Eine lokalisierte Schädigung der Muskulatur wird wie beim Klumpfuß diskutiert. Man findet die typische Ausbildung eines Talus verticalis mit struktureller Schaukelfußdeformität. Begleitende Deformitäten der Zehen (Amputationen, Syndaktylien), sowie des gegenseitigen Fußes und der Hände sind häufig.

Therapeutische Besonderheiten. Die Lösung der zirkulären Klammer durch multiple z-Plastiken sollte so früh als möglich vorgenommen werden, um den Blut- und Lymphabfluss zu sichern. Einige Autoren empfehlen eine Lösung in 2 Sitzungen, um die Durchblutung nicht zu gefährden.

Die Korrektur des Knickplattfußes sollte mit 6–8 Monaten erfolgen. Das Vorgehen ist analog dem beim Talus verticalis Beschriebenen. Die Rezidivgefahr ist erheblich.

4.3.7 Der Knickplattfuß bei seltenen Syndromen

Siehe hierzu auch Jones (1997) und Wiedemann u. Kunze (1995).

Es existiert eine Vielzahl angeborener Fehlbildungen, die mit schweren Fußdeformitäten einhergehen können (Abb. 4.97 a, b). Stets ist an eventuelle Begleitfehlbildungen am übrigen Skelett und an inneren Organen zu denken. Ein einseitiger Befall resultiert häufig in begleitender Beinverkürzung, die gesondert therapeutisch angegangen werden muss.

Da die orthopädische Betreuung nahezu immer während des gesamten Wachstums notwendig ist, wird empfohlen, die betroffenen Eltern so früh

4.3 Der Knickplattfuß bei nichtneuromuskulären Erkrankungen

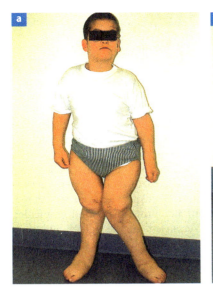
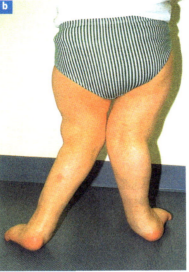
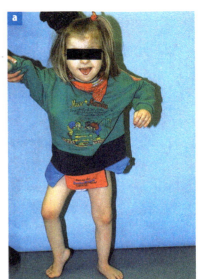

Abb. 4.97 a, b. Für die Autoren nichtklassifizierbares Syndrom mit schweren Deformitäten der unteren Extremitäten und ausgeprägten Knickplattfüßen (10-jähriger Junge)

als möglich über die (meist durchaus günstige) funktionelle Prognose aufzuklären und die Behandlung im Rahmen eines Teams (Arzt, Krankengymnast, Ergotherapeut, Orthopädietechniker, Orthopädieschuhmacher) zu planen. Ein stark deformierter Fuß sollte dabei nicht um jeden Preis erhalten werden, allerdings bleiben die meisten Kinder mit Dysmelien im Fußbereich auch ohne Hilfen gehfähig. Prinzipien der Behandlung sind die Ermöglichung einer altersgerechten motorischen Entwicklung, die Erhaltung des Wachstumspotentials der Extremität und die optimale, druckstellenfreie und möglichst achsgerechte Orthoprothesen- oder schuhtechnische Versorgbarkeit.

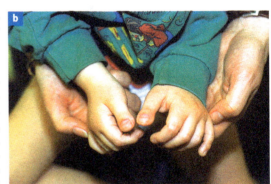

Abb. 4.98. a 4½-jähriges Mädchen mit Rubinstein-Taybi-Syndrom und Knickplattfuß links. **b** Die Daumen zeigen die typische Verbreiterung der Endphalangen

Der Knickplattfuß beim Rubinstein-Taybi-Syndrom

Definition. Distinktes Dysmorphiesyndrom unbekannter Ätiologie mit den Hauptbefunden: scharfe Nase mit langem Septum und breite, abstehende distale Phalangen der ersten Strahlen.

> Die Erstbeschreibung des Syndroms erfolgte 1963 an 7 Fällen durch den amerikanischen Pädiater Jack R. Rubinstein und den Radiologen Hooshang Taybi.

Ätiologie und Pathogenese. Unbekannt, praktisch immer sporadisch auftretend. Die Ätiologie wird in einer meist sporadischen Mutation des Genortes 16p13.3 vermutet. Auch Punktmutationen kommen vor.

Fallbeispiel
▶ Siehe hierzu Abb. 4.98 a, b.

Klinisches Bild und Diagnostik. Betroffene Kinder zeigen ein verzögertes Erreichen der motorischen Meilensteine. Das Syndrom ist neben Kleinwuchs durch die schwere geistige Behinderung charakterisiert. Anomalien des Ge-

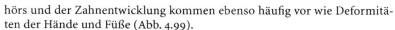

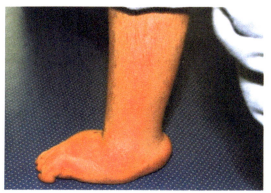

Abb. 4.99. 18-jährige Patientin mit schwerem Schaukelfuß bei Rubinstein-Taybi-Syndrom

hörs und der Zahnentwicklung kommen ebenso häufig vor wie Deformitäten der Hände und Füße (Abb. 4.99).

Neben Knickplattfüßen, die in 72 % der Fälle auftreten, sind andere typische Merkmale verbreiterte Daumen (s. Abb. 4.98 b) und Großzehen sowie Veränderungen im Gesicht (schräge Lidfalten, hypoplastische Maxillae, tiefliegende Ohrmuscheln, Strabismus) zu finden. Selten kommt es zur Ausbildung einer Kyphoskoliose oder einer Trichterbrust.

Differentialdiagnostisch ist bei jüngeren Patienten (typische Nase noch nicht ausgeprägt) an das Cornelia-de-Lange-Syndrom zu denken.

Therapeutische Besonderheiten. Therapeutisch sind bei funktionellen Problemen primär konservative Maßnahmen wie Schuhzurichtungen oder orthopädisches Schuhwerk geeignet, plantare Druckprobleme zu reduzieren. Wenn dies scheitert oder die Fußdeformitäten progredient sind, empfehlen wir kombiniert knöchern-weichteilige Verfahren, um die rigiden Füße ausreichend zu korrigieren. Auch postoperativ sind Einlagen und Therapieschuhe angezeigt.

Der Knickplattfuß beim Sotos-Syndrom

Definition. Das Sotos-Syndrom umfasst den meist sporadisch auftretenden, pränatal beginnenden Großwuchs mit Makrozephalie, umschriebenen Gesichtsdysmorphien und häufig geistiger Behinderung.

Synonyme. Gigantismussyndrom.

> Dieses Syndrom wurde von Juan F. Sotos erstmals beschrieben: „Cerebral gigantism in childhood. A syndrome of excessively rapid growth with acromegalic feature and a nonprogressive neurologic disorder" (Sotos 1964).

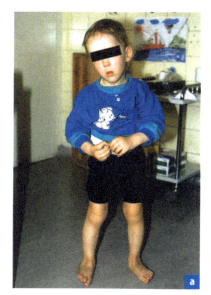

Epidemiologie. In der Literatur sind bisher 105 Fälle beschrieben. Den Autoren sind 3 Fälle (Knaben) bekannt, die schwere instabile Knickplattfüße hatten.

Ätiologie. Es wird ein sporadisches Auftreten (Neumutationen) vermutet, jedoch sind auch familiäre Häufungen bekannt.

Fallbeispiel
▶ Siehe hierzu Abb. 4.100 a, b.

Klinisches Bild und Diagnostik. Besonders typisch ist das exzessive Größenwachstum, das neben Verhaltensstörungen zu Problemen mit Altersgenossen führen kann. Geistige Retardierung ist häufig. In 60 % treten Knickplattfüße oft im Zusammenhang mit Genua valga auf. Ursache dürfte auch hier die Neigung zur Hyperlaxizität und gleichzeitig das erhebliche Körpergewicht sein.

Therapeutische Besonderheiten. Es sollte auch hier primär versucht werden, die meist extrem instabilen Knickplattfüße orthetisch zu führen. Aufgrund des enormen Größenwachstums und der anhaltenden Muskelhypotonie ist

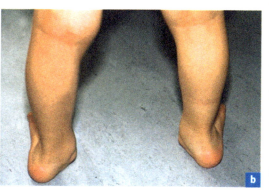

Abb. 4.100 a, b. 2½-jähriger Junge mit Sotos-Syndrom und schweren Knickplattfüßen. **a** Der klinische Aspekt zeigt den ausgeprägten Großwuchs

4.3 Der Knickplattfuß bei nichtneuromuskulären Erkrankungen

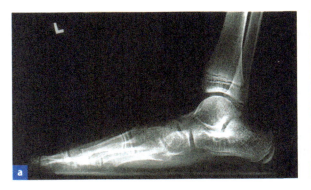
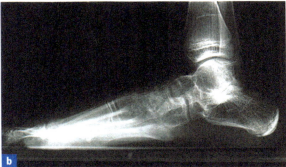

Abb. 4.101. a Prä- und **b** postoperativer Befund eines schweren Knickplattfußes beim Sotos-Syndrom. Die operative Korrektur erforderte die Kalkaneusverlängerung nach Evans, die Operation nach Grice und die Kalkaneusverschiebung nach Gleich

jedoch nicht mit spontaner Besserung zu rechnen, weshalb wir nach den 6.–7. Lebensjahr bei symptomatischen Füßen die knöcherne Korrektur (Operation nach Evans bzw. zusätzlich nach Gleich) empfehlen (Abb. 4.101 a, b).

Der Knickplattfuß beim Conradi-Hünermann-Syndrom

Definition. Es handelt sich um eine Skelettdysplasie, die durch neonatale kalkspritzerartige Verkalkungen charakterisiert ist und meist sporadisch auftritt.

> Dieses Syndrom wurde von Erich Conradi (1914) und Carl Hünermann (1931) beschrieben.

Synonyme. Chondrodysplasia calcificans punctata.

Ätiologie. Es besteht ein autosomal dominanter oder rezessiver Erbgang.

Fallbeispiel
▶ Eine Patientin der Autoren zeigte beidseitige Knickplattfüße bei Beinlängendifferenz. Die beidseitige knöcherne Operation führte auf einer Seite zur gut korrigierten Stellung, auf der anderen Seite kam es wegen einer nicht beachteten Fibulaverkürzung zum Rezidiv (Abb. 4.102).

Klinisches Bild und Diagnostik. Neben einem Minderwuchs kommt es zu ungleichem Beinlängenwachstum, Gelenkkontrakturen und häufig zur Skoliose. Auch Haut- und Haarveränderungen wurden beschrieben.

Therapeutische Besonderheiten. Primär ist stets ein Versuch der konservativen Therapie angezeigt. Operative Maßnahmen sollten stets auch am Knochen angreifen. Ein Ausgleich der Beinlängen ist sekundär sinnvoll.

Der Knickplattfuß beim Klippel-Trénaunay-Syndrom

Definition. Kongenitale Anomalie mit einseitiger Weichteil- und Knochenhypertrophie.

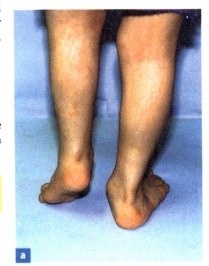
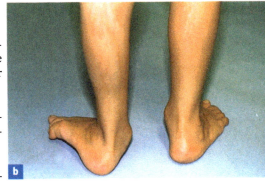

Abb. 4.102. Eine Patientin der Autoren zeigte beidseitige Knickplattfüße bei Beinlängendifferenz. Die beidseitige knöcherne Operation führte auf einer Seite zur gut korrigierten Stellung, auf der anderen Seite kam es wegen einer nichtbeachteten Fibulaverkürzung zum Rezidiv

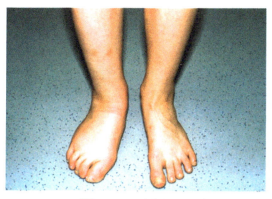

Abb. 4.103. 10-jähriges Mädchen mit Knickplattfuß bei Klippel-Trénaunay-Syndrom des rechten Beins

Ätiologie und Pathogenese. Es besteht die Trias von varikösen Venenplexus, einer Weichteil- und Knochenhypertrophie und von Hautangiomen. Die vermehrte Vaskularisierung der Extremität führt zu einem Überwachstum, das groteske Ausmaße erreichen kann.

Fallbeispiel
▶ Siehe hierzu Abb. 4.103.

Pathomechanik. Die Entstehung von Knickplattfüßen auf dem Boden dieser Erkrankung ist unklar. Ein asymmetrisches Wachstum und Begleitdeformitäten des Beins (Achsfehler) sind möglich.

Klinisches Bild und Diagnostik. Die betroffene Extremität ist wärmer und zeigt die verstärkte subkutane Venenzeichnung sowie Hauthämangiome. Bedingt durch die verstärkte Blutzufuhr kann es zu einer Herzmuskelhypertrophie und später zur Herzinsuffizienz kommen. Radiologisch ist eine vergröberte Spongiosastruktur aufgrund der AV-Fisteln zu finden. Knochenszintigramme bestätigen den erhöhten Knochenumsatz besonders im Bereich der Epiphysen.

Therapeutische Besonderheiten. Bei groben Weichteilhypertrophien kann die Reduktionsplastik die Schuhversorgung wieder ermöglichen. Epiphyseodesen im Fußbereich können die Fußgröße in vertretbaren Grenzen halten, stärkere Hypertrophien aber eine Amputation erfordern.

Der Knickfuß bietet abgesehen vom Weichteilüberschuss kaum größere Probleme, die ein operatives Vorgehen notwendig machen. Besonders wichtig erscheint der Hinweis, dass jegliche Operation mit einem erhöhten Blutverlust und massiver postoperativer Schwellneigung einhergeht und deshalb sorgfältig indiziert sein muss.

Der Knickplattfuß beim Louis-Bar-Syndrom

Definition. Das Louis-Bar-Syndrom ist ein autosomal-rezessiv vererbtes Syndrom mit der charakteristischen Kombination von Teleangiektasien, insbesondere der Konjunktiven, zerebellärer Ataxie und Immundefekt mit frühzeitigem Auftreten von Tumoren.

> Die Erstbeschreibung erfolgte 1941 durch die 1914 geborene belgische Ärztin Denise Louis-Bar. Die Entdeckung des Immundefekts und vermehrter Chromosomenbrüchigkeit erfolgte später durch verschiedene Arbeitsgruppen.

Synonyme. Ataxia teleangiectatica.

Ätiologie und Pathogenese. Es handelt sich um einen autosomal-rezessiven Erbgang (möglicherweise heterogen). Die Pathogenese ist unklar, auf jeden Fall liegt eine verminderte Reparatur strahlenbedingter DNS-Brüche vor.

Fallbeispiel
▶ Siehe hierzu Abb. 4.104 a, b.

Klinisches Bild und Diagnostik. Neurologisch findet sich eine progressive zerebelläre Ataxie von Rumpf und Extremitäten, typisch abfallende Schultern, Kopfneigung zu einer Seite, allgemeine Muskelschwäche, dysarthritische Sprache, Strabismus, Nystagmus, periphere Neuropathie sowie fehlende

4.3 Der Knickplattfuß bei nichtneuromuskulären Erkrankungen

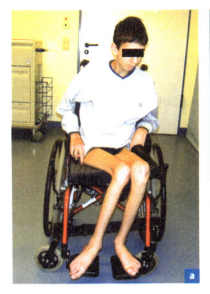
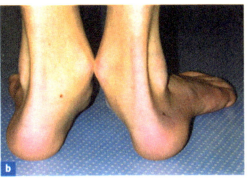

Abb. 104 a, b. 15-jähriger Junge mit Louis-Bar-Syndrom und schwersten Knickplattfüßen. Aufgrund der Kontrakturen im Bereich der Knie- und Hüftgelenke ist der Patient nur eingeschränkt gehfähig

Sehnenreflexe. In ca. einem Drittel der Fälle besteht eine deutlich ausgeprägte geistige Behinderung, die allerdings meist nicht vor dem 10. Lebensjahr beginnt.

Computertomographisch lässt sich eine Hirnatrophie nachweisen.

Der Knickplattfuß sollte primär konservativ behandelt werden. Ausgeprägte Deformitäten erfordern jedoch kombinierte knöchern-weichteilige Korrekturen.

Der Knickplattfuß bei der Exostosenkrankheit

Definition. Hereditäres Krankheitsbild mit Auftreten vielfacher Exostosen im Bereich der Metaphysen der langen Röhrenknochen.

Synonyme. Multiple kartilaginäre Exostosen, multiple Osteochondrome.

Ätiologie. Es handelt sich um ein autosomal dominantes Leiden, bei dem bisher 3 Chromosomenlokalisationen nachgewiesen werden konnten. Das männliche Geschlecht ist bevorzugt betroffen.

Fallbeispiel
▶ Siehe hierzu Abb. 4.105 a, b.

Klinisches Bild und Diagnostik. Es kommt zu multiplen metaphysären bzw. juxtaepiphysären Knorpel-Knochen-Tumoren, die vom Gelenk wegwachsen und einen hyalinen Knorpeldeckel tragen. Sie werden in früher Kindheit durch ihr Wachstum auffällig, das sich in der Adoleszenz verlangsamt und im Erwachsenenalter sistiert. Häufigste Lokalisationen sind der Kniegelenkbereich, seltener sind Unterarme und Unterschenkel betroffen. Hier kann es durch Störung des Wachstums an der distalen Tibiaepiphyse zu einer Schrägstellung der Knöchelgabel mit konsekutiver Valgusstellung des Fußes kommen.

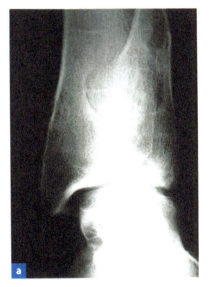
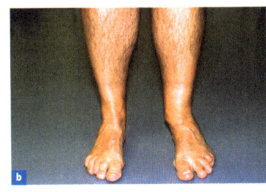

Abb. 4.105 a, b. 36-jähriger Patient mit Exostosenkrankheit und schwerer Valgusstellung des distalen Unterschenkels links. **a** Röntgenologisch und **b** klinisch

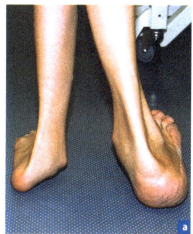

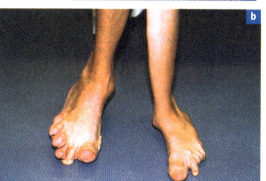

Abb. 4.106 a, b. Schwere Knickplattfußdeformität beidseits bei einem 8-jährigen Jungen mit Proteus-Syndrom der rechten Körperseite

Therapeutische Besonderheiten. Da eine schräge Sprunggelenkachse als präarthrotische Deformität angesehen werden muss, sollte in jedem Fall eine Korrektur angestrebt werden.

Sie besteht in einer Korrekturosteotomie des distalen Unterschenkels entweder einzeitig additiv, subtraktiv oder mittels Ilisarov-Fixateur. Komplikationen der Erkrankung können periphere Nervendruckschäden, degenerative Gelenkveränderungen und in seltenen Fällen die maligne Entartung (ca. 3 %) sein.

Der Knickplattfuß beim Proteus-Syndrom

Definition. Dies ist ein polymorphes, in die Gruppe der Hamartosen zählendes Dysplasie-Syndrom.

> Diese Erkrankung wurde erstmals 1979 von Cohen und Hayden beschrieben. Wiedemann gab 1983 die klinische Einordnung. Von ihm stammt auch die Bezeichnung nach dem griechischen Gott Proteus, dem Polymorphen.

Ätiologie und Pathogenese. Die Ätiologie ist ungeklärt, alle bisher bekannten Fälle traten sporadisch auf.

Fallbeispiel
▶ Siehe hierzu Abb. 4.106 a, b.

Klinisches Bild und Diagnostik. Die Störung geht mit einem Riesenwuchs des gesamten Körpers oder einzelner Körperteile einher. Sie kann einseitig sein, ein Bein oder auch nur einen Finger befallen. Haut- und Unterhautgewebe sind verdickt. Lipome, Lymphangiome oder Hämangiome kommen vor. Achsdeformitäten des Kniegelenks, eine Kyphose, Hüftdysplasien und Knickplattfüße sind die häufigsten Skelettmanifestationen. Die typischen Veränderungen bilden sich allmählich im ersten Lebensjahr aus.

Die funktionellen Probleme durch die Knickplattfußstellung treten hinter den meist gravierenden zusätzlichen Problemen zurück.

Therapeutische Besonderheiten. Extreme Hypertrophien können (Teil-) Amputationen erfordern. Achskorrekturen der unteren Extremitäten sind auch im Kindesalter bei entsprechender Ausprägung sinnvoll. Knickplattfüße sollten zunächst konservativ orthetisch geführt werden. Beim Versagen der konservativen Therapie sind knöcherne Maßnahmen indiziert (Operation nach Grice, Chopart-Arthrodese). Eine verstärkte Blutungsneigung durch evtl. Hämangiome muss bei der OP-Planung mit berücksichtigt werden. Auch postoperativ sind Orthesen notwendig.

Der Knickplattfuß beim Pseudoachondroplasie

Definition. Diese vererbbare Erkrankung (meist autosomal-dominant, selten rezessiv) geht mit proportioniertem Zwergwuchs einher. Befallen sind neben den Epi- und Metaphysen auch die Wirbelsäule.

Ätiologie und Pathogenese. Ätiologisch handelt es sich um eine Speicherkrankheit eines Proteoglykans, das in die Knorpelmatrix eingelagert wird. Die Prävalenz ist selten (4 : 1 000 000).

4.3 Der Knickplattfuß bei nichtneuromuskulären Erkrankungen

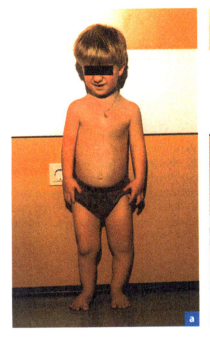
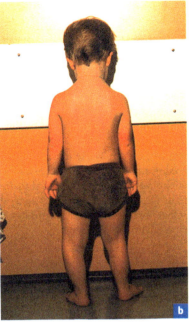

Abb. 4.107 a, b. Typischer Habitus eines Jungen mit Achondroplasie und leichtgradigen Knickplattfüßen

Klinisches Bild und Diagnostik. Die Verkürzung betrifft Rumpf und Extremitäten. Massive Gelenkinstabilitäten können zu Genua valga und schweren Knickplattfüßen führen. Im Bereich der Wirbelsäule kann es zu einer Kyphoskoliose kommen, die die Rumpflänge weiter negativ beeinflusst. An den meist besonders stark betroffenen Hüft- und Kniegelenken sind frühzeitige Arthrosen nicht selten. Differentialdiagnostisch müssen die spondyloepiphysäre Dysplasie und der diastrophische Zwergwuchs abgegrenzt werden. Bei diesen Syndromen sind jedoch eher Klumpfüße zu finden (s. Bd. 1: „Der Klumpfuß"). Bei der typischen Achondroplasie haben die Autoren ebenfalls Knickplattfüße gefunden (Abb. 4.107 a, b). Die Ursache dürften hier die Genua vara sein.

Fallbeispiel
▶ Siehe hierzu Abb. 4.108.

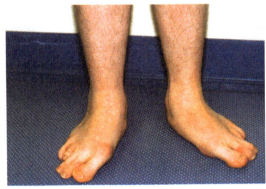

Abb. 4.108. 23-jährige Patientin mit diastrophischem Zwergwuchs und ausgeprägten Knickplattfüßen

Therapeutische Besonderheiten. Die Knickplattfüße sind nur bei stärkerer Ausprägung behandlungspflichtig. Meist wird man mit orthopädischer Schuhversorgung auskommen. Nur bei erheblichen Beschwerden und Funktionseinschränkung ist ein operatives Vorgehen zu diskutieren. Wegen der begleitenden Gelenkinstabilität sind neben der Wadenmuskelverlängerung knöcherne Maßnahmen zu erwägen, um eine normale Schuhversorgung zu ermöglichen. Proximale Gelenke sind zusätzlich zu berücksichtigen.

4.3.8 Der Knickplattfuß bei Tumorleiden

Staheli (1992) beschreibt die Entstehung eines Knickplattfußes als Reaktion auf einen Tumor der Fußwurzel. Da er keine näheren Angaben hierzu macht, muss diese Ursache als äußerst selten angesehen werden. Sie sollte dennoch in der Differentialdiagnostik eines fixierten und symptomatischen Knickplattfußes Beachtung finden. An Knochentumoren kommen in erster Linie Osteoidosteome, Hämangiome und Knochenzysten anderer Ursachen in Frage (Wu 1986).

4.3.9 Der iatrogene Knickplattfuß

Definition. Diese Knickplattfußentwicklung wird im Anschluss an vorausgegangene konservative oder operative Therapiemaßnahmen angetroffen.

Nach konservativen Maßnahmen

Durch inadäquate konservative Behandlung lässt sich ein Knickplattfuß erzeugen, wenn der Fuß durch forcierte Redressionsmanöver gegen den Zug der verkürzten Wadenmuskulatur „aufgebrochen" wird. Man spricht hier analog zur Entwicklung des Schaukelfußes durch Einwirkung des Körpergewichts vom Pes valgus ab equino. Insbesondere wenn die aufgebogene Fußfehlstellung längere Zeit im Gipsverband fixiert wurde (Abb. 4.109), können schwere strukturelle Deformitäten, wie nach fehlerhafter Klumpfußredression entstehen.

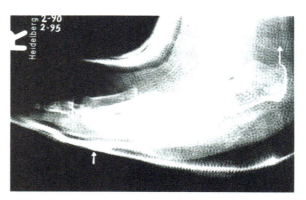

Abb. 4.109. Durch fehlerhafte Gipstechnik können schwere Knickplattfüße verursacht werden

Die Therapie einer solchen iatrogenen Deformität besteht zunächst in einer Korrektur der verkürzten Wadenmuskulatur. Ist diese dynamisch, so kann ein Versuch mit Botulinumtoxin und anschließender (ca. 1 Woche später) Gipsredression in Korrekturstellung (Rückfuß in Inversion verriegeln, Vorfuß in Pronation) unternommen werden. Eine Röntgenkontrolle im Gips zum Ausschluss einer erneuten Deformierung ist dabei empfehlenswert. Bei jüngeren Kindern (vor dem 6. Lebensjahr) kann nach der Wadenmuskeldetonisierung und Gehgipsbehandlung auf Unterschenkelorthesen übergegangen werden. Eine langsame Besserung der Fußstellung ist dabei noch möglich. Stärkere Grade der Deformität erfordern meist die Wadenmuskelverlängerung und bei älteren Kindern (ab dem 8.–10. Lebensjahr) eine zusätzliche knöcherne Korrektur mit autologem Knochenspan (Operation nach Evans).

Nach operativen Maßnahmen

Die Entstehung von Knickplattfüßen nach operativer Korrektur anderer Fußdeformitäten stellt einen in der Literatur nur wenig beachteten Aspekt dar. Dies mag darin begründet sein, dass ein Knickplattfuß oft funktionell weniger einschränkend als die ursprüngliche Fußdeformität ist (meist Klumpfuß oder Spitzfuß, seltener Ballenhohlfuß) und dass dieses Problem nicht so häufig vorkommt. Dennoch können schwerwiegende funktionelle Nachteile für den Patienten resultieren, wenn man die Deformität unbeachtet lässt.

4.3 Der Knickplattfuß bei nichtneuromuskulären Erkrankungen

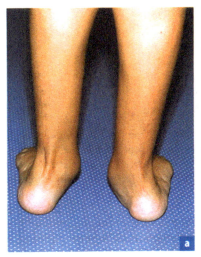
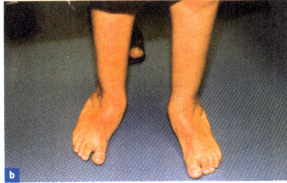

Abb. 4.110 a, b. 5-jähriges Mädchen mit schwersten bajonettartig veränderten Knickplattfüßen nach überdosierter operativer Klumpfußbehandlung

Nach Klumpfußkorrektur

Nach operativer Klumpfußbehandlung besteht immer dann ein Risiko für die Enstehung von Knickplattfüßen, wenn zu exzessiv operiert worden war. Dies gilt insbesondere für die mediale Lösung des Subtalargelenks, die zu lockere Naht der Sehne des M. tibialis posterior und für die Durchtrennung des Lig. talocalcaneum interosseum, das in den meisten Fällen geschont werden sollte. Es kommen schwere bajonettartige Valgusabweichungen des Rückfußes (Abb. 4.110 a, b) vor, die durch einen kompletten Stabilitätsverlust des Subtalargelenks erklärt werden können. Die meist ausgiebig verlängerte Wadenmuskulatur trägt dabei weniger zur Deformität bei als das Körpergewicht.

Therapeutisch ist die Bajonettstellung durch eine extraartikuläre Arthrodese nach Grice gut korrigierbar.

Der so genannte *Hammerzehenplattfuß* stellt eine weitere Komplikation nach operativer Behandlung des angeborenen Klumpfußes dar. Die Hebung des Os metatarsale I wird von einer Flexionsstellung im Großzehengrundgelenk begleitet. Der gesamte mediale Fußstrahl ist instabil. Die Deformität kann als Kompensation des instabilen medialen Fußstrahls und der abgeschwächten Wadenmuskulatur aufgefasst werden. Durch die Knickplattfußstellung und die kompensatorische Vorfußsupination verliert der mediale Fußrand seine Stabilität.

Therapeutisch sollten der mediale Fußrand wieder stabilisiert werden, der pathologische Zug der intrinsischen Großzehenbeuger und des M. tibialis anterior umverteilt und der Rückfuß rezentriert (Kalkaneus unter Tibia) werden. Am besten eignet sich die plantarflektierende Arthrodese des Cuneiforme-metatarsale-I-Gelenks nach Lapidus in Verbindung mit einer Rückverlagerung der intrinsischen Großzehenmuskeln auf den Hals des Os metatarsale I (M. abductor und adductor hallucis). Zur Vermeidung einer Beugestellung im PIP-Gelenk des Digitus I kann eine Arthrodese hilfreich sein. Falls notwendig sollte auch eine Augmentation des M. triceps surae erwogen werden (M. flexor hallucis longus, M. tibialis posterior und peronaeus brevis). In diesem Falle ist das Chopart-Gelenk jedoch zu stabilisieren.

4 Der sekundäre Knickplattfuß

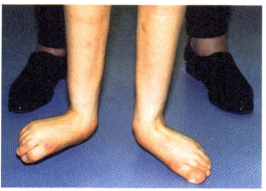

Abb. 4.111. Schwerste Knickplattfußdeformität nach operativer Korrektur eines Klumpfußes durch perkutane Achillessehnenverlängerung und Tibialis-posterior-Transfer

Nach Sehnentransfers

Nach Transfer der Sehne des M. tibialis posterior kann es ebenfalls zur Entwicklung iatrogener Knickplattfüße kommen (Abb. 4.111). Der Mechanismus dürfte sich dabei nicht wesentlich vom dem bei traumatischer Verletzung des M. tibialis posterior unterscheiden, sodass wir bezüglich Diagnostik und Therapie auf diesen Abschnitt verweisen möchten. Die versetzte Sehne muß reseziert werden.

Die Ausbildung eines Knickplattfußes nach Transfer der Sehne des M. tibialis anterior dürfte hingegen weitaus seltener sein als die eines Hohlfußes (s. Bd. 2: „Der Hohlfuß"). Imhäuser (1978) beschrieb Knickplattfüße nach Lateralverlagerung der Sehne des M. tibialis anterior beim kongenitalen Klumpfuß.

Der Autor schlug zur Therapie die Rückversetzung der Sehne vor. Dies ist nach eigener Erfahrung wegen ausgedehnter Verwachsungen mit dem Subkutangewebe mühsam und wenig Erfolg versprechend, weshalb die Autoren eine Rückversetzung der Sehne des M. extensor hallucis longus auf den Ansatz des M. tibialis anterior vorschlagen und nach Resektion der Sehne die Tibialis-anterior-Muskulatur proximal ebenfalls mit der Sehne des M. extensor hallucis longus vernähen. Im eigenen Patientengut wurde ein instabiler Knickplattfuß durch eine Operation nach Schede-Niederecker mit Rückverlagerung der Sehne des M. tibialis anterior behandelt. Die Extensoren-Substitution über die Mm. extensor hallucis und digitorum longus unterstützte die Vorfußabduktion und zog den Fuß weiter in Fehlstellung.

Auch nach Verpflanzung der M.-tibialis-anterior-Sehne auf den Kalkaneus beim Hackenfuß kann es zur Entwicklung schwerer Knickplattfüße kommen.

Nach knöchernen Operationen

Schließlich kann auch eine überdosierte knöcherne Keilentnahme zur Korrektur eines Klumpfußes oder Ballenhohlfußes zur Entstehung einer Knickplattfußdeformität führen. Insbesondere die großzügige Keilentnahme aus dem Chopart-Gelenk unter Entfernung des gesamten Os naviculare ist hier zu nennen. Wir empfehlen deshalb stets die sparsame Resektion der Gelenkflächen und das scheibchenweise Nachkorrigieren, bis die gewünschte Korrektur erreicht ist. Die operative Wiederherstellung einer funktionellen Fußform ist nach zu ausgedehnter Keilentnahme sehr aufwendig und resultiert nicht selten in weiterer Verkürzung der Fußlänge. Deshalb empfehlen wir in diesen Fällen immer zuerst den Versuch mit orthopädischer Maßschuhversorgung.

5 Kontroversen, Probleme und Komplikationen

Dieses Kapitel erscheint uns besonders wichtig, da auch bei der Therapie des Knickplattfußes das Auftreten von Problemen und Komplikationen nicht selten ist.

Da es wegen der Vielfalt der Ursachen kein Patentrezept für die Therapie gibt, existieren in der Literatur recht kontroverse Ansichten bezüglich der Indikation, des Zeitpunkts und der Art des etwaigen operativen Eingreifens.

Hinsichtlich der Probleme und Komplikationen haben wir uns neben der Literatur auf unser eigenes Patientengut gestützt. Dass man aber aus seinen Fehlern weitaus mehr lernen kann als aus seinen Erfolgen, ist allgemein bekannt.

5.1 Kontroversen

Gerade bei der operativen Therapie des Knickplattfußes gibt es eine Unzahl verschiedener Verfahren. Sicherlich trägt das Fehlen gezielter Indikationsbereiche für die einzelnen Eingriffe dazu bei. Da es sich beim Knickplattfuß um eine Deformität handelt, die in unterschiedlicher Ausprägung verschiedene Ebenen betrifft, ist das operative Vorgehen daran auszurichten. Viele Verfahren sind bei exakter Indikation durchaus wirksam, auch wenn sie allgemein angewandt eher enttäuschen. Aus diesem Grunde sollte für die bewährten Verfahren ein genauer Indikationsbereich, der die Möglichkeiten und Grenzen darstellt, bestimmt werden.

Wir haben im Kapitel „Praxis der Therapie" versucht, in dieser Hinsicht mehr Klarheit zu schaffen (s. Kap. 6).

5.2 Probleme

Probleme lassen sich als Vorkommnisse, die sich auch bei korrekter Indikation und Technik einstellen können, definieren.

5.2.1 Probleme bei der konservativen Therapie und bei der Indikationsstellung

Probleme bei konservativer Therapie

- Fortbestehende Schmerzen,
- weiterbestehende Instabilität.

Lösung: aufwendigere Versorgung oder Operation.

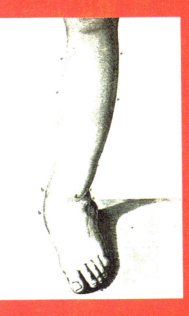

Probleme bei der Indikationsstellung

- Wahl des richtigen Operationszeitpunkts bzw. der Operationstechnik.

Folgende Parameter können dabei hilfreich sein:
- evtl. Progredienz der Grunderkrankung,
- funktionelle Einschränkungen (Gangbild, Schuhe),
- Füße der Eltern/Geschwister,
- verbliebene Beweglichkeit im oberen und unteren Sprunggelenk sowie im Vorfuß.

5.2.2 Mögliche intraoperative Probleme und ihre Lösungsmöglichkeiten

Hauptproblem bei der Operation ist die ausreichende Berücksichtigung aller zur Deformität gehörenden bzw. beitragenden Faktoren. Wenn man sich an das im Folgenden dargestellte Schema hält, kann man auch intraoperativ checklistenartig überprüfen, ob man nichts vergessen hat.

Intraoperative Check-Liste
▶ **Oberes Sprunggelenk**
- Verkürzung Wadenmuskulatur?
- Schräge Sprunggelenkachse?
- Verkürzung Fibula?
- Torsionsfehler (Innen-/Außenrotation Sprunggelenkgabel)?
- Impingement Außenknöchel-Kalkaneus?
- Talusdeformierung?
▶ **Unteres Sprunggelenk und Chopart-Gelenk**
- Passive Reponierbarkeit?
- Verkürzung der Peronäalmuskulatur und des M. extensor digitorum longus/M. peronaeus tertius?
▶ **Vorfuß**
- Instabilität Cuneiforme-metatarsale-I-Gelenk?
- Instabilität Naviculocuneiforme-Gelenk?
- Passive Pronation möglich oder strukturelle Vorfußsupination?

5.3 Komplikationen

▶ Ich habe aus meinen Rückschlägen oft mehr gelernt als aus meinen Erfolgen (Boris Becker).

Komplikationen sind schwerwiegender und können durch exakte Vorgehensweise eher vermieden werden.

5.3.1 Wundrandnekrose

Bei ausgedehnten kombinierten Operationen kann es bei unachtsamer Behandlung der Haut zu Wundrandnekrosen kommen.

Tipps zur Vermeidung. Wir empfehlen die Verwendung von Haltefäden anstelle scharfer Wundhaken und das Feuchthalten der Wunde.

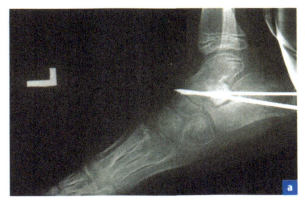
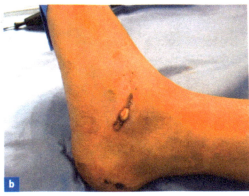

Abb. 5.1 a, b. Die Infektion stellt eine Hauptkomplikation dar. In diesem Falle infizierte sich ein allogener Keil nach Grice Operation. **a** Röntgenologischer und **b** klinischer Befund

5.3.2 Wundinfektion

Sie besteht insbesondere bei Reoperationen (Abb. 5.1 a, b).

Tipps zur Vermeidung. Bei Reoperationen ist neben atraumatischer Operationstechnik eine Antibiotikaprophylaxe empfehlenswert.

Sonstige allgemeine Komplikationen bestehen u. a. im Risiko von Thrombose und Embolie oder bei Narkoseproblemen, auf die nicht näher eingegangen werden soll.

5.3.3 Pseudarthrotisch-geheilte Arthrodesen unter Korrekturverlust
(Abb. 5.2)

Pseudarthrosen sind bei sorgfältiger Beachtung der Technik selten. Primär betreffen sie das ehemalige Talonavikulargelenk.

Tipps zur Vermeidung. Anfrischen aller zu versteifenden Gelenkkompartimente und suffiziente Fixierung (ggf. mit Klammern oder Schrauben).
Normalerweise benötigen Arthrodesen der Fußwurzel mindestens 4–6 Wochen Entlastungszeit, die eingehalten werden sollte.

Management. Im Allgemeinen erfordern Pseudarthrosen keine Revision. Nur bei anhaltenden Beschwerden oder Korrekturverlust sollte mit autologer Spongiosa revidiert werden. Ein Korrekturverlust kann dann auch durch zu frühe Belastung auftreten.

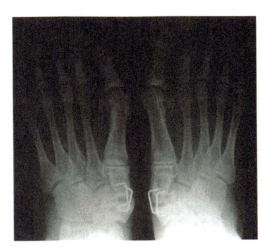

Abb. 5.2. Beidseitige Pseudarthrose einer Naviculocuneiforme-Arthrodese bei einem 10-jährigen Jungen

5.3.4 Die Überkorrektur

Sie bedeutet die Schaffung einer Klump- oder Sichelfußdeformität durch Überkorrektur des Rückfußvalgus in eine Rückfußvarusstellung (z. B. Operation nach Grice oder Evans) bzw. in eine Vorfußadduktion.

Klumpfuß

- Langsames Überwiegen des M. tibialis posterior bei Korrektur nach Evans (mit oder ohne M.-peroneus-brevis-Verlängerung);

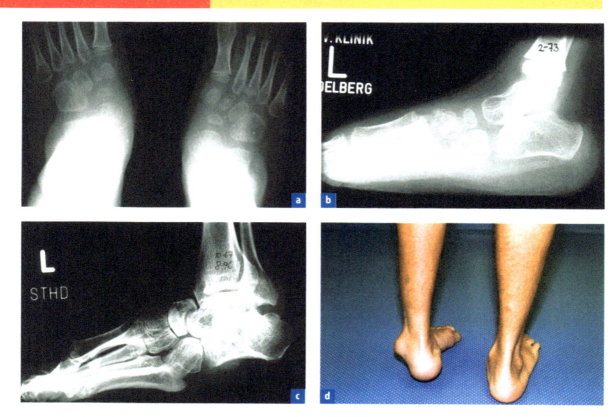

Abb. 5.3 a–d. Typisches Beispiel einer Überkorrektur nach Grice-Operation des linken Fußes. **a** Präoperativer Befund, **b** postoperativer Befund, **c** Spätbefund röntgenologisch und **d** Spätbefund klinisch

- nicht beachtete Vorfußsupination nach ausschließlicher Rückfuß-Operation;
- Überkorrektur subtalar.

Siehe hierzu auch Abb. 5.3 a–d.

Hohlfuß

- Schaffung einer Hohlfußdeformität durch operative Hyperpronation des ersten Strahls (z. B. bei plantarflektierender Osteotomie des Os metatarsale I oder der Cuneiforme-Os-metatarsale-I-Arthrodese.

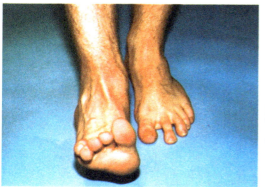

Abb. 5.4. Nach einer Tibialis-anterior-Rückversetzung in der Technik von Schede und Niederecker ist es bei diesem 16-jährigen Jungen zu einem schweren Hohlfuß gekommen

Zusätzlich wird an dieser Stelle auf die Entwicklung einer Hohlfußdeformität nach weichteiliger Operation des Knickplattfußes mit Rückversetzung der Sehne des M. tibialis anterior hingewiesen (Operation nach Niederecker; Abb. 5.4). Pathomechanisch führt die Ausschaltung des M. tibialis anterior zur Extensorensubstitution durch den M. extensor hallucis longus und zum gleichzeitigen Überwiegen des M. peronaeus longus als Gegenspieler des M. tibialis anterior. Beide Mechanismen addieren sich zur Steilstellung des ersten Strahls (Näheres einschließlich Therapie s. Bd. 2: „Der Hohlfuß").

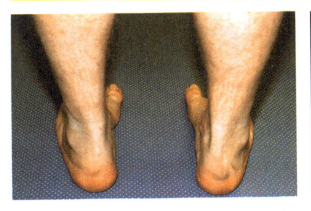
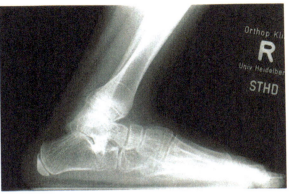

Abb. 5.5. Überkorrektur eines flexiblen Knickplattfußes in eine beidseitige Sichelfußdeformität durch eine Operation nach Evans

Abb. 5.6. Überkorrektur in einen Hackenfuß durch inadäquate Verlängerung der Wadenmuskulatur und Operation nach Grice

Sichelfuß

- Übermäßige Korrektur der lateralen Säule
  (z. B. durch Operation nach Evans).

Außerdem kann man eine akute Überkorrektur von einer schleichenden unterscheiden. Letztere entwickelt sich wohl in Folge eines langsam entstehenden muskulären Übergewichts, das bei der Knickplattfußdeformität wegen veränderter Hebelverhältnisse maskiert war.
Siehe hierzu auch Abb. 5.5.

Hackenfuß

- Starke Verlängerung der Wadenmuskulatur.

Die Hackenfußdeformität (Abb. 5.6) durch zu großzügige Verlängerung der Achillessehne (als Teil der Knickfußkomponente) ist nicht selten und bedarf einer erneuten Operation mit anschließender orthetischer Führung (Unterschenkelorthese mit dorsaler Anschlagsperre und plantarer Beweglichkeit).

Spitzfuß

- Horizontalisierung des Talus oder Wadenmuskelverkürzung
  (siehe hierzu auch Abb. 5.7 a–c).

Die Horizontalisierung des Talus durch Einfügung eines zu großen Spans in den Sinus tarsi bei der Operation nach Grice oder der additiven subtalaren Arthrodese ist eine unseres Wissens bisher kaum beachtete Komplikation, die neben einer Dorsalflexionseinschränkung durch ventrales Impingement am oberen Sprunggelenk auch eine zu geringe Aufrichtung des vorderen Kalkaneusanteils nach sich zieht. Während ein zu flach stehender Kalkaneus jedoch ohne wesentliche funktionelle Probleme bleibt, muss die eingeschränkte Dorsalflexion (nur bis zur Null-Stellung) revidiert werden (s. Abschnitt 6.2).

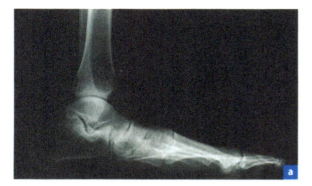
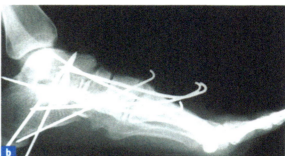
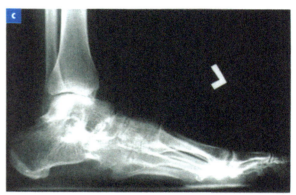

Abb. 5.7 a–c. Überkorrektur eines Knickplattfußes bei einer 37-jährigen Patientin durch eine additive Tripelarthrodese. **a** Präoperativer, **b** intraoperativer, **c** postoperativer Befund; man erkennt die Horizontalisierung des Talus mit vorderem Anschlag am oberen Sprunggelenk

Tipps zur Vermeidung. Korrekte Dosierung von Sehnen- und Muskelverlängerungen [**Cave:** Achillessehne: Vorsicht bei perkutanen Techniken! (Operation nach Hoke)]. Die Equinuskomponente darf nur bis zur Neutralstellung im oberen Sprunggelenk korrigiert werden. Wenn möglich sollte die Operation nach Strayer oder Baumann (besonders bei gehfähigen Patienten) der z-förmigen Achillessehnenverlängerung vorgezogen werden. Die Kombination einer Achillessehnenverlängerung mit der Verpflanzung des M. tibialis anterior und posterior auf den Fußrücken ist, wenn möglich, zu vermeiden. Zur Vermeidung eines zu großen Spans bei der Operation nach Grice empfehlen wir ggf. eine intraoperative Röntgenaufnahme.

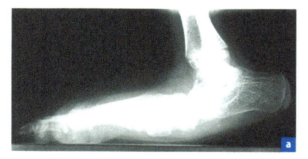
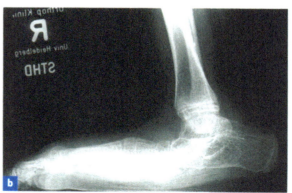

Abb. 5.8 a, b. Rezidiv nach kombiniert knöchern-weichteiliger Korrektur eines ausgeprägten Knickplattfußes durch Wadenmuskelverlängerung und Kalkaneusverlängerungsosteotomie nach Evans bei einem 10-jährigen Mädchen. **a** Präoperativ, **b** 1 Jahr postoperativ

5.3.5 Das Rezidiv bzw. die Unterkorrektur

Siehe hierzu auch Abb. 5.8 a, b.

Restdeformität durch *Nichtbeachten* aller Komponenten
- Nur Rückfußkorrektur bei fortbestehender Insuffizienz-Hypermobilität des ersten Strahls (Abb. 5.8 a, b)
- Ausschließliche Korrektur der Transversalebene wie bei der Operation nach Evans ohne Berücksichtigung eines zusätzlichen Rückfußvalgus
- Nichtbeachten einer evtl. Schrägstellung der oberen Sprunggelenkachse
- Nichtbeachten verkürzter Pronatoren

Restdeformität durch *unzureichende primäre Korrektur*
- Unzureichende Korrektur der Spitzfußkomponente
- Zu geringe Korrektur z. B. einer evtl. Schrägstellung der oberen Sprunggelenkachse

Bei einem lange bestehenden Knickplattfuß mit einer entsprechenden Steilstellung des Talus in der Knöchelgabel kann der Versuch den Talus wieder ausreichend zu horizontalisieren, zu Problemen führen. Entweder ist die Knöchelgabel nicht weit genug, um die sich nach vorne verbreiternde Talusrolle aufzunehmen oder diese tendiert dazu, aus der Knöchelgabel nach ventral zu subluxieren. In schweren Fällen hat sich der Talus in Verlängerung der Tibia abgeplattet. Dies führt zu einer Impressionsschädigung am ventralen Abschnitt der Trochlea tali mit entsprechender Einschränkung der Dorsalflexion im oberen Sprunggelenk.

Tipps zur Vermeidung von Rezidiven
- Primär vollständige Korrektur aller Komponenten der Deformität,
- Stabilisierung instabiler Gelenke,
- konsequente Nachbehandlung,
- Regelmäßige klinische Nachkontrollen (6- bis 12-monatig).

Wir empfehlen bei allen Deformitäten, die seit Jahren bestehen, das obere Sprunggelenk durch eine ventrolaterale Inzision vor dem Außenknöchel zu inspizieren. Durch Einkerbung der vorderen tibiofibularen Syndesmose lässt sich meist ausreichend Mobilität gewinnen, um den Talus wieder in die

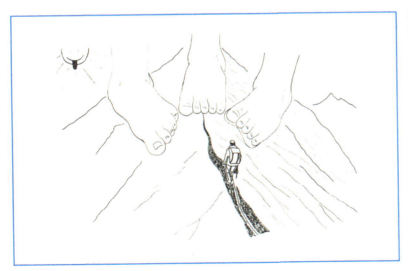

Abb. 5.9. Gratwanderung zwischen Über- und Unterkorrektur

Knöchelgabel zurückzubringen. Natürlich müssen die dorsalen Hindernisse, insbesondere die zu kurze Wadenmuskulatur vorher beseitigt werden.

Management. Die Therapie des Rezidivs richtet sich nach der passiven Korrigierbarkeit und der funktionellen Einschränkung und sollte stets die vollständige knöcherne Korrektur anstreben.

Zusammenfassend bleibt der Aspekt einer Gratwanderung zwischen erwünschter und übertriebender Korrektur bzw. Unterkorrektur (Abb. 5.9).

Das Risiko der Entwicklung von Anschlussarthrosen nach Stabilisierung der Rückfußgelenke ist zwar vorhanden, sollte jedoch nicht überschätzt werden. Saltzman et al. (1999) fanden bei ihren 25- und 44-Jahres-Ergebnissen nach Tripelarthrodesen zwar relativ häufig degenerative Zeichen am oberen Sprunggelenk und an der Fußwurzel; die Patienten blieben jedoch fast alle auch dauerhaft beschwerdearm und zufrieden.

6

Praxis der Therapie

„Study principles rather than methods. A mind that grasps principles will devise its own methods" (A. Bruce Gill 1930).

Dieses praxisorientierte Kapitel soll je nach vorliegender Befundsituation effektiv über die korrekte technische Durchführung der konservativen oder operativen Behandlung informieren. Wo es notwendig ist, weisen instruktive Ergänzungen auf Details zur jeweiligen Therapie hin. Leider können nicht alle Techniken ausführlich dargestellt werden. Wir beschreiben bewusst Methoden, die sich bei uns bewährt haben. Natürlich gibt es verschiedene Modifikationen, seien es die Zugänge oder die Fixationstechniken von Osteosynthesen. Hier sollte der Leser seiner eigenen Philosophie folgen.

6.1 Konservative Therapiemethoden

6.1.1 Krankengymnastik

Krankengymnastische Methoden zur Behandlung des Knickplattfußes lassen sich in manuell mobilisierende und aktiv stabilisierende muskelstimulierende Techniken einteilen. Sonderformen sind so genannte neuroreflektorische Techniken.

Zehengreifübungen sind den meisten von uns bekannt. Ihre Wirksamkeit für den Aufbau eines abgesunkenen Fußgewölbes konnte unseres Wissens bisher nicht belegt werden. Sicherlich sind diese Übungen theoretisch geeignet, den natürlichen Verlauf positiv zu beeinflussen. Im postoperativen Mobilisationsprogramm sollten sie einen festen Platz haben, da sie einer Verklebung der Sehnen entgegenwirken und rückflusssteigernde Wirkung auf das venöse und lymphatische System besitzen.

Bähler (1986) empfiehlt folgende Übungen zur Fußgymnastik bei „bandschwachen Knicksenkfüßen":
- 1. Übung:
  - Stehen mit einwärts gerichteten Fußspitzen,
  - Abstützen der Hände,
  - aktive Spitzfußstellung und langsames „Nach-unten-Gleiten".
- 2. Übung:
  - Handtuch mit den Zehen greifen,
  - Schnur-Greifen als Wettbewerb unter Kindern.

Ceccaldi (1967) hat den mobilisierenden und aktiv stabilisierenden Übungen ein eigenes Büchlein gewidmet, aus dem wir die wichtigsten Techniken darstellen möchten. Der Autor beschreibt neben Dehnungsübungen des M. triceps surae, die bei voller Fußauflage in Kniestreckung (M. gastrocne-

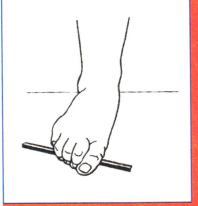

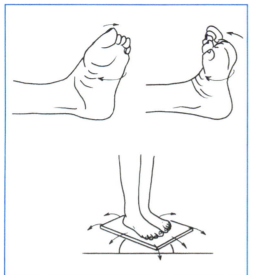

Abb. 6.1. Nützliche Übungen zur Erhaltung einer ausreichenden Fußfunktion

mius) bzw. in Kniebeugung (M. soleus) vorgenommen werden, eine Dehnung der Fußheber und der Zehenbeuger durch den Fersensitz mit ausgestreckten bzw. aufgestellten Zehen. Über die Verwendung sanduhrförmiger bzw. kegelförmiger Holzrollen können Rückfuß- und Mittelfußgelenke im Stehen mobilisiert werden. Zehengreifübungen mit Tüchern, Kugeln oder Stiften sind für die Kräftigung und Koordination der intrinsischen und extrinsischen Zehenmuskulatur besonders geeignet. Schließlich kann durch frontale bzw. sagittale Belastung auf einem Kippbrett das untere bzw. obere Sprunggelenk mobilisiert werden (Abb. 6.1).

Stehübungen auf den Zehenspitzen und auf den Fersen in Inversion und Eversion schulen die Plantar- bzw. Dorsalflexoren mit ihren jeweiligen In- und Evertoren. Auch Abrollbewegungen beim Gehen auf dem Fußaußen- und Innenrand sind für Ceccaldi wichtige Übungen.

Unter den manuellen Methoden zur Mobilisation teilkontrakter Knickplattfüße stellt die Dehnung der Wadenmuskulatur bei Verriegelung des unteren Sprunggelenks einen besonders wichtigen Schritt dar (in Kniebeugung und Kniestreckung). Nur bei ausreichender Exkursion des oberen Sprunggelenks kann das untere während des Gangablaufs verriegelt werden.

Weitere Übungen sind die Dehnungbehandlungen der Pronatoren sowie die Mobilisation des unteren Sprung- und des Chopart-Gelenks in In- und Eversion. Diese Techniken müssen unter Verriegelung der Nachbargelenke vorgenommen werden. Die Mobilisation der medialen Fußsäule in Pronation sollte durch eine Tonisierung des M. peronaeus longus ergänzt werden. Schließlich kann auch eine Mobilisation des Großzehengrundgelenks bei entsprechender Fehlstatik und Fehlfunktion notwendig sein.

6.1.2 Orthopädische Schuheinlagen

A. Bähler unterteilt die Einlagen nach ihrer Form in folgende Untergruppen (Bähler 1986):
- Einbaueinlagen, die in den Schuh eingeklebt werden:
  Sie sind billig, erlauben aber keine individuelle Anpassung und sind damit auch nur sehr begrenzt wirksam.
- Plattenförmige Einlagen (Abb. 6.2):
  Die Einlage wirkt ohne seitliche Stütze und versucht nur von plantar zu korrigieren. Einer guten Anpassbarkeit in den Kaufschuh steht jedoch nur eine begrenzte Korrekturwirkung gegenüber. Die Einlage kann auch nur in Verbindung mit einer stabilen Fersenkappe am Schuh wirksam sein.
- Einlagen mit Seitenstütze bzw. schalenförmiger Bauweise (Abb. 6.3):
  Hier ist die Korrekturwirkung größer. Es können sogar pronatorisch wirkende Außenlappen und ein vorgezogener Außenrand, der gegen die Abduktion des Vorfußes wirksam ist, angebracht werden. Der Nachteil liegt in der schwierigeren Einpassung in Kaufschuhe.

Die Auswahl des Einlagenmaterials ist für ihre Wirksamkeit und die Akzeptanz beim Patienten besonders wichtig. Klassische Materialien wie Kork-Leder oder Plexidur® (s. Abb. 6.2) bzw. Duraluminium® (Abb. 6.4) wurden heute weitgehend von neuen thermoplastischen Kunststoffen und synthetischen Schäumen unterschiedlicher Dichte verdrängt (s. Abb. 6.3). Spezielle Farbkombinationen vermögen dabei auch die Akzeptanz bei Kindern zu erhöhen. Die Kunst liegt unseres Erachtens darin, die richtige Materialkombination für den jeweiligen Patienten auszuwählen.

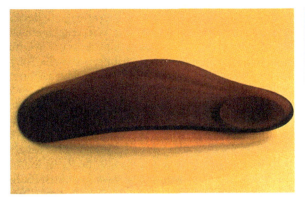
Abb. 6.2. Plexidureinlage für leichte flexible Knickplattfußdeformität

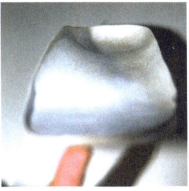
Abb. 6.3. Prinzip einer schalenförmigen Einlage aus thermoplastischem Kunststoff

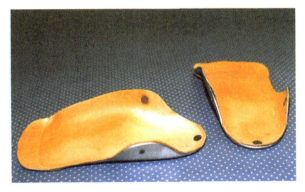

Abb. 6.4. Duraluminiumeinlage mit seitlichem Lappen und Lederüberzug

Abb. 6.5 a, b. Gut sitzende Einlage ohne ausreichende Korrektur. a 8-jähriges Mädchen mit idiopathischen Knickfüßen, b gut korrigierende Einlage bei einem 7-jährigen Jungen mit erheblichen instabilen Knickplattfüßen

Als Kriterien gelten dabei folgende Punkte:
- Ausmaß und Lokalisation der Deformität (3 Ebenen)
- Grad der passiven Ausgleichbarkeit (Korrekturpunkte)
- Gewicht des Patienten
- Voraussichtliche Belastung der Einlage (Schule, Beruf, Sport)
- Druckstellengefährdete Areale
- Schmerzhafte Bereiche des Fußes
- Welche Schuhe sollen zur Einlage getragen werden
- Individuelle Anforderungen des Patienten

An dieser Stelle sollte die Tendenz der Kostenträger erwähnt werden, die Einlagenversorgung nur noch minimal zu bezahlen. Dies bedeutet eine zunehmende Abkehr von der unwirtschaftlichen individuellen Einlagenversorgung hin zur konfektionierten Einlage von der Stange. Es muss daher in jedem Fall geprüft werden, ob eine individuelle Einlagenversorgung notwendig ist und in diesem Falle die Kostenübernahme zuvor abgeklärt werden. Auch eine gute Passform garantiert noch nicht die Korrektur (Abb. 6.5 a, b)

Nach Hohmann (1990) unterscheidet man Korrektur-, Kopie- und Bettungseinlagen.

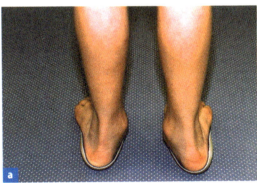
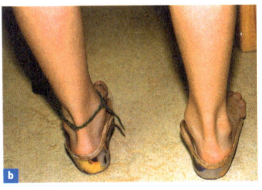

Korrektureinlagen werden zur Wuchslenkung des kindlichen Knickplattfußes angefertigt. Der Abguss wird dabei unter manueller Korrektur genommen. Die Wirkung der Einlage resultiert aus der Belastung *und* dem entsprechenden Schuh. Aufgrund wachstumsbedingter Fußveränderungen ist an das Einlagenmaterial die Anforderung einer leichten Nachpassbarkeit zu stellen. Die Korrektur wird durch eine Supination des Rückfußes im Bereich des Sustentaculum tali und eine entgegengesetzte Pronation des Vorfußes durch den Torsionsschnitt ermöglicht. Das Fersenbein soll wieder unter die Traglinie gebracht werden. Die Unterstützung sollte dabei nicht unter dem medialen Längsgewölbe versucht werden. Eine Schalenform des Rückfußteils der Einlage kann ein Abrutschen des Fußes im Schuh verhindern.

Kopieeinlagen werden vom unbelasteten passiv aufgerichteten Fuß abgeformt. Sie stellen ein stützendes Element dar und sind ebenfalls nur in Verbindung mit dem Schuh wirksam. Eine funktionelle Veränderung über die passive Stützwirkung hinaus darf von dieser Einlage nicht erwartet werden.

Bettungseinlagen sind bei kontrakten Fußdeformitäten mit plantaren Druckstellen indiziert. Sie sind nur zusammen mit einer stabilen Schuhversorgung wirksam. Das Prinzip besteht in einer flächigen Abstützung des Fußes unter Entlastung prominenter bzw. druckschmerzhafter Knochenvorsprünge (Os naviculare, Os cuneiforme, Taluskopf, Kalkaneus). Der pathologische Abrollvorgang kann durch eine Sohlenversteifung und entsprechende Rollentechnik (Mittelfußrolle) am Schuh ausgeglichen werden. Die Bettungseinlage sollte bei optimaler Führung des Fußes relativ steif sein. Eine nach lateral verlagerte Traglinie des Beines kann durch eine Schuhinnenrandverbreiterung abgefangen werden.

Die Abformung der Einlage kann entweder mit Gips oder durch eine so gannente Trittspurform vorgenommen werden. Dabei tritt der Patient in eine verformbare Schaummasse, die sich entsprechend der Fußform unter Belastung deformiert. Der Abdruck dient als Vorlage für die Einlagenfertigung (Abb. 6.6).

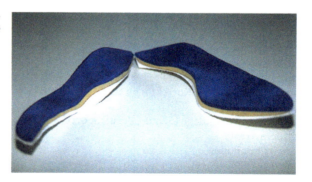

Abb. 6.6. Zur Verdeutlichung aufgeschnittene Bettungseinlage

Die Form der *Hohmann-Torsionseinlage* soll die pathologischen Torsionsverhältnisse des Fußes wieder normalisieren. Die verminderte Inversion des Rückfußes und die Supination des Vorfußes beim Knickplattfuß werden in Richtung einer Aufrichtung des Rückfußes und Pronation des Vorfußes korrigiert. Die Einlage reicht deshalb lateral über das Köpfchen des Os metatarsale V hinaus, endet aber medial vor dem des Os-metatarsale-I-Köpfchen. Der Rückfuß sollte dabei optimal aufgerichtet und entsprechend (schalig) gefasst werden.

Die *Flügeleinlage* (Winkelhebeleinlage) nach von Volkmann wirkt als Klammer des Rückfußes. Ihr nach medial verlagerter Auftrittspunkt führt zur Korrektur des lockeren Knickplattfußes über den Bodenreaktionsdruck.

Bei der Einlagenfertigung kommen folgende Materialien zur Anwendung:

- Kork-Leder-Einlagen
- Thermoplastische Kunststoffe
- Schäume verschiedener Dichte
- Leichtmetalle (Aluminium oder Duraluminium®)
- Edelstahl

Einlagen können kurz-oder langsohlig geliefert werden.

Die Einlagen werden mit Leder oder Kunststoffüberzügen versehen und können durch zusätzliche Modifikationen in ihrer Wirksamkeit verbessert werden: mediale bzw. laterale Backen, Schalenform, Supinations- bzw. Pronationskeile, Aussparungen mit Weichbettung, Verkürzungsausgleich, zusätzliche Pelotten.

Besonders wichtig ist der Hinweis, dass die Einlage nur zusammen mit dem Schuh wirksam sein kann. Mindestvoraussetzungen sind dabei eine feste Fersenkappe und eine evtl. Absatzerhöhung im Falle einer Verkürzung der Wadenmuskulatur. Der vordere Abschnitt des Schuhs sollte dagegen flexibel bleiben, um die ungestörte Abrollung, die zu einer Aufwickelung der Plantaraponeurose und damit zur Aufrichtung des Fußgewölbes führt, nicht zu behindern.

6.1.3 Orthesen

Die Talusringorthese nach Baise-Pohlig

Indikationsbereich

Indikationen der Talusringorthese (Talusrepositionsorthese, TRO) sind symptomatische flexible Knickplattfüße verschiedener Ätiologien (neuromuskulär und nichtneuromuskulär) des Kindes- und Jugendalters ohne strukturelle Achillessehnenverkürzung, das bedeutet, dass bei Prüfung der Beweglichkeit des oberen Sprunggelenks unter Verriegelung des unteren kein Spitzfuß vorliegen darf (Abb. 6.7 a).

Wirkungsprinzip

Durch die ringförmige Konstruktion werden Chopart-Gelenk, unteres Sprunggelenk und Fersenbein wieder gegeneinander verriegelt. Der Talus wird in seine physiologische Stellung zurückgebracht und am Vorgleiten gehindert. Ein erneutes Abweichen des Kalkaneus wird durch einen lateral hochgezogenen abstützenden Lappen verhindert. Der Vorfuß bleibt für die physiologische Pronation frei. Für eine gute Wirksamkeit muss die Orthese bündig sitzen (s. Abb. 6.7 b–d).

Anfertigung

Der Bau dieser speziellen Orthesenform erfordert ein gutes Verständnis für die Rückfußanatomie und -mechanik und die Wirkungsweise der Orthese. Das Gipsnegativ wird unter korrekter Einstellung des Fußes in Reposition des unteren und Neutralstellung des oberen Sprunggelenks angefertigt. Der Vorfuß sollte dabei in einer Inversions-Supinations-Stellung von 65° zum Boden gehalten werden.

Das Gipsnegativ wird ausgegossen und ein Positiv modelliert, über dem die Orthese in Gießharzlaminiertechnik angefertigt wird. Durch Auftragen einer Zwischenschicht wird Platz für das Innenpolster geschaffen. Die Fertigstellung der Orthese erfordert bei der Freilegung der Ringsysteme besondere Sorgfalt.

6 Praxis der Therapie

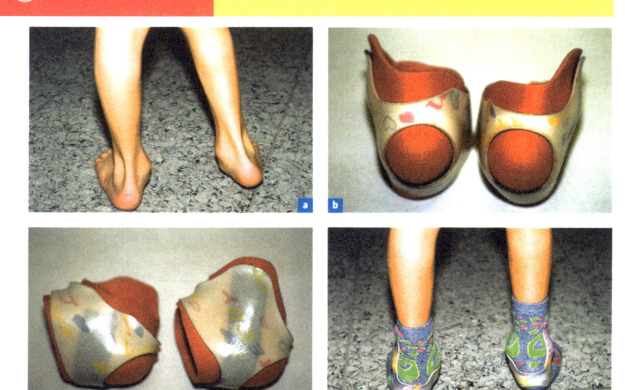

Abb. 6.7. a Indikation für die Versorgung mit einer Talusringorthese ist die passiv korrigierbare funktionseinschränkende Knickplattfußstellung. **b** Ansicht der Talusringorthese von dorsal, **c** von medial und lateral und **d** die bündige Passform

Der kraniale Ring für das obere Sprunggelenk muss ausreichend frei sein, um die Dorsalflexion nicht zu behindern. Die Basis des Os metatarsale V muss freigeschnitten werden, um die Vorfußpronation nicht zu behindern. Das Fersenbein sollte in Neutralstellung stehen. Schließlich muss der laterale Gegenstützlappen um den Außenknöchel sauber konturiert werden, um keine Druckstellen zu verursachen. Beim Vorliegen einer Spastik der Wadenmuskulatur lässt sich die Orthese mit einem Unterschenkelteil zur Hemmung der Plantarflexion verlängern.

Das Anlegen der Orthese gelingt nicht ganz einfach, da die Orthese bündig sitzen sollte, um wirksam zu sein. Über einen Strumpf wird ein Plastazote-Innenring zur Polsterung angezogen. Darüber wird die Orthese spiralig in Repositionsrichtung (Inversion des Rückfußes) angelegt. Durch einen Verschlussmechanismus wird das Anlegen erleichtert.

Vorteile dieser Konstruktion sind die physiologische Rückfußreposition bei Erhaltung der Beweglichkeit des oberen Sprunggelenks und des Vorfußes.

Nachteile sind die schwierige Herstellungstechnik und evtl. Probleme beim Anlegen sowie notwendige Neuversorgungen durch das Wachstum. Bei entsprechend korrekter Indikation stellt diese Orthese neben der Fußorthese nach Hylton eine wesentliche Bereicherung in der konservativen Therapie des Knickplattfußes dar.

6.1 Konservative Therapiemethoden

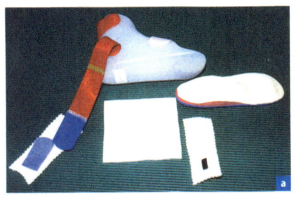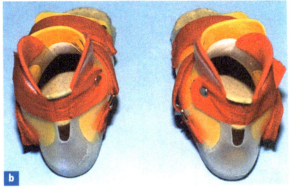

Abb. 6.8 a–c. Das Konstruktionsprinzip der Nancy-Hylton-Fußorthese. **a** Aufbau der Orthese mit Schale, Verschlüssen und reflexhemmender Fußbettung, **b** fertig gestellte Orthesen von hinten, **c** Darstellung der Pelotten im Bereich der Fußbettung

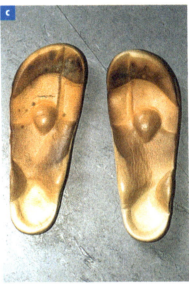

Die sog. dynamische Fußorthese nach Nancy Hylton

Indikation
Der Indikationsbereich deckt sich mit demjenigen der Talusringorthese nach Baise-Pohlig.

Wirkungsprinzip
Der Fuß wird nach Aufrichtung des Rück- und Vorfußes bündig durch eine bis zum oberen Sprunggelenk reichende schuhartige Orthese gefasst. Die Konstrukteurin hat zusätzliche Pelotten im Rück- und Vorfußbereich der Orthese angebracht, von denen sie behauptet, dass sie eine tonusregulierende (neuroreflektorische, propriozeptive) Wirkung ausüben. Ein objektiver Beweis dafür fehlt allerdings, wenngleich die Konstruktion der Orthese durchaus sinnvoll und logisch erscheint.

Anfertigung
Der Orthopädietechniker soll zusammen mit einer Physiotherapeutin vom manuell korrigierten Fuß eine Gipsform der Fußsohle anfertigen, die als Basis für die anschließend zu bauende Einlage oder Orthese dient (Abb. 6.8 a–c). Dieser Vorgang stellt nach Auskunft von Frau Hylton den schwierigsten und aufwendigsten Schritt bei der Herstellung dar. Wichtige Teilkomponenten dieser Sohlenform sind ein inniger Kontakt über die gesamte Sohle, eine Pelotte unter medialem und lateralem Gewölbe, eine Mittelfußpelotte, das Tieferlegen des Os metatarsale I sowie die Unterstützung der Zehen. Eine Schlaufe für die Großzehe korrigiert zusätzlich eine evtl. vorliegende Hallux-valgus-Stellung. Besonders wichtig sind Pelotten medial und lateral der Achillessehne, die einer guten Fixierung des Rückfußes dienen sollen.

Die Orthese lässt sich denkbar einfach anziehen und liegt dem Fuß so eng an, dass darüber problemlos Konfektionsschuhe getragen werden können.

Bei guter Indikation kann diese Versorgungsform durchaus funktionelle und kosmetische Verbesserungen bewirken. Inwieweit damit eine Prophylaxe struktureller Deformitäten möglich ist, lässt sich derzeit noch nicht sagen (Abb. 6.9). Der Tragekomfort ist jedoch mit Sicherheit besser als bei starren Unterschenkelorthesen, Innenschuhen oder orthopädischen Schuhen.

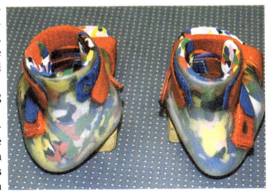

Abb. 6.9. In Fehlstellung angepasste Orthese. Hier wurde die Indikation überzogen

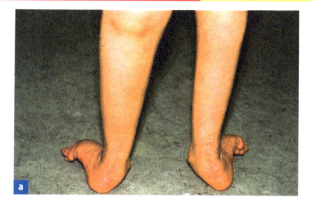
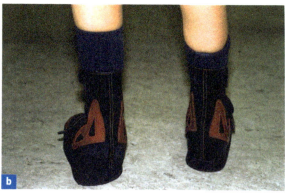

Abb. 6.10 a, b. Eine Indikation für eine orthopädische Maßschuhversorgung sind strukturelle Knickplattfüße. **a** Klinischer Befund einer 35-jährigen Patientin, **b** die dazugehörige Schuhversorgung

6.1.4 Orthopädische Maßschuh- und weitere Orthesentechnik

Die Prinzipien der schuh- bzw. orthesentechnischen Versorgung richten sich nach der passiven Korrigierbarkeit der Fußdeformität. Während ein flexibler Knickplattfuß meist mit Einlagen und Schuhzurichtungen versorgbar ist, sind es die extrem instabilen sowie die kontrakten und schmerzhaften Knickplattfüße, bei denen diese Versorgung notwendig wird (Abb. 6.10 a, b). Natürlich wird man bei instabilen Deformitäten versuchen, den Leisten durch passive Korrektur in optimaler Stellung zu bauen. Kontrakte Deformitäten erfordern dagegen die Bettung in der vorliegenden Fehlstellung.

Die Behandlungsprinzipien bestehen neben der Stabilität in einer lotrechten Einstellung und optimierten plantaren Druckverteilung (Abb. 6.11 a–c).

Neben den im allgemeinen Teil erwähnten Merkmalen sind folgende Prinzipien bei der Konstruktion orthopädischer Maßschuhe wichtig (Marquardt 1965):

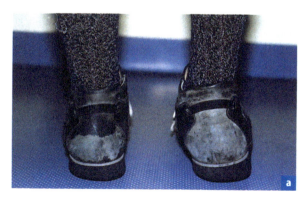
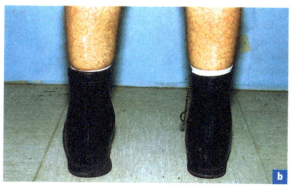
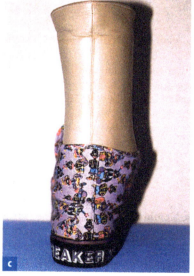

Abb. 6.11 a–c. Die orthopädische Schuhversorgung sollte neben einer richtigen Indikation auch korrekt aufgebaut sein. **a** Orthopädische Schuhe, die zu kurz gewählt sind, so dass sie die Deformität nicht ausreichend korrigieren und somit medial abgelaufen sind; **b** korrekte lotrechte Einstellung mit entsprechender Unterbauung nach medial; **c** fehlerhafte Benutzung des Überschuhs, der beim vorhandenen Innenschuh ebenfalls nach medial überbaut werden müsste

Der strukturelle Knickplattfuß ist in der Regel mit einer queren Abrollung zu versorgen, die an der Sohle berücksichtigt werden sollte. Wegen der häufigen Druckschmerzen am Fußinnenrand, sollte die Absatzkante nicht direkt unter dieser Region liegen, sondern im Sinne einer medialen Absatzverlängerung nach vorne gezogen werden.

Die Profilgestaltung des Leistens muss besonders sorgfältig ausgeführt werden und alle nichtschmerzhaften Areale zur Druckaufnahme heranziehen. Wegen der Verbreiterung des kontrakten Knickplattfußes ist der Schuh naturgemäß ebenfalls breiter zu gestalten, was besonders bei einseitiger Deformität kosmetisch nachteilig sein kann. Die Hinterkappe des Schuhes sollte medial verstärkt werden, um den Valguskräften entgegenzuwirken.

Bei der schuhtechnischen Versorgung schwerer Schaukelfüße muss fast trichterförmig zur Entlastung des Taluskopfs gebettet werden. Da das obere Sprunggelenk weitgehend steif ist, sollte der Schuh als Abrollschuh mit zurückversetzter Rolle zur Entlastung der plantaren Prominenz gebaut werden. Die Sohle ist dabei entsprechend zu versteifen. Beim kontrakten Schaukelfuß kann die Sohle auch wiegenförmig gestaltet werden.

Posttraumatische Knickplattfüße nach Kalkaneusfrakturen erfordern bei Schmerzhaftigkeit die Versorgung mit dem Feststellabrollschuh nach Carl Rabl. Die zurückversetzte Mittelfußrolle und die Absatzrolle wirken zusammen mit der Schaftversteifung im Sinne einer weitgehenden Immobilisie-

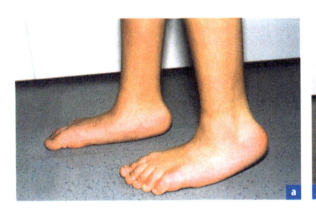
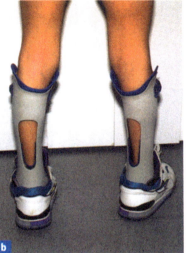
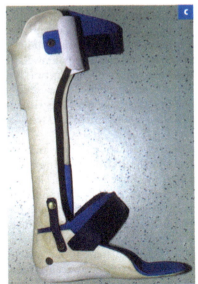
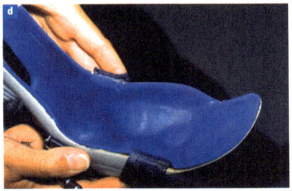

Abb. 6.12 a–d. Neurogene Knickplattfußdeformitäten lassen sich auch durch Unterschenkelorthesen mit optimaler Bettung versorgen. In diesem Falle sind zusätzlich Orthesenüberschuhe notwendig

rung des Fußes, dessen Abrollung überwiegend vom Schuh übernommen wird. Druckschmerzhafte knöcherne Prominenzen sollten entsprechend weichgebettet werden. Ein Pufferabsatz kann die Stoßbelastung beim Auftritt reduzieren. Ist die Kalkaneuskontur infolge einer Trümmerfraktur verbreitert, so kann auch dies eine Maßschuhversorgung notwendig machen.

Beim Hammerzehenplattfuß ist ein Bettungsabrollschuh, bei dem die Beugestellung der Großzehe im Grundgelenk unterbaut wird und die Sohle bis nach vorne versteift wird, indiziert. Auch in diesen Fällen sollte eine Mittelfußrolle angebracht werden.

Extreme Knickplattfußdeformitäten, wie wir sie bei Charcot-artiger Destruktion des Rückfußes vorfinden, sind mit orthopädieschuhtechnischen Maßnahmen kaum zu behandeln. Wenn eine operative Korrektur nicht in Frage kommt, kann der Fuß nur durch Unterschenkelorthesen in Doppelschalenbauweise vor weiterer Deformierung bewahrt werden, die gleichzeitig den Druck auf den proximalen Unterschenkel (Tibiakopfabstützung) umleiten. Eine zusätzliche orthopädische Schuhversorgung ist wegen der Fußverbreiterung unabdingbar. Die Prinzipien des Lotaufbaus gelten auch hier. Die Orthese sollte im plantaren Fersenbereich außen plan gearbeitet sein, um eine optimale Kraftübertragung in der Lotlinie zu gestatten. Der Schuh muss mit einer Abrollung ausgestattet werden.

Die Orthesenversorgung eignet sich auch für schwere Deformitäten anderer Ursachen (Abb. 6.12 a–d).

6.2 Operative Therapiemethoden

6.2.1 Allgemeines

Für kleine Kinder ist wegen der Gefahr der Auskühlung eine höhere Temperatur im Operationssaal wichtig. Eine Wärmematte hält dabei die Temperatur für den Operateur in erträglichen Grenzen. Die intraoperative Temperaturmessung ist obligat.

Operiert wird im Allgemeinen in Rücken- oder Halbseitenlage des Patienten unter Intubationsnarkose, ggf. mit zusätzlicher kaudaler Periduralanästhesie, um die postoperativen Schmerzen zu reduzieren. Bei Erwachsenen ist die Spinalanästhesie zu bevorzugen.

Nach sorgfältiger Desinfektion des Beins bis zur Leiste wird dieses mit einer elastischen Binde bis zum Oberschenkel ausgewickelt und unter 90-Grad-Kniebeugung durch eine elastische Gummibinde oder sterile pneumatische Blutsperre mit darunter liegendem Baumwollschutz eine Oberschenkelblutleere erreicht. Idealerweise sollte noch etwas Blut im Bein verbleiben, damit die Gefäße besser vom umgebenden Gewebe abgrenzbar sind.

Wir empfehlen eine Unterlagerung des Kniegelenks mit einer steril überzogenen Schaumstoffrolle und das vorherige Anzeichnen der geplanten Inzisionen.

Operationen bei Fußdeformitäten erfordern analog zur Handchirurgie eine atraumatische Operationstechnik mit einem entsprechenden Instrumentarium. Die Verwendung von Haltefäden, vessel loops und die Schonung der Venen („veins are your friends" Gould 1988) sollen eine ungestörte Wundheilung garantieren. Die sorgfältige Blutstillung und regelmäßige Befeuchtung des Wundgebiets helfen im selben Sinne. Nach Voroperationen und bei ungünstigen Weichteilverhältnissen geben wir für 2 Tage prophylaktisch Antibiotika. Von Hajo Thermann stammt der Vorschlag eines direkt postoperativ angelegten Fußblocks mit Bupivacain. Diese Technik hat sich bei allen größeren Eingriffen auch im Kindesalter bewährt und hilft die direkt postoperativ auftretenden Schmerzen auf ein Minimum zu reduzieren. Nach der Gipsabnahme besteht immer (besonders bei Jugendlichen und Erwachsenen) eine erhöhte Schwellneigung, die erst nach wiederhergestellter Muskelfunktion beseitigt ist. Lymphdrainage und die Verordnung von Kompressionsstrümpfen nach Maß (Kompressionsklasse 2) unterstützen den Rehabilitationsvorgang dabei wesentlich. Schließlich halten wir eine korrekte Gipstechnik und die Zusammenarbeit mit einem fähigen Orthopädie(schuh)-Techniker für unabdingbare Voraussetzungen dafür, dass der Patient und auch der Operateur zufrieden sind.

Cave: Der Erfolg operativer Maßnahmen beim Knickplattfuß liegt nicht nur an der korrekten Ausführung der Operation, sondern auch an der richtigen Indikationsstellung. Dabei ist die Trennung zwischen reponierbarer und kontrakter Deformität entscheidend.

Dargestellte Operationsverfahren im Überblick

▶ **Weichteilige Verfahren**
- Verlängerung der Achillessehne (offen bzw. perkutan)
- Verlängerung der Pronatoren (inklusive des M. extensor digitorum longus)
- Augmentation des M. tibialis posterior mit der Sehne des M. flexor digitorum longus/Transfer derselben auf das Os cuneiforme mediale
- Operative Reposition des Talus verticalis
- Raffung des medialen Fußrands einschließlich des Pfannenbandes (Operation nach Franz Schede)

▶ **Knöcherne Verfahren**
- Operation nach Dillwyn Evans
- Kalkaneokuboid-Distraktionsarthrodese
- Operation nach Grice/isolierte subtalare Arthrodese
- Naviculocuneiforme-Arthrodese (Operation nach Michael Hoke)
- Operation nach Gleich/Koutsogiannis
- Plantarflektierende Osteotomie des Os metatarsale I
- Plantarflektierende Arthrodese des Cuneiforme-metatarsale-I-Gelenks (Lapidus-Arthrodese)
- Navikulektomie
- Astragalektomie
- Arthrorise des unteren Sprunggelenks
- Chopart-Arthrodese
- Additive Tripelarthrodese (ggf. mit Navikulektomie)
- Pantalare Arthrodese
- Sichelfußoperation
- Varisierende Osteotomie des distalen Unterschenkels

6.2.2 Operationen an den Weichteilen

Verlängerung der Achillessehne (offen bzw. perkutan)

Indikation
- Strukturelle Wadenmuskelverkürzung bei korrekter Prüfung der Beweglichkeit des oberen Sprunggelenks (Verriegelung des unteren Sprunggelenks in Supination). Die Achillessehnenverlängerung schließt sich immer dann an eine (knöcherne) Knickplattfußkorrektur an, wenn sich ein struktureller Spitzfuß demaskiert.

Die Verkürzung kann dabei entweder nur in Kniestreckung (positives Silfverskjöld-Zeichen) oder aber bei der Testung in Kniebeugung und -streckung (negatives Silfverskjöld-Zeichen) auftreten. Bei überwiegender oder ausschließlicher Verkürzung des Gastrocnemiusanteiles kommen andere Operationsverfahren in Betracht (Operation nach Baumann, Operation nach Strayer oder Vulpius, Näheres s. Bd. 4: „Der Spitzfuß/Der Hackenfuß").

▶ Il est presque toujours necessaire de pratiquer un allongement du tendon d'Achille en complement de l'intervention effectuée quelle qu'elle soit (Lacheretz 1977).

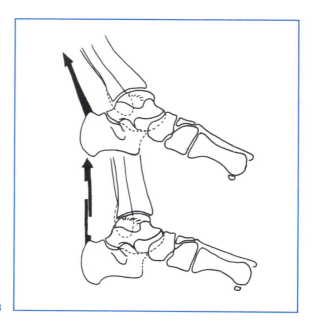

Abb. 6.13

Wirkungsprinzip (Abb. 6.13)
- Verlängerung der gemeinsamen Endsehne der Mm. gastrocnemius und soleus zur Korrektur einer muskulär eingeschränkten Dorsalflexion im oberen Sprunggelenk. Die Wadenmuskelverkürzung kann dabei durch eine Aufbiegung im Fußwurzelbereich maskiert sein.

Vorbereitung
- Da der Eingriff nahezu immer in Kombination mit anderen Operationen durchgeführt wird, werden Vorbereitung und Nachbehandlung im Wesentlichen von diesen bestimmt.

Rückenlage, bei zusätzlichen knöchernen Operationen Oberschenkelblutleere (in Kniebeugung anlegen, um keine Überdehnung der Quadrizepsmuskulatur zu riskieren), sonst problemlos auch ohne Blutsperre/-leere durchzuführen.

Durchführung mittels offener Technik

1. Schritt. An der Innenseite des distalen Unterschenkels 2–3 Querfinger proximal des Ansatzes der Achillessehne am Kalkaneus und auf halber Strecke zwischen Tibiahinterkante und Achillessehne wird ein ca. 5–6 cm langer Längsschnitt angelegt. Die Inzision sollte niemals direkt über der Achillessehne liegen. Nach Präparation der Unterschenkelfaszie wird diese längs gespalten und mit feinen Haltefäden (2–0 Vicryl) armiert. Es gelingt nun leicht die Achillessehne in ausreichender Länge darzustellen. Normalerweise reichen Muskelfasern des M. soleus bis zum distalen Ende der Inzision. Sie bilden später ein ideales Heilungsbett für die verlängerte Sehne.

2. Schritt. Die Sehne wird mit 2 stumpfen Kocher-Rinnen so weit proximal und distal als möglich unterfahren und in typischer Weise sagittal z-förmig durchtrennt. Das distale Ende sollte wegen der Knickfußkomponente dabei medial am Kalkaneus verbleiben. Nach der sagittal z-förmigen Durchtrennung gelingt die Korrektur der Spitzfußkomponente des Knickfußes mühelos durch Dorsalflexion im oberen Sprunggelenk (Fuß im unteren Sprunggelenk durch Supination verriegeln!). Eine leichte Dorsalflexion von 5–10° ist immer ausreichend. Anteile des M. soleus, die sich unter der Achillessehne befinden, werden belassen. Sie geben dem Korrekturdruck leicht nach und bilden ein gut durchblutetes Wundbett.

3. Schritt (Abb. 6.14). Die Sehnenenden werden mit Vicryl oder Panacryl der Stärke 0 oder 1 durchflochten und anschließend unter Neutralstellung des oberen Sprunggelenks unter leichter Spannung gegeneinander verzogen. Durch versenkte Seit-zu-Seit-Nähte (Stärke 0 oder 1) werden die Sehnen überlappend genäht und abschließend durch Einflechten der Anschlingfäden vorgespannt (Neutralstellung des oberen Sprunggelenks). Durch diese Technik ist das Risiko einer funktionell äußerst ungünstigen Überkorrektur sicher zu vermeiden. Nach Spülung des Wundgebiets mit Ringerlösung wird die (angeschlungene) Unterschenkelfaszie genäht und die Wunde schichtweise verschlossen.

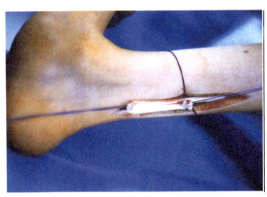

Abb. 6.14

Perkutane Technik
- Diese Methode ist mehr als 100 Jahre alt und stammt aus der Zeit der Pioniere der Orthopädie. Sie ist genial einfach, birgt aber das nicht unerhebliche Risiko einer (irreversiblen) Überkorrektur in sich.

Bei der Methode nach Hoke wird die Achillessehne unter maximaler Dorsalflexion im oberen Sprunggelenk angespannt und durch 2 Inzisionen im Abstand von 8–10 cm jeweils in ihrer lateralen Hälfte durchtrennt.

Das Messer (mit kurzer Klinge) wird dabei sagittal in Sehnenmitte eingestochen und um 90° nach lateral gedreht. Die Durchtrennung der Sehnenfasern ist leicht zu fühlen. Zur dritten Inzision wird das Messer auf halber Strecke zwischen den beiden ersten eingestochen, nach medial gedreht und durchtrennt die mediale Hälfte der Sehne.

Durch geringen Korrekturdruck in Dorsalflexion kommt es zum ruckartigen Auseinanderweichen der Sehne, wobei sich im Bereich der Inzisionen kleine Lücken bilden. Gegebenenfalls muss noch etwas nachgekerbt werden, wenn die Korrektur nicht leicht gelingt. Keinesfalls aber sollte mit roher Gewalt korrigiert werden, da man sonst das Risiko der Überkorrektur in Kauf nehmen muss. Die Dorsalflexion sollte deshalb auch nicht über 5–10° hinausgehen. Im Allgemeinen genügt ein steriler Verband auf die Einstichstellen.

Nachbehandlung
- Die Zeiten, in denen eine Achillessehnenverlängerung wochenlang mit Oberschenkelliegegipsverbänden behandelt wurde, sind vorbei, nachdem man festgestellt hatte, dass die Heilung bei frühzeitiger Belastung eher gefördert wird. So richtet sich die Nachbehandlung nach den (meist knöchernen) Begleitoperationen. Eine Achillessehnenverlängerung ist für sich nach wenigen Tagen mit einem Unterschenkelgehgipsverband für 4 Wochen versorgbar. Für 6–12 Monate geben wir anschließend noch Unterschenkelnachtlagerungsorthesen und orthopädische Schuheinlagen mit Therapieschuhen oder ausnahmsweise Unterschenkelfunktionsorthesen.

Komplikationen

- Die wichtigste Komplikation stellt die Überkorrektur in die Hackenfußstellung dar. Sie ist meist schwerwiegend und erfordert die orthopädietechnische oder gar operative Versorgung (näheres siehe Band IV). Auch Unterkorrekturen kommen vor und können für eine unbefriedigende Korrektur der Knickplattfußdeformität verantwortlich sein. Bei versehentlicher perkutaner Durchtrennung der gesamten Sehne sollte über eine offene Technik revidiert werden.

Verlängerung der Pronatoren
(inklusive des Musculus extensor digitorum longus)

Indikation

- Verkürzung der Pronatoren (M. peronaeus brevis, M. extensor digitorum longus einschließlich des M. peronaeus tertius). Dieser Eingriff wird stets in Kombination mit anderen Operationen durchgeführt.

Wirkungsprinzip (Abb. 6.15)

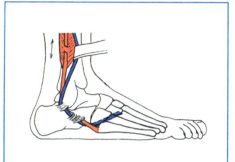

Abb. 6.15

- Verlängerung der verkürzten Pronatoren zur Wiederherstellung einer passiven Ausgleichbarkeit der Knickplattfußfehlstellung. Der M. peronaeus longus wird wegen seiner gewölbestabilisierenden Wirkung (Senkung des Os metatarsale I) nur selten verlängert.

Vorbereitung

- Rückenlagerung, ggf. Oberschenkelblutsperre.

Technische Durchführung

Bei alleiniger Verlängerung der Sehne des Musculus peronaeus brevis. Zwei bis drei Querfinger oberhalb des oberen Sprunggelenks wird direkt hinter der Fibula ein 2–3 cm langer Längsschnitt angelegt. Präparation eines ggf. im Operationsfeld liegenden N. peronaeus superficialis und Anschlingen. Anschließend wird die Peronäalfaszie eröffnet und die oberflächlich liegende Sehne des M. peronaeus longus identifiziert (plantarer Druck auf Köpfchen des Os metatarsale I) und beiseite gehalten. Die darunter liegende Sehne des M. peronaeus brevis wird innerhalb der Muskulatur schräg eingekerbt (Abb. 6.16 a, b). Durch Supination des Fußes gibt der Muskel nach. Die muskuläre Kontinuität sollte erhalten bleiben. Es erfolgt ein schichtweiser Wundverschluss.

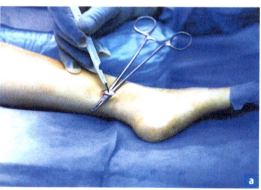
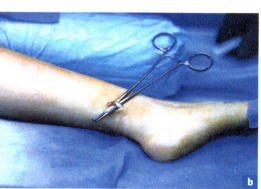

Abb. 6.16 a, b

Bei gleichzeitig notwendiger Verlängerung der langen Zehenstrecker. Hier wird die Inzision auf gleicher Höhe vor der Fibula angelegt. Der N. peronaeus superficialis sollte immer dargestellt und angeschlungen werden. Nacheinander können die Sehnen der langen Zehenstrecker im ventralen Kompartiment und die des M. peronaeus brevis intramuskulär eingekerbt werden.

Nachbehandlung

- Die Nachbehandlung wird von Art und Ausmaß der Begleiteingriffe bestimmt.

Komplikationen

- Seltene Komplikationen sind eine Überkorrektur durch versehentlich komplette Durchtrennung von Muskel und Sehne. In diesem Falle ist die

Naht der Sehne notwendig. Durch ausreichend weit proximale Inzision ist aber meist genügend Muskel vorhanden, der die Kontinuität erhält.

Augmentation des Musculus tibialis posterior mit der Sehne des Musculus flexor digitorum longus/Transfer derselben auf das Os cuneiforme mediale

Indikation
- Knickplattfuß bei Insuffizienz der Sehne des M. tibialis posterior (Grad 1 und 2), posttraumatischer Knickplattfuß nach Verletzung dieser Sehne. Dieser Eingriff muss ab Grad 2 stets mit einer knöchernen Operation zur Rezentrierung bzw. Stabilisierung des Rückfußes kombiniert werden, um ausreichend effektiv zu sein. Er kommt jedoch immer nur dann in Frage, wenn die Fußdeformität passiv vollständig ausgleichbar ist.

Wirkungsprinzip (Abb. 6.17)
- Augmentation der elongierten Sehne des M. tibialis posterior durch die funktionell und anatomisch ähnlich verlaufende Sehne des M. flexor digitorum longus. Wiederherstellung der Längsgewölbe-spannenden und Fußwurzel-verriegelnden Funktion des M. tibialis posterior.

Vorbereitung
- Rücken- oder Halbseitenlagerung, ggf. Oberschenkelblutsperre.

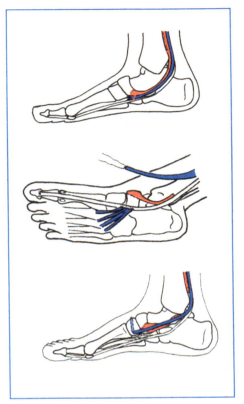

Abb. 6.17

Technische Durchführung

1. Schritt. Leicht dorsalkonvexer Hautschnitt am Fußinnenrand, von der Mitte des Os metatarsale I bis hinter den Innenknöchel reichend. Die Endäste des N. saphenus werden dargestellt und beiseitegehalten. Nun wird der M. abductor hallucis („Die Tür zum Fuß") scharf vom medialen Fußrand abgelöst und nach plantar weggehalten. Es gelingt leicht, die beiden Sehnen der langen Zehenbeuger (Mm. flexor hallucis und digitorum longus) zu identifizieren und mit vessel loops anzuschlingen.

2. Schritt. Anschließend wird 2 Querfinger oberhalb des oberen Sprunggelenks exakt hinter der Tibiahinterkante ein 4 cm langer Längsschnitt angelegt. Die Unterschenkelfaszie wird gespalten und die Sehnen der Mm. tibialis posterior und flexor digitorum longus angeschlungen. Durch Zug an der proximalen Sehne lässt sich der M. flexor digitorum longus auch in der Wunde am Fußinnenrand identifizieren. Er wird hier mit der Sehne des M. flexor hallucis longus vernäht (Vicryl 0 bzw. 1), proximal davon durchtrennt und ebenfalls mit Vicrylfaden (Stärke 1) durchflochten.

3. Schritt. Sehnige Verbindungsstränge am Chiasma plantare müssen nun sorgfältig scharf durchtrennt werden, damit die Sehne mit einer feuchten Kompresse nach proximal gezogen werden kann. Die Sehne verbleibt jedoch bis zum Transfer in ihrer Scheide. Die Sehne des M. tibialis posterior ist in der Regel an der distalen Tibia adhärent bzw. elongiert und minderwertig. Sie wird in diesem Falle im Gesunden proximal abgesetzt und ebenfalls angeschlungen.

4. Schritt. Nun stellt man am Fußinnenrand den Ansatzbereich der Sehne des M. tibialis posterior dar. Mit einer stumpfen Kornzange wird seine Sehnenscheide sondiert. Ist sie frei durchgängig, wird die Sehne des M. flexor digitorum longus nach proximal herausgezogen (Abb. 6.18) und in die Sehnen-

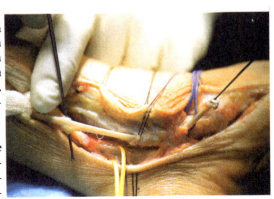

Abb. 6.18

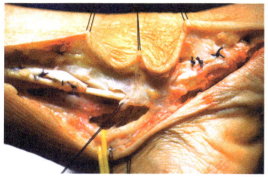

Abb. 6.19

scheide des M. tibialis posterior transferiert. Andernfalls verbleibt die Sehne des M. flexor digitorum longus in ihrer eigenen Sehnenscheide. Ihr distales Ende wird unter Supinationsstellung des Rückfußes mit dem Ansatz der Sehne des M. tibialis posterior in durchflechtender Technik mit langsam (Panacryl) oder nichtresorbierbarem Nahtmaterial durchflochten. Eine elongierte talonavikulare Gelenkkapsel (vorderes Deltaband, Lig. calcaneonaviculare plantare) muss ggf. vorab ebenfalls mit demselben Nahtmaterial gedoppelt werden.

5. Schritt. Die proximal im Gesunden abgesetzte und angeschlungene Sehne des M. tibialis posterior wird nun unter leichter Spannung ebenfalls in die des M. flexor digitorum longus eingeflochten (Abb. 6.19).

Bei einem Transfer der Sehne des M. flexor digitorum longus ins Os cuneiforme mediale verbleibt die Sehne in ihrer Scheide und wird distal in einem Bohrloch bzw. eine medial angelegte Rinne des Os cuneiforme mediale mit langsam bzw. nichtresorbierbarem Nahtmaterial fixiert. Der Einzug ins Bohrloch lässt sich mit einer kleinen Öse bewerkstelligen. Anschließend werden die Unterschenkelfaszie und der abgelöste M. abductor hallucis wieder adaptiert, eine Lasche eingelegt und die Wunde schichtweise verschlossen.

Nachbehandlung
- Abhängig von begleitenden knöchernen Operationen im Allgemeinen wie bei der Operation nach Evans. Ein orthetischer Schutz des Transfers ist für 6–12 Monate sinnvoll.

Komplikationen
- Die Unterkorrektur bzw. das Rezidiv sind meist auf eine unzureichende Primärkorrektur zurückzuführen, insbesondere wenn keine zusätzlichen knöchernen Operationen vorgenommen wurden. Die Sehne kann erneut in ihrer Scheide verwachsen, weshalb wir bei ungünstigem intraoperativem Befund die aktive Mobilisation der Muskulatur nach 1–2 Wochen aus einem gedeckelten Unterschenkelgipsverband heraus bevorzugen. Wie bei allen Sehnentransfers wird nur ein absolut kooperativer Patient den erwarteten Gewinn aus dieser Maßnahme ziehen können.

Operative Reposition des Talus verticalis

Indikation
- Klinisch und radiologisch diagnostizierter Talus verticalis (seitliche Röntgenaufnahmen in maximaler Plantarflexion, Längsachse des Os metatarsale I verläuft oberhalb des Talus).

Wirkungsprinzip (Abb. 6.20)
- Korrektur der pathologisch fixierten Aufbiegung des Fußes im Chopart-Gelenk und Wiederherstellung eines funktionstüchtigen und stabilen Fußhebels, der im oberen Sprunggelenk ausreichend beweglich ist.

Man unterscheidet eine einzeitige und eine zweizeitige Reposition. Die zweizeitige soll das Risiko einer Nekrose des Talus bzw. des Os naviculare reduzieren. Autoren, die ein zweizeitiges Vorgehen empfehlen, sind Coleman et al. (1970), Herndon u. Heyman (1963), Jacobson u. Crawford (1983), Rigault u. Pouliquen (1990) und Walker et al. (1985).

Beim zweizeitigen Vorgehen erfolgt die dorsolaterale Reposition der Fußwurzel zuerst und die dorsale Lösung mit der Achillessehnenverlängerung in zweiter Sitzung nach ca. 2–3 Wochen.

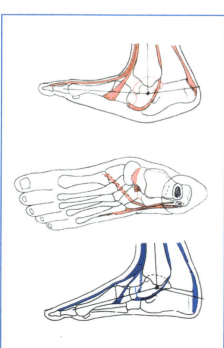

Abb. 6.20

6.2 Operative Therapiemethoden

Eine einzeitige Operation empfehlen De Rosa u. Ahlfeld (1984), Fitton u. Nevelos (1979), Kodros u. Dias (1999), Ogata et al. (1979), Oppenheim et al. (1985) und Seimon (1987). Die einzeitige Operation ergibt in neuester Literatur auch in größeren Serien zuverlässige Resultate.

Technische Durchführung

- Wir beschränken und auf die Darstellung der einzeitigen Reposition: Rückenlage (evtl. auch Bauchlage), sterile Oberschenkelblutsperre, Hautinzision in der Cincinnati-Technik, ggf. bei älteren Kindern auch 2 Inzisionen, eine medial und eine dorsolateral.

1. Schritt. Zuerst wird das Gefäß-Nerven-Bündel hinter dem Innenknöchel von proximal des oberen Sprunggelenks bis nach plantar dargestellt und mit vessel loops angeschlungen. Die Achillessehne wird so weit als möglich dargestellt und z-förmig durchtrennt (distales Ende medial). Beide Enden werden zur späteren Naht angeschlungen (Vicryl Stärke 0 oder 1). Nun wird zunächst die dorsolaterale Entflechtung vorgenommen. Der N. suralis wird dargestellt, mobilisiert und ebenfalls mit einem vessel loop angeschlungen. Die Sehne des M. flexor hallucis longus wird aufgesucht, nach medial verzogen und nacheinander wird die Gelenkkapsel des oberen und unteren Sprunggelenks quer eröffnet. Hierbei sind die enorm verdickten Verbindungsstränge zwischen Außenknöchelspitze und Kalkaneus (Peronäalsehnenscheiden und Lig. calcaneofibulare) komplett zu lösen (Abb. 6.21).

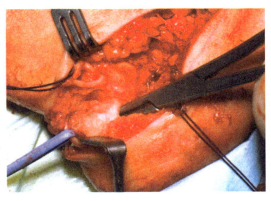

Abb. 6.21

2. Schritt. Man präpariert dann weiter nach lateral vor den Außenknöchel. Die Peronäalsehnen sind vielfach vor den Außenknöchel luxiert und müssen deshalb aus ihren Sehnenscheiden gelöst werden. Nach z-förmiger Durchtrennung werden auch sie mit Vicrylfäden angeschlungen (Abb. 6.21). Es werden anschließend die Bandverbindungen des Subtalargelenks lateral einschließlich des Lig. bifurcatum mit seinen beiden Schenkeln durchtrennt. Hierzu muss der M. extensor digitorum brevis von seinem Ursprung abgeschoben, angeschlungen und nach distal zurückgeklappt werden. Auch der laterale Schenkel des Retinaculum extensorum wird abgelöst. Ebenso wird eine meist verbreiterte Sehne des M. peronaeus tertius durchtrennt. Auch die langen Zehenstrecksehnen sind üblicherweise verkürzt und müssen (proximal des oberen Sprunggelenks über eine zusätzliche Längsinzision) verlängert werden. Nun ist der Weg zur Lösung des Talokalkaneonavikulargelenks von anterolateral frei. Massive Narbenzüge zwischen Os naviculare, Talushals und vorderem Kalkaneusanteil werden schonend durchtrennt und das Os naviculare so weit als möglich vom Talushals gelöst. Das Kalkaneokuboidgelenk wird ebenfalls eröffnet. Man versucht nun durch Längstraktion am Vorfuß und ein kräftiges Inversionsmanöver, die subtalare Fußplatte unter den Talus und das Os naviculare auf den Taluskopf zu reponieren. Dies gelingt jedoch meist erst nach Lösung des Fußinnenrands.

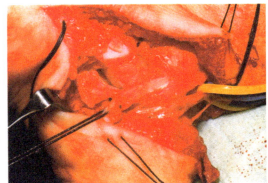

Abb. 6.22

3. Schritt. Man präpariert nun den Fußinnenrand und sucht zuerst die (oft vor den Innenknöchel luxierte) Sehne des M. tibialis posterior auf. Sie wird nach Eröffnung ihrer Sehnenscheide möglichst im Ansatzbereich großzügig z-förmig durchtrennt, worauf man Zugang zum medialen Bandapparat des Talokalkaneonavikulargelenks erhält. Dieser wird ebenfalls quer durchtrennt, worauf das Os naviculare jetzt komplett mobil ist und der Taluskopf frei liegt (Abb. 6.22). Man versucht nun eine erneute Reposition des Talonavikulargelenks unter Inversion des Rückfußes und Pronation des Vorfußes

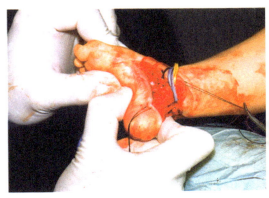

Abb. 6.23

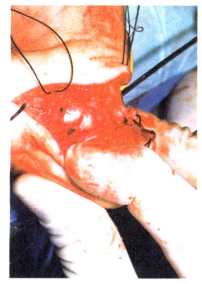

Abb. 6.24

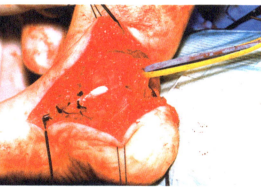

Abb. 6.25

(Abb. 6.23). Gelingt diese nicht ausreichend, so muss die Sehne des M. tibialis anterior z-förmig verlängert werden.

4. Schritt. Das Repositionsmanöver wird nun enorm erleichtert, indem man einen doppelt angespitzten Kirschner-Draht (Stärke mindestens 2,0 mm) zuerst durch den Taluskopf einbohrt und dann nach Umsetzen der Bohrmaschine so weit zurückzieht, bis die Drahtspitze eben im Kopf erscheint (Abb. 6.24). Das Talonavikulargelenk wird nun reponiert und der Draht nach ventral vorgebohrt, bis er aus der Haut des Fußrückens etwa im ersten oder zweiten Intermetatarsalraum herausragt. Die Maschine wird erneut umgesetzt und der Draht so weit zurückgezogen, bis er im Taluskörper verschwindet, was man mit dem Zeigefinger ertasten kann. Bei erheblicher Instabilität des Talonavikulargelenks sollte ein zweiter, kürzerer Kirschner-Draht von vorne eingebracht werden. Alternativ kann das Gelenk auch mit einer Naht gesichert werden. Ein weiterer Draht wird von dorsal durch den Kalkaneus und das Kalkaneokuboidgelenk eingebracht und ebenfalls durch Umsetzen der Bohrmaschine zurückgezogen. Das Kalkaneokuboidgelenk sollte dabei (ggf. durch Plantarisierung des Os cuboideum) reponiert werden. Beide Drähte werden am Fußrücken umgebogen und gekürzt. Bei Instabilität des Subtalargelenks empfiehlt sich ein weiterer Kirschner-Draht, der entweder in Verlaufsrichtung der Gelenkachse des Subtalargelenks durch Kalkaneus und Talus oder von plantar durch unteres und oberes Sprunggelenk eingebracht wird und über der Haut am Kalkaneus umgebogen und gekürzt wird. Die Reposition sollte durch ein seitliches intraoperatives Röntgenbild dokumentiert werden.

5. Schritt. Es folgt die Rekonstruktion der medioplantaren kalkaneonavikularen Gelenkkapsel und die Distalisierung der Sehne des M. tibialis posterior, die jedoch zuerst durch Rekonstruktion ihrer Sehnenscheide wieder hinter den Innenknöchel verlagert werden muss (Abb. 6.25). Zur Verstärkung des elongierten Pfannenbands kann auch die Sehne des M. flexor digitorum longus verwendet werden. Eine (häufig empfohlene) Rückverlagerung der Sehne des M. tibialis anterior macht funktionell wenig Sinn und birgt das Risiko einer späteren Hohlfußentwicklung in sich (s. oben).

Zur Rückverlagerung der Sehne des M. tibialis anterior bemerkt bereits Max Lange:

▶ Die Indikationsstellung scheint von Niederecker weit gefasst zu werden" (Lange 1962).

Nun wird die Achillessehne unter leichter Spannung in Neutral-Null-Stellung des oberen Sprunggelenks genäht. Lateral werden die Peronäalsehnenscheiden, die üblicherweise vor den Außenknöchel verlagert sind, mobilisiert, um die verlängerten Peronäalsehnen wieder hinter die Fibula zu zentrieren. Die verlängerten Fußheber werden ebenfalls vernäht, wenn sie nicht intramuskulär verlängert wurden. Schichtweiser Wundverschluss sowie Umbiegen und Kürzen der Kirschner-Drähte beenden die Operation (Abb. 6.26 a, b).

6.2 Operative Therapiemethoden

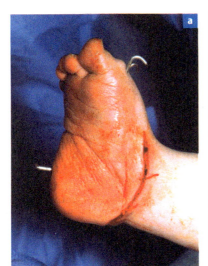
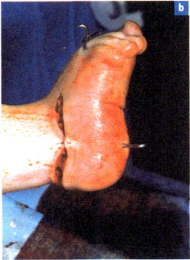

Abb. 6.26 a, b

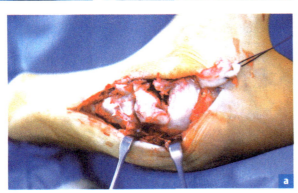
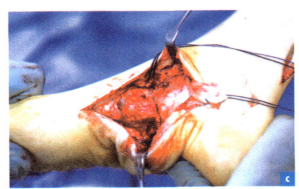
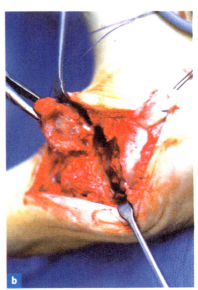

Abb. 6.27 a–c

Besonderheiten
- Die oben beschriebene Operationsmethode eignet sich für Säuglinge und Kleinkinder. Danach (etwa ab dem 5.–6. Lebensjahr) sind ausgedehntere Verfahren wie z. B. die Navikulektomie zur Schaffung eines medialen Fußgewölbes (Abb. 6.27 a–c) und die talokalkaneare Fusion nach Grice zur Fixierung der subtalaren Gelenkstellung erforderlich. Bei sekundären Talus-verticalis-Deformitäten [z. B. bei Arthrogryposis multiplex congenita (AMC) oder Spina bifida] wird eine Resektion der pathologisch wirkenden Sehnen (Peronäalsehnen, lange Fußheber, Achillessehne), bei besonders ausgeprägten Fällen sowie beim Rezidiv die kombinierte Astragalektomie und Navikulektomie empfohlen.

Nachbehandlung

- Initial postoperativ und bis zur gesicherten Wundheilung Oberschenkelliegegipsverband. Der Operationsgips sollte gespalten werden.

Für weitere 4 Wochen wird ein wenig gepolsterter, gut anmodellierter Unterschenkelliegegipsverband angelegt.

Nach 6 Wochen ist ggf. eine Röntgenkontrolle erforderlich, um die Konsolidierung zu kontrollieren. Anschließend können die Drähte ggf. entfernt werden.

Nach dieser Zeit wird der Fuß ohne Gips weiterbehandelt und erhält noch für mindestens ein Jahr eine Unterschenkellagerungsorthese und Therapieschuhe mit orthopädischen Schuheinlagen. Nach Entfernung des Gipsverbands erfolgt der Beginn der krankengymnastischen Mobilisation (Plantar- und Dorsalflexionsübungen, Muskelkräftigung). Die postoperative Mobilisation kann durchaus, besonders bei Rezidiven oder rigiden Füßen, durch die Bewegungsschienenbehandlung unterstützt werden.

Komplikationen

- Talusnekrose:
  - Versorgung mit Unterschenkelorthesen oder Innenschuhen.
- Wunddehiszenz:
  - kein Zurücknehmen der Korrekturstellung, da Rezidivgefahr,
  - Heilung per secundam abwarten und solange Gipsverbände anlegen,
  - Nachtlagerungsschienen postoperativ zur Rezidivprophylaxe.
- Unterkorrektur/Rezidiv:
  - nur bei stärkerem Ausmaß und funktionellen Problemen operationspflichtig (Druckstellen plantar, Bewegungseinschränkung).
- Überkorrektur in den Klumpfuß:
  - fast immer operationspflichtig,
- Kraftminderung der Wadenmuskulatur,
  - Orthesen, selten Reoperation.

Raffung des medialen Fußrands einschließlich des Pfannenbands (Operation nach Franz Schede)

Indikation

- Absinken des medialen Längsgewölbes beim kindlichen, flexiblen Knickplattfuß und beim flexiblen Knickplattfuß nach Insuffizienz des M. tibialis posterior beim Erwachsenen.
- Mögliche Ergänzung zu knöchernen Verfahren wie Kalkaneusverlängerungs- oder -verschiebeosteotomie.

Wirkungsprinzip (Abb. 6.28)

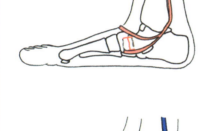

Abb. 6.28

- Raffung des überdehnten medialen Kapselbandapparates einschließlich Distalisierung der Sehne des M. tibialis posterior und damit Wiederherstellung der Längsgewölbestütze.

Technische Durchführung

- Rückenlage, sterile Oberschenkelblutsperre, ggf. vorausgegangene knöcherne Korrektur des Fußaußenrands, um den Fußinnenrand zu entlasten.

1. Schritt. Dorsalkonvexer Hautschnitt am Fußinnenrand am Übergang der Sohlenhaut zur Fußrückenhaut von der Innenknöchelspitze zum Cuneiforme-metatarsale-I-Gelenk.

Ablösung der muskulär-sehnigen Ursprünge des M. abductor hallucis und Darstellung der Endsehne des M. tibialis posterior durch Eröffnen der Sehnenscheide zwischen Innenknöchelspitze und Os naviculare. Der Ansatz der Sehne am Os naviculare wird nun mit einem Kapselperiostlappen (komplett oder zu $2/3$) nach distal, der ebenso breit wie die Sehne sein und bis zum Os cuneiforme mediale reichen sollte, scharf abgelöst und angeschlungen. Ein evtl. vorhandenes Os tibiale externum wird dabei sorgfältig entfernt. Nun erhält man Einblick ins Talonavikulargelenk, das nach plantar hin vom elongierten Pfannenband begrenzt wird.

2. Schritt. Scharfes Ablösen des Pfannenbands im Ansatzbereich am Os naviculare, so weit erreichbar, und Anschlingen mit Vicrylfäden (Stärke 0 bzw. 1). Alternativ kann es zwecks späterer Doppelung auch quer inzidiert werden. Nach manuellem Repositionsmanöver des Talonavikulargelenks wird dieses mit einem Kirschner-Draht (Stärke 2) durch den ersten Intermetatarsalraum) transfixiert. Man achte auch auf eine evtl. zusätzlich bestehende Instabilität des Naviculocuneiforme-Gelenks, die gesondert mitzubehandeln ist (s. unten).

3. Schritt. Das Pfannenband wird nun transossär unter Spannung an der Unterseite des Os naviculare refixiert. Hilfreich sind dabei entweder 2 Bohrkanäle, die von dorsal nach plantar durch das Os naviculare angelegt werden und durch die die Anschlingfäden fußrückenwärts gezogen und dort verknotet werden können oder die Verwendung von Mitek-Knochen-Ankern. Der Insertionsbereich an der Unterseite des Os naviculare sollte zusätzlich angefrischt werden. Bei querer Inzision genügt die Naht mit nichtresorbierbarem Nahtmaterial unter Doppelung. Anschließend wird der Kapselperiostlappen mit der Sehne des M. tibialis posterior nach distal verzogen und mit Vicrylfäden dorsal, medial und plantar refixiert. Beim Erwachsenen ist wegen der meist schlechten Periostqualität eine transossäre Fixierung über konvergierende Bohrkanäle sicherer. Der Ursprung des M. abductor hallucis wird reinseriert und die Haut verschlossen. Gegebenenfalls müssen elongierte Bandzüge des Deltabands (Lig. tibionaviculare) gesondert gedoppelt werden.

Nachbehandlung
- Abhängig von begleitenden knöchernen Korrekturen (s. dort). Bei isoliertem Vorgehen 2 Wochen Unterschenkelliegegipsverband und 4 Wochen gut anmodellierter Unterschenkelgehgipsverband, danach Versorgung mit Einlagen und Therapieschuhen.

Komplikationen
- Das Rezidiv stellt die häufigste Komplikation dar. Es ist aber meist auf die unzureichende oder fehlende knöcherne Begleitkorrektur zurückzuführen.

6.2.3 Knöcherne Operationsverfahren

Operation nach Dillwyn Evans

Indikation
- Primär gab Evans (1975) dieses Verfahren zur Korrektur von Knickplattfüßen infolge von Poliomyelitis oder durch überkorrigierte Klumpfußoperationen an. Bei spastischen Deformitäten war sie nach seiner Meinung kontraindiziert.

Stets ist nur der passiv vollständig ausgleichbare Knickplattfuß für diese Operation geeignet. Unserer Erfahrung nach, die sich auf über 100 operierte Füße gründet, ist diese Methode für leichtere und mittelgradige lockere Knickplattfüße neurogener und nichtneurogener Ursachen vom Kindes- bis zum Erwachsenenalter gleichermaßen geeignet. Kombinationen mit anderen Eingriffen (Sehnenverlängerungen, Operation nach Gleich, Naviculocuneiforme-Arthrodese) sind häufig notwendig.

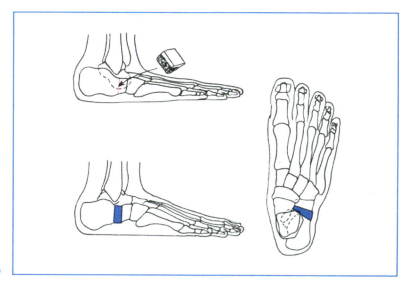

Abb. 6.29

Wirkungsprinzip (Abb. 6.29)
- Unter der Vorstellung einer Verlängerung des medialen und Verkürzung des lateralen Fußrands beim Knickplattfuß gab Dillwyn Evans die Kalkaneusverlängerung als Therapieoption an. Diese Methode wurde jedoch schon weitaus früher von Perthes und Wilms und später von White in Kombination mit einer Verkürzung des Fußinnenrands angegeben. Wilms bemerkte bereits 1914:

> „Es wurde also durch diese Verlängerung der Außenseite der innere Fußrand stark gehoben und dabei zeigte es sich, dass diese Hebung und Ausbildung des normalen Fußgewölbes umso intensiver ist, je weniger Knochen an der Innenseite weggenommen wurde." (zit. nach Erlacher 1928).

Entsprechend ist das Wirkungsprinzip primär eine Korrektur der transversalen Komponente der Deformität (Vorfußabduktion). Allerdings wirkt diese Technik über die Spannung der Sehne des M. peronaeus longus und eine posteriore und mediale Verlagerung des hinteren Kalkaneusanteiles, der den Talus im hinteren unteren Sprunggelenk zurückzieht, auch in der sagittalen und frontalen Ebene. Eine Wirkung über die Spannung der plantaren Bänder oder des medialen Bandapparats konnte experimentell nicht bestätigt werden. Horton et al. (1998) untersuchten den Effekt einer Kalkaneusverlängerungsosteotomie auf die Spannung der Plantaraponeurose am Kadavermodell. Die Untersucher fanden keine Spannungszunahme der Plantaraponeurose Die Tatsache, dass der Kalkaneus nur funktionell, nicht jedoch tatsächlich zu kurz ist und dass es in jedem Falle zu einer gewissen Inkongruenz des Subtalargelenks kommt, sollte nicht vergessen werden.

▶ As the center of rotation for correction of the deformity is near the center of the talar head and not at the medial cortex of the Kalkaneus this is not a simple opening wedge osteotomy. It is a lengthening distraction wedge osteotomy and it requires a trapezoid-shaped graft. Overcorrection is highly unlikely (Carroll 2001).

Vorbereitung
- Rücken- bzw. Halbseitenlagerung, ggf. Oberschenkelblutsperre.

Technische Durchführung

1. Schritt. Die Kalkaneusverlängerungsosteotomie kann mit autologem Beckenkammspan oder mit homologem Knochen durchgeführt werden. Die Verwendung allogenen Knochens ist ebenfalls möglich. Wir bevorzugen den autologen Span aus dem gleichseitigen Os ilium. Bei einseitiger Korrektur sollte er ca. 2×3 cm, bei doppelseitiger 4×3 cm messen. Der Span ist vor der Fußkorrektur zu entnehmen, die Blutsperre wird erst zur Fußoperation angelegt. Der Spandefekt am Becken kann mit allogenem Knochen ausgefüllt werden.

2. Schritt. Am Fußaußenrand wird ein quergestellt s-förmiger Hautschnitt vom Os cuboideum bis unter die Außenknöchelspitze reichend angelegt. Der N. suralis wird aufgesucht und mit einem vessel loop angeschlungen. Nun präpariert man ins Intervall zwischen der Sehne des M. peronaeus brevis und dem Unterrand des M. extensor digitorum brevis. Der Muskel wird mit seinem Ursprung mit dem Periost oder (beim Erwachsenen) mit einer kleinen Knochenschuppe vom vorderen Kalkaneus abgelöst, angeschlungen und nach distal zurückgeklappt. Subperiostal wird dann in den Sinus tarsi auf der Kalkaneusoberfläche präpariert, bis ein kleiner Retraktor (Finger-Hohmann-Hebel oder Kocher-Rinne) im Sinus tarsi nach medial eingehakt werden kann. Anschließend wird die Sehne des M. peronaeus brevis mit ihrer Sehnenscheide mobilisiert und mit einem weiteren Retraktor nach plantar weggehalten (Abb. 6.30).

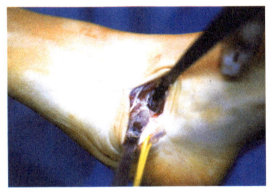
Abb. 6.30

3. Schritt. Das laterale und plantare Kalkaneusperiost sollte senkrecht zur Kalkaneuslängsachse inzidiert werden, um kein Hindernis für das Aufspreizen der Kalkaneusosteotomie zu bilden. Mit der Säge wird der Kalkaneus nun auf den medialen Retraktor zu ca. 1–2 cm proximal des Kalkaneokuboidgelenks quer zur Längsachse des Kalkaneus durchtrennt. Das Gelenk kann wegen der Tendenz des distalen Kalkaneusfragments, beim Aufspreizen der Osteotomie nach dorsal zu wandern, vor der Osteotomie mit einem 2,2–2,5 mm starken Kirschner-Draht von distal her bis etwa zur Höhe der geplanten Osteotomie transfixiert werden. Nach vollständiger Osteotomie wird ein mittelbreiter Flachmeißel zum Aufspreizen und zur vorsichtigen Durchtrennung plantarer Periostreste eingesetzt.

4. Schritt. Anschließend werden zwei 2,5 mm starke Kirschner-Drähte proximal und distal der Osteotomie durch laterale und mediale Kalkaneuskortikalis eingebohrt und auf eine Länge von 5–8 cm gekürzt. Mit diesen Drähten wird die Osteotomie aufgespreizt und die Korrektur des Fußes überprüft. Ein trapezförmiger bi-/trikortikaler Knochenkeil wird nun aus dem Beckenkammknochen gesägt und genau in der Mitte der Osteotomie eingebracht (Maße: 1–1,5 × 2 cm). Mit einem Stößel wird der Keil so weit vorgetrieben, bis sich eine vollständige Korrektur des Fußes in allen 3 Ebenen zeigt. Steht ein Teil des Keiles über, so wird er nach definitiver Fixierung abgetra-

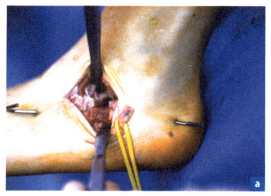

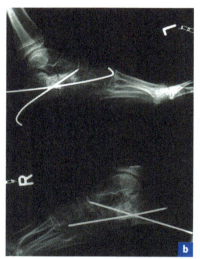

Abb. 6.31 a, b

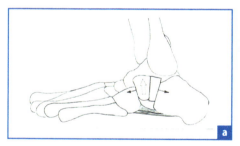

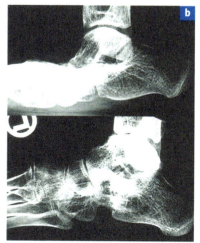

Abb. 6.32 a, b

gen. Die Fixation des Keiles erfolgt mit zwei gekreuzten, von distal und proximal perkutan eingebohrten Kirschnerdrähten, die möglichst beide den Keil fassen sollten. Sie werden über der Haut umgebogen und gekürzt (Abb. 6.31 a, b). Wir halten die Verwendung von Schrauben oder Plättchen wegen der guten Heilungstendenz des Kalkaneus für entbehrlich. Falls vorhanden kann übrig gebliebener Knochen noch oberhalb und unterhalb des Keils eingefügt werden. Anschließend wird der Ursprung des M. extensor digitorum brevis zurückgeklappt und wieder refixiert. Subkutan- und Hautnähte sowie das Einlegen einer Silikonlasche beenden diesen Eingriff.

Besonderheiten
- Nach erfolgter Korrektur des Fußes tritt meist der bisher durch die Deformität maskierte Spitzfuß zutage, der anschließend korrigiert werden sollte. Auch eine etwaige Verkürzung der Pronatoren (M. peronaeus brevis und extensor digitorum brevis) oder eine Vorfußsupination sind simultan zu korrigieren. Bei unvollständiger Korrektur der sagittalen (Naviculocuneiformes Absinken) oder frontalen (Rückfußvalgus) Komponente der Knickplattfußdeformität sind diese ebenfalls anschließend zu berücksichtigen. Eine mediale Kapselbandraffung ist unnötig, wie dies auch schon von Sangeorzan et al. (1993) berichtet wurde.

▶ Any additional or ancillary procedures on the foot and ankle that are necessary should be performed after the graft has been placed in the calcaneal osteotomy site (Carroll 2001).

Nachbehandlung
- Postoperativ wird für 4 Wochen ein gut anmodellierter Unterschenkelliegegipsverband angelegt. Nach dieser Zeit wird der Fuß ohne Gips geröntgt, die Drähte werden entfernt und der Patient erhält für weitere 4 Wochen einen Unterschenkelgehgipsverband. Nach dieser Zeit empfehlen wir für 1 Jahr die Versorgung mit Unterschenkelorthesen (Kinder bzw. neuromuskuläre Ursachen) oder mit schaligen Schuheinlagen in Therapieschuhen.

Komplikationen
- Diese Operationstechnik ist bei richtiger Indikation relativ sicher. Dennoch können Unter- bzw. Überkorrekturen vorkommen. Die Verwendung von Knochenspreizern ist wegen der möglichen Kompression der Kalkaneusspongiosa und dem nachfolgenden Risiko des Korrekturverlusts nur beim Erwachsenen empfehlenswert. Die dorsale Verlagerung des distalen Kalkaneusanteils ist eine nicht seltene Komplikation (Abb. 6.32 a, b). Bei Kindern führt sie nach unserer Erfahrung zu adaptivem Wachstum des Kalkaneokuboidgelenks, beim Erwachsenen kann sie jedoch eine vorzeitige Arthrose des Kalkaneokuboidgelenks zur Folge haben. Diese ist dann in zweiter Sitzung durch Arthrodese zu behandeln. Die Gefahr einer Wanderung des Keils mit nachfolgendem Korrekturverlust ist bei Transfixation mit Drähten kaum gegeben. Pseudarthrosen sind, insbesondere bei Verwendung von allogenem Material zwar denkbar, wurden unseres Wissens jedoch bisher nicht beschrieben. Bei spastischen Knickplattfüßen ist das Risiko einer schleichenden Entwicklung in den Klumpfuß durch allmähliche Überfunktion des M. tibialis posterior zu bedenken. Hier werden die rechtzeitige Verlängerung der Sehne oder ein hälftiger Transfer empfohlen. In späteren Fällen muss der Kalkaneus wieder verkürzt werden. Ein zu weit dorsal eingebrachter Span kann zur Vorfußspitzfuß bzw. Cavusdeformität führen. Diese sollte, wenn symptomatisch, ebenfalls revidiert werden.

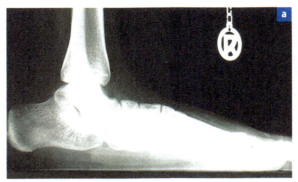
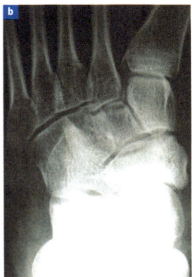
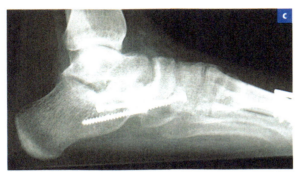
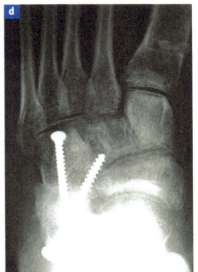

Kalkaneokuboid-Distraktionsarthrodese

Indikation
- Diese Operation ist beim flexiblen Knickplattfuß des Jugendlichen und Erwachsenen indiziert. Wegen der Gefahr der Arthrose des Kalkaneokuboidgelenks und der Inkongruenz im Subtalargelenk ziehen wir diese Technik der Operation nach Evans nach Wachstumsabschluss vor. Die Ursache des Knickplattfußes ist dabei weniger bedeutsam als seine passive Korrigierbarkeit.

Wirkungsprinzip (Abb. 6.33 a–d)
- Das Wirkungsprinzip entspricht dem der Operation nach Evans. Die Wirksamkeit auf das Talonavikulargelenk ist jedoch größer, auf das hintere untere Sprunggelenk dagegen geringer als bei der Operation nach Evans (McCormack 1998).

Abb. 6.33 a–d

Vorbereitung
- Siehe Operation nach Evans.

Technische Durchführung
- Auch der Zugang entspricht dem bei der Operation nach Evans. Er wird nur etwas weiter nach distal bis zur Basis des Os metatarsale I verlängert. Der Ursprung des M. extensor digitorum brevis wird mit einer kleinen Knochenschuppe vom Processus anterior des Kalkaneus abgemeißelt, mit einem Faden armiert und nach distal zurückgeklappt. Das Kalkaneokuboidgelenk kann nun nach Einkerbung der lateralen Bandverbindungen vollständig eingesehen werden. Nach Einsetzen von 2 Retraktions-(Hohmann)-Hebeln nach dorsal und plantar wird das Gelenk mit einem Meißel oder einer Säge entknorpelt. Die Osteotomieflächen werden mit dem kleinen Meißel großzügig angefrischt. Auch bei dieser Operations-

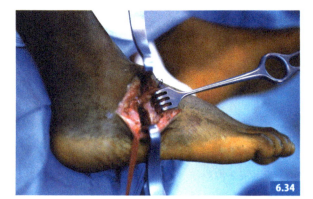
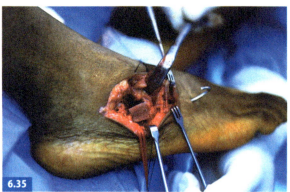

6.34   6.35

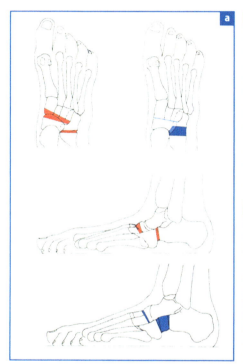
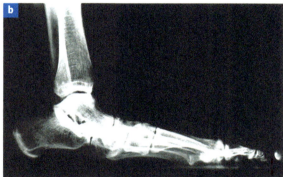
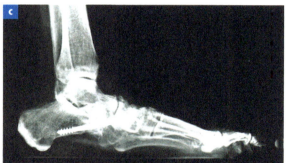

Abb. 6.36 a–c technik hat sich das Aufspreizen mit zwei 2,5 mm starken Kirschner-Drähten, die in Kalkaneus und Os cuboideum (durch laterale und mediale Kortikalis) eingebohrt wurden bewährt. Alternativ kann auch ein Selbstspreizer, der über 2 kleine Schrauben oder Drähte aufgespannt wird, verwendet werden. Der zuvor entnommene Beckenkammspan wird trapezförmig (Breite 1,5–2 cm) zugesägt (beim Erwachsenen können 2 gleich starke Keile notwendig werden) und in die Mitte der Oseotomie eingepasst (Abb. 6.34, 6.35). Man kann in Os cuboideum und Kalkaneus jeweils eine kleine Rinne zur Aufnahme des Keils vorbereiten. Dieser wird mit einem Stößel so weit vorgetrieben, bis die gewünschte Korrektur (in 3 Ebenen) erreicht ist. Der Keil (bzw. die Keile) wird (werden) entweder mit 2 gekreuzten Kirschner-Drähten fixiert (Abb. 6.35) oder besser zunächst mit einem Kirschner-Draht und anschließend mit 1–2 Spongiosazugschrauben oder einer H-Platte stabil am Ort verankert. Eventuelle Zusatzeingriffe sind anschließend vorzunehmen (z. B. Wadenmuskelverlängerung, Naviculocuneiforme-Arthrodese (Abb. 6.36 a–c).

Nachbehandlung
Siehe Operation nach Evans.

Komplikationen
Siehe Operation nach Evans, zusätzlich kann es beim Erwachsenen zur Pseudarthrose kommen. Die Pseudarthroserate wird von Mann u. Beaman (1999) mit 25–30 % angegeben. Sie ist, wenn symptomatisch, anzufrischen und erneut mittels einer Kompressionsarthrodese zu behandeln. Eine weitere Komplikation besteht im plantaren Abweichen des Vorfußes, das beim Einpassen des Keils möglichst vermieden werden sollte. Bei stärkerer Ausprägung kann ein Vorfußspitzfuß resultieren, der revisionspflichtig ist. Schließlich kann auch bei diesem Eingriff eine Überkorrektur in den Klumpfuß vorkommen. Hier ist analog zur Evans-Operation zu verfahren. McCormack et al. (1998) haben die unterschiedliche Wirkung der Operation nach Evans und der Kalkaneokuboid-Distraktionsarthrodese auf den Fuß experimentell untersucht. An Leichenfüßen wurde ein Knickplattfuß durch Destabilisierung erzeugt und die Korrekturwirksamkeit der beiden Methoden auf die Deformität überprüft. Die Evans-Operation hatte weniger Korrektureffekt auf das Talonavikulargelenk als die Kalkaneokuboid-Arthrodese. Sie hatte aber mehr Korrektureffekt auf die vordere und hintere Facette des unteren Sprunggelenks. Die Sehne des M. tibialis posterior hat demgegenüber nur marginale Wirkung auf die Stabilisierung der Rückfußgelenke.

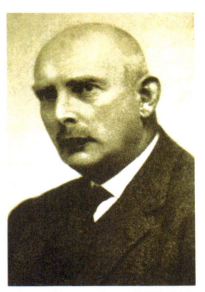

Abb. 6.37. Hans von Baeyer (1875–1941)

Operation nach von Baeyer/Grice (isolierte subtalare Arthrodese)

Siehe hierzu auch Abb. 6.37 und 6.38.

Indikation
- Instabilität des Rückfußes mit Eversion und Lateralverlagerung des Kalkaneus unter den Talus. Die Ursache der Instabilität ist dabei sekundär. Allerdings gilt auch hier, wie bei der Operation nach Evans, dass die Deformität passiv vollständig reponierbar sein muss. Zusätzliche Operationen wie eine Verlängerung der Pronatoren bzw. der Wadenmuskulatur sind häufig erforderlich. Das Alter für diesen Eingriff reicht vom 6. Lebensjahr bis in die Pubertät. In Einzelfällen ist diese Methode aber auch für Erwachsene geeignet. Beim Erwachsenen wird man meist durch eine konturerhaltende oder additive subtalare Arhrodese korrigieren.

Der große Vorteil dieser Methode liegt in der Erhaltung der Fußlänge, da kein wachsender Knochen entfernt werden muss.

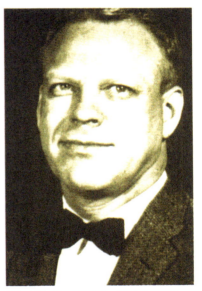

Abb. 6.38. David S. Grice (1914–1960)

Wirkungsprinzip (Abb. 6.39)
- Nach Reposition des unteren Sprunggelenk wird der Kalkaneus unter den Talus fixiert und die subtalare Eversion (und Inversion) blockiert. Der Zug der Achillessehne wird zentriert und der Kalkaneus wieder in die Lotlinie eingestellt.

Vorbereitung
- Rücken- bzw. Halbseitenlagerung, ggf. Oberschenkelblutsperre.

Technische Durchführung

1. Schritt. Entnahme eines autologen Beckenkammspans (2–4 × 3 cm, je nach Alter des Patienten und ein- bzw. beidseitig geplanter Korrektur). In der Literatur wird ebenfalls Fibula, lokaler Knochen aus dem Sinus tarsi oder homo-

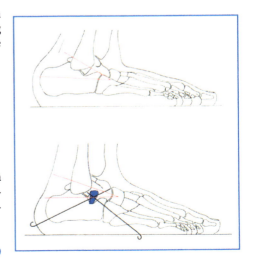

Abb. 6.39

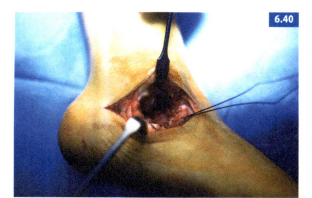
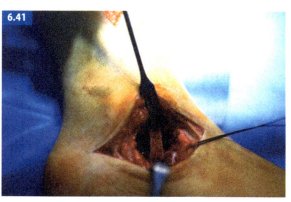

loger Bankknochen empfohlen. Die Konsolidierung und Stabilität des autologen Beckenkammknochens ist jedoch unübertroffen.

2. Schritt. Nach (dosierter) proximaler Verlängerung der Pronatoren und der Wadenmuskulatur wird über dem Sinus tarsi ein längsgestellter, s-förmiger Hautschnitt, der bis unter den Außenknöchel reicht, angelegt. Nach Armierung der Hautränder mit Haltefäden wird der Fettpfropf im Sinus tarsi direkt am Rand des M. extensor digitorum brevis auf der Oberseite des Kalkaneus scharf abpräpariert und mit der Haut nach oben gezogen. Ein im Wundgebiet befindlicher N. suralis wird dargestellt und angeschlungen. Der Ursprung des M. extensor digitorum brevis wird mit einer Knochenschuppe vom Processus anterior calcanei abgelöst und nach distal umgeklappt.

3. Schritt. Der Sinus tarsi kann nun am einfachsten mit einem gebogenen Hohlmeißel, der manuell im Sinus gedreht wird, von Weichteilstrukturen befreit werden. Mit einem Lüer werden Ligament- und Periostteile komplett entfernt. Nun wird mit einem schmalen Flachmeißel das Bett des Knochenspans an der Unterfläche des Talus und auf der Oberseite des Kalkaneus direkt am Vorderrand der hinteren Facette vorbereitet (Abb. 6.40). Es wird dabei eine kastenförmige Rinne von 5 mm Breite, die bis in die Spongiosa reicht, geschaffen. Mit Meißeln verschiedener Breite, die in den Sinus tarsi unter Reposition des Rückfußes gesteckt werden, wird nun die Höhe des Knochenkeils bestimmt. Dieser wird aus dem Beckenspan trapezförmig zurechtgesägt.

4. Schritt. Das Einbringen des Spans mit der Basis nach lateral in den Sinus tarsi sollte exakt in der Längsrichtung der Tibia senkrecht zur Fußlängsachse vorgenommen werden (Abb. 6.41). Die Verwendung von 2 aufgestellten Flachmeißeln als Führungsschiene erleichtert diesen Schritt erheblich. Der Keil wird mit einem kleinen Stößel vorgetrieben, bis er sich im Sinus tarsi verspannt. Nach Überprüfung der Korrektur des Rückfußes (Ferse in Längsrichtung der Tibia, keine Inversion) wird er anschließend mit 2–3 gekreuzten Kirschner-Drähten, die von lateral durch den Sinus tarsi verlaufen stabil fixiert (Abb. 6.42). Eine Transfixation des oberen Sprunggelenks ist unnötig. Übriggebliebene kortikospongiöse Späne werden noch in verbleibende Knochenlücken eingestopft, der Ursprung des M. extensor digitorum brevis wird zurückgeklappt und am Kalkaneus refixiert. Nach Einlegen einer kleinen Drainage wird die Wunde schichtweise verschlossen. Bei der *subtalaren Arthrodese* wird durch denselben Zugang das untere Sprunggelenk nach Resektion der Bandstrukturen im Sinus tarsi mit einem Knochenspreizer aufgeklappt. Zuerst wird die hintere untere und anschließend die vordere

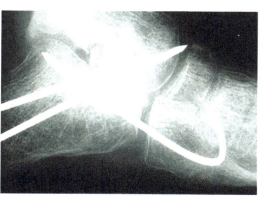

Abb. 6.42

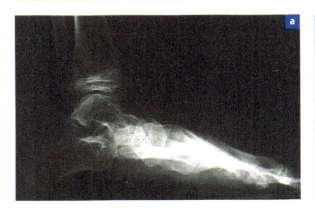
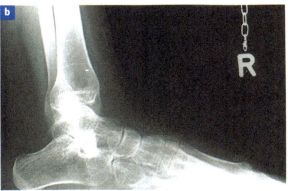

untere Sprunggelenkabteilung in konvex-konkaver Technik mit dem Meißel entknorpelt und angefrischt. Gegebenenfalls kann anschließend eine Nut im Sinus tarsi zur Einfalzung des Knochenspans angebracht werden. Die Transfixierung erfolgt in reponierter Rückfußstellung entweder mit 2 gekreuzten Kirschner-Drähten oder mit 1–2 Schrauben (ggf. kanüliert), die vom Kalkaneus von lateral distal in den Talus eingebracht werden.

Siehe hierzu auch Abb. 6.43 a, b.

Abb. 6.43. a Prä- und **b** postoperatives Röntgenbild nach Operation nach von Baeyer/Grice

Nachbehandlung
- Siehe Operation nach Evans.

Komplikationen
- Pseudarthrose (selten, Reoperation nur, wenn Korrekturverlust oder Schmerzen). Überkorrektur (erfordert stets die Reoperation mit erneuter Arthrodese, ggf. auch eine Dwyer-Osteotomie des Kalkaneus, beim Jugendlichen und Erwachsenen die korrigierende Tripelarthrodese),
- Horizontalisierung des Talus mit Einschränkung der Dorsalflexion im oberen Sprunggelenk (Abb. 6.44 a, b):
  – Schuhtechnische Maßnahmen, ggf. Reoperation (Lambrinudi-Arthrodese).

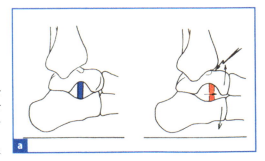

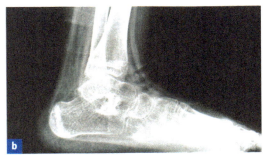

Abb. 6.44 a, b

Naviculocuneiforme-Arthrodese (Operation nach Michael Hoke)

Die Naviculocuneiforme-Keilresektion wurde im deutschen Schrifttum erstmals von Hohmann 1931 (zit. nach Lange 1962) angegeben.

Indikation
- Primär sagittale Komponente einer Knickplattfußdeformität mit Absinken des Naviculocuneiforme-Gelenks (naviculocuneiform sag). Beim Knickplattfuß stellt die Instabilität des Naviculocuneiforme-Gelenks eine oft zu wenig beachtete Teilkomponente dar, die sich effektiv mit dieser Methode behandeln lässt. Der Eingriff wird häufig als Ergänzung zu weiteren Operationen vorgenommen (z. B. Operation nach Evans, Gleich oder Giannestras).

Wirkungsprinzip (Abb. 6.45)
- Stabilisierung des medialen Fußrands und Aufrichtung des eingesunkenen Längsgewölbes durch Entnahme eines medioplantarbasigen Keils aus dem Naviculocuneiforme-Gelenk. Alternativ kann auch nach Resektion der Gelenkflächen ein autologer Knochenkeil dorsolateral eingebracht werden (Miller pers. Mitteilung).

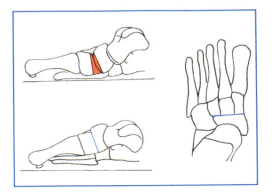

Abb. 6.45

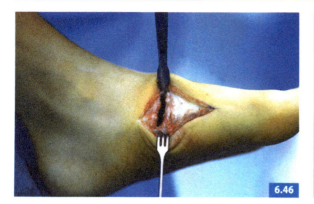
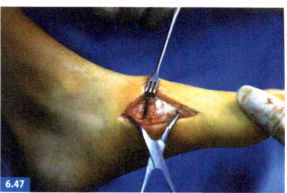

Vorbereitung
- Rückenlagerung, ggf. Oberschenkelblutsperre

Technische Durchführung

1. Schritt. Am Fußinnenrand wird ein dorsal leicht konvexer Hautschnitt vom Taluskopf bis zur Basis des Os metatarsale I angelegt. Der M. abductor hallucis wird scharf vom Fußinnenrand abgelöst und nach plantar mit einem Retraktor weggehalten. Am Fußinnenrand wird der Ansatz des M. tibialis anterior dargestellt und die Sehne nach distal verzogen. Das (instabile) Naviculocuneiforme-Gelenk lässt sich nun mühelos eröffnen und vollständig bis nach lateral (einschließlich des Os cuneiforme laterale) mit einem scharfen Flachmeißel oder einer schmalen Säge entknorpeln. Dabei sollte auf eine medioplantare Basis des Keils geachtet werden. Wegen des größeren Knorpelanteils bei Kindern muss der Knorpel bis zum jeweiligen Knochenkern entfernt werden (Abb. 6.46).

2. Schritt. Die Spongiosaflächen werden angefrischt, die Osteotomie unter Vorfußpronation mit einer scharfen Backhaus-Klemme (Abb. 6.47) geschlossen und die Korrektur überprüft. Gegebenenfalls muss bei zu ausgiebiger Korrektur noch autologer Knochen eingebracht werden oder der Fußaußenrand (Kalkaneus) verkürzt werden. Zur provisorischen Stabilisierung wird zuerst ein Kirschner-Draht der Stärke 2,0 mm von distal nach proximal im ersten Intermetatarsalraum bis in den Taluskopf eingebohrt. Bei geschlossener Osteotomie werden nun von dorsal und plantar 2 Knochenklammern (staples) eingeschlagen, mit denen die Osteotomie sicher gehalten wird (intraoperative Röntgenkontrolle) (Abb. 6.48 a, b). Hoke (1921) gab die Überbrückung der Arthrodese mit einem quergestellten Knochenspan an. Dies erscheint uns jedoch entbehrlich. Beim Erwachsenen können auch 2 gekreuzt eingebrachte Schrauben verwendet werden. Kräftige Kapselnähte, bei denen auch ein Teil der Sehne des M. tibialis anterior mitgefasst werden sollte, schließen sich an. In besonderen Fällen kann auch der Ansatz der Sehne des M. tibialis posterior mit einem Periostkapsellappen nach distal über die Osteotomie verlagert werden (Giannestras 1976). Schichtweiser Wundverschluss und das Einlegen einer Silikondrainage beenden den Eingriff.

Als Besonderheit kann bei Kindern ab etwa dem 6. Lebensjahr auch nur der knorpelige Anteil des Gelenks ebenfalls mit medioplantarere Basis mit einem Skalpell abgetragen werden und das Gelenk mit PDS-Fäden und einem Kirschner-Draht (Stärke 2,0) gesichert werden. Es bildet sich dann eine straffe Synchondrose.

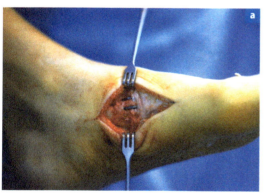
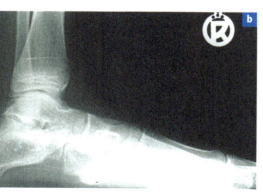

Abb. 6.48 a, b

Nachbehandlung
- Siehe Operation nach Evans.

Komplikationen
- Die Pseudarthrose kommt bei Kindern wegen des größeren Knorpelanteils vor (Abb. 6.49). Ein Korrekturverlust ist selten, die Überkorrektur in den Hohlfuß theoretisch möglich. Seymour (1967) gab bei isolierter Operation in der Hälfte der Fälle unbefriedigende Langzeitergebnisse an. Die Ursache dürfte im unzureichenden Korrekturpotential dieser Methode liegen. Wir sehen ihre Berechtigung nur als Ergänzung zu anderen Operationstechniken.

Operation nach Gleich/Koutsogiannis

Indikation
- Flexibler Knick(plattfuß) mit überwiegend frontaler Komponente (Rückfußvalgus). Diese Operation eignet sich vorzüglich als Kombinationseingriff mit weiteren Korrekturverfahren (z. B. Operation nach Grice, Evans oder Hoke).

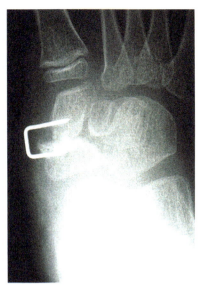

Abb. 6.49

Wirkungsprinzip (Abb. 6.50)
- Mediale und distale Verlagerung des Tuber calcanei mit dem Ansatz der Achillessehne. Hierdurch wird der Zug des M. triceps surae wieder normalisiert, sodass der Wadenmuskel das untere Sprunggelenk supinieren (verriegeln) kann. Gleichzeitig wird der Kalkaneus wieder in die Lotlinie gebracht.

Durch die 1893 von Alfred Gleich vorgeschlagene zusätzliche Plantarisierung des Tuber calcanei wird auch das Längsgewölbe wiederhergestellt. Eine Instabilität bzw. Deformität des Vorfußes (instabiler erster Strahl) wird durch dieses Verfahren nicht beeinflusst.

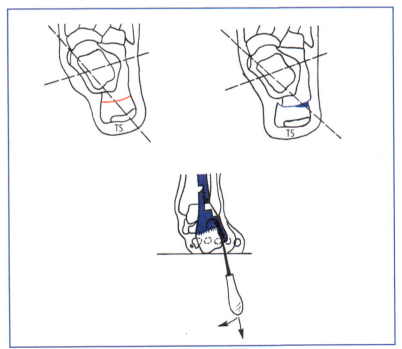

Abb. 6.50

Michelson et al. (1998) untersuchten die Wirkungsweise der Kalkaneusverschiebeosteotomie am Leichenmodell. Die Autoren fanden deutliche Veränderungen in der Beweglichkeit des oberen Sprunggelenks, in dem es zu einer Vermehrung der Innenrotation und der Varusbelastung in Dorsalflexionsstellung kam.

Thordarson et al. (1998) untersuchten die Wirkung der Kalkaneusverschiebeosteotomie auf das Längsgewölbe. Interessanterweise konnten die Untersucher eine gute Korrekturwirkung der Kalkaneusverschiebeosteotomie auf ein Plattfußmodell auch nach Durchtrennung der Plantaraponeurose feststellen, was zumindest experimentell gegen die Spannung der Plantaraponeurose als Wirkungsmechanismus der Verschiebeosteotomie spricht. Die Korrekturwirkung war besonders in der Frontalebene ausgeprägt.

Vorbereitung
- Rücken- bzw. Halbseitenlagerung, ggf. Oberschenkelblutsperre.

Technische Durchführung

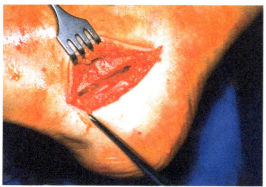

Abb. 6.51

1. Schritt. Schräginzision hinter dem Außenknöchel senkrecht zur Längsachse des Kalkaneus. Bei gleichzeitiger Operation nach Evans wird die Inzision nach dorsal und proximal um den Außenknöchel verlängert. Zuerst wird ggf. der N. suralis dargestellt, mobilisiert und mit einem vessel loop angeschlungen. Anschließend wird das Kalkaneusperiost mit einem Knochenmesser direkt hinter den Peronäalsehnen senkrecht zur Längsachse des Kalkaneus von lateral, plantar (**Cave:** hart am Knochen bleiben!) und dorsal inzidiert. Ein Raspatorium erleichtert das Abschieben des Periosts und die Darstellung der Kalkaneuskortikalis. Nach dem Einsetzen von 2 kleinen Retraktoren um den Kalkaneus herum (plantar und dorsal) werden 2 scharfe Haken eingesetzt, um den Knochen übersichtlich darzustellen.

2. Schritt (Abb. 6.51). Mit einer Säge wird der Kalkaneus nun von lateral direkt hinter den Peronäalsehnen vollständig durchtrennt. Durch die schonende „Vor-Zurück-Vor-Zurück-Technik" lässt sich auch die mediale Kortikalis schonend und ohne Risiko für die hier liegenden Gefäß-Nerven-Strukturen durchtrennen. Ein breiter Flachmeißel lockert die Osteotomie. Man kann das distale Kalkaneusfragment nun mit einem scharfen Einzinkerhaken unter Plantarflexion des Fußes im oberen Sprunggelenk nach medial und plantar verschieben. Alternativ hat sich bei uns die Verwendung einer spitzen Repositionszange, mit der das Kalkaneusfragment perkutan gefasst werden kann, zur Verschiebung bewährt. Die Verschiebung sollte wenigstens 1 cm nach medial und ½ cm nach distal betragen. Oftmals ist anschließend die Achillessehne (dosiert) zu verlängern, um eine ausreichende Korrektur zu ermöglichen.

Heinz Wagner (1986) hat empfohlen, den Grad der Verschiebung durch anschließende Dorsalflexion im oberen Sprunggelenk zu bestimmen. Erst wenn der Fuß in Inversion kommt, ist die Verschiebung ausreichend. Rose (1991) empfiehlt zusätzlich eine mediale Verkippung des Tuber calcanei, um noch mehr Varuseffekt zu erhalten. Wir halten dies meist für entbehrlich.

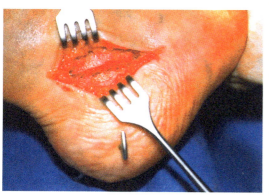

Abb. 6.52

3. Schritt. Die Transfixierung des Kalkaneusfragments gelingt denkbar einfach mit 2 Kirschner-Drähten (2,2–2,5 mm), die von dorsal, medial und lateral (nicht direkt durch das Fersenpolster) bis in den proximalen Kalkaneus vorgetrieben werden (Abb. 6.52). Die Drähte werden über der Haut umgebogen und gekürzt. Die Verwendung von Spongiosaschrauben ist unserer Meinung nach wegen der stärkeren Schädigung des Fersenpolsters ebenfalls entbehrlich.

Nachbehandlung
- Siehe Operation nach Evans. Die Konsolidierung von Kalkaneusosteotomien ist generell eher unproblematisch. Die Drähte werden normalerweise nach 4 Wochen (Röntgenkontrolle) entfernt (Abb. 6.53) und für weitere 4 Wochen wird ein Unterschenkelgehgipsverband angelegt.

Komplikationen
- Mögliche Komplikationen sind die Unterkorrektur und eine versehentliche dorsale Verschiebung des distalen Kalkaneusfragments. Beides muss bei entsprechenden funktionellen Einschränkungen durch eine erneute Osteotomie korrigiert werden.

Plantarflektierende Osteotomie des Os metatarsale I

Indikation
- Verbleibende Vorfußsupinationsstellung nach Korrektur der Rückfußdeformität. Auch dieser Eingriff wird nur selten isoliert, sondern meist in Kombination mit weiteren Operationen durchgeführt. Das Cuneiforme-metatarsale-I-Gelenk bzw. das Naviculocuneiforme-Gelenk sollten ausreichend stabil und die Funktion des M. peronaeus longus normal sein, andernfalls ist eine Arthrodese der betroffenen Gelenke die bessere Alternative.

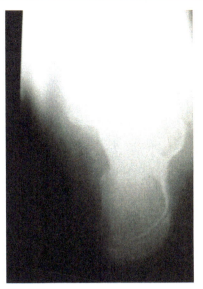

Abb. 6.53

Wirkungsprinzip
- Wiederherstellung der Vorfußpronation durch basisnahe Keileinfügung ins Os metatarsale I.

Vorbereitung
- Rücken- bzw. Halbseitenlagerung, ggf. Oberschenkelblutsperre.

Technische Durchführung

1. Schritt. Die Korrektur kann bei additiver Technik (aufklappend) mit autologem Beckenkammspan oder unter Verwendung von homologem oder allogenem Knochen durchgeführt werden. Wir bevorzugen den autologen Span aus dem gleichseitigen Os ilium. Der Span ist vor der Fußkorrektur zu entnehmen, die Blutsperre wird erst zur Fußoperation angelegt.

2. Schritt. Dorsalkonvexer Hautschnitt von der Mitte des Os metatarsale I bis zum Os cuneiforme mediale. Nach Längsinzision des Periosts wird (bei Kindern) die Epiphysenfuge der Basis des Os metatarsale I dargestellt. Die Endäste des N. saphenus werden geschont. Beim Erwachsenen wird der Ansatz der Sehne des M. tibialis anterior und der Gelenkspalt des Cuneiforme-metatarsale-I-Gelenks identifiziert.

3. Schritt. Die Osteotomie sollte mindestens 0,5 cm distal der Epiphysenfuge bzw. des Cuneiforme-metatarsale-I-Gelenkspalts liegen. Nach subperiostalem Umfahren der Basis des Os metatarsale I wird dieses von mediodorsal mit einer schmalen Säge bis zu drei Viertel ihres Durchmessers durchtrennt. Die plantare Kortikalis sollte dabei erhalten bleiben. Die Osteotomie lässt sich dann manuell oder mit Hilfe von 2 proximal und distal eingebrachten Bohrdrähten (durch beide Kortikales) problemlos aufspreizen und die Dicke des dorsal einzusetzenden kortikospongiösen Keils bestimmen (im Allgemeinen 3–5 mm).

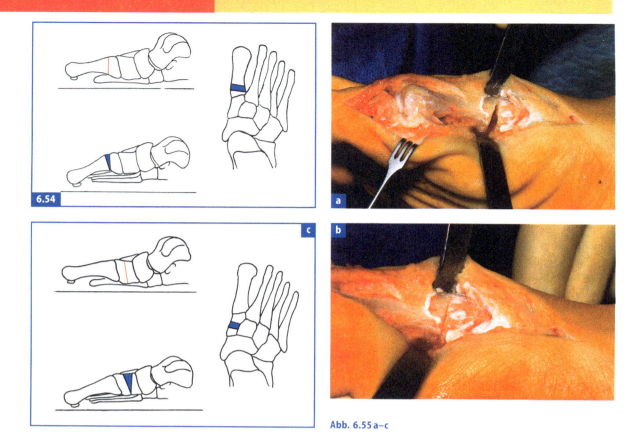

Abb. 6.55 a–c

4. Schritt. Der Keil wird aus autologem oder homologem Material zugesägt und bündig in den Spalt eingebracht (Abb. 6.54). Zur Fixierung genügen bei intakter plantarer Kortikalis (Federeffekt) 2 gekreuzte Kirschner-Drähte (2–2,2 mm). Beim Erwachsenen kann auch ein dorsales Kleinfragmentplättchen verwendet werden.

Bei zuklappender Technik wird ein plantarbasiger Keil entnommen (Abb. 6.55 a, b). Auch eine aufklappende Osteotomie des Os cuneiforme mediale ist möglich (Abb. 6.55 c).

Nachbehandlung
- Siehe Operation nach Evans.

Komplikationen
- Die Verletzung der basisnahen Wachstumsfuge des Os metatarsale I stellt eine schwerwiegende Komplikation dar, da sie mit einer Verkürzung des medialen Fußrands einhergeht. Sie muss, wenn ausgeprägt, nach Wachstumsabschluss durch eine Verlängerungsosteotomie korrigiert werden. Unterkorrektur bzw. Korrekturverlust sind bei korrekter Technik vermeidbar. Gegebenenfalls muss der Eingriff später wiederholt oder das Cuneiforme-metatarsale-I-Gelenk additiv stabilisiert werden.

Eine weitere Möglichkeit stellt die Überkorrektur in den Hohlfuß dar, die ebenfalls revidiert werden sollte.

Plantarflektierende Arthrodese des Cuneiforme-metatarsale-I-Gelenks (Lapidus-Arthrodese)

Indikation
- Stabilisierung des instabilen, in Supination abweichenden Fußinnenrands z. B. bei degenerativer Instabilität des Gelenks und nicht oder nur unzureichend funktionsfähiger M.-peronaeus-longus-Muskulatur (z. B. bei neurogenen Atrophien oder nach Transfer des Muskels). Der Eingriff ist wegen der basisnahen Epiphyse des Os metatarsale I nur beim Adoleszenten oder Erwachsenen sinnvoll.

Die Indikation zu dieser Operation stellt eine Ausnahme dar, da die basisnahe Os-metatarsale-I-Extensionsosteotomie technisch einfacher.

Wirkungsprinzip
- Wiederherstellung einer stabilen Vorfußpronation. Mehr als ein Drittel des Körpergewichts werden normalerweise durch den ersten Strahl getragen.

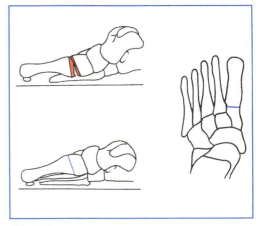

Abb. 6.56

▶ In my opinion arthrodesis of the first tarsometatarsal joint is the cornerstone of reconstructive foot surgery (Hansen 2000).

Vorbereitung
- Rücken- bzw. Halbseitenlagerung, Oberschenkelblutsperre.

Technische Durchführung
- Diese ist abhängig vom Grad der Angulation bzw. Verkürzung des Os metatarsale I. Die Technik kann in situ, additiv oder (selten) subtraktiv durchgeführt werden. Die Verwendung autologer kortikospongiöser Keile ist vorzuziehen.

1. Schritt. Die Inzision kann entweder am Fußinnenrand dorsalkonvex von der Mitte des Os metatarsale I bis zum Os naviculare oder am Fußrücken über dem Cuneiforme-metatarsale-I-Gelenk gewählt werden. Der Ansatz der Sehne des M. tibialis anterior wird beiseite gehalten oder z-förmig durchtrennt und die Gelenkkapsel, so weit erreichbar, eröffnet. Durch den medialen Zugang wird das weit nach plantar reichende Gelenk besser dargestellt (Abb. 6.56 a).

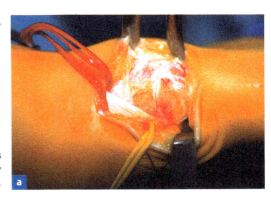

2. Schritt. Mit Flachmeißel oder einer schmalen Säge werden die Gelenkflächen unter dem Schutz von Hohmann-Hebeln komplett (Cave: das Gelenk reicht weit nach plantar!) reseziert (Abb. 6.56 b). Die Osteotomieflächen werden mit schmalen Meißeln großzügig angefrischt und die Stellung der Arthrodese zu den übrigen Metatarsalia überprüft. Gegebenenfalls müssen nun zugesägte kortikospongiöse Keile (dorsale Basis) eingebracht werden.

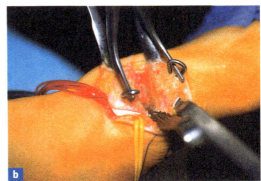

3. Schritt. Die Fixierung geschieht zunächst mit 1–2 Kirschner-Drähten unter Beachtung einer ausreichenden Pronation des ersten Strahls. Anschließend werden mindestens 2 kanülierte Zugschrauben (3,5 mm, Spongiosa) gekreuzt eingebracht (Abb. 6.56 c). Hansen (2000) empfiehlt die zusätzliche Sicherung der Ossa metatarsalia I und II durch eine quer eingebrachte Kortikalisschraube. Alternativ können auch 2 Knochenklammern (staples) verwendet werden. Bei additiver Technik (kurzes Os metatarsale I) kann eine kortikospongiöse Scheibe von ca. 0,5 cm Dicke in die Osteotomie eingebracht werden. Die Fixierung erfolgt über provisorische Kirschner-Drähte

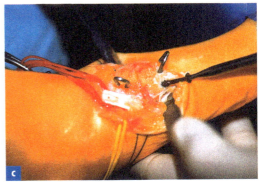

Abb. 6.57 a–c

und nach Überprüfung der Stellung mit gekreuzten Schrauben. In jedem Falle muss der erste Strahl intraoperativ absolut stabil fixiert sein. Anschließend wird die Sehne des M. tibialis anterior ggf. refixiert und die Wunde schichtweise geschlossen. Silikon- oder Minivac-Drainage ist ausreichend.

Nachbehandlung
- Siehe Operation nach Evans. 4 Wochen Unterschenkelliegegipsverband, dann Röntgenkontrolle, Unterschenkelgehgipsverband für weitere 4 Wochen, dann erneute Röntgenkontrolle, Mobilisation, Einlagen- und schuhtechnische Versorgung mit Abrollung, ggf. mit Versteifung des ersten Strahls.

Komplikationen
- Korrekturverlust und Pseudarthrose (mit Schraubenbruch) sind die Hauptkomplikationen. Sie erfordern bei entsprechender Symptomatik die Revision und erneute autologe Spongiosaplastik sowie Schraubentransfixation. Bei unachtsamer Technik kann es auch zu einer Verletzung der im ersten Intermetatarsalraum befindlichen Gefäß-Nerven-Strukturen kommen. Hier muss ggf. ebenfalls revidiert werden. Bei nichtbeachteter Unterkorrektur kommt es zur allmählichen Transfermetatarsalgie durch Überlastung der lateralen Ossa metatarsalia.

Navikulektomie

Indikation
- Die Entfernung des Os naviculare ist mit einer Arthrodese des Talus an die Cuneiforme-Reihe zu kombinieren. Diese Operation kann beim Talus verticalis des Kindes (ab etwa dem 6. Lebensjahr) notwendig werden. Das Os naviculare ist in diesen Fällen deformiert, fest mit dem Talushals verwachsen und weist keine Gelenkfläche mehr auf. Andere Indikationen sind schwere kontrakte Schaukelfüße verschiedener Ursachen mit entsprechender Überlänge und Konvexität des medialen Fußrands. Der Eingriff ist in diesen Fällen im Rahmen einer (additiven) Chopart- oder Tripelarthrodese vorzunehmen.

Wirkungsprinzip (Abb. 6.58)
- Durch Entfernung des Os naviculare kommt es zu einer Entspannung des Fußinnenrands, sodass ein Wiederaufbau des medialen Fußrands möglich wird. Neben der Angleichung der Länge des medialen und lateralen Fußrands wird auch eine Rekonstruktion des Fußlängsgewölbes möglich.

Vorbereitung
Rücken- bzw. Halbseitenlagerung, ggf. Oberschenkelblutsperre.

Technische Durchführung
Siehe hierzu auch Abb. 6.27 a–c.

1. Schritt. Leicht nach dorsal konvexer Hautschnitt am Fußinnenrand von der Mitte des Os metatarsale I zum Innenknöchel ziehend. Nach Identifizierung der medialen Saphenusendäste wird scharf auf den nach plantar konvexen Taluskopf präpariert. Der Ansatz der Sehne des M. tibialis posterior ist meist erheblich ausgewalzt und die Sehne nach dorsal verlagert. Sie wird identifiziert, angeschlungen, vom Os naviculare scharf abgetrennt und nach proximal zurückgeschlagen. Die elongierte Kapsel des Talonavikulargelenks

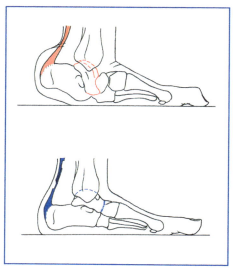

Abb. 6.58

wird längs (doppel-t-förmig) inzidiert und nach plantar und dorsal hin abgeklappt, sodass der Taluskopf, der deformiert und zugespitzt ist, in der Wunde erscheint (Abb. 6.27 a).

2. Schritt. Das Os naviculare wird nun mit einer Knochenfasszange gefasst und scharf von Talus gelöst. Man überblickt nun die 3 Ossa cuneiformia (Abb. 6.27 b). Durch eine distale Verlängerung der Sehne des M. tibialis anterior und meist zusätzliche Verlängerung der Fußheber über einen gesonderten lateralen Zugang gelingt es, die Cuneiforme-Reihe dem Taluskopf gegenüberzustellen (Abb. 6.27 c). Dabei kommt der Fuß in starke Spitzfußstellung, die erst nach einer Verlängerung der Achillessehne und (beim Talus verticalis) dorsaler Kapsulotomie des oberen und unteren Sprunggelenks zur plantigraden Stellung korrigiert wird.

3. Schritt. Beim kleinen Kind ist eine Anfrischung von Taluskopf und Cuneiforme-Knorpel ausreichend, um nach Doppelung der plantaren Kapsel stabile Verhältnisse zu schaffen. Zusätzlich sollten beide Knochen noch mit 1–2 Nähten transfixiert werden. Beim Kind (etwa ab dem 6. Lebensjahr) ist eine knöcherne Adaptation und Sicherung mit Kirschner-Drähten oder staples die sicherste Methode den Fußinnenrand wiederherzustellen. Die Sehne des M. tibialis posterior wird anschließend unter leichter Raffung über die Osteotomie genäht. Eine Rückversetzung der Sehne des M. tibialis anterior würden wir wegen der damit verbundenen Gefahr einer Hohlfußentwicklung nicht bevorzugen. Der Muskel sollte jedoch ausreichend verlängert werden. Die Kirschner-Draht-Fixation des ersten Strahls bis in den Taluskopf schließt sich an. Gegebenenfalls muss jetzt auch noch der Fußaußenrand korrigiert werden (Verlängerung, additive subtalare Arthrodese, s. unten).

Nachbehandlung
- Siehe Operation nach Evans.

Komplikationen
- Korrekturverlust (relativ häufig, wenn primär nicht ausreichend korrigiert und stabilisiert wurde), Überkorrektur in den Hohlfuß (selten), Sichelfuß (selten).

Astragalektomie

Indikation
- Seltener Eingriff bei schwerster Schaukelfußdeformität unterschiedlicher Ursachen, beim angeborenen Talus verticalis nur, wenn primäre Korrekturversuche misslangen. Die Operation ist auch bei ungünstigen Hautverhältnissen gut geeignet (Abb. 6.60).

Wirkungsprinzip (Abb. 6.59)
- Durch vollständige Entfernung des Sprungbeins (in Kombination mit einer Verlängerung der Achillessehne und dorsalen Kapsulotomie) wird eine horizontale Einstellung des Fersenbeins wieder möglich. Der Vorfuß muss dabei fest mit dem Rückfuß verbunden werden, um funktionell wirksam zu bleiben.

Vorbereitung
- Rücken- oder Halbseitenlagerung, ggf. Oberschenkelblutsperre.

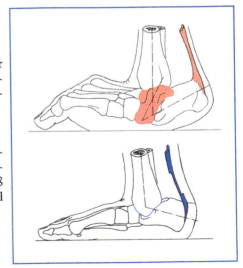

Abb. 6.59

Technische Durchführung

1. Schritt. Lateraler s-förmiger Hautschnitt, von der Basis des Os metatarsale II bis unter den Außenknöchel reichend und nach proximal zur Verlängerung der Achillessehne auslaufend. Ein zweiter Schnitt sollte bei Problemen am Fußinnenrand oberhalb des prominenten Taluskopfs angelegt werden. Scharfe Darstellung des oberen Sprunggelenkspalts von ventral und lateral. Anschließend wird von lateral her scharf auf den Talus und das untere Sprunggelenk präpariert. Die Fußhebersehnen sind dabei ebenso wie die Hautnerven anzuschlingen und zu schonen. Man präpariert den Talus soweit als möglich frei, entfernt gleichzeitig das Os naviculare und anschließend den Talus in toto. Nur selten muss der Taluskopf von medial zusätzlich dargestellt und gelöst werden. Die Achillessehne wird verlängert, die Fußheber und der M. tibialis anterior proximal intramuskulär durchtrennt und das Kalkaneokuboidgelenk mobilisiert.

2. Schritt. Anschließend werden die Kalkaneusoberfläche sowie die Knöchelgabel angefrischt, bis die Spongiosa sichtbar wird, und eine laterale Rinne im Kalkaneus zur Aufnahme des lateralen Malleolus geschaffen. Schließlich werden die Cuneiforme-Reihe und das Kalkaneokuboidgelenk ebenfalls bis zur Spongiosa angefrischt. Die distale Tibiavorderkante sollte ebenfalls von Weichteilen befreit werden. Beim wachsenden Fuß müssen diese Maßnahmen unter Schonung der distalen Tibiaepiphyse erfolgen, da sonst eine Wachstumsstörung droht.

3. Schritt. Mit Kirschner-Drähten (Stärke 2,0–2,5, je nach Alter des Patienten) wird zuerst der Kalkaneus in die Knöchelgabel fixiert. Dabei ist auf eine ausreichende Horizontalisierung des Kalkaneus zu achten, der am Tuber mit einem scharfen Einzinkerhaken distalisiert werden kann. Anschließend wird der mediale Fußstrahl mit den Ossa cuneiformia an die distale Tibia fixiert, wobei auf die korrekte Ausrichtung des Fußöffnungswinkels geachtet werden sollte (Tibiavorderkante im Verlauf des ersten Zehenzwischenraums). Schließlich ist noch das Kalkaneokuboidgelenk zu transfixieren. Die Lücken, insbesondere zwischen Kalkaneus und Tibia sowie zwischen der Cuneiforme-Reihe und der distalen Tibia werden mit Spongiosa aus dem resezierten Talus ausgefüllt. Nach Einlegen einer Redondrainage wird die Wunde schichtweise verschlossen.

Nachbehandlung

- Unterschenkelliegegipsverband für 6 Wochen, anschließend Röntgenkontrolle, Entfernung der Kirschner-Drähte und Unterschenkelgehgipsverband für weitere 6 Wochen, dann Versorgung mit orthopädischen Innenschuhen. Die längere Gipsruhigstellungsdauer ist im Interesse der sicheren Konsolidierung des Fußes notwendig.

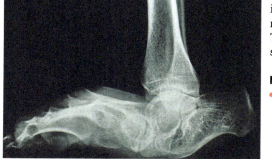

Abb. 6.60

Komplikationen

- Eine Pseudarthrose zwischen Vorfuß und Rückfuß ist funktionell ungünstig und erfordert im Allgemeinen die Revision mit Spongiosaplastik und Refixation. Die Beinverkürzung und der prominente Außenknöchel sind operationsbedingt und nicht zu vermeiden. Hier muss eine schuhtechnische Lösung gesucht werden.

Ein Rezidiv mit Fersenhochstand ist ebenfalls möglich und bei Druckstellen revisionspflichtig.

Arthrorise des unteren Sprunggelenks

Indikation
- Passiv korrigierbare Instabilität des unteren Sprunggelenks. Die Indikation wird relativ selten gestellt. Die Methode ist in Italien und Spanien relativ beliebt (Arthroereisis). In den USA wird sie besonders von Podiatern geübt. Wir haben keine persönliche Erfahrung damit.

De Doncker weist darauf hin, dass diese Technik kaum begleitende Vorfußdeformitäten korrigiert:

▶ L'arthrorise posterieure seule est egalement insuffisante car elle ne corrige pas l'avant pied (De Doncker 1977).

Black et al. gaben im Jahr 2000 keine Verbesserung der radiologischen Parameter durch die Verwendung der Silikon-Arthrorise an. Auch in der Pedobarographie und bei der klinischen Untersuchung zeigten sich nur diskrete Verbesserungen, weshalb die Autoren von dieser Technik abraten.

Wirkungsprinzip (Abb. 6.61 a, b)
- Durch Blockierung der subtalaren Eversion über einen in den Sinus tarsi eingebrachten Silikondübel (Viladot) bzw. durch eine am Vorderrand des hinteren unteren Sprunggelenks unter Inversionsstellung angebrachte Schraube mit Kappe (Pisani) wird, wie bei der Operation nach Grice, die Achillessehnenzugrichtung zentriert und der Kalkaneus in die Lotlinie eingestellt. Das Implantat sollte nur temporär für ca. 6–12 Monate verbleiben, bis eine ausreichende kapsuläre Stabilisierung erreicht ist. Zusätzliche weichteilige Operationen wie die Verlängerung der Achillessehne und der Pronatoren sowie eine Raffung des medialen Kapselbandapparats sind meistens erforderlich.

Vorbereitung
- Rücken- oder Halbseitenlagerung, ggf. Oberschenkelblutsperre.

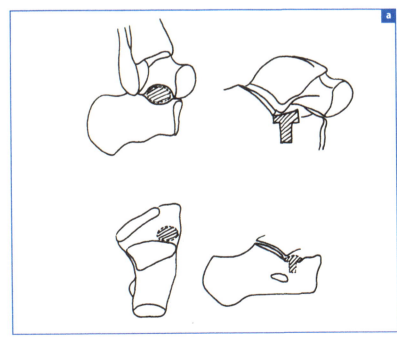
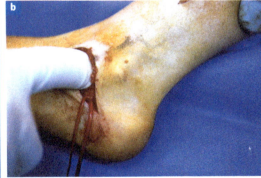

Abb. 6.61 a, b

Technische Durchführung

- Über einen kleinen lateralen Zugang in Höhe des Sinus tarsi wird dieser dargestellt und mit einem schmalen Hohlmeißel und Lüer von Weichteilen befreit. Der Durchmesser des Implantats wird mit Probierstiften verschiedener Durchmesser getestet (Abb. 6.61 b). Das definitive Implantat wird dann ausgewählt und im Sinus tarsi verankert. Dabei können 2 mit geraden Nadeln armierte Fäden über eine gesonderte Inzision medial in Höhe der Sehne des M. tibialis posterior ausgeleitet und hier über der medialen Kapsel verknotet werden. Das Implantat wird so gegen ein Auswandern gesichert. Eine kleine Drainage wird eingelegt und die Wunde schichtweise verschlossen. Bei der Arthrorise nach Pisani wird am Boden des Sinus tarsi direkt unter und vor dem Außenknöchel ein 4 mm starkes Loch gebohrt, in das die Endorthesenschraube eingedreht wird. Auf den Schraubenkopf wird anschließend eine Kappe aufgesteckt, die beim Versuch einer Valgusstellung am Vorderrand der hinteren Talusgelenkfläche anschlägt. So werden die Eversion und das Ventralgleiten des Talus blockiert. Auch diese Endorthese muss (nach 2–3 Jahren) wieder entfernt werden.

Eine weitere, im Prinzip gleiche Methode, besteht im Einsetzen einer pilzförmigen Polyäthylenendorthese direkt am Vorderrand der Kalkaneusfacette des hinteren unteren Sprunggelenks. Das Nach-vorne-Gleiten des Talus wird so effektiv blockiert. Die Endorthese wird mit PMMA-Zement im Kalkaneus fixiert, alternativ kann auch ein synthetischer Knochen zum Einsatz kommen (Abb. 6.62 a, b).

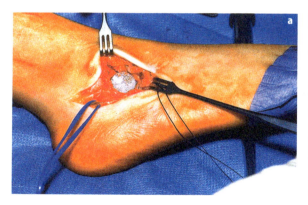 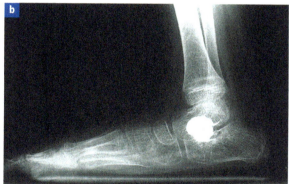

Abb. 6.62 a, b

Nachbehandlung

- Es wird eine Teilbelastung für 3 Wochen empfohlen. Sinnvoll dürften postoperativ auch schalige Einlagen und knöchelhohe Therapieschuhe bzw. bei stärkeren Deformitäten temporär maßgefertigte Unterschenkelorthesen sein.

Komplikationen

- Die Wanderung bzw. der Bruch der Endorthese erfordern die vorzeitige Entfernung. Fremdkörperreaktionen wurden beschrieben. Ein Korrekturverlust dürfte ebenfalls nicht selten sein und muss bei entsprechenden Symptomen reoperiert werden.

Vedantam et al. berichteten 1998 über 140 Arthrorisen mit der Polyäthylenendorthese bei neuromuskulären Knickplattfüßen und gaben in 96,4 % gute bis befriedigende Ergebnisse an. Allerdings waren die radiologischen Ergebnisse nur mäßig, was die Autoren zur Aussage veranlasste, dass klinische und radiologische Ergebnisse kaum korrelierten. Wir denken, dass es sich bei den meisten Ergebnissen um Unterkorrekturen handelte.

6.2 Operative Therapiemethoden

Sanchez et al. (1999) berichteten über 50 % Misserfolge mit einer Arthrorise des unteren Sprunggelenks mittels Blount-Knochenklammern und raten deshalb von dieser Methode bei neuromuskulären Knickplattfüßen ab.

Siff u. Granberry (2000) gaben eine Talusnekrose nach subtalarer Arthrorise an.

Zur Operationstechnik der Arthrorise des Sinus Tarsi (nach Giannini)

Indikation
- Flexibler Knickplattfuß des Kindes- und Jugendalters nichtneurogener Ursache, in Einzelfällen auch nach Resektion einer symptomatischen Coalitio talocalcanea. Die Indikation beim idiopathischen Knickplattfuß ist selten zu stellen.

Wirkungsprinzip
Siehe hierzu auch Abb. 2.152 und 6.61 a.
- Nach Reposition des Talus auf den Kalkaneus wird ein Dübel in den Sinus tarsi eingebracht, der ein erneutes Vorgleiten des Talus blockiert. Das Material ist entweder ein Polyäthylendübel, der mit einer Metallschraube aufgespreizt wird oder ein bioresorbierbarer Dübel aus Polylactid. Die Wirkung ist über eine Wachstumsanpassung und eine fibröse (Teil)steife des unteren Sprunggelenks zu sehen.

Vorbereitung
Rücken- oder Halbseitlage, Oberschenkelblutsperre.

Technische Durchführung
- Direkt über dem tastbaren Sinus tarsi ca. 1 cm lange Inzision im Verlaufe der Hautlinien angelegt. Mit der Präparierschere wird stumpf auf den Sinus tarsi zugegangen. Anschließend werden konische Dilatatoren in aufsteigender Dicke (6–10 mm) in den Sinus tarsi eingeführt. Der Dübel wird eingebracht (**Cave:** weit genug einstecken) und mit dem Schraubenzieher so weit gespreizt, bis er sich im Sinus tarsi bündig verklemmt. Der Rückfuß sollte dabei in Inversion gehalten werden. Eine Naht des Retinaculums sichert das Implantat gegen Dislokation. Die Haut wird ebenfalls mit einer Naht verschlossen.

Nachbehandlung
- Siehe Arthrorise.

Komplikationen
- Korrekturverlust, Fremdkörperreaktionen, Implantatdislokation. Probleme bestehen im notwendigen Ausbau des nichtresorbierbaren Implantats nach 2–4 Jahren. Das resorbierbare verschwindet nach und nach über einige Jahre, wie Giannini (1998) an Kernspintomographien zeigen konnte.

Chopartarthrodese/isolierte Talonaviculare-Arthrodese

Indikation
- Obwohl diese Operationstechnik ihr Hauptindikationsgebiet beim Klump- und Hohlfuß hat (s. Bd. I: „Der Klumpfuß" und Bd. II: „Der Hohlfuß"), kann sie auch beim Knickplattfuß mit Erfolg eingesetzt werden. Wegen der Schlüsselfunktion des Chopart-Gelenks ist dieses Verfahren besonders bei teilfixierten und fixierten Knickplattfüßen mit überwie-

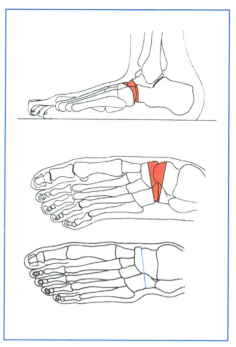

Abb. 6.63

gender Beteiligung der Transversal- und Sagittalebene geeignet. Die Operation geht jedoch immer mit einer gewissen Verkürzung der Fußlänge einher. Zusätzliche Weichteiloperationen (Achillessehnen- und Pronatorenverlängerung) sind meist notwendig. Eine isolierte Talonavicular-Arthrodese kann beim massiv instabilen, passiv reponierbaren Knickplattfuß indiziert sein.

Wirkungsprinzip (Abb. 6.63)
- Durch eine Resektion der Chopart-Gelenk-Linie (konturerhaltend bzw. medioplantare Keilbasis) lässt sich der Vorfuß in korrekte Stellung zum Rückfuß bringen. Die knöcherne Stabilisierung des Chopart-Gelenks erhält auch die korrekte Stellung von Talus und Kalkaneus.

Vorbereitung
- Rückenlage bzw. Halbseitenlage, Polster unter das Gesäß, ggf. Oberschenkelblutleere.

Technische Durchführung

1. Schritt. Darstellung des Talonavikulargelenks über eine Inzision am Fußinnenrand, temporäre Ablösung der Sehne des M. tibialis posterior und komplette Entknorpelung mittels Meißel ggf. unter Entnahme eines medialbasigen Keils.

2. Schritt. Lateraler Zugang über einen quergestellt s-förmigen Hautschnitt ca. 2 cm distal und dorsal des Außenknöchels beginnend mit bogenförmigem Verlauf zum Os naviculare reichend. Haltefäden an den Wundrändern zur Vermeidung einer Wundrandnekrose.

3. Schritt. Darstellung des N. suralis. Der Nerv wird angeschlungen und zur Seite gehalten.
Darstellung der Peronäalsehnen, Eröffnung ihrer Sehnenscheiden im Bereich des Retinaculum inferius. Die Peronäalsehnen werden nach plantar gehalten.
Darstellung des Raums zwischen der M.-peronaeus-brevis-Sehne und dem Unterrand des M. extensor digitorum brevis. Mit einem L-förmigen Schnitt wird das Retinaculum gespalten.
Der M. extensor digitorum brevis wird mit einer Knochenschuppe ventral am Kalkaneus abgelöst und unter Zuhilfenahme eines Raspatoriums oder Hohlmeißels nach distal umgeklappt und angeschlungen.

4. Schritt. Einsetzen von Retraktoren (Viernstein-Hebel) im Bereich des Chopart-Gelenks zwischen der talonavikularen Gelenkkapsel und dem Gefäß-Nerven-Bündel sowie den Sehnenstrukturen am Fußrücken nach medial und zwischen Fußwurzel und Peronäalsehnen zur Planta pedis nach lateral.
Freilegen des Kalkaneokuboidgelenks durch weiteres Abschieben des M. extensor digitorum brevis nach distal.
Eröffnung der kompletten Gelenkkapsel nach plantar, medial und dorsal.
Resektion der Kapsel des Talonavikulargelenks von lateral.

5. Schritt. Entknorpelung des Kalkaneokuboidgelenks durch Entnahme zweier Scheiben mit dem Meißel unter Erhaltung der Gelenkkonturen.
Bei Verwendung einer oszillierenden Säge sollte man primär eher sparsam sägen. Bei korrekter Sägetechnik lässt sich die Gelenklinie unter Korrektur

des Fußes (Rückfußinversion, Vorfußpronation) bündig aufeinander stellen. Nach Anfrischen der Osteotomieflächen mit einem schmalen Meißel wird der Fuß unter Korrekturstellung mit 2 Kirschner-Drähten durch Talonavikular- und Kalkaneokuboidgelenk (Stärke 2,5) sicher transfixiert.

Gegebenenfalls können zusätzliche Knochenklammern oder 2 Spongiosazugschrauben (talonavikular und kalkaneokuboid) verwendet werden (Abb. 6.64). Etwaige Knochenlücken werden mit Spongiosaresten ausgefüllt. Der M. extensor digitorum brevis und die Sehne des M. tibialis posterior werden reinseriert und die Wunde nach Einlegen einer Redondrainage schichtweise verschlossen.

Nachbehandlung
- Siehe Tripelarthrodese.

Komplikationen
- Korrekturverlust oder Pseudarthrose sind selten und erfordern bei entsprechender Symptomatik die Reoperation.

Asencio et al. (1995) gaben eine Pseudarthroserate von 18% bei isolierter Talonavicular-Arthrodese an. Sie sahen die Indikation nur bei flexibler Deformität und empfahlen eine exakte Operationstechnik.

Die Überkorrektur in eine Klumpfußstellung kommt vor und muss in jedem Fall durch erneute Osteotomie und korrekte Transfixation der ehemaligen Gelenklinie korrigiert werden. Durch primäres Beachten der Stellung (Rückfußinversion und Vorfußpronation) und exakte Positionierung des Os naviculare auf den Taluskopf lässt sich diese Komplikation sicher vermeiden. Gegebenenfalls sollte intraoperativ geröngt werden (Schraubenlage).

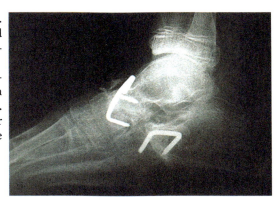

Abb. 6.64

Additive Tripelarthrodese (ggf. mit Navikulektomie)

Indikation
- Schwere instabile und besonders strukturelle Knickplattfüße jeder Ursache, intaktes oberes Sprunggelenk.

Wirkungsprinzip (Abb. 6.65)
- Korrektur der Rückfußdeformität in 3 Ebenen unter Einfügung autologer oder homologer Knochenkeile in der Frontal- und ggf. Transversalebene; hierbei bleibt die Fußlänge weitgehend unverändert, was besonders bei einseitiger Deformität günstig ist.

Vorbereitung
- Rücken- oder Halbseitenlagerung, steriles orthopädisches Abdecken unter Freilassen des Beins bis zum Beckenkamm. Vorausgehend (ohne Blutsperre am Bein) Entnahme eines Beckenkammspans (Technik s. unten) anschließend Oberschenkelbutsperre.

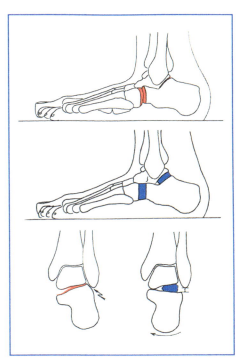

Abb. 6.65

Operationstechnik

1. Schritt. Beginn lateral mit quergestellt S-förmiger Inzision etwas hinter und unter der Außenknöchelspitze beginnend und bis zur Basis des Os metatarsale III ziehend. Hauthaltefäden, Aufsuchen und Anschlingen des N. suralis mit seiner Begleitvene. Anschließend wird der Ursprung des M. extensor digitorum brevis mit einer kleinen Knochenschuppe vom Processus anterior des Kalkaneus abgelöst, mit einem Faden armiert und nach distal zurückgeklappt. Das Kalkaneokuboidgelenk ist nun gut einsehbar. Laterale und plantare Bandverbindungen werden scharf durchtrennt und ein Viernstein-Retraktor zwischen Gelenk und Peronäalsehnen nach plantar eingesetzt.

2. Schritt. Es folgt die Darstellung des Talonavikulargelenks von lateral: Durch Abschieben der Weichteile am Fußrücken mit einem Raspatorium kann auch hier nach medial hin ein Viernstein-Retraktor eingesetzt werden. Die Kapsel des Talonavikulargelenks wird, soweit erreichbar, inzidiert, ebenso das Lig. bifurcatum und die fibrösen Verbindungen zwischen vorderen Talus- und Kalkaneusanteilen. Gegebenenfalls erfolgt bereits zu diesem Zeitpunkt die Entknorpelung (s. auch 5. Schritt) (Abb. 6.66).

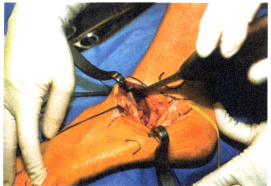

Abb. 6.66

3. Schritt. Darstellung des unteren Sprunggelenks von lateral. Wenn man mit dem Raspatorium direkt unterhalb des Außenknöchels die Peronäalsehnen vom darunter liegenden Kalkaneus trennt und einen Viernstein-Hebel einsetzt, gelingt dies recht einfach. Nach Ausräumung des Sinus tarsi und Durchtrennung des Lig. talocalcaneum interosseum sowie des Lig. calcaneofibulare unter den Peronäalsehnen lässt sich das untere Sprunggelenk mit einem Knochenspreizer aufklappen und vollständig überblicken (Abb. 6.67).

4. Schritt. Entknorpeln des hinteren unteren Sprunggelenks mit einem mittelbreiten gebogenen Hohlmeißel in konvex-konkaver (Kalkaneusoberfläche-Talusunterfläche) Technik. Mit Hilfe des Spreizers lassen sich auch weit medial gelegene Gelenkanteile entfernen. Gegebenenfalls sollte beim Meißeln nach medial eine stumpfe Rinne zum Schutz der Zehenbeugesehnen und des Gefäß-Nerven-Bündels eingesetzt werden. Anschließend wird der vordere Anteil des unteren Sprunggelenks einschließlich des Sustentaculum tali in konvex-konkaver Technik entknorpelt. Schließlich wird der sklerosierte Knochen im Sinus tarsi angefrischt.

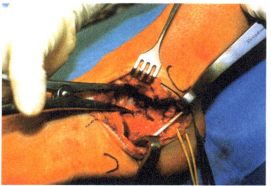

Abb. 6.67

5. Schritt. Darstellung des Chopart-Gelenks mit den Retraktoren und Entknorpelung des Kalkaneokuboid und des Talonavikulargelenks ebenfalls in konvex-konkaver Technik mit dem Meißel oder unter Verwendung einer Säge (Abb. 6.66).

Wegen der Knickplattfußdeformität gelingt eine vollständige Darstellung des Talonavikulargelenks von lateral nur selten, weshalb es nun nach Auflegen feuchter Kompressen in die laterale Wunde durch eine mediale Inzision gesondert dargestellt werden soll.

6. Schritt. Leicht dorsal konvexer Hautschnitt von der Innenknöchelspitze bis zur Basis des Os metatarsale I reichend. Nach Längsinzision des Retinaculum wird die Sehne des M. tibialis posterior dargestellt und so weit distal als möglich an der Tuberositas des Os naviculare abgelöst sowie mit einem Vicryl-Faden (Stärke 0 oder 1) angeschlungen und zurückgeklappt. Die elongierte Gelenkkapsel des Talonavikulargelenks wird in querer Richtung nach dorsal, medial und plantar inzidiert und beide Kapselränder mit Mersilene-Fäden (0 oder 1) angeschlungen. Durch Abduktion des Chopart-Gelenks gelingt es leicht die medialen noch knorpeltragenden Partien des Talonavikulargelenks einzusehen und den Knorpel und Knochen mit medioplantarer Basis mit einem mittelbreiten Hohlmeißel abzutragen.

7. Schritt. Nach Anfrischen von Talus und Os naviculare medial sowie Chopart- und Subtalargelenk von lateral wird der Fuß provisorisch auf seine Korrigierbarkeit hin überprüft. Bei guter Korrektur wird in retrograder Technik ein doppelt angespitzter Kirschner-Draht (2,2 bzw. 2,5 mm) möglichst lateral durch den Taluskopf eingebohrt und dorsal ausgeleitet. Durch Umsetzen der Bohrmaschine wird der Draht so weit zurückgezogen, bis seine Spitze direkt am Taluskopf erscheint. Nun wird das Talonavikulargelenk reponiert (Rückfußinversion, Vorfußpronation), wobei das Os naviculare stets etwas nach medial überstehen sollte und dabei vollständig auf den Taluskopf zentriert wird. Der Draht wird von dorsal vorgebohrt, bis seine Spitze die Fußrückenhaut perforiert. Die Maschine wird nun abermals umgesetzt und der Draht so weit herausgezogen, bis er im Taluskörper verschwindet. Der Kirschner-Draht wird dann über der Haut umgebogen und gekürzt.

8. Schritt. Durch Einsetzen eines Knochenspreizers in den Sinus tarsi wird die Höhe des lateral einzubringenden Knochenkeils bestimmt. Ein entsprechend trapezförmiger Keil wird zurechtgesägt (meist 1,5–2 cm Basis) und in eine vorbereitete Nut, die an der Unterfläche des Talus und Oberfläche des Kalkaneus mit schmalem Meißel vorbereitet wurde, eingepasst. Die Nut sollte nicht zu weit ventral am unteren Sprunggelenk liegen, da sonst der Talus zu stark horizontalisiert würde. Ein von distal lateral vom Kalkaneus durch den Keil in den Talus gebohrter Draht sichert das Subtalargelenk. Schließlich ist noch zu überprüfen, ob die Vorfußabduktion extra korrigiert werden muss. In diesem Falle (selten) ist ein kleiner Knochenkeil quer ins Kalkaneokuboidgelenk einzupassen (Basis maximal 1 cm) und durch einen vom Fußrücken aus durch Kalkaneokuboidgelenk und Keil reichenden Draht zu sichern (Abb. 6.68). Ein vorheriges Lösen des Drahts im Talonavikulargelenk ist nur selten erforderlich. Seine Spannung komprimiert das Kalkaneokuboidgelenk sicher. Ohne die Keileinfügung wird ein zweiter gleichstarker Draht vom Fußrücken aus in Höhe des vierten Intermetatarsalraums durch das Kalkaneokuboidgelenk gebohrt. Der Vorfuß sollte dabei in Pronation gehalten werden. Durch die 3 Drähte ist die Arthrodese provisorisch gesichert und kann auf korrekte Stellung überprüft werden. Bei Kindern und Patienten mit qualitativ minderwertigem Knochen empfehlen wir 2 zusätzliche etwas dünnere (2,0 bzw. 2,2) Drähte durch Talonavikular- und Kalkaneokuboidgelenk. Bei Adoleszenten oder Erwachsenen hat sich uns die Schraubenfixation des Talonavikular- und Kalkaneokuboidgelenks mit 6,5-mm-Spongiosazugschrauben unter Bildverstärkerkontrolle bewährt. Bei einer Distraktionsarthrodese des Kalkaneokuboidgelenks sind Plättchen oder gekreuzte Kortikalis- oder Kleinfragmentspongiosaschrauben möglich. Auch Knochenklammern können verwendet werden. Nach sicherer Fixation sollten übrig gebliebene Spongiosastückchen in alle Lücken (besonders talonavikular und subtalar) eingebracht werden.

Die Blutsperre wird geöffnet. Blutstillung, die atraumatische Reinsertion des M. extensor digitorum brevis, die Raffung der medialen Gelenkkapsel mit Reinsertion der Sehne des M. tibialis posterior und der schichtweise Wundverschluss beenden den Eingriff. Eine evtl. notwendige Verlängerung der Wadenmuskulatur bzw. der Pronatoren wird erst jetzt ohne Blutsperre vorgenommen und sollte keinesfalls überdosiert werden (Technik s. oben).

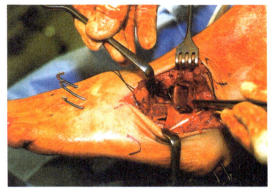

Abb. 6.68

Nachbehandlung
- Initial postoperativ und für insgesamt 5 Wochen Unterschenkelliegegipsverband. Der Operationsgips sollte gespalten werden.

Bei kooperativen Patienten und stabiler Osteosynthese ist die Versorgung mit einem abnehmbaren gepolsterten Unterschenkelliegegipsverband mit Deckel zur frühzeitigen Beübung sinnvoll. Nach 5 Wochen erfolgt die Röntgenkontrolle und eine Entfernung der transfixierenden Drähte. Anschließend wird mit Teilbelastung im Unterschenkelgehgipsverband für weitere 5 Wochen fortgefahren. Gerade bei additiven Tripelarthrodesen droht bei frühzeitiger Vollbelastung ein Korrekturverlust. Nach 10 Wochen wird anhand einer neuen Röntgenkontrolle über den Wechsel auf Unterschenkelorthesen oder orthopädische Schuhe und Vollbelastung entschieden. Krankengymnastische Mobilisationsbehandlung, Lymphdrainage und Unterschenkelkompressionsstrümpfe (Klasse 2) sind meist für weitere 4–6 Monate erforderlich. Nach 1 Jahr sind in der Regel wieder normale Konfektionsschuhe möglich.

Anderson et al. (1997) untersuchten die veränderte Talusmorphologie beim Knickplattfuß und kamen zu dem wichtigen Schluss, dass intraoperativ die klinische Beurteilung wichtiger als die radiologische sei.

Tomeno (1977) untersuchte die Langzeitergebnisse von 46 Tripelarthrodesen beim Knickplattfuß und fand in 79 % gute und befriedigende Ergebnisse, wobei die klinische Stellung mit dem Ergebnis positiv korrelierte.

Komplikationen

- Pseudarthrose meist Talonavikulargelenk: Reoperation, wenn symptomatisch;
- Korrekturverlust (bei vorzeitiger Vollbelastung: erfordert ebenfalls bei Problemen die Reoperation, jedoch erst nach Abschluss der knöchernen Heilung (frühestens nach 6 Monaten);
- Horizontalisierung des Talus mit Einschränkung der Dorsalflexion im oberen Sprunggelenk: schuhtechnische Maßnahmen, ggf. Reoperation mit Lambrinudi-Arthrodese, erst nach Abheilung.

Die Entwicklung sekundärer Arthrosen der Nachbargelenke (oberes Sprunggelenk und Vorfuß) ist bei allen Eingriffen, die die Rückfußbeweglichkeit blockieren, erhöht. Dennoch stellt bei entsprechender Indikation die Stabilisierung für lange Zeit die gestörte Funktion wieder her. Anschlussarthrosen sind primär immer konservativ (medikamentös, orthetisch oder schuhtechnisch) zu behandeln.

Jones u. Nunley (1999) haben die Talusnekrose als seltene postoperative Komplikation beschrieben. Sie rieten davon ab, eine Zugschraube vom Talushals aus in den Kalkaneus zu bringen.

Die Überkorrektur in die Varusstellung ist selten und erfordert in der Regel die Reoperation mit erneuter Arthrodese oder die Operation nach Dwyer (erst nach Abheilung).

Pantalare Arthrodese (Abb. 6.69 a, b)

Indikation

- Massive Zerstörung des oberen und unteren Sprunggelenks entweder im Rahmen einer Charcot-Destruktion bei Diabetes oder peripherer Neuropathie oder bei lange bestehender M.-tibialis-posterior-Insuffizienz.

Wegen des massiven Eingriffs in die Fußfunktion sollte, wenn irgend möglich, eine Erhaltung des oberen Sprunggelenks angestrebt werden. Diese Operation stellt die Ultima ratio dar.

Wirkungsprinzip

- Lotrechte Einstellung des Rückfußes in 3 Ebenen und korrekte Ausrichtung des Fußöffnungswinkels. Oberes und unteres Sprunggelenk einschließlich des Chopart-Gelenks werden versteift. Infolge der Versteifung entfallen die Dämpfungs- und Abrollungsfunktionen des Rückfußes vollständig, so dass sie durch eine schuhtechnische Versorgung zumindest teilweise ersetzt werden müssen.

Vorbereitung

- Rücken- bzw. Halbseitenlagerung, Oberschenkelblutsperre, ggf. vorausgehende Entnahme eines autologen Beckenkammspans und von Spongiosa.

Operationstechnik

- Die Operation beginnt analog der Tripelarthrodese, die vorausgehend beschrieben wurde, die Arthrodese sollte aber wegen der geplanten Schraubentransfixation zunächst nur mit Kirschner-Drähten gesichert werden. Nach komplettierter Transfixierung des subtalaren und Chopart-Gelenkkomplexes kann das obere Sprunggelenk von ventral, lateral oder dorsal arthrodesiert werden. Bei uns hat sich der laterale Zugang unter Resektion der distalen Fibula bewährt. Der Hautschnitt kann dabei um die Fibulaspitze herum nach proximal verlängert werden. Nach Darstellung des N. suralis und Entfernung der Fibula wird die ventrale und dorsale Kapsel des oberen Sprunggelenks unter Beiseitehalten des Fußhebersehnen und Gefäß-Nerven-Strukturen fußrückenwärts bzw. der Peronäalsehnen nach posterior hin inzidiert. Das obere Sprunggelenk lässt sich nach lateral aufklappen und kann mit einer Säge ggf. mit medialer Basis oder einem Hohlmeißel in konvex-konkaver Technik angefrischt werden. Zusätzlich sollten auch der mediale Anteil der Talusrolle und der Innenknöchel entknorpelt werden. Nach Anfrischen aller spongiösen Flächen mit dem kleinen Flachmeißel oder dem Bohrer ist eine provisorische Einstellung des Fußes im oberen Sprunggelenk mit einem Kirschner-Draht (2,5 mm), der durch die Ferse in die Tibia eingebracht wird, zu sichern. Bei befriedigender Stellung ist die Transfixation des oberen und unteren Sprunggelenks mit kanülierten 6,5 mm starken Spongiosazugschrauben die sicherste Methode. Die Schrauben werden über Bohrdrähte von der Tibia (medial und lateral) bis in den Kalkaneus eingebracht. Auch eine retrograde Verschraubung vom Kalkaneus her in die Tibia ist möglich (Abb. 6.69 b). Schließlich können Talonavikular- und Kalkaneokuboidgelenk, wie bei der Tripelarthrodese beschrieben, zusätzlich verschraubt werden. Der gesamte Rückfuß muss postoperativ absolut stabil sein. Bei minderwertiger Knochenqualität kann aber auch nur eine Kirschner-Draht-Fixation ausreichen, die jedoche eine entsprechend lange Gipsimmobilisation notwendig macht. Aus der entfernten Fibula und evtl. verbliebenen Knochenresten ist Spongiosa in die Knochenlücken einzubringen.

Drainage und Hautverschluss sind wie bei der Tripelarthrodese vorzunehmen.

Nachbehandlung

- Wegen der komplexen Versteifung ist der Rückfuß stärkeren Hebelkräften ausgesetzt. Deshalb muss er genügend lange immobilisiert bzw. entlastet werden, um eine ungestörte Konsolidierung zu erreichen. Wir empfehlen bei stabiler Osteosynthese die Versorgung mit Unterschenkelliegegipsverband für 6 Wochen. Eine Versorgung mit abnehmbarem Gips bringt keine Vorteile. Nach dieser Zeit ist die Durchbauung radiologisch zu kontrollieren, evtl. Kirschner-Drähte können entfernt werden und der Patient erhält einen wenig gepolsterten gut anmodellierten Unterschenkelgehgipsverband für weitere 6–8 Wochen. Nach dieser Zeit ist die Arthrodese im Allgemeinen stabil, sodass orthopädische Maßschuhe (Arthrodesenschuhe mit steifem Schaft und Abrollsohle) gegeben werden können. Zusätzlich erhält der Patient Lymphdrainage und Unterschenkelkompressionsstrümpfe. Nach ca. 1 Jahr kann auf zugerichtete Kaufschuhe (Abrollsohle) übergegangen werden.

Komplikationen

- Hauptkomplikation dieser Methode ist die Pseudarthrose der oberen Sprunggelenkarthrodese, die bei entsprechender Symptomatik mit autologer Spongiosaplastik und Kompressionsrearthrodese operiert werden muss. Die Korrektur einer ungünstigen Fußstellung in Spitz-, Hacken-, Va-

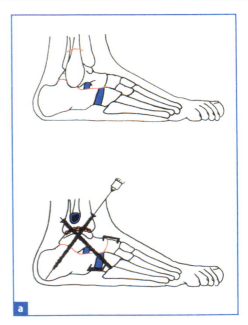
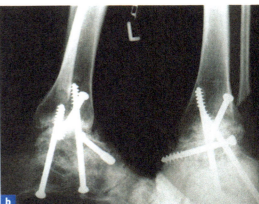

Abb. 6.69 a, b

rus- oder Valgusstellung kann zwar schuhtechnisch versucht werden, da jegliche kompensatorische Gelenkbeweglichkeit im Rückfuß genommen wurde, wird man aber manchmal um eine Korrekturosteotomie nicht herumkommen. Diese sollten der Einfachheit halber in der distalen Tibia lokalisiert sein.

Sichelfußoperation

Indikation
- Seltene Indikation bei struktureller Sichelfußdeformität, die nach dem 3. Lebensjahr durch vorausgehende konservative Maßnahmen nicht korrigiert werden konnte. Bis zum 5. Lebensjahr genügen meist Weichteiloperationen, darüber hinaus sollte zusätzlich knöchern korrigiert werden. Auch bei älteren Patienten, insbesondere beim Serpentinenfuß mit begleitender Knickplattfußstellung des Rückfußes und Schuhproblemen besteht eine Indikation zur Operation.

Wirkungsprinzip (Abb. 6.70)
- Reduktion der Weichteilspannung am Fußinnenrand zur Erleichterung konservativ orthetischer Maßnahmen, knöcherne Reorientierung der schräggestellten Gelenkachse des Cuneiforme-metatarsale-I-gelenks, Kombination mit Knickplattfußoperation im Rückfuß.

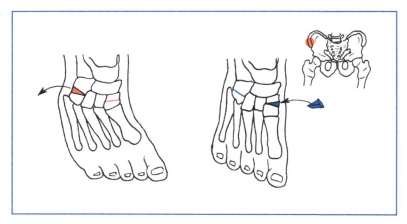

Abb. 6.70

Vorbereitung
- Rücken- bzw. Halbseitenlagerung, Oberschenkelblutsperre, ggf. vorausgehend autologe Entnahme eines Beckenkammspans und von Spongiosa.

Operationstechnik

1. Schritt. Leicht dorsalkonvexer Hautschnitt von der Mitte des Os metatarsale I bis zum Os naviculare; bei alleiniger Tenotomie der Sehne des M. abductor hallucis genügt ein kurzer Hautschnitt zur Darstellung der Sehne. Zunächst wird der Ursprung des M. abductor hallucis vom medialen Längsgewölbe abgelöst und die Sehne auf ca. 5 mm Länge reseziert. Bei stärkerer Deformität ist eine zusätzliche proximale Ablösung des M.-abductor-hallucis-Muskelbauchs vom Kalkaneus empfehlenswert (biterminale Ablösung; McHale 2000). Gegebenenfalls kann auch das Cuneiforme-metatarsale-I-

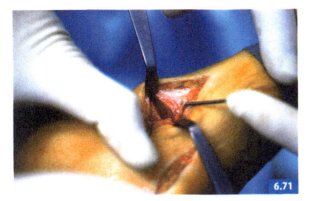
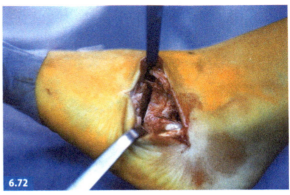

Abb. 6.71–6.73

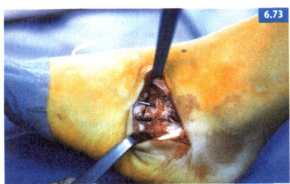

Gelenk eingekerbt werden. Der Ansatz der Sehne des M. tibialis anterior wird dargestellt und nach distal weggehalten, sodass man das Os cuneiforme mediale in ganzer Breite überblicken kann.

2. Schritt (Abb. 6.71). Das Os cuneiforme mediale wird exakt in der Mitte (ggf. mit Bildverstärkerkontrolle) mit einer feinen Säge durchtrennt. Bei ausgeprägter Fehlstellung kann der Schnitt auch bis ins Os cuneiforme intermedium geführt werden. Nun werden 2 Kirschner-Drähte der Stärke 2,0–2,2 mm in proximales und distales Cuneiforme-Fragment eingebohrt und gekürzt. Durch Aufspreizen kann man den Korrektureffekt auf die Metatarsale-Reihe überprüfen. Bei struktureller Sichelfußdeformität sollte man nun einen Keil aus dem Os cuboideum entfernen (Operation nach McHale).

3. Schritt (Abb. 6.72, 6.73). Ein leicht dorsalkonvexer Hautschnitt vom Processus anterior calcanei zur Basis des Os metatarsale IV reichend erlaubt nach Abschieben des Muskelbauchs des M. extensor digitorum brevis nach dorsal und der Sehne des M. peronaeus brevis nach plantar die Darstellung des Os cuboideum. Ein lateralbasiger Keil (Stärke maximal 1 cm) wird mit einer feinen Säge komplett entfernt. Man sollte darauf achten, dass die mediale Kortikalis des Os cuboideum durchtrennt wird, um das Zuklappen der Osteotomie zu erleichtern. Durch ein Abduktionsmanöver des Vorfußes lässt sich die Osteotomie problemlos schließen und mit einem Kirschner-Draht, der vor distal nach proximal eingebohrt wird, sichern. Zusätzlich können entweder transossäre PDS-Nähte oder bei Kindern (über 6 Jahre) kleine Knochenklammern verwendet werden.

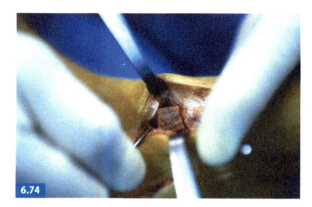
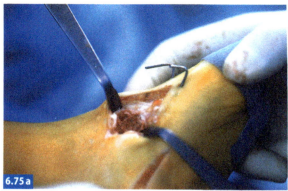

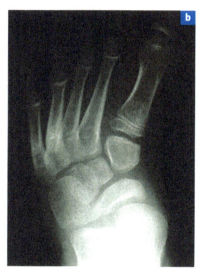
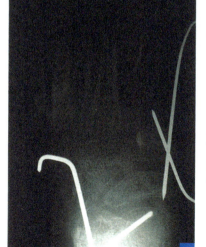

Abb. 6.75 a–c. Serpentinenfuß durch OP nach Evans und aufklappende Cuneiforme-I-Osteotomie korrigiert

4. Schritt (Abb. 6.74, 6.75). Nun wird die mediale Osteotomie im Os cuneiforme mediale aufgespreizt und die Stärke des einzusetzenden Knochenkeils (meist 0,5 cm) mit Meißeln unterschiedlicher Breite bestimmt. Der Keil wird aus dem Beckenkammstück zurechtgesägt, in die Osteotomie gesteckt und mit einem Stößel verklemmt. Ein bis zwei Kirschner-Drähte (1,4–1,6 mm) sichern den Keil gegen das Herausrutschen. Der Fuß wird von plantar auf gleiche Länge des medialen und lateralen Fußrandes überprüft. Ggf. muss nachkorrigiert werden. Nach Öffnen der Blutsperre wird die Haut über einer Lasche verschlossen.

Beim Serpentinenfuß sollte anstelle der Kuboidkeilosteotomie die Rückfußvalgusstellung durch eine Operation nach Evans korrigiert werden. Meist ist der mediale Keil etwas größer (0,5–1 cm) als bei der reinen Sichelfußoperation. Der mediale Keil wird stets als zweiter Schritt eingefügt. Eine intraoperative Röntgenkontrolle sollte die Ausrichtung des Cuneiforme-metatarsale-I-Gelenks dokumentieren.

Nachbehandlung
- Analog der Operation nach Evans mit 4 Wochen Unterschenkelliegegipsbehandlung. Anschließend Drahtentfernung sowie 4 Wochen Unterschenkelgehgipsverband, dann Einlagen Unterschenkelnachtschiene und Krankengymnastik.

Komplikationen
- Die Unterkorrektur stellt die häufigste Komplikation dar. Sie muss jedoch nur selten revidiert werden. Eine Pseudarthrose der Osteotomien ist uns bei Verwendung autologer Beckenkammspänen noch nicht begegnet, ist jedoch theoretisch möglich und erfordert dann meist die Revision.

Varisierende Osteotomie des distalen Unterschenkels

Indikation
- Valgusfehlstellung der oberen Sprunggelenkachse aus verschiedenen Ursachen (posttraumatisch, neurogen z.B. Spina bifida, kongenital). Bei gleichzeitiger Knickplattfußstellung wird diese in gleicher Sitzung zuerst korrigiert.

Wirkungsprinzip (Abb. 6.76)
- Durch Korrektur der schräggestellten Achse des oberen Sprunggelenks wird die Krafteinleitung über die Ferse wieder in normale Richtung gebracht. Durch eine vorausgehende Osteotomie der Fibula und eine an-

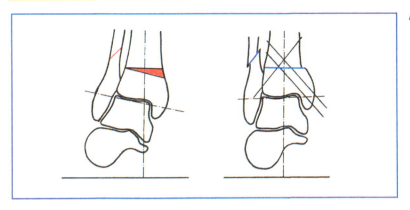

Abb. 6.76

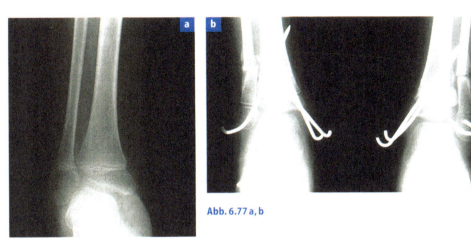

Abb. 6.77 a, b

schließende Keilentnahme medial (subtraktiv) oder Keileinfügung lateral (additiv) an der distalen Tibia wird die Gelenkachse wieder horizontalisiert (Abb. 6.77 a, b).

Vorbereitung
- Rückenlagerung, Oberschenkelblutsperre.

Operationstechnik

- Vorausgehende Korrektur einer evtl. Knickplattfußdeformität, bei additiver Technik sollte vorher ein autologer Beckenkammspan (selbe Seite) entnommen werden.

1. Schritt. Die Fibulaosteotomie wird zuerst über eine ca. 3 cm lange Längsinzision 3 Querfinger oberhalb des oberen Sprunggelenks vorgenommen. Ein evtl. im Wundgebiet gelegener Hautast des N. peronaeus superficialis wird dargestellt und mit vessel loop angeschlungen. Die Fibula wird vor den Peronäalsehnen subperiostal dargestellt und mit Fibula-Hohmann-Hebeln umfahren. Bei subtraktiver wie bei additiver Tibiaosteotomie genügt eine schräge Durchtrennung (von lateral distal nach medial proximal). Das Periost wird mit einer Naht adaptiert. Anschließend wird bei subtraktiver Tibiaosteotomie medial direkt hinter der Tibiahinterkante ein 6 cm langer Längsschnitt beginnend 1 Querfinger oberhalb der Innenknöchelspitze angelegt.

Mit dem Raspatorium gelingt es mühelos, die distale Tibia subperiostal zu umfahren und Hohmann-Hebel einzusetzen. Das Gefäß-Nerven-Bündel wird durch diese Technik optimal geschützt.

2. Schritt. Die Osteotomiehöhe wird 2 cm oberhalb der Gelenklinie des oberen Sprunggelenks proximal der Epiphyse mit einem Meißel markiert. Nun werden unter Bildwandlerkontrollle zwei Kirschner-Drähte (2,2 mm) exakt parallel zur Achse des oberen Sprunggelenks distal der geplanten Osteotomie von medial nach lateral eingebohrt. Sie erleichtern die Manipulation des distalen Fragments erheblich. Ein zweiter Kirschner-Draht (2,0 mm) kann exakt senkrecht zur Tibialängsachse ins proximale Fragment eingebohrt werden. Der Winkel zwischen den Drähten stellt den Korrekturwinkel dar. Außerdem lässt sich mit Hilfe der Drähte die Rotationsstellung kontrollieren.

3. Schritt. Mit der Säge wird die distale Tibia nun von medial nach lateral exakt parallel zu den distalen Drähten zu drei Viertel ihres Durchmessers durchtrennt. Ein weiterer Sägeschnitt wird ebenfalls von medial nach lateral zum ersten hin konvergierend und senkrecht zur Tibialängsachse angebracht. Der Keil wird entfernt. Durch Vervollständigen des ersten Schnittes lässt sich die Osteotomie komplettieren. Der Assistent klemmt das Knie unter seine Achsel und komprimiert die Osteotomie über die beiden distalen Drähte, die er mit den Händen greift. Es erfolgt die klinische Überprüfung der Stellung. Durch Transfixierung der Osteotomie über 2 medial durch den Innenknöchel und 1–2 lateral durch das Tubercule de Chaput eingebrachte Kirschner-Drähte (2,2–2,5 mm) lässt sich die Osteotomie absolut sicher stabilisieren.

4. Schritt. Nach Röntgenkontrolle können Spongiosastückchen aus dem entnommenen Keil an die Osteotomie angelagert werden. Das Periost wird verschlossen. Nach Einlegen einer Lasche wird die Haut durch Einzelknopfnähte versorgt.

Nachbehandlung
- Postoperativ Unterschenkelliegegipsverband für 5 Wochen, dann Röntgenkontrolle, ggf. Drahtentfernung und Unterschenkelgehgipsverband für weitere 5 Wochen, dann Schuh- oder Orthesenversorgung und Unterschenkelkompressionsstrümpfe für 6–12 Monate.

Komplikationen
- Unter- bzw. Überkorrektur sind bei intaoperativer Röntgenkontrolle sehr selten. Eine Pseudarthrose ist wegen der sehr distal gelegenen Osteotomie ebenfalls sehr unwahrscheinlich, sollte jedoch reoperiert werden. Durch Verwendung von Rotationsdrähten ist die Gefahr eines Rotationsfehlers praktisch ausgeschlossen.

Besonderheiten
- Die additive Technik wird analog der subtraktiven durchgeführt. Allerdings hat sich bei uns eine ventrale Inzision besser bewährt. Das laterale Aufspreizen der Osteotomie lässt sich über zwei Kirschner-Drähte, die proximal und distal quer eingebohrt werden (2,5 mm), erleichtern. Wenn man ein schmale Kortikalislamelle medial stehen lässt, verklemmt sich der lateral eingebrachte Keil besser. Die Sicherung erfolgt wiederum über 3–4 Kirschner-Drähte, ggf. aber auch mit einer lateral angebrachten Platte. Wegen des deutlichen Mehraufwands dieser Methode können wir sie nur sehr eingeschränkt empfehlen.

7 Zum Abschluss

7.1 Die so genannte Plattfußprophylaxe

Thomsen widmete der „Fußschwäche" ein umfangreiches Werk, in dem er die Fußsenkung mit ihren Begleiterscheinungen in eine Reihe mit anderen großen Volkskrankheiten stellt. Das Buch sollte dem Abwehrkampf gegen diesen Volksschaden dienen.

Für den Autor lag der Schlüssel der Fußinsuffizienz in der schwachen Muskulatur. Deshalb empfahl er Dehnungsübungen der Wadenmuskulatur und der Fußheber sowie die Kräftigung des M. peronaeus longus, M. tibialis posterior, M. tibialis anterior und der Zehenbeuger. Neben Dehnung und Kräftigung gab Thomsen auch Massagegriffe für Fuß- und Unterschenkelmuskulatur und die Verwendung von Massagerollen an, um den Senkfuß zu verbessern. Spezielle Übungssandalen sollten zusätzlich eine Aktivierung der Fußmuskulatur fördern. Schließlich betont der Autor die Wichtigkeit des Barfußlaufens und der Verwendung richtigen Schuhwerks zur Prophylaxe von Fußschäden.

Auch Kaspar Niederecker schrieb in seinem Buch ein eigenes Kapitel zur Hygiene des Fußes und zur Plattfußprophylaxe. Als typisch für die Vorstellung einer Muskelinsuffizienz als Plattfußursache mag folgendes Zitat gelten:

▶ Der Fuß ist nicht ein starres, nur durch knöcherne Bausteine gefügtes Gebilde, sondern ein hoch elastisches und anpassungsfähiges Organ, dessen Funktionstüchtigkeit in erster Linie mit dem Intaktsein und mit dem Zustand der kleinen und großen Muskulatur steht und fällt (Niederecker 1959).

Kampf der Fußschwäche!
Ursachen, Mechanismus, Mittel und Wege zu ihrer Bekämpfung

Von

Prof. Dr. Wilh. Thomsen

Dritte Auflage

J. F. Lehmanns Verlag, München / Berlin

Ausgehend von dieser Überlegung lag natürlich die Optimierung der Muskulatur im Sinne einer Plattfußprophylaxe nahe. Zusätzlich wurde eine anatomisch richtige Schuhmode als wichtig angesehen. In Anlehnung an Georg Hohmann wurden Übungen für die verschiedenen Muskelgruppen vorgeschlagen. So sollten nacheinander die kurzen (intrinsischen) Fußmuskeln, die Supinatoren und schließlich ganze Muskelgruppen in Gang-, Stand- und Sprungübungen trainiert werden.

Wenngleich die Wirksamkeit prophylaktischer Übungen zur Vermeidung der Entstehung von Knickplattfüßen bisher nicht bewiesen werden konnte, sind die Ideen einer regelmäßigen gezielten Beübung der Fuß- und Unterschenkelmuskulatur in Verbindung mit mobilisierenden Gelenktechniken sicher sinnvoll. Gerade in Zeiten reduzierter körperlicher Aktivität sollten sie u. E. einen festen Platz im Übungsprogramm erhalten.

Von übertriebenen krankengymnastisch-prophylaktischen Maßnahmen bei Kindern möchten wir aber abraten. Neben der nicht unerheblichen Zeitinvestition wird eine Stigmatisierung gesunder Kinder in Richtung auf eine scheinbar eingeschränkte Körperfunktion eingeleitet, die nur mit Mühe wieder beseitigt werden kann.

7.2 Fazit zur Knickplattfußdeformität

Der Knickplattfuß beschäftigt die Orthopäden seit mehr als 100 Jahren.

Cave: Bezüglich der Therapieindikationen besteht nach wie vor große Unsicherheit, da genaue prognostische Parameter fehlen.

Die Therapiemöglichkeiten, seien sie nun konservativ oder operativ, sind längst bekannt. Hier wurden in letzter Zeit kaum wesentliche Neuerungen beschrieben. Infolge eines besseren Verständnisses der Pathomechanik gelang es jedoch, die Indikationen für die einzelnen Verfahren zu verfeinern.

Vieles gibt es allerdings auf diesem Gebiet noch zu tun.

Wesentliche Fortschritte dürften in folgenden Bereichen zu erzielen sein:
- Eine genauere (objektive) dynamische Dokumentation der Fußfunktion erlaubt die Beurteilung der Therapiebedürftigkeit besser als die bisher geübten statischen Methoden. Darüber hinaus ist eine bessere Dokumentation therapeutischer Maßnahmen möglich.
- Längsschnittuntersuchungen zur besseren Abschätzung der Therapiebedürftigkeit idiopathischer Knickplattfüße,
- eine genauere Klassifizierung der Deformitäten nach anatomischer Lokalisation und funktioneller Einschränkung,
- Langzeituntersuchungen unbehandelter Knickplattfüße,
- und im Sinne der Kostenträger:
  - eine bessere Dokumentation der Wirksamkeit konservativer Maßnahmen.

> Der Plattfuß ist an sich nicht schlimm,
> Es sei denn, er bleibt platt.
> Es liegt noch manches Rätsel drin,
> Nicht nur für den, der einen hat.
> Der Arzt, der solche Füße sieht,
> Sollt' richtig hellsehn können.
> Damit das Richtige geschieht,
> Er Überflüssiges vermied,
> Denn auch mit Plattfuß kann man rennen.

8

Therapiealgorithmen

Algorithmus 1: **Klinische Einteilung** ... 289

Algorithmus 2: **Aktive und passive Klassifikation des Knickplattfußes** ... 290

Algorithmus 3: **Knickplattfußtherapie** ... 291

Algorithmus 4: **Wirksamkeit einzelner Operationsverfahren** ... 292

Algorithmus 5: **Sichelfußtherapie** ... 294

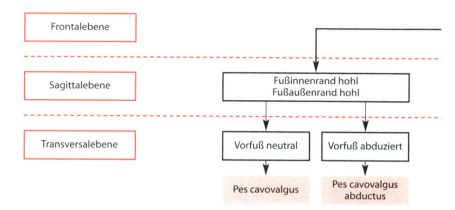

8 Therapiealgorithmen

Algorithmus 1
Klinische Einteilung

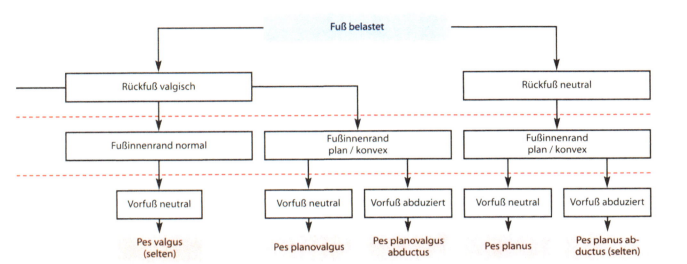

Algorithmus 2
Aktive und passive Klassifikation des Knickplattfußes

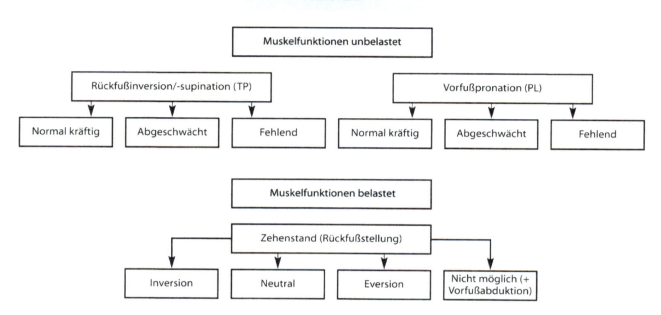

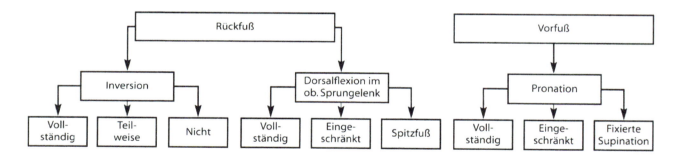

TP = M. tibialis posterior
PL = M. peroneus longus

8 Therapiealgorithmen

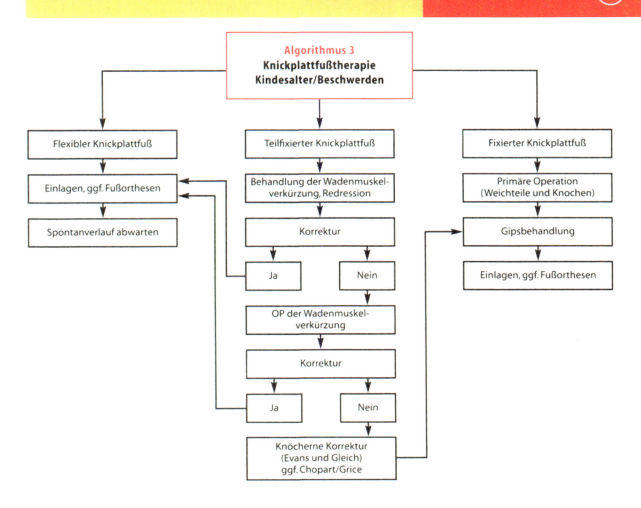

> **Algorithmus 4**
> **Wirksamkeit einzelner Operationsverfahren**

OP-Verfahren	Deformität		
	Rückfuß-Equinus	Rückfußvalgus flexibel	Rückfußvalgus fixiert
Achillessehnenverlängerung	+	(+)	
Gleich-OP		+	(+) keine Vorfußkorrektur
Evans OP		+	
CC-Distraktions-Arthrodese		+	
Grice-OP		+	
Arthrorise		+	
Talonavicular-Arthrodese		+	
NC-Artrodese			
C-MTI-Arthrodese		(+) Bei kompensatorischem Valgus	
Tripel-Arthrodese		(+) selten induziert	+
Chopart-Arthrodese		(+) selten induziert	+

Vorfußinstabilität (C-MTI, NC)	Vorfußabduktion	Vorfußsupination
	+	(+) nur flexibel
	+	(+) nur flexibel
	+	
+		(+)
+		+
	+	+
	+	+

8 Therapiealgorithmen

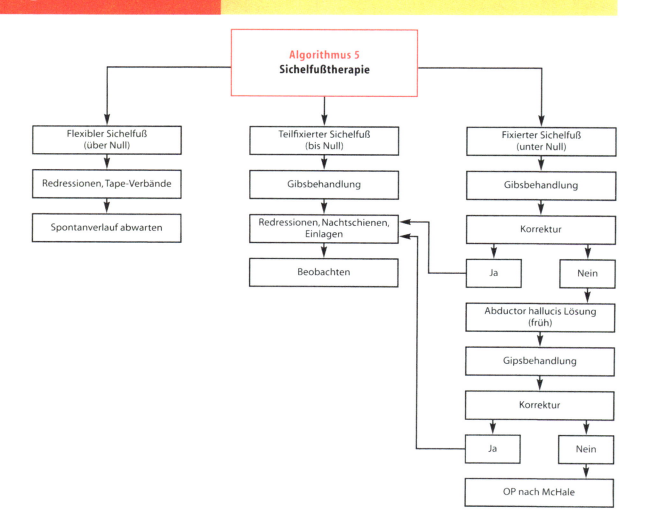

Literatur

Abraham E, Lubicky JP, Songer MN, Millar EA (1996) Supramalleolar osteotomy for ankle valgus in myelomeningocele. J Pediatr Orthop 16: 774–781

Achterman C, Kalamchi A (1979) Congenital deficiency of the fibula. J Bone Joint Surg Br 61: 133–137

Acton RK (1967) Surgical anatomy of the foot. J Bone Joint Surg Am 49: 555

Adam W, Ranawat C (1976) Arthrodesis of the hindfoot in rheumatoid arthritis. Orthop Clin North Am 7: 827–840

Addante JB, Loli JP, Chin MW (1982) Silastic sphere arthroereisis for surgical treatment of flexible flatfoot: a preliminary report. J Foot Surg 20: 91

Adelaar RS, Danelly EA, Meunier PA, Stelling FH, Goldner JL, Colvard DF (1976) A long-term study of triple arthrodesis in children. Orthop Clin North Am 7: 895–908

Agostinelli JR (1986) Tarsal coalition and its relation to peroneal spastic flatfoot. J Am Pod Med Assoc 76: 76–80

Alajouanine T, Boudin G (1945) Sur un complexus clinique caracterise par une atrophie musculaire myelopathique de type distal avec grosses deformations des pieds, arthropathies du coude et de la colonne vertebrale, nodosites calcaires sous-cutanees et arterite calcaire avec perturbation du metabolisme phospholcique. Rev Neurol 77: 193–195

Alcalay J, Lederman N, Konbrot B (1985) The diagnosis of pes planus and pes cavus in soldiers by the footground pressure pattern. Mil Med 150: 215–217

Alexander IJ, Johnson KA, Berquist TH (1987) Magnetic resonance imaging in the diagnosis of disruption of the posterior tibial tendon. Foot Ankle 8: 144–147

Allen W, Weiner DS (1989) The treatment of metatarsus adductovarus with a hinged adjustable shoe orthosis. Orthop Trans 13: 245–246

Alman B, Craig C, Zimbler S (1993) Subtalar arthrodesis for stabilization of valgus hindfoot in patients with cerebral palsy. J Pediatr Orthop 13: 634–641

Amis JA (1994) Talus-calcaneus-cuboid (triple) arthrodesis. In: Johnson KA (ed) The foot and ankle. Raven Press, New York, pp 369–399

Ananthakrisnan D, Ching R, Tencer A, Hansen ST, Sangeorzan BJ (1999) Subluxation of the talocalcaneal joint in adults who have symptomatic flatfoot. J Bone Joint Surg Am 81: 1147–1154

Anderson AF, Fowler SB (1984) Anterior cacaneal osteomy for symptomatic juvenile pes planus. Foot Ankle 4: 274–283

Anderson JG, Harrington R, Ching RP, Tencer A, Sangeorzan BJ (1997) Alterations in talar morphology associated with adult flatfoot. Foot Ankle 18: 705–709

Anderson RB, Davis WH (1996) Calcaneocuboid distraction arthrodesis for the treatment of the adult-acquired flatfoot. The modified Evans procedure. Foot Ankle Clin 1: 279–294

Andreacchio A, Orellana CA, Miller F, Bowen TR (2000) Lateral column lengthening as treatment for planovalgus foot deformity in ambulatory children with spastic cerebral palsy. J Pediatr Orthop 20: 501–505

Andry N (1743) Orthopaedia. A Millar, London

Andry N (Hrsg) (1744) In: Orthopädie oder die Kunst bei den Kindern die Ungestaltheit des Leibes zu verhüten und zu verbessern. Rüdiger JA, Berlin

Angus PD, Cowell HR (1984) Triple arthrodesis. A critical long-term review. J Bone Joint Surg Br 68: 260–265

Arangio GA, Phillippy DC (2000) Subtalar pronation – relationship to the medial longitudinal arch loading in the normal foot. Foot Ankle 21: 216–220

Arangio GA, Chen C, Kim W (1997) Effect of cutting the plantar fascia on mechanical properties of the foot. Clin Orthop 339: 227–231

Aronson J, Nunley J, Frankovich K (1983) Lateral talocalcaneal angle in assessment of subtalar valgus: follow-up of seventy Grice-Green arthroiereses. Foot Ankle 4: 56–63

Arthuis M, Pinsard N, Ponsot G (1990) Neurologie pédiatrique. Flammarion, Paris, pp 469–477

Asencio G, Roeland A, Megy B, Bertin R, Fouque E, Leclerc V (1995) Stabilization of the hindfoot by talonavicular arthrodesis. Results apropos of 50 cases. Rev Chir Orthop Reparatrice Appar Mot 81: 691–701

Astion DJ, Deland JT, Otis JT (1995) Motion of the hindfoot after selected fusions. Annual Winter Meeting, American Orthopaedic Foot and Ankle Society, Orlando Florida

Astion DJ, Deland JT, Otis JC, Kenneally S (1997) Motion of the hindfoot after stimulated arthrodesis. J Bone Joint Surg Am 79: 241–246

Bachmann R (1955) Talushalsosteotomie bei lockeren Knickplattfüßen. Z Orthop 85: 449

Badelon O, Rigault P, Pouliquen IC, Padovani JP, Guyonvarch G (1984) Le pied bot convexe congenital: etude diagnostique et thérapeutique de 71 cas. Int Orthop 8: 211–221

Baeyer H v (1912) Zur Plattfußfrage. Münch Med Wochenschr 59: 1259

Baeyer H v (1919) Zur operativen Behandlung des Platt-Knickfußes. Münch Med Wochenschr 66: 73

Baggot MG (1981) The universal, muscular chain reaction, muscle spasm, torsions, ruptures and extravasations. Chameleons of pathology and some manifestations of simple muscular disorders. Med Hypotheses 7: 161–170

Bagliani GP, Orestano U, Canale G (1967) Piede piatto „parafisiologico" del bambino e piede piatto doloroso dell'adolescente. Riv Clin Pediatr 80: 552

Bähler A (1986) Einlagenversorgung des kindlichen Knick-Senkfußes. Orthopäde 15: 205–211

Baisch B (1913) Bau und Mechanik des normalen Fußes und des Plattfußes. Z Orthop Chir 31: 218

Baitner AC, Maurer SG, Gruen MB, Di Cesare PE (2000) The genetic basis of the osteochondrodysplasias. J Pediatr Orthop 20: 594–605

Baker LD, Hill LM (1964) Foot alignment in the cerebral palsy patient. J Bone Joint Surg 46: 1–15

Bardeleben A v (1861) Lehrbuch der Chirurgie und Operationslehre 3. Ausg. G. Reimer, Berlin

Bardot A, Ward AB, Curvale G (1998) The neuropathic foot In: Bouysset M (ed) Bone and joint disorders of the foot and ankle. Springer, Berlin Heidelberg New York, pp 157–171

Barry RJ, Scranton PE (1983) Flat feet in children. Clin Orthop 181: 68–75

Barwell R (1898) Pes planus and pes cavus: an anatomical and clinical study. Edinburgh Med J 3: 113

Basmajian JV, Stecko G (1963) The role of muscles in arch support of the foot. J Bone Joint Surg Am 45: 1184–1190

Baumann JU (1970) Operative Behandlung der infantilen Zerebralparesen. Thieme, Stuttgart New York, pp 10–34

Beck O (1922) Spina bifida occulta und ihre ätiologische Beziehungen zu den Deformitäten der unteren Extremitäten. Ergebn Chir Orthop: 493–568

Beckly D, Anderson P, Pedegana L (1975) The radiology of the subtalar joint with special reference to talo-calcaneal coalition. Clin Radiol 26: 333–341

Beely F, Kirchhoff E (1895) Der menschliche Fuß, seine Bekleidung und Pflege. Laupp'sche Buchhandlung, Tübingen

Bennet G, Rang M, Jones D (1982) Varus and valgus deformities of the foot in cerebral palsy. Dev Med Child Neurol 24: 499–503

Bennett GL, Graham CE, Mauldin DM (1991) Triple arthrodesis in adults. Foot Ankle 12: 138–143

Benninghoff A, Drenckhahn D, Zenker W (1994) Makroskopische Anatomie, Embryologie und Histologie des Menschen, Bd. 1, 15. Aufl. Urban & Schwarzenberg, München Wien Baltimore, pp 371–404

Berg EE (1986) Reappraisal of metatarsus adductus in skewfoot. J Bone Joint Surg Am 68: 1185–1196

Berger P, Banzet S (1907) Orthopädische Chirurgie. Reinhardt, München

Bergmann GA (1962) Die Bedeutung der Innendrehung der Unterschenkel für die Entwicklung des Senk-Knickfußes mit der Angabe einer Messmethode der Unterschenkeltorsion und Mitteilung von Messergebnissen. Z Orthop 96: 177

Bertani A, Cappello A, Benedetti M, Simoncini L, Catani F (1999) Flat foot functional evaluation using pattern recognition of ground reaction data. Clin Biomech (Bristol, Avon) 14: 484–493

Biedrzynski E (1973) Mit Goethe durch das Jahr. Artemis, Zürich Stuttgart, S 52

Biesalski K (1928) Orthopädische Behandlung der Nervenkrankheiten, 3. Auflage. In: Lange F (Hrsg) Lehrbuch der Orthopädie. Fischer, Jena, S 425–527

Bigos SJ, Coleman SS (1984) Foot deformities secondary to gluteal injection in infancy. J Pediatr Orthop 4: 560

Black PM, Betts RP, Duckworth T, Smith TWD (2000) The Viladot implant in flatfooted children. Foot Ankle 21: 6478–6481

Blauth W (1989) The treatment of congenital foot abnormalities. Z Orthop 127: 3–14

Bleck EE (1971) The shoeing of children, sham or science? Dev Med Child Neurol 13: 188

Bleck EE (1976) Persistent fetal medial deviation of the neck of the talus: a common cause of intoeing in children. J Bone Joint Surg Am 58: 724

Bleck EE (1983) Metatarsus adductus: classification and relationship to outcomes of treatment. J Pediatr Orthop 3: 2–9

Bleck EE (1987) Orthopaedic management in cerebral palsy. Clin Dev Med 99/100: 262–266, 359–391

Bleck EE, Berzins U (1977) Conservative management of pes valgus with plantar flexed talus, flexible. Clin Orthop 122: 85–94

Blockley NJ (1955) Peroneal spastic flatfoot. J Bone Joint Surg Br 37: 191–202

Böhler L (1922) Die Stellung des Vorfußes beim Plattfuß, Klumpfuß und Hohlfuß. Verh Dtsch Orthop Ges 17. Kongress. Z Orthop Chir 44: 201

Böhler L (1923) Die Stellung des Vorfußes beim Plattfuß, Klumpfuß und Hohlfuß. Verh Dtsch Orthop Ges 17. Kongress. Enke, Stuttgart, S 201–206

Bojsen-Moller F (1979) Anatomy of the fore-foot normal and pathologic. Clin Orthop 142: 10–18

Bordelon RL (1980) Correction of hypermobile flatfoot in children by molded inserts. Foot Ankle 1: 143–150

Bordelon RL (1983) Hypermobile flatfoot in children: comprehension, evaluation and treatment. Clin Orthop 181: 7–14

Bordelon RL (1988) Chapter 1. In: Gould J (ed) The foot book. Williams & Wilkins, Baltimore, pp 20–31

Borroni M, Romanio A (1967) L'artrodesi extra-articolare sotto-astragalica secondo grice nel trattamento des piede piatto valgo. Arch Orthop (Milano) 80: 405

Bouysset M, Bonvoisin B, Lejeune E, Bouvier M (1987) Flattening of the rheumatoid foot in tarsal arthritis on X-ray. Scand J Rheumatol 16: 127–133

Bratberg J, Scheer G (1977) Extra-articular arthrodesis of the subtalar joint: a clinical study and review. Clin Orthop 126: 220–224

Brodsky JW (1993) The diabetic foot. In: Mann RA, Coughlin MJ (eds) Surgery of the foot and ankle, 6th edn. Mosby, St. Louis, pp 877–958

Broughton NS, Menelaus MB (1998) Orthopaedic management of spina bifida cystica, 3rd edn. WB Saunders, London

Broughton NS, Graham G, Menelaus M (1994) The high incidence of foot deformity in patients with high-level spina bifida. J Bone Joint Surg Br 76: 548–550

Brunet JA, Wiley JJ (1987) The late results of tarsometatarsal joint injuries. J Bone Joint Surg 69: 437–440

Bulke JA, Crolla D, Termote JL, Baert A, Palmars Y, Bergh R van den (1981) Computed tomography of muscle. Muscle Nerve 4: 67–72

Burckhardt E (1953) Zur Pathogenese des kontrakten Knickfußes. Z Orthop 83: 366–393

Butte FL (1937) Die operative Versteifung des Kahnbein-Keilbeingelenks bei dem Plattfuß. Eine Untersuchung der Endergebnisse. J Bone Surg 19: 496

Butte FL (1937) Naviculocuneiform arthrodesis for flatfoot. J Bone Joint Surg 19: 496–502

Cain T, Hyman S (1978) Peroneal spastic flat foot. Its treatment by osteotomy of the os calcis. J Bone Joint Surg Br 60: 527–529

Camera R (1949) Contributo al trattamento del piede piatto valgo congenito o piede piatto reflesso. Arch Ortop N 3: 3

Camper P (1781) Ober den Besten Shoen. In: Bick EM (1976) Classics of orthopaedics. JP Lippincott, Philadelphia Toronto, pp 517–520

Campos Da Paz A, De Souza V, De Souza DC (1978) Congenital convex pes valgus. Orthop Clin North Am 9: 207–218

Carr JB, Hansen ST, Benirschke SK (1988) Subtalar distraction bone block fusion for late complications of os calcis fractures. Foot Ankle 9: 81–86

Carrel JM, Sokoloff HM (1984) Complications in foot and ankle surgery, 3rd edn. Williams & Wilkins, Baltimore

Carugno C, Iacobellis C, Pedini G (1990) Baropodometric studies in patients submitted to Grice-Green operation for primary valgus pronated flat foot. Ital J Orthop Traumatol 16: 379–85

Caserta S, D'Imporzano A, Del SL, Fava G, Raffa M (1980) Modified Villadot's operation in brain-damaged patients. Chir Ital 32: 101–109

Catagni MA, Guerreschi F (1998) Management of fibular hemimelia using the Ilizarov method. In: Krueger L. (ed) The limb deficient child. Am Acad Orthop Surg Park Ridge

Cavanagh P, Rodgers M (1987) The arch index: a useful measure from footprints. J Biomech 20: 547–551

Cavuoto JW (1980) Foot surgery in Charcot-Marie-Tooth disease. J Foot Surg 19: 130

Ceccaldi A (1967) Pratique de la reeducation du pied. Masson & Cie, Paris

Chao W, Lee TH, Hecht PJ, Wapner KL (1994–1995) Conservative management of posterior tibial tendon rupture. Orthop Trans 18: 1030

Chao W, Wapner KL, Lee TH, Adams J, Hecht PJ (1996) Nonoperative treatment of posterior tibial tendon dysfunction. Foot Ankle 17: 736–741

Charcot JM (1868) Sur quelques arthropathies qui paraissent dependre d'une lesion du cerveau ou de la moelle epiniere. Arch Physiol Norm Pathol 1: 161–178

Charcot JM, Marie P (1886) Sur une forme particuliere d'atrophie musculaire progressive souvant familiale debutant par les pieds et les jambes et atteignant plus tard les mains. Rev Med (Paris) 6: 97–138

Chi TD, Toolan BC, Sangeorzan BJ, Hansen ST (1999) The lateral column lengthening and medial column stabilisation procedures. Clin Orthop 365: 81–90

Chiappara P, Verrina F, Dagnino G, Pedroni MF (1984) The surgical treatment of mobile valgus flat foot in children. Ital J Orthop Traumatol 10: 469–475

Chiappara P, Verrina F, Dagnino G, Gulino M (1989) The surgical treatment of valgus flat foot in the adolescent by osteotomy of calcaneum associated with tenodesis of tibialis anterior and posterior. Ital J Orthop Traumatol 15: 171–175

Choi IH, Lipton GE, Mackenzie W, Bowen JR, Kumar SJ (2000) Wedge-shaped distal tibial epiphysis in the pathogenesis of equinovalgus deformity of the foot and ankle in tibial lengthening for fibular hemimelia. J Pediatr Orthop 20: 428–436

Cicchinelli LD, Mahan KT (1992) Tibialis posterior dysfunction. In: Ruch JA, Vickers NS (eds) Reconstructive surgery of the foot and ankle. Podiatry Institute Publishing, Tucker, pp 53–55

Citron N (1985) Injury of the tibialis posterior tendon: a cause of acquired valgus foot in childhood. Injury 16: 610–612

Clain MR, Baxter DE (1994) Simultaneous calcaneocuboid and talonavicular fusion: long-term follow-up study. J Bone Joint Surg Br 76: 133–136

Clark G (1988) A modified Kidner procedure for symptomatic flat feet. Clin Orthop: 258–260

Clark MW, D'Ambrosia RD, Ferguson AB (1977) Congenital vertical talus. J Bone Joint Surg Am 59: 816–824

Close JR, Inman VT, Poor PM, Todd FN (1967) The function of the subtalar joint. Clin Orthop 50: 159

Cohen MM, Hayden PW (1983) A newly recognized hamartomatous syndrome. Birth Defects 15: 291

Cohen-Sobel E, Giorgini R, Velez Z (1995) Combined technique for surgical correction of pediatric severe flexible flatfoot. J Foot Ankle Surg 34: 183

Coleman SS (1983) Complex foot deformities in children. Lea & Febiger, Philadelphia

Coleman SS, Stelling F, Jarrett J (1970) Pathomechanics and treatment of congenital vertical talus. Clin Orthop 70: 62–72

Colton C (1973) The surgical management of congenital vertical talus. J Bone Joint Surg Br 55: 566–574

Conti S, Michelson J, Jhass M (1992) Clinical significance of magnetic resonance imaging in preoperative planning for reconstruction of posterior tibial tendon ruptures. Foot Ankle 13: 208–214

Cooper PS (1996) Lateral column lengthening arthrodesis for the acquired adult flatfoot. Tech Orthop 11: 236–254

Cooper PS, Nowak MD, Shaer J (1997) Calcaneocuboid joint pressures with lateral column lengthening (Evans) procedure. Foot Ankle 18: 199–205

Corey SV, Cain TD (1989) Tarsometatarsal degenerative joint disease. In: Mc Glamry ED (ed) Reconstructive surgery of the foot and leg. Podiatry Institute Publishing, Tucker, pp 93–97

Cornwall M, McPoil T (1999) Relative movement of the navicular bone during normal walking. Foot Ankle 20: 507–512

Cowell HR (1972) Talocalcaneal coalition and new causes of peroneal spastic flatfoot. Clin Orthop 85: 16–22

Cowell HR, Elener V (1983) Rigid painful flatfoot secondary to tarsal coalition. Clin Orthop 177: 54–60

Cracchiolo A (1997) Evaluation of spring ligament pathology in patients with posterior tibial tendon rupture, tendon transfer, and ligament repair. Foot Ankle Clin 2: 297

Cracchiolo A (1997) Rheumatoid arthritis-hindfoot disease. Clin Orthop 340: 58–68

Cramer K (1925) Der Plattfuß. Deutsche Orthopädie 6. Enke F, Stuttgart

Crates JM, Richardson EG (1999) Treatment of stage I posterior tibial tendon dysfunction with medial soft tissue procedures. Clin Orthop 365: 46–49

Crawford AH, Kucharzyk D, Roy DR, Bilbo J (1990) Subtalar stabilization of the planovalgus foot by staple arthroereisis in young children who have neuromuscular problems. J Bone Joint Surg 72: 840–845

Czerniecki J (1988) Foot and ankle biomechanics in walking and running. A review. Am J Phys Med Rehabil 67: 246–52

Dal Monte A, Donzelli O (1987) Tibial lengthening according to Ilizarov in congenital hypoplasia of the leg. J Pediatr Orthop 7: 135–138

Daniels L, Worthingham C (1992) Muskelfunktionsprüfung, manuelle Untersuchungstechniken, 6. Aufl. Fischer, Stuttgart, S 9–10

Daumas L, Filipe G, Carlioz H (1995) Le pied convexe congenital technique et resultats de la correction operatoire en un seul temps. Rev Chir Orthop 81: 527–537

Davids J, Valadie A, Ferguson R, Bray Er, Allen BJ (1997) Surgical management of ankle valgus in children: use of a transphyseal medial malleolar screw. J Pediatr Orthop 17: 3–8

Davidson RS, Drummond DS (1992) Arthrogryposis In: Drennan JC (ed) The child's foot and ankle. Raven Press, New York, pp 253–266

De Heus JAC, Marti RK (1997) The influence of subtalar and triple arthrodesis on the tibiotalar joint. J Bone Joint Surg Br 79: 644–647

De Luca PA (1992) Cerebral palsy. In: Drennan JC (1992) The child's foot and ankle. Raven Press, New York, pp 279–304

De Rosa GP, Ahlfeld SK (1984) Congenital vertical talus. Foot Ankle 5: 118-124

Debrunner AM (1994) Orthopädie, Orthopädische Chirurgie, 3. Aufl. Huber, Bern Göttingen Toronto, S 892–896

Debrunner HU (1985) Biomechanik des Fußes. In: Otte P, Schlegel KF (Hrsg.) Bücherei des Orthopäden, Bd. 49. Enke, Stuttgart, S 31–58

Debrunner HU, Hepp WR (1994) Orthopädisches Diagnostikum, 6. Aufl. Thieme, Stuttgart New York, S 58–60

Dejerine JJ, Sottas J (1983) Sur la nevrite interstitielle et progressive de l'enfance. CR Soc Biol Paris 5: 63

Deland JT, Arnoczky SP, Thompson FM (1992) Adult acquired flatfoot deformity at the talonavicular joint: reconstruction of the spring ligament in an in vitro model. Foot Ankle 13: 327–332

Deland JT, Otis JC, Lee K, Kenneally SM (1995) Lateral column lengthening with calcaneocuboid fusion: range of motion in the triple joint complex. Foot Ankle 16: 729–733

Dengler S (1935) Zur Histologie beim angeborenen Plattfuß. Z Orthop Chir 63: 43

Dengler S (1936) Zur Klinik und Therapie der Pedes adducti. Z Orthop Chir 65: 121

Denis A (1977) Le pied plat valgus statique. Rev Chir Orthop 63: 740–744

Dennemann H (1961) Möglichkeiten der röntgenologischen Diagnostik von Fußformen und Fußdeformitäten. Verh Dtsch Orthop Ges 48: 291–298

DeValentine SJ (1992) Foot and ankle disorders in children. Churchill Livingstone, New York

Dias L (1999) Foot and ankle deformity. In: Matsumoto S, Sato H (eds) Spina Bifida. Springer, Berlin Heidelberg NewYork, pp 344–377

Di Napoli DR, Ruch JA (1992) Triple arthrodesis and subtalar joint fusions. In: McGlamry ED, Banks AS, Dowthey MS (eds) Comprehensive textbook of foot surgery, vol 2, 2nd edn. Williams & Wilkins, Baltimore Hong Kong London, pp 1040–1075

Dickson F, Dively R (1945) Functional disorders of the foot, 2nd edn. Lippincott JB, Philadelphia

Dieffenbach JF (1841) Über die Durchschneidung der Sehnen und Muskeln. Albert Förstner, Berlin

Dieffenbach JF (1845) Die operative Chirurgie. Brockhaus, Leipzig

Dockery GL (1995) Symptomatic juvenile flatfoot condition: surgical treatment. J Foot Ankle Surg 34: 135–145

Dommisse G (1971) Flat foot. II. S Afr Med J 45: 726–731

Doncker E (1962) Le traitement du pied valgus souple. Acta Orthop Belg 28: 709

Doncker E (1977) Traitement du pied piat statique. Symposium sur le pied plat. Rev Chir Orthop 63: 756

Downey DT, Simkin P, Mack L, Richardson M, Kilcoyne R, Hansen S (1988) Tibialis posterior tendon rupture: a cause of rheumatoid flat foot. Arthritis Rheum 31: 441–446

Downey DT, Simkin PA, Marc LA (1988) Tibialis posterior tendon rupture: a cause of rheumatoid flat feet. Arthritis Rheum 31: 441–446

Downie PA (1986) Cash's textbook of neurology for physiotherapists, 4th edn. Faber & Faber, London, p 127

Drennan JC (1983) Orthopaedic management of neuromuscular disorders. JB Lippincott, Philadelphia, p 99

Drennan JC (1992) The child's foot and ankle. Raven Press, New York, pp 343–353

Drennan JC, Sharrard WJW (1971) The pathological anatomy of convex pes valgus. J Bone Joint Surg Br 53: 455–461

Drew AJ (1951) The late results of arthrodesis of the foot. J Bone Joint Surg Br 33: 496–502

Duchenne GB (1867) Physiologie des mouvements. Bailliere, Paris, p 524

Duchenne GBA (1885) Physiologie der Bewegungen. Fischer Th, Kassel

Duckworth T (1988) Pedobarography. In: Helal B, Wilson D (eds) The foot, Vol. 1. Churchill Livingstone, Edinburgh, London, Melbourne, pp 108–130

Duckworth T, Smith T (1974) The treatment of paralytic convex pes valgus. J Bone Joint Surg Br 56: 305–313

Duncan GA (1937) Orthopaedic treatment of the muscular dystrophies and muscular atrophies. V Med Month 64: 40–41

Duncan J, Lovell WW (1978) Hoke triple arthrodesis. J Bone Joint Surg Am 60: 795–798

Duncan JW, Lovell WW (1983) Modified Hoke-Miller flatfoot procedure. Clin Orthop 181: 24–27

Duncan RDD, Fixsen JA (1999) Congenital convex pes valgus. J Bone Joint Surg Br 81: 250–254

Dunn N (1930) Paralytic deformities of the leg. J Bone Joint Surg 12: 299–308

Dwyer F (1960) Osteotomy in the treatment of grossly everted feet with special reference to cerebral palsy. Huitieme Congres Internationale de Chirurgie Orthopedique. New York, p 892

Dwyer FC (1964) The relationship of variations in the size and inclination of the calcaneum to the shape and function of the whole foot. Ann R Coll Surg Eng 34: 120

Dwyer FC (1975) The present status of the problem of pes cavus. Clin Orthop 106: 254–275

Dyal CM, Feder J, Deland JT, Thompson FM (1997) Pes planus in patients with posterior tibial tendon insufficiency: asymptomatic versus symptomatic foot. Foot Ankle 18: 85–88

Dyck PJ (1984) Inherited neuronal degeneration and atrophy affecting peripheral motor, sensory, and autonomic neurons. In: Dyck PM, Thomas PK, Lambert EH, Bunge R (eds) Peripheral neuropathy, vol 2. WB Saunders, Philadelphia, pp 1609–1630

Dyck PJ, Lambert EH (1968a) Lower motor and primary sensory neuron diseases with peroneal muscular atrophy. Part I: Neurologic, genetic and electrophysiologic findings in hereditary polyneuropathies. Arch Neurol 18: 603–619

Dyck PJ, Lambert EH (1968b) Lower motor primary sensory neuron diseases with peroneal muscular atrophy. Part II: Neugenic, genetic and electrophysiological findings in various neuronal degenerations. Arch Neurol 18: 619–625

Echtermeyer V (1985) Das Kompartmentsyndrom. Hefte Unfallheilk 169: 1–105

Eichenholtz SN (1966) Charcot joints. Charles C Thomas, Springfield, Ill., pp 3–7

Elbaor JE, Thoma WH, Weinfeld MS, Potter TA (1976) Talonavicular arthrodesis for rheumatoid arthritis of the hindfoot. Orthop Clin North Am 7: 821–826

Ellis JN, Scheer GE (1974) Congenital pes valgus. Clin Orthop 99: 168–174

Eloesser L (1917) On the nature of neuropathic affections of the joints. Ann Surg 66: 201

Endler F (1955) Der kontrakte Pes Valgus, seine Behandlung und Spätprognose. Z Orthop 84: 181–204

Erlacher Ph (1943) Zur Begriffsbestimmung des angeborenen Hackenfußes und angeborenen Plattfußes. Z Orthop Chir 74: 93

Erlacher PJ (1928) Die Technik des orthopädischen Eingriffs. Springer, Heidelberg, S 437–450

Esau T (1856) Beiträge zur Lehre vom Plattfuss. Dissertationsschrift, Marburg

Evans D (1975) Calcaneo-valgus deformity. J Bone Joint Surg Br 57: 270–278

Exner G (1987) Pes valgoplanus in Friedreich and Charcot-Marie-Tooth-Hoffmann disease. Z Orthop 125: 298–301

Eyre-Brook A (1967) Congenital vertical talus. J Bone Joint Surg Br 49: 618–627

Facey OE, Hannah ID, Rosen D (1993) Analysis of the reproducibility and individuality of dynamic pedobarograph images. J Med Eng Technol 17: 9–15

Faciszewski T, Burks TR, Manaster BJ (1990) Subtle injuries of the Lisfranc joint. J Bone Joint Surg 72: 1519–1522

Faggiana F (1955) Il piede piatto. Acta Orthop Ital 2: 141

Fairbank A, Myerson MS, Fortin P, Yu-Yahiro J (1995) The effect of calcaneal osteotomy on contact characteristics of the tibiotalar joint. Foot 5: 137–142

Faraj AA (1999) Subtalar joint arthrodesis for postpoliomyelitis valgus foot deformity. J Foot Ankle Surg 38: 2

Feighan J, Towers J, Conti S (1999) The use of magnetic resonance imaging in posterior tibial tendon dysfunction. Clin Orthop 365: 23–38

Feiwill LA, Cracchiolo A (1994) The use of internal fixation in performing triple arthrodesis in adults. Foot 4: 10–14

Fellmann J, Zollinger H (1997) Isolated talocalcaneal interposition fusion: a prospective follow-up study. Foot Ankle 18: 616–621

Ferciot CF (1972) The etiology of developmental flatfoot. Clin Orthop 85: 7

Figura M, Smith S (1976) Frontal plane deformity of the subtalar joint in flexible flat foot: a preliminary study. J Am Podiatr Assoc 66: 867–872

Fisher FR (1889) On paralytic deformity of the foot. Lancet 1: 142

Fitton JM, Nevelos AB (1979) The treatment of congenital vertical talus. J Bone Joint Surg Br 61: 481-483

Fogel GR, Katoh Y, Rand JA, Chao EY (1982) Talonavicular arthrodesis for isolated arthrosis: 9.5 year results and gait analysis. Foot Ankle 3: 105–113

Forni J, Giordani (1952) Die chirurgische Behandlung des poliomyelitischen Spitzklump- und Knickplattfußes. Verh Dtsch Orthop Ges 40. Kongr: 123

Forriol F, Pascual J (1990) Footprint analysis between three and seventeen years of age. Foot Ankle 11: 101

Fortin PT, Walling AK (1999) Triple arthrodesis. Clin Orthop 365: 91–99

Franco AH (1987) Pes cavus and pes planus. Analyses and treatment. Phys Ther 67: 688–694

Franco F, Gambier R (1968) L'artrodesi secondo grice nel piede valgo poliomielitico. Arch Putti Chir Organi Mov 23: 194

Frankel J (1975) Surgical considerations for the correction of flatfoot deformity. J Foot Surg 14: 81–91

Frankel JP, Turf RM, Kuzmicki LM (1995) Double calcaneal osteotomy in the treatment of posterior tibial tendon dysfunction. J Foot Ankle Surg 34: 254–261

Fraser RK, Menelaus MB, Williams PF, Cole WG (1995) The Miller procedure for mobile flat feet. J Bone Joint Surg Br 77: 396–399

Frawley PA, Broughton NS, Menelaus MB (1998) Incidence and type of hindfoot deformities in patients with low-level spina bifida. J Pediatr Orthop 18: 312–313

Frey C, Shereff M, Greenidge N (1990) Vascularity of the posterior tibial tendon. J Bone Joint Surg Am 72: 884–888

Frohse F, Fränkel M (1913) Die Muskeln des menschlichen Beines. Gustav Fischer, Jena, S 579

Fulford G (1990) Surgical management of ankle and foot deformities in cerebral palsy. Clin Orthop 253: 55–61

Funk DA, Cass JR, Johnson KA (1986) Acquired adult flat foot secondary to posterior tibial tendon pathology. J Bone Joint Surg Am 68: 95–102

Funk DA, Cass JR, Johnson KA (1986) Acquired adult flat foot secondary to posterior tibial tendon. Evaluation of injury of the spring ligament and clinical assessment of tendon transfer and ligament repair. J Bone Joint Surg Am 79: 675–681

Gage JR (1991) Gait analysis in cerebral palsy. Clinics in Developmental Medicine No. 121. Mc Keith Press, Oxford

Galindo MJ, Stiff SJ, Butler JE, Cain TE (1987) Triple arthrodesis in young children: a salvage procedure after failed releases in severely affected feet. Foot Ankle 7: 319–325

Garcia-Rodriguez A, Martin-Jimenez F, Carnero-Varo M, Gomez-Gracia E, Gomez-Aracena J, Fernandez-Crehuet J (1999) Flexible flat feet in children: a real problem? Pediatrics 103: 84

Garelli R (1986) Osteotomy of the calcaneum in the treatment of idiopathic valgus foot. Ital J Orthop Traumatol 12: 53–60

Gauthier G (1977) Trouble biomechanique du pied plat. Rev Chir Orthop 63: 736–739

Gazdag AR, Cracchiolo IIIA (1997) Rupture of the posterior tibialis tendon. J Bone Joint Surg Am 79: 675–681

Gellmann H, Lenihan M, Halikis N (1987) Selective tarsal arthrodesis: an in vitro analysis of the effect on foot motion. Foot Ankle 8: 127–133

Gervis W (1970) Flat foot. BMJ 1: 479–481

Ghali NN, Abberton MJ, Silk FF (1984) The management of metatarsus adductus et supinatus. J Bone Joint Surg 66: 376–380

Ghanem I, Zeller R, Seringe R (1996) Le pied dans les neuropathies peripheriques hereditaires sensitivo-motrices chez l'enfant. Rev Chir Orthop 82: 152–160

Giani R (1905) Die Funktion des tibialis anticus in Beziehung zur Pathogenese des statisch-mechanischen Plattfußes. Z Orthop Chir 14: 34

Giannestras NJ (1967) Foot disorders – medical and surgical management. Lea & Febiger, Philadelphia, pp 156–176

Giannestras NJ (1970) Recognition and treatment of flatfeet in infancy. Clin Orthop 70: 10

Giannestras NJ (1976) Flexible valgus flatfoot resulting from naviculocuneiform and talonavicular sag. In: Bateman JE (ed) Foot science. Saunders, Philadelphia, pp 67–105

Giannestras NJ (1977) Symposium sur le pied plat de l'enfant. Rev Chir Orthop 63: 766

Giannini S (1998) Operative treatment of the flatfoot: why and how. Foot Ankle 19: 52–56

Giannini S, Girolami M, Ceccarelli F (1985) The surgical treatment of infantile flat foot. A new expanding endo-orthotic implant. Ital J Orthop Traumatol 11: 315–322

Giannini S, Catani F, Ceccarelli F, Girolami M, Benedetti M (1992) Kinematic and isokinetic evaluation of patients with flat foot. Ital J Orthop Traumatol 18: 241–251

Girdlestone GR (1947) Physiotherapy for hand and foot. J Chart Soc Physiother 32: 167

Gleich A (1893) Beitrag zur operativen Plattfussbehandlung. Arch Klin Chir 46: 358–362

Gocht H (1905) Sehnenoperationen beim Pes plano-valgus. Verh Dtsch Ges Orthop Chir 4. Kongr: 295

Gocht H, Debrunner H (1925) Orthopädische Therapie. FCW Vogel, Leipzig

Goldner JL, Keats PK, Basset FH, Clippinger FW (1974) Progressive talipes equinovalgus due to trauma of degeneration of the posterior tibial tendon and medial plantar ligaments. Orthop Clin North Am 5: 39–51

Gould JS (ed) (1988) Operative foot surgery. Saunders, Philadelphia London Toronto

Gould N (1981) Graphing the adult foot and ankle. Foot Ankle 2: 213

Gould N (1983) Evaluation of hyperpronation and pes planus in adults. Clin Orthop 181: 37–45

Gould N (1984) Surgery in advanced Charcot-Marie-Tooth disease. Foot Ankle 4: 267–273

Gould N, Moreland M, Alvarez R, Trevino S, Fenwick J (1989) Development of the child's arch. Foot Ankle 9: 241–245

Graf PM (1993) The EMED system of foot pressure analysis. Clin Podiatr Med Surg 10: 445–454

Graham HK, Menelaus MB, Barwood SA (1998) The leg and foot. In: Broughton NS, Menelaus MB (eds) Orthopaedic management of spina bifida cystica, 3rd edn. WB Saunders, London, pp 107–127

Grass R, Zwipp H (2000) Subtalar correction and fusion for malunited os calcis fractures. Orthop Traumatol 8: 291–301

Graves SC, Mann RA, Graves KO (1993) Triple arthrodesis in older adults: results after long-term follow-up. J Bone Joint Surg Am 75: 355–362

Gray E, Basmajian J (1968) Electromyography and cinematography of leg and foot („normal" and flat) during walking. Anat Rec 161: 1–15

Greene WB (1994) Metatarsus adductus and skewfoot. Instr Course Lect 43: 161–177

Grehl H, Rautenstrauß B (1997) Hereditäre motorisch-sensible Neuropathien. Dtsch Arztebl 94: 1012–1015

Grice DS (1952) An extra-articular arthrodesis of the sub-astragalar joint for correction of paralytic flat feet in children. J Bone Joint Surg Am 34: 927–940

Griffin D, Daly N, Karlin J (1995) Clinical presentation of congenital convex pes valgus. J Foot Ankle Surg 34: 146–152

Gruca A (1959) Chirurgia orthopedyszna. Paustwowy Zahad Wydavernictur Lekarskick, Warszawa

Gualtieri G, Gualtieri I, Gagliardi S (1993) Contracted valgus flat foot caused by tarsal synostosis in the adolescent. Chir Organi Mov 78: 161–165

Gunn DR, Molesworth BD (1957) The use of tibialis posterior as a dorsiflexor. J Bone Joint Surg Br 39: 674–678

Güntz E (1939) Die pathologische Anatomie des angeborenen Plattfußes. Z Orthop 69: 219

Haase GR, Shy GM (1960) Pathological changes in muscle biopsies from patients with peroneal muscular atrophy. Brain 83: 631

Hackenbroch M (1931) Die blutige Umformung deformter Füße durch multiple Einzelosteotomien. Verh Dtsch Orthop Ges 26. Kongr: 381

Häntzschel H (1996) Chronische Polyarthritis-Gruppe. In: Gross WL (Hrsg) Rheumatologischer Leitfaden für die Praxis. Ciba Geigy, Wehr, S 87-100

Hak DJ, Gautsch TL (1995) A review of radiographic lines and angles used in orthopedics. Am J Orthop 24: 590-601

Halgrimsson S (1943) Studies on reconstructive and stabilizing operations on the skeleton of the foot, with special reference to subastragalar arthrodesis in the treatment of foot deformities following infantile paralysis. Acta Chir Scand 78: 1

Hamanishi C (1984) Congenital vertical talus: classification with 69 cases and new measurement system. J Pediatr Orthop 4: 318-326

Hamel J (1996) Die Sonographie der Sprunggelenksregion. In: Stahl CH, Zeidler S, Koebke J, Lorenz W (Hrsg) Klinische Arthrologie, 14.Erg. Ecomed, Landsberg

Hansen ST (2000) Functional reconstruction of the foot and ankle. Lippincott, Williams & Wilkins, Philadelphia

Haritidis JH, Kirkos JM, Provellegios SF, Zachos AD (1994) Long-term results of triple arthrodesis: 42 cases followed for 25 years. Foot Ankle 15: 548-551

Harper MC, Tisdel CL (1996) Talonavicular arthrodesis for the painful adult acquired flatfoot. Foot Ankle 17: 658-661

Harris R, Beath T (1948) Hypermobile flatfoot with short tendo-achilles. J Bone Joint Surg Am 30: 116-138

Harris RI (1955) Rigid valgus foot due to talocalcaneal bridge. J Bone Surg Am 37: 169

Harris RI (1963) Fractures of the os calcis treatment by early subtalar arthrodesis. Clin Orthop 30: 100-110

Harris RI, Beath T (1948) Etiology of peroneal spastic flatfoot. J Bone Joint Surg Br 30: 624-634

Harris RI, Beath T (1948) Hypermobile flat-foot with short tendo achillis. J Bone Joint Surg Am 30: 116-140

Harrison AJ, Falland JP (1997) Investigation of gait protocols for plantar pressure measurement of non-pathological subjects using a dynamic pedobarograph. Gait Posture 6: 50-55

Harrold AJ (1967) Congenital vertical talus in infancy. J Bone Joint Surg Br 49: 634-643

Hass J (1934) Konservative und operative Orthopädie. Springer, Heidelberg, pp 302-304

Hawley RJ Jr, Schellinger D, O'Doherty DS (1984) Computed tomographic patterns of muscle in neuromuscular diseases. Arch Neurol 41: 383-387

Hayd FW (1949) Die Coalitio calcaneo-navicularis und ihre klinische Bedeutung. Z Orthop 78: 292

Hefti F (1997) Kinderorthopädie in der Praxis. Springer, Heidelberg New York Tokio

Hefti F (1999) Osteotomy of the hind-foot in children and adolescents. Orthopäde 28: 750-759

Helal B, Wilson D (eds) (1988) The foot, vol 1. Churchill Livingstone, Edinburgh London Melbourne

Hellinger J (1995) Messmethoden in der Skelettradiologie: Linien, Distanzen, Winkel und ihre klinische Bedeutung. Thieme, Stuttgart New York, pp 163-167

Henke PJW (1858) Handbuch der Anatomie und Mechanik der Gelenke

Henke PJW (1859) Die Contracturen der Fußwurzel. Z Rat Med 5: 44

Henning EM, Milani TL (1993) Die Dreipunktunterstützung des Fußes: Eine Druckverteilungsanalyse bei statischer und dynamischer Belastung. Z Orthop 131: 279-284

Henning EM, Staats A, Rosenbaum D (1994) Plantar pressure distribution patterns of young school children in comparison to adults. Foot Ankle 15: 35-40

Henry AK (1970) Extensile exposure. Churchill Livingstone, New York, pp 300-309

Herndon CH (1969) The challenge to orthopaedics. J Bone Joint Surg Am 51: 399-406

Herndon CH, Heyman C (1963) Problems in the recognition and treatment of congenital convex pes valgus. J Bone Joint Surg Am 45: 413-429

Herzenberg JE, Greenfield ML (1993) Prospective randomized treatment trial for resistant metatarsus adductus. Orthop Trans 17: 79

Herzenberg JE, Goldner JL, Martinez S, Silverman PM (1986) Computerized tomography of talocalcaneal tarsal coalition: a clinical and anatomic study. Foot Ankle 6: 273-288

Hetherington VL, Levy LA (1990) Principles and practice of podiatric medicine. Churchill Livingstone, Edinburgh

Hevesi I (1904) Radikale Heilung des rachitischen und statischen Plattfußes mittels Sehnenplastik. Dtsch Med Wochenschr 30: 1642

Heyman CH, Hendon CH, Strong JM (1958) Mobilization of the tarsometatarsal and intermetatarsal joints for the correction of resistant adduction of the fore part of the foot in congenital clubfoot or congenital metatarsus varus. J Bone Joint Surg Am 40: 299–310

Hicks JH (1954) The mechanics of the foot. The plantar aponeurosis and the arch. Anat Lond 88: 25–31

Hicks JH (1955) The foot as a support. Acta Anat 25: 34–45

Hicks JH (1964) The function of the plantar aponeurosis. Arch Anat 88: 25

Hill NA, Wilson HJ, Chevres F, Sweterlitsch PR (1970) Triple arthrodesis in the young child. Clin Orthop 70: 187

Hintermann B, Gächter A (1996) The first metatarsal rise sign: a simple, sensitive sign of tibialis posterior tendon dysfunction. Foot Ankle 17: 236

Hintermann B, Valderrabano V, Kundert HP (1999) Lengthening of the lateral column and reconstruction of the medial soft tissue for treatment of acquired flatfoot. Foot Ankle 20: 622–629

Hoffa A (1902) Orthopädische Chirurgie, 4. Aufl. Enke, Stuttgart

Hoffa A (1905) Lehrbuch der Orthopädischen Chirurgie, 5. Aufl. Enke, Stuttgart, S 824–836

Hoffer MM, Brink J (1975) Orthopedic management of acquired cerebrospasticity in childhood. Clin Orthop 110: 244–248

Hoffer MM, Garrett A, Brink J, Perry J, Hale W, Nickel VL (1971) The orthopedic management of brain-injured children. J Bone Joint Surg Am 53: 567–577

Hoffer MM, Perry J, Melkonian GJ (1979) Dynamic electromyography and decision making for surgery in the upper extremity of patients with cerebral palsy. J Hand Surg 4: 424–431

Hoffmann-Kuhnt HJ (1950) Der Tibialis anticus beim Plattfuß und beim Hohlfuß. Z Orthop 79: 519

Hohmann D, Uhlig R (1990) Orthopädische Technik, 8. Aufl. Enke, Stuttgart

Hohmann G (1923) Über Fußwurzelkontrakturen beim statischen Pes valgus und planovalgus. Z Orthop Chir 44: 206–220

Hohmann G (1933) Spiralschieneneinlage zur Stützung und Korrektur gewisser schwieriger Formen des Plattfusses und Hohlfusses. Z Orthop 58: 587

Hohmann G (1936) Neue Gesichtspunkte zur Einlagengestaltung. Die Detorsionseinlage. Z Orthop 65: 361

Hohmann G (1948) Fuß und Bein – Ihre Erkrankungen und deren Behandlung, 4. Aufl. Bergmann JF, München

Hohmann G (1951) Fuss und Bein – Ihre Erkrankungen und deren Behandlungen, 5. Aufl. Bergmann JF, München, S 38–145, 192–201

Hohmann G (1951) Orthopädische Technik. Enke, Stuttgart

Hohmann G (1953) Zur Einlagenbehandlung des erworbenen Plattfußes, Detorsion und Verstrebung. Z Orthop 83: 155

Hoke M (1921) An operation for stabilizing paralytic feet. J Orthop Surg 3: 494

Hoke M (1931) An operation for the correction of extremely relaxed flat feet. J Bone Joint Surg 13: 773–783

Hollingsworth R (1975) An x-ray study of valgus ankles in spina bifida children with valgus flat foot deformity. Proc R Soc Med 68: 481–484

Holmes GB (1994) Surgical approaches to the foot and ankle. McGraw-Hill, New York St. Louis San Fransisco

Holmes GB, Mann RA (1992) Possible epidemiological factors associated with rupture of the posterior tibial tendon. Foot Ankle 13: 70–79

Holmes GB, Timmerman L, Willits NH (1991) Practical considerations for the use of the pedobarograph. Foot Ankle 12: 105–108

Holmes JR, Hansen ST (1993) Foot and Ankle manifestations of Charcot-Marie-Tooth disease. Foot Ankle 14: 476–486

Hopf HC, Poeck K, Schliack H (1984) Neurologie in Praxis und Klinik, 2. Aufl. Thieme, Stuttgart New York

Horton GA, Olney BW (1995) Triple arthrodesis with lateral column lengthening for treatment of severe planovalgus deformity. Foot Ankle 16: 395–400

Horton GA, Myerson MS, Parks BG (1998) Effect of calcaneal osteotomy and lateral column lengthening on the plantar fascia: a biomechanical investigation. Foot Ankle 19: 370–373

Hsu JD (1976) Management of foot deformity in Duchenne's pseudohypertrophic muscular dystrophy. Orthop Clin North Am 7: 979–984

Hsu JD, Edwards P (1993) Neuromuscular procedures: tendon transfers. In: Myerson M (ed) Current therapy in foot and ankle surgery. Mosby, St. Louis Baltimore Berlin, pp 168–172

Hsu JD, Mann DC, Imbus CE (1991) Pes cavus. In: Jahss MH (ed) Disorders of the foot & ankle: medical and surgical management, vol 1, 2nd edn. Saunders, Philadelphia London Toronto, pp 872–891

Huang CK, Kitaoka HB, An KN, Chao EY (1993) Biomechanical evaluation of longitudinal arch stability. Foot Ankle 14: 353–357

Hubbard AM, Davidson RS, Meyer JS (1996) Magnetic resonance imaging of skewfoot. J Bone Joint Surg Am 78: 389–397

Hughes J (1993) The clinical use of pedobarography. Acta Orthop Belg 59: 10–16

Hughes J, Klenerman L (1989) The dynamic pedobarograph. Semin Orthop 4: 99–110

Hughes J, Clark P, Klenerman L (1990) The importance of the toes in walking. J Bone Joint SurgBr 72: 245–251

Hughes J, Pratt L, Linge K, Clark P, Klenerman L (1991) Reliability of pressure measurements: the EMED F system. Clin Biomech (Bristol, Avon) 6: 14–18

Ibrahim A (1983) Pes cavus. In: Evarts CM (ed) Surgery of the musculoskeletal system, vol 4, section 9: the foot. Churchill Livingstone New York, pp 9–39

Imhäuser G (1952) Der kontrakte Fuß des Adoleszenten und seine Behandlungsergebnisse. Arch Orthop Unfallchir 45: 323–328

Imhäuser G (1967) Zur Behandlung des angeborenen Schaukelfußes. Z Orthop 102: 436

Imhäuser G (1978) Therapie des erworbenen Knicksenkfußes. Orthop Prax 14: 883

Ingram AJ (1987) Paralytic disorders. In: Campbells operative orthopaedics, vol 4, 7th edn. CV Mosby, St. Louis, pp 2925–2974

Isigkeit E (1927) Untersuchungen über die Heredität orthopädischer Leiden. Arch Orthop Unfallchir 25: 535

Isikan UE (1993) The values of talonavicular angles in patients with pes planus. J Foot Ankle Surg 32: 514–516

Jack EA (1953) Naviculo-cuneiform fusion in the treatment of flat foot. J Bone Joint Surg Br 35: 75

Jacobs JE (1960) Metatarsus varus and hip dysplasia. Clin Orthop 16: 203–213

Jacobsen ST, Crawford AH (1983) Congenital vertical talus. J Pediatr Orthop 3: 306–310

Jäger M, Wirth CJ (1992) Praxis der Orthopädie, 2. Aufl. Thieme, Stuttgart New York, S 1014–1015

Jahss MH (1982a) Spontaneous rupture of the tibialis posterior tendon: Clinical findings, tenographic studies, and a new technique of repair. Foot Ankle 3: 158–166

Jahss MH (1982b) The plantigrade foot. In: Frankel FH (ed) AAOS Instructional course lectures. CV Mosby, St. Louis Toronto London, pp 200–217

Jahss MH (ed) (1982c) Disorders of the foot and ankle: medical and surgical management, vol 1, 2nd edn. Saunders, Philadelphia, London, Toronto

Jahss MH (1991) Tendon disorders of the foot and ankle. In: Jahss MH (ed) Tendon disorders of the foot and ankle: medical and surgical management, 2nd edn. Saunders, Philadelphia, pp 1461–1513

Jahss MH, Lusskin R (1982) Miscellaneous peripheral neuropathies and neuropathy-like syndromes. In: Jahss MH (ed) Disorders of the foot. Philadelphia, WB Saunders, pp 1231–1236

James AJ (1970) Tarsal coalitions and peroneal spastic flat foot. Austral Radiol 14: 80–83

James CCM, Lassman LP (1962) Spinal dysraphism. The diagnosis and treatment of progressive lesions in spina bifida occulta. J Bone Joint Surg Br 44: 821

James JIP (1987) Poliomyelitis. Essentials of surgical management. Arnold, London

Jani L (1986) Der kindliche Knicksenkfuß. Orthopäde 15: 199–204

Janssen G (1982) Der kompensatorische Knick-Senkfuß. Z Orthop 120: 278

Jawish R, Rigault P, Padovani J, Klizsowski P, Finidori G, Touzet P, Chaumien J (1990) The Z-shaped or serpentine foot in children and adolescents. Chir Pediatr 31: 314–321

Jay RM, Schoenhaus H, Seymour C, Gamble S (1995) The dynamic stabilizing innersole system (DSIS): the management of hyperpronation in children. J Foot Ankle Surg 34: 124–131

Jayakumar S, Cowell HR (1977) Rigid flatfoot. Clin Orthop 122: 77–84

Jerosch J, Finnen DA (1996) Ergebnisse der operativen Therapie bei der Coalitio calcaneonavicularis. Orthop Prax 32: 340–348

Jerosch J, Mamsch H (1998) Fehlformen und Fehlhaltungen kindlicher Füße. Z Orthop 136: 215–220

Joachimsthal G (1905–1907) Handbuch der Orthopädischen Chirurgie, Bd 1., S 390

Joachimsthal G (1905–1907) Handbuch der Orthopädischen Chirurgie, Bd 2. Gustav Fischer, Jena, S 699–707

Johnson AK (1994) The foot and ankle. Raven Press, New York

Johnson JE (1998) Operative treatment of neuropathic arthropathy of the foot and ankle. J Bone Joint Surg Am 80: 1700–1709

Johnson JE, Harris GF (1997) Pathomechanics of posterior tibial tendon insufficiency. Foot Ankle Clin 2: 227–239

Johnson JE, Johnson KA (1986) A dowel arthrodesis for degenerative arthritis if the tarsometatarsal (Lisfranc) joins. Foot Ankle 5: 243–253

Johnson KA (1983) Tibialis posterior tendon rupture. Clin Orthop 177: 140–147

Johnson KA, Strom DE (1989) Tibialis posterior tendon dysfunction. Clin Orthop 239: 196–206

Johnson WL, Lester EL (1989) Transposition of the posterior tibial tendon. Clin Orthop 245: 223–227

Jones B (1975) Flat foot. A preliminary report of an operation for severe cases. J Bone Joint Surg Br 57: 279–282

Jones CK, Nunley JA (1999) Osteonecrosis of the lateral aspect of the talar dome after triple arthrodesis. J Bone Joint Surg Am 81: 1165–1169

Jones KL (1997) Smith's recognizable pattern of human malformation, 5th edn. Saunders, Philadelphia

Jones R (1916) The soldier's foot and the treatment of common deformities of the foot. Part II. Claw foot. BMJ 1: 749–752

Jones R, Lovett RW (1923) Orthopaedic surgery. Henry Frowde Hodder & Stoughton, London

Joseph KN, Kane HA, Milner RS (1992) Orthopaedic aspects of the Marfan phenotype. Clin Orthop 277: 251–261

Judet H (1979) Pied plat traitement par arthrodese sous-astra-galienne avec reposition astragale calcaneum. Technique 8: 3969–3971

Judet J (1977) Indications et technique de l'operation „du cavalier". Rev Chir Orthop 63: 780–781

Judet J, Estéve P, Massé P, Rigault P, Dubousset J, Pouliquen JC (1973) Pied convexe congénital. Table Ronde SOFCOT. Rev Chir Orthop 2: 370–373

Judet R, Judet J, Rigault P (1966) Possibilités de correction chirurgicale des malformations des os du pied. Presse Méd 4: 157–159

Judet Th (1975) Anatomie et physiologie ostéo-articulaire de l'arrière-pied, leurs conséquences dans l'étude et le traitement des vices architecturaux du pied. Thèse médecine, Paris

Kalen V, Brecher A (1988) Relationship between adolescent bunions and flatfeet. Foot Ankle 8: 331–336

Kann JN, Myerson MS (1997) Interoperative pathology of the posterior tibial tendon. Foot Ankle Clin 2: 343–355

Kapandji IA (1985) Funktionelle Anatomie der Gelenke. Enke Stuttgart

Karlholm S, Nilsonne U (1968) Operative treatment of the foot deformity in Charcot-Marie-Tooth disease. Acta Orthop Scand 39: 101–106

Katz K, David R, Soudry M (1999) Below-knee plaster cast for the treatment of metatarsus adductus. J Pediatr Orthop 19: 49–59

Kauffmann H (1929) Der Pes adductus congenitus. Erg Chir 22: 463

Kaye RA, Jahss MH (1991) Tibialis posterior: a review of anatomy and biomechanics in relation to support of the medial longitudinal arch. Foot Ankle 11: 244–247

Keats S, Kouten J (1968) Early surgical correction of the planovalgus foot in cerebral palsy: extra-articular arthrodesis of the subtalar joint. Clin Orthop 61: 223–233

Keenan M, Peabody T, Gronley J, Perry J (1991) Valgus deformities of the feet and characteristics of gait in patients who have rheumatoid arthritis. J Bone Joint Surg Am 73: 237–247

Keenan MAE, Kozin SH, Berlet AC (1993) Manual of orthopaedic surgery for spasticity. Raven Press, New York

Kernozek TW, La Mott EE (1995) Comparisons of plantar pressures between the elderly and young adults. Gait Posture 3: 143–148

Kewada GT, Dockery GL (1988) Complications following traumatic incidents with STA-peg procedures. J Foot Surg 27: 236

Kewenter Y (1936) Die Sesambeine des I Metatarsophalangealgelenkes des Menschen. Levin & Munksgaard, Kopenhagen

Khoury NJ, El-Khoury GY, Saltzman CL, Brandser EA (1996) MR imaging of possible tibial tendon dysfunction. AJR Am J Roentgenol 167: 675

Kidner FC (1929) The prehallux (accessory scaphoid) in relation to flatfoot. J Bone Joint Surg 11: 831

Kirmisson E (1899) Lehrbuch der chirurgischen Krankheiten angeborenen Ursprungs. Enke, Stuttgart, S 445–461

Kitaoka HB, Patzer GL (1997) Subtalar arthrodesis for posterior tibial tendon dysfunction and pes planus. Clin Orthop 345: 187–194

Kitaoka HB, Alexander U, Adelaar RS, Nunley JA, Myerson MS, Sanders M (1994) Clinical rating systems for the ankle-hindfoot, midfoot, hallux and lesser toes. Foot Ankle 15: 349–353

Kitaoka HB, Luo ZP, An KN (1997a) Mechanical behavior of the foot and ankle after plantar fascia release in the unstable foot. Foot Ankle 18: 18–15

Kitaoka HB, Luo ZP An KN (1997b) Effect of the posterior tibial tendon on the arch of the foot during simulated weightbearing: biomechanical analysis. Foot Ankle 18: 43–46

Kitaoka HB, Lou ZP, An KN (1997c) Subtalar arthrodesis versus flexor digitorum longus tendon transfer for severe flatfoot deformity: an in vitro biomechanical analysis. Foot Ankle 18: 710–715

Kitaoka HB, Lou ZP, An KN (1998a) Reconstruction operations for acquired flatfoot: biomechanical evaluation. Foot Ankle 19: 203–207

Kitaoka HB, Luo ZP, An KN (1998b) Three-dimensional analysis of flatfoot deformity: cadaver study. Foot Ankle 19: 7447–7451

Kite JH (1950) Congenital metatarsus varus: report of 300 cases. J Bone Joint Surg 32-A: 500–506

Klaue K, Pfändler J, Speck M, Back M (1998) Sehnentransfer. In: Wülker N, Stephens M, Cracchiolo A (Hrsg.) Operationsatlas Fuß und Sprunggelenk. Enke, Stuttgart, S 199–215

Klenerman L (1991) The foot, 3rd edn. Blackwell Scientific Publications, London

Kling TF, Schmidt TL, Conklin MJ (1991) Open wedge osteotomy of the first cuneiform for metatarsus adductus. Orthop Trans 15: 106

Koch TK (1992) Neuromuscular disorders. In: De Valentine SJ (ed) Foot and ankle disorders in children. Churchill Livingstone, Edinburgh London Melbourne, pp 461–474

Kochs J (1927) Spontanheilung einer Fußdeformität bei Spina bifida occulta nach Laminektomie. Münch Med Wochenschr 74: 1877

Kodros SA, Dias LS (1999) Single-stage surgical correction of congenital vertical talus. J Pediatr Orthop 19: 42–48

Koman L, Mooney JD, Goodman A (1993) Management of valgus hindfoot deformity in pediatric cerebral palsy patients by medial displacement osteotomy. J Pediatr Orthop 13: 180–183

Koutsogiannis E (1971) Treatment of mobile flat foot by displacement osteotomy of the calcaneus. J Bone Joint Surg Br 53: 96–100

Kraus WM (1922) The relation of the flexor-adductor foot deformity to diseases of the nervous system. N Y State J Med 22: 25

Kristen H (1968) Der Kinderfuß in Österreich. Z Orthop 104: 318–333

Krueger LM (ed) (1998) Fibula deficiencies. In: The limb deficient child. Am Acad Orthop Surg, Rosemont

Kumar SJ, MacEwen GD (1982) The incidence of hip dysplasia with metatarsus adductus. Clin Orthop 164: 234–235

Kumar SJ, Keret D, MacEwen D (1990) Corrective cosmetic supramalleolar osteotomy for valgus deformity of the ankle joint: a report of two cases. J Pediatr Orthop 10: 124

Kumar SJ, Guille JT, Lee MS, Couto JC (1992) Osseous and non-osseous coalition of the middle facet of the talocalcaneal joint. J Bone Joint Surg Am 74: 529–535

Kummer B (1979) Die Biomechanik des menschlichen Fußes. In: Imhäuser G (Hrsg) Praktische Orthopädie, Bd IX. Vordruckverlag, Bruchsal, S 41–52

Küsswetter W, Rütt A (1985) Plattfußoperationen im Schul- und Jugendalter-Langzeitergebnisse. Orthop Prax 6: 474–482

Laaveg SJ, Ponseti IV (1980) Long term results of treatment of congenital clubfoot. J Bone Joint Surg Am 62: 23–31

Lacheretz M (1977) Pied plat statique traitement chururgical. Symposium de la société francaise de chirurgie orthopédique. Rev Chir Orthop 63: 733–788

Lagae L, Verpoorten C, Casaer P, Vereecken R, Fabry G, Plets C (1990) Conservative versus neurosurgical treatment of tethered cord patients. Z Kinderchir 45: 16–17

Lambrinudi C (1938) Functional aspect: action of the foot muscles. Lancet 2: 1480

Lamy L, Weissman L (1939) Congenital convex pes valgus. J Bone Joint Surg 21: 79–91

Lang G, Kehr P, Sejourne P, Pointu J (1979) Personal experience of the surgical treatment of valgus flat foot by „resaddling" of the talus on the calcaneum (119 operations), (author's translation). Chirurgie 105: 261–267

Lange F (1914) Lehrbuch der Orthopädie. G Fischer, Jena

Lange F (1922) Lehrbuch der Orthopädie, 2. Aufl. G Fischer, Jena, S 531

Lange F (1930) Die epidemische Kinderlähmung. Lehmanns JF, München

Lange M (1912) Der Plattfuß als soziales Problem, seine Diagnose und Behandlung. Münch Med Wochenschr 82: 1875

Lange M (1932) Die Arthrodese im unteren Sprunggelenk (Talo-Calcanealgelenk) zur Behandlung der Plattfüße mit Arthritis deformans. Z Orthop Chir 57: 106

Lange M (1935) Erbbiologie der angeborenen Körperfehler. Enke, Stuttgart

Lange M (1951) Orthopädisch-chirurgische Operationslehre. Bergmann, München

Lange M (1962) Orthopädisch-chirurgische Operationslehre, 2. Aufl. Bergmann, München

Lange M (1965) Lehrbuch der Orthopädie und Traumatologie. Enke, Stuttgart

Lanham RH (1979) Indications and complications of arthroereisis in hypermobile flatfoot. J Am Podiatr Assoc 69: 178

Lapidus PW (1963) Kinesiology and mechanical anatomy of the tarsal joints. Clin Orthop 30: 20

Larsen LJ, Schottstaedt ER, Bost FD (1959) Multiple congenital dislocations associated with a characteristic facial abnormality. J Pediatr 37: 574

Leardini A, Benedetti MG, Catani F, Simoncini L, Giannini S (1999) An anatomically based protocol for the description of foot segment kinematics during gait. Clin Biomech 14: 528–536

Leiber B (1990) Die klinischen Syndrome, 7. Aufl. Urban und Schwarzenberg, Wien Baltimore

Lelièvre J (1952) Pathologie du pied. Masson, Paris, pp 228–230

Lelièvre J (1961) Pathologie du pied, physiologie clinique traitement, medical, orthopedique et chirurgical, 2nd edn. Masson, Paris

Leliévre J (1970) The valgus foot: current concepts and corrections. Clin Orthop 70: 34–55

Leonard M (1974) The inheritance of tarsal coalition and its relationship to spastic flat foot. J Bone Joint Surg Br 56: 520–526

Letts M (1992) In: Drennan JC (ed) The child's foot and ankle. Raven Press, New York, pp 205–253

Leung AKL, Mak AFT, Evans JH (1998) Biomechanical gait evaluation of the immediate effect of orthotic treatment for flexible flat foot. Prost Orthot Int 22: 25–34

Levick GM (1921) Action of intrinsic muscles of the foot. BMJ 1: 381

Levitt RL, Canale ST, Cooke AJ Jr, Gartland JJ (1973) The role of foot surgery in progressive neuromuscular disorders in children. J Bone Joint Surg Am 55: 1396–1410

Levitt RL, Canale ST, Gartland JJ (1974) Surgical correction of foot deformity in the older patient with myelomeningocele. Orthop Clin North Am 5: 19

Levy LA, Hetherington VJ (1990) Principles and practice of podiatric medicine. Churchill Livingstone, Edinburgh

Lewin P (1941) The foot and ankle, 2nd edn. Lea & Febiger, Philadelphia, pp 177–187

Lexer E (1921) Arthrodesenoperation und Regenerationsfragen. Dtsch Z Chir 162: 1–12

Liandres ZA, Koniukhov MP (1977) Surgical treatment of foot deformities in children with Charcot-Marie neural amyotrophy. Ortop Travmatol Protez 3: 60–64

Libotte M, Zygas P, Noel B (1992) Podometrie electronique: Deux annees d'experience: Rapport preliminaire. Acta Orthop Belg 58: 448–452

Lichtblau S (1975) Section of the abductor hallucis tendon for correction of metatarsus varus deformity. Clin Orthop 110: 227–232

Lieber R (1992) Skeletal muscle, structure and function. Williams & Wilkins, Baltimore

Lignac F, Rigault P (1977) Essential flat foot in the child. Definition, diagnosis and therapeutic indications (author's translation). Nouv Presse Med 6: 3321–3324

Lim PS, Schweitzer ME, Deely DM (1997) Posterior tibial tendon dysfunction: secondary MR signs. Foot Ankle 18: 658–663

Lindseth R (1992) In: Drennan JC (ed) The child's foot and ankle. Raven Press, New York, pp 267–277

Lindsey JM, Michalson JD, McWilliams BA (1998) The foot in Marfan syndrome. J Pediatr Orthop 18: 755–759

Little WJ (1853) On the nature and treatment of deformities of the human frame. Longmans Green, London

Ljung P, Kaij J, Knutson K, Rydholm U (1992) Talonavicular arthrodesis in the rheumatoid foot. Foot Ankle 13: 313–316

Lloyd-Roberts G, Spence A (1958) Congenital vertical talus. J Bone Joint Surg Br 40: 33–41

Lorber J (1966) The incidence and epidemiology of myelomeningocele. Clin Orthop 45: 81

Lorber J (1971) Results of treatment of myelomeningocele. Dev Med Child Neurol 13: 279

Lord JP (1923) Correction of extreme flat foot. Value of osteotomy of os calcis and inward displacement of posterior fragment (Gleich operation). JAMA 81: 1502–1507

Lorenz A (1883) Die Lehre vom erworbenen Plattfuße. Enke, Stuttgart

Lorenz A (1939) Richtlinien praktischer Orthopädie. Deuticke, Wien

Louis-Bar D (1941) Sur un syndrome progressif comprenant des teleangiectasies capillaires cutanees et conjonctivales, a disposition naevoide et des troubles cerebelleux. Confin Neurol 4: 32

Lovelace R (1990) Hereditary induced peripheral neuropathies. Clin Podiatr Med Surg 7: 37–50

Lovell WW, Winter RB (1978) Pediatric orthopaedics. Lippincott JB, Philadelphia, pp 958–966

Lovell WW, Price CT, Meehan PL (1986) The foot. In: Lovell WW, Winter RB (eds) Pediatric orthopaedics. JB Lippincott, Philadelphia, pp 895–968

Lovett RW, Jones R (1933) Orthopaedic surgery. Oxford University Press, Humphrey Milford, p 654

Lowman CL (1923) An operative method for correction of certain forms of flatfoot. JAMA 81: 1500–1502

Ludeen S, Lundquist K, Cornwall MW, McPoil TG (1994) Plantar pressures during level walking compared with other ambulatory activities. Foot Ankle 15: 324–328

Luhmann SJ, Rich MM, Schoenecker PL (2000) Painful idiopathic rigid flatfoot in children and adolescents. Foot Ankle 21: 59–66

Lundberg A, Svensson OK (1989a) Kinematics of the ankle/foot complex-part 2: pronation and supination. Foot Ankle 9: 248–253

Lundberg A, Svensson OK (1989b) Kinematics of the ankle/foot complex-part 3: influence of leg rotation. Foot Ankle 9: 304–309

Lundeen RO (1985) The Smith STA-peg operation for hypermobile pes planovalgus in children. J Am Podiatr Med Assoc 75: 177–183

Lüning A, Schulthess W (1901) Atlas und Grundriß der orthopädischen Chirurgie. Lehmanns, München

Lusskin R (1982) Peripheral neuropathies affecting the foot: Traumatic, ischemic and compressive disorders. In: Jahss MH (ed) Disorders of the foot, vol 2. WB Saunders, Philadelphia, pp 1187–1197

Macnicol M, Voutsinas S (1984) Surgical treatment of the symptomatic accessory navicular. J Bone Joint Surg Br 66: 218–226

MacWilliams BA, Nicholson DE, Miller ML, D'Astout JL, Armstrang PF (1999) Plantar pressure distribution in Charcot-Marie-Tooth disease. 4th Annual Meeting of The NASGCMA (abstract)

Maier E (1968) Der nicht-behandlungsbedürftige Kinderfuß. Z Orthop 105: 565

Manes E, Trippetta N, Mezzanotte L, Andreoli E (1987) The Green-Grice operation in the surgical treatment of valgus flat foot. Chir Organi Mov 72: 323–326

Mangone PG, Fleming LL, Fleming SS (1997) Treatment of acquired adult planovalgus deformities with subtalar fusion. Clin Orthop 341: 106–112

Mann RA (1978) Biomechanics of the foot and ankle. Orthop Rev 7: 43

Mann RA (1980) Surgical implications of biomechanics of the foot and ankle. Clin Orthop 146: 111–118

Mann RA (1983) Acquired flatfoot in adults. Clin Orthop 181: 46–51

Mann RA (1992) Flatfoots in adults. In: Mann RA, Coughlin MJ (eds) Surgery of the foot and ankle, vol 1, 6th edn. Mosby, St. Louis Baltimore Berlin, pp 767–784

Mann RA, Beaman DN (1999) Double arthrodesis in the adult. Clin Orthop 365: 74–80

Mann RA, Coughlin MJ (eds) (1992) Surgery of the foot and ankle, vol 1, 6th edn. Mosby, St. Louis Baltimore Berlin

Mann RA, Inman VT (1964) Phasic activity of intrinsic muscles of the foot. J Bone Joint Surg Am 46: 469

Mann RA, Magy JL (1979) The function of the toes in walking, jogging and running. Clin Orthop 142: 24–29

Mann RA, Thompson FM (1985a) Phasic activity of intrinsic muscles of the foot. J Bone Joint Surg Am 46: 469–481

Mann RA, Thompson FM (1985b) Rupture of the posterior tibial tendon causing flat foot. J Bone Joint Surg Am 67: 556–561

Marcinko DE (1992) Medical and surgical therapeutics of the foot and ankle. Williams & Wilkins, Baltimore Hong Kong London

Marcinko DE, Iannuzzi PJ, Thurber NB (1986) Resistant metatarsus adductus deformity. J Foot Surg 25: 86–94

Marquardt EG (1990) Valgus deformities in fibular deficiencies. Semin Orthop5: 32–51

Marquardt W (1965) Die theoretischen Grundlagen der orthopädischen Schuhmacherei. Carl Maurer, Geislingen

Masterson E, Jagannathan S, Borton D, Stephens MM (1994) Pes planus in childhood due to tibialis posterior tendon injuries. Treatment by flexor hallucis longus tendon transfer. J Bone Joint Surg Br 76: 444–446

Matheis H (1924) Messungen am Knickplattfuß. Verh Dtsch Orthop Ges, 19. Kongr: 293

Matsumoto S, Sato H (1999) Spina bifida. Springer, Berlin Heidelberg New York

Mau H (1985) Grenzen des normalen und Anfänge des pathologischen Kinderfußes. Orthop Prax 6: 435–443

McClusky LC (1997) Talonavicular arthrodesis, calcaneocuboid arthrodesis, double arthrodesis, and pantalar arthrodesis. Foot Ankle Clin 2: 329–339

McCormack AP, Niki H, Kiser P, Tencer AF, Sangeorzan BJ (1998) Two reconstructive techniques for flatfoot deformity comparing contact characteristics of the hindfoot joints. Foot Ankle 19: 452–461

McGlamry ED, Banks AS (1992) Understanding diabetic Charcot foot reconstruction. In: Ruch JA, Vickers NS (eds) Reconstructive surgery of the foot and ankle. Podiatry Inst Publ Inc, Tucker, pp 26–41

McGlamry ED, Banks AS, Downey MS (eds) (1992) Comprehensive textbook of foot surgery, vol 2, 2nd edn. Williams & Wilkins, Baltimore, Hong Kong London

McHale K (2000) Metatarsus adductus. In: Myerson MS (2000) Foot and ankle disorders, Saunders, Philadelphia

McHale KA, Lenhart MK (1991) Treatment of residual clubfoot deformity – the „bean-shaped" foot – by opening wedge medial cuneiform osteotomy and closing wedge cuboid osteotomy: clinical review and cadaver correlations. J Pediatr Orthop 11: 374–381

McKinnon PJ (1987) Ataxia-teleaniectasia: an inherited disorder of ionizing-radiation sensitivity in man. Progress in the elucidation of the underlying biochemical defect. Hum Genet 75: 197–208

McLaren CAN, Wootton JR, Heath PD, Wynn-Jones CH (1989) Pes planus after tibial osteotomy. Foot Ankle 9: 300–303

McPoil TJ, Adrian M, Pidcoe P (1989) Effects of foot orthoses on center-of-pressure patterns in women. Phys Ther 69: 149–154

Meary R (1969) Symposium sur les pieds plats. Am Orthop Ouest 1: 55–71

Medhat MA, Krantz H (1988) Neuropathic ankle joint in Charcot-Marie-Tooth disease after triple arthrodesis of the foot. Orthop Rev 17: 873–880

Melkonian GJ, Cristofaro RL, Perry J, Hsu JD (1980) Dynamic gait electromyography study in Duchenne muscular dystrophy. Foot Ankle 1: 78–83

Merkel F, Fischer O (1894) Mechanik der menschlichen Gehwerkzeuge In: Wilhelm Webers Werke 6. Band, Julius Springer, Berlin

Mettenleitner M (1924) Metatarsus varus und adductus congenitus. Dtsch Z Chir 186: 369

Meyer GH v (1883) Ursache und Mechanik der Entstehung des menschlichen Plattfußes. Fischer G, Jena

Michaud TC (1993) Foot orthoses. Williams and Wilkins, Baltimore

Michelson J, Easley M, Wigley FM, Hellmann D (1994) Foot and ankle problems in rheumatoid arthritis. Foot Ankle 15: 608–613

Michelson J, Easley M, Wigley FM, Hellmann D (1995) Posterior tibial tendon dysfunction in rheumatoid arthritis. Foot Ankle 16: 156–161

Michelson JD, Mizel M, Jay P, Schmidt G (1998) Effect of medial displacement calcaneal osteotomy on ankle kinematics in a cadaver model. Foot Ankle 19: 132–136

Miller A, Guille JT, Bowen JR (1993) Evaluation and treatment of diastematomyelia. J Bone Joint Surg Am 75: 1308–1317

Miller GR (1977) The operative treatment of hypermobile flatfeet in the young child. Clin Orthop 122: 95–101

Miller OL (1927) A plastic flat foot operation. J Bone Joint Surg 9: 84

Miller SJ (1987) Principles of muscle-tendon surgery and tendon transfers. In: McGlamry ED (ed) Comprehensive textbook of foot surgery. Williams & Wilkins, Baltimore, pp 1297–1333

Mittelmeier H, Nizard M, Harms J (1980) An original surgical procedure for the treatment of valgus flat foot in children (author's translation). Rev Chir Orthop Reparatrice Appar Mot 66: 335–337

Mittlmeier T (1995) Funktionsstörungen des Fußes nach Verletzung – diagnostische Möglichkeiten. Krankengymnastik 47: 410–424

Monson R, Gibson DA (1989) Long-term follow-up of triple arthrodesis. Can J Surg 21: 249–250

Moore TJ (1993) Acquired neurologic disorders of the adult foot. In: Mann RA, Coughlin I (eds) Surgery of the foot and ankle, 6th edn. CV Mosby, Philadelphia, pp 603–614

Mortens J, Pilcher MF (1956) Tendon transplantation in the prevention of foot deformities after poliomyelitis in children. J Bone Joint Surg Br 38: 633

Morton DJ (1935) The human foot: 1st evolution, physiology and functional disorders. Columbia University Press, Morningside Heights, NY

Mosca VS (1992) Flexible flatfoot and skewfoot. In: Drennan JC (ed) The child's foot and ankle. Raven Press, New York, pp 355–376

Mosca VS (1993) Skewfoot deformity in children: treatment by calcaneal lengthening and medial cuneiform opening wedge osteotomy. J Pediatr Orthop 13: 807

Mosca VS (1995) Calcaneal lengthening for valgus deformity of the hindfoot. Results in children who had severe symptomatic flatfoot and skewfoot. J Bone Joint Surg Am 77: 500–512

Mosca VS (1998) Editorial: The child's foot: principles of management. J Pediatr Orthop 18: 3

Mosier KM, Asher M (1984) Tarsal coalitions and peroneal spastic flat foot. J Bone Joint Surg Am 66: 976–984

Mosier SM, Lucas DR, Pomeroy GC, Manoli A (1998) Pathology of the posterior tibial tendon in posterior tibial tendon insufficiency. Foot Ankle 19: 520–524

Moulies D (1991) Pieds plats essentiels de lénfant in orthopediatrie. 1. Expansion scientifique Francaise: 109–126

Müller E (1903) Sehnentransplantationen und Verhalten der Sehnen beim Plattfuße. Zentralbl Chir 30: 40

Münzenberg KJ (1998) Orthopädisches Schuhwerk. Steinkopff Verlag, Darmstadt

Myerson M (ed) (2000) Current therapy in foot and ankle surgery. Mosby, St. Louis Baltimore Berlin

Myerson MS (1989) Acquired flatfoot in the adult. Adv Orthop Surg 2: 155–165

Myerson MS (1996) Adult acquired flatfoot deformity. Treatment of dysfunction of the posterior tibial tendon. J Bone Joint Surg Am 78: 780–792

Myerson MS, Corrigan J (1996) Treatment of posterior tibial tendon dysfunction with flexor digitorum longus tendon transfer and calcaneal osteotomy. Orthopaedics 19: 383–388

Myerson MS, Corrigan J, Thompson F, Schon LC (1995) Tendon transfer combined with calcaneal osteotomy for treatment of posterior tibial tendon insufficiency: a radiological investigation. Foot Ankle 16: 712–718

Nagura S (1960) Über die Fußformen des Kleinkindes und den Plattfuß im schulpflichtigen Alter. Z Orthop 93: 132–138

Nather A, Fulford G, Stewart K (1984) Treatment of valgus hindfoot in cerebral palsy by peroneus brevis lengthening. Dev Med Child Neurol 26: 335–40

Nayak RK, Cotterill CP (1992) Osteotomy of the calcaneum for symptomatic idiopathic valgus heel. Foot 2: 111

Nicoladoni C (1902a) Die Plattfuß-Therapie. Dtsch Z Chir 63: 168

Nicoladoni C (1902b) Über die Bedeutung des Musculus tibialis posticus und der Sohlenmuskeln für den Plattfuß. Dtsch Z Chir 67: 348

Niederecker K (1932) Operationsverfahren zur Behandlung des Plattfußes. Chirurg 4: 182

Niederecker K (1959) Der Plattfuss. Enke, Stuttgart

Niethard FU (1997) Kinderorthopädie. Thieme, Stuttgart New York

Novel GmbH (1992a) EMED-SF/SL Software und Hardware Bedienungsanleitung. Version 2.2, München

Novel GmbH (1992b) Handbuch: Erste Schritte mit novel-win. München

Novel GmbH (1997) Handbuch: Erste Schritte mit novel-ortho. München

Ober FR (1932) Tendon transplantation in the lower extremity. N Engl J Med 209: 52–59

O'Connell PA, D'Sonza, Dudeney S et al. (1998) Foot deformities in children with cerebral palsy. J Pediatr Orthop 18: 743–747

Ogata K, Schoenecker PL, Sheridan J (1979) Congenital vertical talus and its familial occurence. Clin Orthop Rel Res 139: 128-132

Oppenheim W, Smith C, Christie W (1985) Congenital vertical talus. Foot Ankle 5: 198–204

Parsons S, Duckworth T, Betts R, Rowley D (1986) Os calcis osteotomy in the management of deformities of the hindfoot in spinal dysraphism. Z Kinderchir 41 Suppl 1: 30–32

Pascarella EM, Estrada RJ (1991) Pes cavo-valgus foot. J Foot Surg 30: 553–557

Patterson RL Jr, Parrish FF, Hathaway EN (1950) Stabilizing operations on the foot. A study of the indications, techniques used and end results. J Bone Joint Surg Am 32: 1

Patterson W, Fitz D, Smith W (1968) The pathologic anatomy of congenital convex pes valgus. J Bone Joint Surg Am 50: 458–466

Pavlik A (1939) Die operative Behandlung der statischen Plattfüße schweren Grades. Z Orthop 69: 439

Peabody CW (1938) Tendon transposition. J Bone Joint Surg 20: 193

Pearce MS, Smith MA Savidge GF (1994) Supramalleolar tibial osteotomy for haemophilic arthropathy of the ankle. J Bone Joint Surg Br 76: 946

Pedowitz WJ, Kovatis P (1995) Flatfoot in the adult. J Am Acad Orthop Surg 3: 293–302

Pennal GF, Yaday MP (1973) Operative treatment of comminuted fractures of the os calcis. Orthop Clin North Am 4: 197–211

Penneau K, Lutter LD, Winter RD (1982) Pes planus: radiographic changes with foot orthoses and shoes. Foot Ankle 2: 299

Perry J (1974) Kinesiology of lower extremity bracing. Clin Orthop 102: 18–31

Perry J (1983) Anatomy and biomechanics of the hindfoot. Clin Orthop 177: 9–15

Perry J (1992a) Gait analysis, normal and pathological function. Slack Inc, Thorofare NJ

Perry J (ed) (1992b) Normal and pathological function. In: Gait analysis, normal and pathological function. Slack Inc, Thorofare NJ, pp 51–87

Perry J, Hoffer MM (1977) Preoperative and postoperative dynamic electromyography as an aid in planning tendon transfers in children with cerebral palsy. J Bone Joint Surg Am 59: 531–537

Peters PA, Sammarco GJ (1989) Arthroreisis of the subtalar joint. Foot Ankle 10: 48–50

Peterson HA (1986) Skewfoot (forefoot adduction and heel valgus). J Pediatr Orthop 6: 24–30

Petje G, Steinbock G, Landsiedl F (1996) Arthrodesis for traumatic flat foot. Tarsometatarsal and medial longitudinal arch fusion by inlay grafting, 11 feet followed for 1.5 years. Acta Orthop Scand 67: 359–363

Phillips Ch (1842) Die subcutane Durchschneidung der Sehnen. Übers. Kessler. Gebhardt und Reisland, Leipzig

Phillips GE (1983) A review of elongation of os calcis for flat feet. J Bone Joint Surg Br 65: 15–18

Piat CH, Goutallier D (1998) Valgus flat foot and tarsal fusions In: Bouysset M (ed) Bone and joint disorders of the foot and ankle. Springer, Berlin, Heidelberg New York, pp 157–168

Piatkowski S (1977) L'epidemiologie du pied plat statique et son traitement en pologne. Rev Chir Orthop 63: 745–748

Pierrynowski MR, Smith SB (1996) Rear foot inversion/eversion during gait relative to the subtalar joint neutral position. Foot Ankle 17: 7406–7412

Pisani G, Küster HH, Thomas W (Hrsg) (1998) Fußchirurgie. Thieme, Stuttgart New York

Pomeroy GC, Manoli A (1997) A new operative approach for flatfoot secondary to posterior tibial tendon insufficiency: a preliminary report. Foot Ankle 18: 206–212

Ponseti IV, Becker JR (1966) Congenital metetarsus adductus: the results of treatment. J Bone Joint SurgAm 48: 702–711

Porat S, Chaimsky G (1992) Operative treatment of neurogenic foot deformities. In: De Valentine SJ (ed) Foot and ankle disorders in children. Churchill Livingstone, Edinburgh London Melbourne, pp 475–496

Powell H (1983) Pes planovalgus in children. Clin Orthop 177: 133–139

Prasher VP, Robinson L, Krishnan VH, Chung MC (1995) Podiatric disorders among children with Down syndrome and learning disability. Dev Med Child Neurol 37: 131–134

Preiser G (1914) In: Lange F (Hrsg) Lehrbuch der Orthopädie. Fischer G, Jena

Prichasuk S, Sinphurmsuksskul O (1995) Kidner procedure for symptomatic accessory navicular and its relation to pes planus. Foot Ankle 16: 500–503

Quaney B, Meyer K, Cornwall MW, McPoil TO (1995) A comparison of the dynamic pedobarograph and emed systems for measuring foot pressures. Foot Ankle 16: 562–566

Rabl CRH (1975) Orthopädie des Fußes, 5. Aufl. Enke F, Stuttgart

Raikin S, Copperman DR, Thompson GH (1999) Interposition of the split flexor hallucis longus tendon after resection of a coalition of the middle facet of the talocalcaneal joint. J Bone Joint Surg Am 81: 9–11

Ramcharitar SI, Koslow P, Simpson DM (1998) Lower extremity manifestations of neuromuscular diseases. Clin Podiatr Med Surg 15: 705–737

Rankin EA, Baker GI (1974) Rigid flatfoot in the young adult. Clin Orthop 104: 244–248

Rao UB, Joseph B (1992) The influence of footwear on the prevalence of flat foot. A survey of 2300 children. J Bone Joint Surg Br 74: 525–527

Rathjen K, Mubarak S (1998) Calcaneal-cuboid-cuneiform osteotomy for the correction of valgus foot deformities in children. J Pediatr Orthop 18: 775–782

Redard P (1892) Traité pratique de chirurgie orthopédique. Octave Doin, Paris

Regnault B (1986) The foot. Springer, Berlin Heidelberg New York

Reimers J, Pedersen B, Brodersen A (1994) Foot deformity and the length of the triceps surae in Danish children between 3 and 17 years old. J Pediatr Orthop 4: 71–73

Resnick RB, Jahss MH, Choucka J (1995) Deltoid ligament forces after tibialis posterior tendon rupture: effects of triple arthrodesis and calcaneal displacement osteotomies. Foot Ankle 16: 14–19

Rigault P (1991) Pied convexe congenital in Orthopediatrie. 1. Expansion Scientifique Francaise: 87–107

Rigault P, Lignac F (1977a) Experience du traitement chirurgical di pied plat essentiel par l'operation du cavalier. Rev Chir Orthop 63: 781–782

Rigault P, Lignac F (1977b) Pied plat de l'enfant. Nouv Presse Méd 6, 36: 3321–3324

Rigault P, Pouliquen JC (1970) Le pied convexe congénital. Ann Chir Enfant 11: 261–281

Rigault P, Pouliquen JC (1990) Congenital vertical talus. Semin Orthop 5: 151–156

Rochelle J, Bowen JR, Ray S (1984) Pediatric foot deformities in progressive neuromuscular disease. Contemp Orthop 8: 41

Roeren L (1920) Über progrediente Fußdeformitäten bei Spina bifida occulta. Arch Orthop 19: 1–49

Romanini L, Carfagni A, Amorese V (1983) Grice's operation for spastic flat foot. Ital J Orthop Traumatol 9: 439–449

Root L (1970) Functional testing of posterior tibial muscle in spastic paralysis. Dev Med Child Neurol 12: 592–595

Root L (1984) Varus and valgus foot in cerebral palsy and its management. Foot Ankle 4: 174–179

Roper B (1979) Flat foot. Br J Hosp Med 22: 355–357

Roper BA, Tibrewal SB (1989) Soft tissue surgery in Charcot-Marie-Tooth disease. J Bone Joint Surg Br 71: 17–20

Rose GK (1991) Pes planus. In: Jahss MH (ed) Disorders of the foot and ankle. Medical and surgical management, 2nd edn. Saunders WB, Philadelphia, pp 892–920

Rose GK, Welton EA, Marshall T (1985) The diagnosis of flat foot in the child. J Bone Joint Surg Br 67: 71–78

Rosen JA (1966) Pes cavus in the system degenerations. Trans Am Neurol Assoc 91: 327

Rosenberg ZS, Cheung Y, Jahss MH (1988) Rupture of posterior tibial tendon: CT and MRI with surgical correlation. Radiology 169: 229–235

Ross PM, Lyne ED (1980) The Grice procedure: indications and evaluation of long-term results. Clin Orthop 153: 194–200

Rössler H (1956) Erfahrungen und Gedanken über die Fußkontrakturen bei Jugendlichen. Z Orthop 87: 555

Rothschild H, Shoji H, McCormick D (1981) Heel deformity in hereditary spastic paraplegia. Clin Orthop 160: 48–51

Roussy G, Lévy G (1926) Sept cas d'une maladie familiale particulière. Rev Neurol 1: 427

Rouvreau-P, Pouliquen JC, Langlais J, Glorion C, De-Cerqueira-Daltro G (1994) Synostosis and tarsal coalitions in children. A study of 68 cases in 47 patients. Rev Chir Orthop Reparatrice Appar Mot 80: 252–260

Roy L, Gibson DA (1970) Pseudohypertrophic muscular dystrophy and its surgical management: Review of 30 patients. Can J Surg 13: 13–20

Rushforth GF (1978) The natural history of hooked forefoot. J Bone Joint Surg Br 70: 530

Rutt A (1979) The operative therapy of the acquired pes plano-valgus and pes planus of the child (author's translation). Z Orthop 117: 185–190

Ryerson EW (1923) Arthrodesing operations on the feet. J Bone Joint Surg 5: 453–471

Ryerson RD (1977) The classic. Arthrodesing operations on the feet. Clin Orthop 122: 4–9

Sachithanandam V, Joseph B (1995) The influence of footwear on the prevalence of flat foot, a survey of 1846 skeletally mature persons. J Bone Joint Surg Br 77: 254–257

Saillant G, Roy-Camille R (1990) Ruptures of the tibialis posterior tendon. A clinical and therapeutic study apropos of 13 cases. Rev Chir Orthop Reparatrice Appar Mot 76: 559–567

Sakellariou A, Salomi D (2000) Talocalcaneal coalition. J Bone Joint Surg Br 82: 574–578

Salo J, Viladot A, Garcia-Elias M, Sanchez-Freijo J, Viladot R (1992) Congenital flat foot: different clinical forms. Acta Orthop Belg 58: 406–410

Saltzman CL, Fehrle MJ, Cooper RR, Spencer EC, Ponseti IV (1999) Triple arthrodesis: twenty-five to fourty-four year average follow-up of the same patients. J Bone Joint Surg Am 81: 1391–1402

Salvatti A (1972) Pied plat valgus chirurgical. Rev Orthop Traum 16: 275

Samilson RL (1975) Orthopedic aspects of cerebral palsy. Lippincott, Philadelphia

Sanchez AA, Rathjen KE, Mubarak SJ (1999) Subtalar staple arthroereisis for planovalgus foot deformity in children with neuromuscular disease. J Pediatr Orthop 19: 34–38

Sanctis PL de, Santucci A, Zanoli G (2000) Coxa pedis dysplasia in congenital convex pes valgus. J Pediatr Orthop 20: 234–239

Sands A, Early J, Harrington RM, Tencer AF, Ching RP, Sangeorzan BJ (1999) Effect of variations in calcaneocuboid fusion technique on kinematics of the normal hindfoot. Foot Ankle 19: 19–25

Sangeorzan BJ (1991) Biomechanics of the subtalar joint. In: Stiehl JB (1991) Inman's joints of the ankle, 2nd edn. Williams & Wilkins, Baltimore, pp 65–73

Sangeorzan BJ, Veith RG, Hansen ST (1990) Salvage of Lisfranc's tarsometatarsal joint by arthrodesis. Foot Ankle 10: 193–200

Sangeorzan BJ, Mosca V, Hansen ST (1993a) Effect of calcaneal lenghtening on relationship among hindfoot, midfoot, and forefoot. Foot Ankle 14: 136–141

Sangeorzan BJ, Smith D, Veith R, Hansen SJ (1993b) Triple arthrodesis using internal fixation in treatment of adult foot disorders. Clin Orthop 294: 299–307

Sanpera I, Hoffman E, Singer M (1992) Grice subtalar arthrodesis: a long-term follow-up in poliomyelitis sequelae. Rev Chir Orthop Reparatrice Appar Mot 78: 399–403

Santavirta S, Turunen V, Konttinen YT, Tallroth K (1993) Foot and ankle fusions in Charcot-Marie-Tooth disease. Arch Orthop Trauma Surg 112: 175–179

Sarrafian SK (1983a) Anatomy of the foot and ankle: descriptive, topographic, functional. Lippincott JB, Philadelphia

Sarrafian SK (ed) (1983b) Functional characteristics of the foot and ankle. In: Anatomy of the foot and ankle. descriptive, topographic, functional. Lippincott JB, Philadelphia, pp 173–174

Saurer R (1990) Gangstörung infolge hereditärer motorisch-sensorischer Neuropathie. Z Orthop 128: 123–127

Scale D, Maronna U (1985) Die Behandlung des jugendlichen Knick-Senkfußes durch Translokation der Tibialis anterior Sehne. Orthop Prax 6: 483–488

Schafer MF, Dias LS (1983) Myeloomenigocele – orthopaedic treatment. Williams & Wilkins, Baltimore

Schanz A (1928) Praktische Orthopädie. J Springer, Berlin

Scharll M (1955) Fußgymnastik mit Kindern, 4. Aufl. Thieme G, Stuttgart

Schede F (1929) Die Operation des Plattfußes. Z Orthop Chir 50: 528

Scherb R (1952) Kinetisch-diagnostische Analyse von Gehstörungen. Enke F, Stuttgart.

Schilling FW (1985) The medial longitudinal arch of the foot in young children. Z Orthop 123: 296

Schneider M, Balon K (1977) Deformity of the foot following anterior transfer of the posterior tibial tendon and lengthening of the achilles tendon for spastic equinovarus. Clin Orthop 125: 112–117

Schnepp J, Moyen B (1977) Pieds plats et semelles orthopediques. Rev Chir Orthop 63: 749–751

Schreiber A (1890) Allgemeine und specielle orthopädische Chirurgie. F Deuticke, Leipzig

Schultze F (1908) Das maschinelle modellierende Redressment des Plattfußes durch einen Plattfußosteoklasten. Arch Orthop Mechanotherap 6: 29

Schultze-Gocht H (1927) Zur operativen Plattknickfußbehandlung. Arch Orthop Unfallchir München 24: 32

Scot Malay D (1989) Pes valgus induced degenerative arthrosis. In: Mc Glamry ED (ed) Reconstructive surgery of the foot and leg. Podiatry Inst Publ Inc, Tucker, pp 98–103

Scott SM, Janes PC, Steven PM (1988) Grice subtalar arthrodesis followed to skeletal maturity. J Pediatr Orthop 8: 176–183

Scranton PE Jr (1991) Results of arthrodesis of the tarsus: talocalcaneal, midtarsal, and subtalar joints. Foot Ankle 12: 156–164

Sedgwick RP (1982) Neurological abnormalities in ataxia-teleangiectasia. In: Bridge BA, Harnden DS (eds) Ataxia-teleaniectasia – a cellular and molecular link between cancer, neuropathology, and cellular deficiency. Wiley, New York, 25–35

Seimon LP (1987) Surgical correction of congenital vertical talus under the age of 2 years. J Pediatr Orthop 7: 4405–4411

Seitz DG, Carpenter EB (1974) Triple arthrodesis in children: a ten-year review. South Med J 67: 1420–1424

Selakovich WG (1973) Medial arch support by operation. Sustentaculum tali procedure. Orthop Clin North Am 4: 117–144

Seymour N (1967) The late results of naviculo-cuneiform fusion. J Bone Joint Surg Br 49: 558–559

Shapiro F, Bresnan MJ (1982) Orthopaedic management of childhood neuromuscular disease. Part II: peripheral neuropathies, Friedreich's ataxia and arthrogryposis multiplex congenita. J Bone Joint Surg Am 64: 949–953

Sharrard W (1976) Intoeing and flat feet. BMJ 1: 888–889

Sharrard WJW (1979) Pediatric orthopaedics and fractures, 2nd edn. Blackwell Scientific Publications, Oxford

Sharrard WJW, Grosfield I (1968) The management of deformity and paralysis of the foot in myelomeningocele. J Bone Joint Surg Br 50: 456–465

Sherman FC, Westin GW (1981) Plantar release in the correction of deformities of the foot in childhood. J Bone Joint Surg Am 63: 1382–1389

Siegel IM (1992) In: Drennan JC (ed) The child's foot and ankle. Raven Press, New York, pp 323–342

Siff TE, Granberry WM (2000) Avascular necrosis of the talus following subtalar arthrorisis with a polyethylene endoprosthesis: a case report. Foot Ankle 21: 247

Silk F, Wainwright D (1967) The recognition and treatment of congenital flatfoot in infancy. J Bone Joint Surg Br 49: 628–633

Sillence DO, Senn A, Danks DM (1979) Genetic heterogenity in osteogenesis imperfecta. J Med Genet 16: 101–116

Silvani S (1987) Congenital convex pes valgus. The condition and its treatment. Clin Podiatr Med Surg 4: 163–173

Silver C, Simon S, Spindell E, Litchman H, Scala M (1967) Calcaneal osteotomy for valgus and varus deformities of the foot in cerebral palsy. J Bone Joint Surg Am 49: 232–246

Silver C, Simon S, Litchman H (1973) Calcaneal osteotomy for valgus and varus deformities of the foot. Further experience. Int Surg 58: 24–30

Silver CM, Simon SD, Litchman HM (1974) Long-term follow-up observations on calcaneal osteotomy. Clin Orthop 99: 181

Silver RL, de Ia Garza J, Rang M (1985) The myth of muscle balance. A study of relative strengths and excursions of normal muscles about the foot and ankle. J Bone Joint Surg Br 67: 432–437

Sirois JP, Allard P, Duhaime M, Geoffroy G, Kofman J (1984) Evaluation of foot deformity using a three dimensional geometric model. Can J Neurol Sci 11: 578–581

Sjövall H (1951) Chirurgie der Poliomyelitis. W. de Gruyter Verlag, Berlin

Slomann HG (1921) On coalitio calcaneonavicularis. J Orthop Surg 3: 586

Smith JW (1954) Muscular control of the arches of the foot in standing. An electromyographic assessment. Anat J 88: 152

Smith SD, Millar EA (1983) Arthrorisis by means of a subtalar polyethylene peg implant for correction of hindfoot pronation in children. Clin Orthop 181: 15–23

Sneyers CJ, Lysens R, Feys H, Andries R (1995) Influence of malalignment of feet on the plantar pressure pattern in running. Foot Ankle 16: 624–632

Soames RW (1985) Foot pressure patterns during gait. J Biomed Eng 7: 120–126

Sobel E, Levitz S (1999) Natural history of the rearfoot angle: preliminary values in 150 children. Foot Ankle 20: 119

Solomon MA, Gilula LA, Oloff J, Compton T (1986) CT scanning of the foot and ankle: l normal anatomy. Am J Radiol 146: 1192–1203

Southwell RB, Sherman FC (1981) Triple arthrodesis: a long-term study with force plate analysis. Foot & Ankle 2: 15–24

Spencer AM, Person VA (1984) Casting and orthotics for children. Clin Podiatry 1: 621–629

Spencer GE Jr (1967) Orthopedic care of progressive muscular dystrophy. J Bone Joint Surg Am 49: 1201–1204

Spencer GE Jr (1973) Orthopedic considerations in the management of muscular dystrophy. Curr Pract Orthop Surg 5: 279–293

Staheli LT (1987) Evaluation of planovalgus foot deformities with special reference to the natural history. J Am Podiatr Med Assoc 77: 2–6

Staheli LT (1989) Torsion-treatment indications. Clin Orthop 247: 61–66

Staheli LT (1991) Shoes for children: a review. Pediatrics 88: 371

Staheli LT (1992) Fundamentals of pediatric orthopedics. Raven Press, New York

Staheli LT (1999) Planovalgus foot deformity – Current status. J Am Podiatr Med Assoc 89: 94–99

Staheli LT, Giffin L (1980) Corrective shoes for children: a survey of current practice. Pediatrics 65: 13–17

Staheli LT, Chew DE, Corbett M (1987) The longitudinal arch. A survey of eight hundred and eighty-two feet in normal children and adults. J Bone Joint Surg Am 69: 426–428

Stanitski DF, Nadjarian R, Stanitski CL, Bawle E, Tsipouras P (2000) Orthopaedic manifestations of Ehlers-Danlos-syndrome. Clin Orthop 376: 213–221

Stark GD, Baker GC (1967) The neurological involvement of the lower limbs in myelomeningocele. Dev Med Child Neurol 9: 732

Stark JG, Johanson JE, Winter RB (1987) The Heyman-Herndon tarsometatarsal capsulotomy for metatarsus adductus: results in 48 feet. J Pediatr Orthop 7: 305–310

Stedman's Medical Dictionary (1995) 26th edn. Williams & Wilkins, Baltimore

Steel MW, Johnson KA, DeWitz MA, Ilstrup DM (1980) Radiographic measurements of the normal adult foot. Foot Ankle 1: 151

Steffensmeier SJ, Saltzman CL, Berbaum KS, Brown TD (1996) Effects of medial and lateral displacement calcaneal osteotomies on tibiotalar joint contact stresses. J Orthop Res 14: 980–985

Steindler A (1946) Orthopedic operations. Charles C Thomas, Springfield

Steinhäuser J (1978) Die Arthrodesen der Chopartschen Gelenklinie. Bücherei des Orthopäden, Band 20. Enke F, Stuttgart

Steinhäuser J (1994) Die Korrekturosteotomien und -arthrodesen des Chopartschen Gelenkes bei schweren Fußdeformitäten. In: Stuhler TH (Hrsg) Arthrodesen. Thieme Verlag, Stuttgart, S 304–323

Stevens P (1988) Effect of ankle valgus on radiographic appearance of the hindfoot. J Pediatr Orthop 8: 184–186

Stevens P, Belle R (1997) Screw epiphysiodesis for ankle valgus. J Pediatr Orthop 17: 9–12

Stone K, Lloyd-Roberts G (1963) Congenital vertical talus: a new operation. Proc R Soc Med 56: 12–14

Storen H (1967) Congenital convex pes valgus with vertical talus. Acta Orthop Scand 94 [Suppl 94]

Stracker O (1953) Die Pathogenese des kindlichen Knickfußes. Z Orthop Chir 83: 353

Straßer H (1913) Lehrbuch der Muskel- und Gelenkmechanik. Springer, Berlin

Straßer H (1917) Lehrbuch der Muskel- und Gelenkmechanik. Springer, Berlin

Stromeyer FL (1874) Erinnerungen eines deutschen Arztes. Rümpler C, Hannover

Sullivan J, Miller W (1979) The relationship of the accessory navicular to the development of the flat foot. Clin Orthop: 233–237

Sullivan JA (2000) Pes planus In: Myerson MS (ed) Foot and ankle disorders. Saunders, Philadelphia, pp 718–720

Sutherland DH (1966) An electromyographic study of the plantar flexors of the ankle in normal walking on the level. J Bone Joint Surg Am 48: 66–71

Sutherland DH, Cooper L, Daniel D (1980) The role of the ankle plantar flexors in normal walking. J Bone Joint Surg Am 62: 354

Sutherland DH, Olshen RA, Biden EN, Wyatt MP (1988) The development of mature walking. Clinics in developmental medicine 104/105. McKeith Press, Oxford

Swainman KF, Wright FS (1970) Neuromuscular diseases of infancy and childhood. Charles C Thomas, Springfield, pp 128–130

Swash M, Schwartz MS (1981) Neuromuscular diseases: a practical approach to diagnosis and management. Springer, New York, pp 146–151

Tachdjian MO (ed) (1985a) Neuromuscular diseases. In: The child's foot. WB Saunders, Philadelphia

Tachdjian MO (1985b) The child's foot. Saunders WB, Philadelphia

Tachdjian MO (1990) Pediatric orthopaedics, 2nd edn. WB Saunders, Philadelphia, pp 1982–1992

Taillard W, Meyer JM (1977) Anomalies tendineuses et pied plat. Rev Chir Orthop 63: 771–778

Tareco JM, Miller NH, Mc Williams BA, Michelson JD (1999) Defining flatfoot. Foot Ankle 20: 456–460

Tashiro K, Fukazawa T, Moriwaka F, Hamada T, Isu T, Iwasaki Y, Abe H (1987) Syringomyelic syndrome: clinical features in 31 cases confirmed by CT myelography or magnetic resonance imaging. J Neurol 235: 26–30

Tenuta J, Shelton YA, Miller F (1993) Long-term followup of triple arthrodesis in patients with cerebral palsy. J Pediatr Orthop 13: 713–716

Termote JL, Baen A, Crolla D, Palmars Y, Bulke JA (1980) Computed tomography of the normal and pathologic muscular system. Radiology 137: 439–444

Theyson H, Schilling W, Tenger A (1985) Das Aktivitätsverhalten der kurzen Fußmuskulatur bei Kindern mit abgeflachtem medialem Längsgewölbe. Orthop Prax 6: 453–459

Thomas JH, Williams PF (1987) The Gruca-operation for congenital absence of the fibula. J Bone Surg Br 69: 1229–1235

Thompson TC (1939) Astragalectomy and the treatment of calcaneovalgus. J Bone Joint Surg 21

Thomsen M, Bernau A (1985) Einlagenversorgung des kindlichen Knicksenkfußes. Orthop Prax 6: 496–503

Thomsen W (1944) Kampf der Fußschwäche, 3. Aufl. Lehmanns JF, München

Thomsen W (1960) Die Weiterentwicklung der Lehre von der Fußsenkung durch Hohmann. Z Orthop 92: 4

Thordarson DB, Schmotzer H, Chon J (1995) Reconstruction with tenodesis in an adult flatfoot model. A biomechanical evaluation of four methods. J Bone Joint Surg Am 77: 1557–1564

Thordarson DB, Hedman T, Lundquist D, Reisch R (1998) Effect of calcaneal osteotomy and plantar fasciotomy on arch configuration in a flatfoot model. Foot Ankle 19: 374–378

Thys R, Lebrun A, Vigneron J, Hollaert G, Detournay M, Van IF (1975) Treatment of the calcaneo-valgus foot in children through elongation of the Achilles tendon. Acta Orthop Belg 41: 125–132

Tillmann K (1979) The rheumatoid foot. Thieme G, Stuttgart, pp 19–31

Tillmanns H (1897) Lehrbuch der speciellen Chirurgie. 5. Aufl. Veit, Leipzig

Tomczak RL, Lewandowski JE (1991) A meta-analysis of first metatarsal osteotomies for the correction of metatarsus primus adductus. J Foot Surg 30: 364–368

Tomeno B (1977) La double arthrodese sous-astragalienne et medio-tarsienne dans le pied plat essentiel apres 15 ans. Rev Chir Orthop 63: 761–763

Tönnis D (1986) Der Sichelfuß. Orthopäde 15: 174–183

Torosian C, Dias L (2000) Surgical treatment of severe hindfoot valgus by medial displacement osteotomy of the os calcis in children with myelomeningocele. J Pediatr Orthop 20: 226–229

Trnka HJ, Easley ME, Myerson MS (1999) The role of calcaneal osteotomies for correction of adult flatfoot. Clin Orthop 365: 50–64

Truckenbrodt H, Hafner R, von-Altenbockum C (1994) Functional joint analysis of the foot in juvenile chronic arthritis. Clin Exp Rheumatol 12: 91–96

Tubby AH (1896) Deformities: a treatise on orthopaedic surgery. MacMillan, London

Tubby AH (1912) Deformities including diseases of bones and joints, 2nd edn. Macmillan, London

Tubby AH, Jones R (1903) Modern methods in the surgery of the paralysis. Macmillan, London.

Turek SL (ed) (1984) Orthopaedics: principles and their application, vol 2, 4th edn. Lippincott, Philadelphia, Toronto

Turner JW, Cooper RR (1972) Anterior transfer of the tibialis posterior through the interosseous membrane. Clin Orthop 83: 241–244

Valenti V (1982) Politica del trattamento del piede piatto. Chir Piede 6(2): 27–29

Valmassy RL (1996) Clinical biomechanics of the lower extremities. Mosby, St. Louis

Vanderwilde R, Staheli LT, Chew DE (1988) Measurements on radiographs of the foot in normal infants and children. J Bone Joint Surg Am 70: 407–415

Vedantam R, Capelli AM, Schoenecker PL (1998) Subtalar arthroereisis for the correction of planovalgus foot in children with neuromuscular disorders. J Pediatr Orthop 18: 294–298

Vidal M, Ginestie JF (1977) Pied plat statique de l'enfant: etude xeroradiographique des ortheses. Rev Chir Orthop 63: 752–755

Viladot A (1992) Surgical treatment of the child's flatfoot. Clin Orthop 29: 334–338

Volkmann R v (1954) Aufrichtungs- und Behandlungserfolge des kindlichen Knickfußes mit der Windhebel-Flügeleinlage. Verh Dtsch Orthop Ges, 42. Kongr.: 336

Voutey H (1972) Traitement chirurgical du pied plat de l'enfant. Rev Chir Orthop 58: 489–504

Wachsmuth W (1956a) Allgemeine und spezielle chirurgische Operationslehre. 2. Teil. Die Operationen an der unteren Extremität. Springer, Berlin

Wachsmuth W (1956b) Die Operationen an den Extremitäten. 2. Teil, Springer, Berlin

Wagner H (1986) Calcaneus-Verschiebeosteotomie beim kindlichen Knickfuß. Orthopäde 15: 233–241

Walker AP, Ghali NN, Silk FF (1985) Congenital vertical talus. The results of staged operative reduction. J Bone Joint Surg Br 67: 117-121

Walling AK (1999) Editorial comment. Clin Orthop 365: 2–4

Wapner KL (1998) Triple arthrodesis. J Am Acad Orthop Surg 6: 188–196

Wapner KL, Chao W (1999) Nonoperative treatment of posterior tibial tendon dysfunction. Clin Orthop 365: 39–45

Watkins MB, Jones JB, Ryder GT, Browne TH (1954) Transplantation of the posterior tibial tendon. J Bone Joint Surg Am 36: 1181–1189

Weinstein SL (2000) Long-term follow-up of pediatric orthopaedic conditions. J Bone Joint Surg Am 82: 7980–7990

Wenger DR (1987) The effect of corrective shoes and insert on flexible flat foot. Foot ankle 7: 314

Wenger DR, Rang M (1992) The art and practice of children's orthopaedics. Raven Press, New York

Wenger DR, Diego S, Mauldin D, Speck G (1989) Corrective shoes and inserts as treatment for flexible flatfoot in infants and children. J Bone Joint Surg Am 71: 800

Wernick J, Volpe RG (1996) In: Valmassy RL (ed) Clinical biomechanics of the lower extremities. Mosby, St. Louis,

Westin W (1965) Tendon transfers about the foot, ankle and hip in the paralyzed lower extremity. J Bone Joint Surg Am 47: 1430

Wetmore RS, Drennan JC (1989) Long-term results of triple arthrodesis in Charcot-Marie-Tooth disease. J Bone Joint Surg Am 71: 417–422

Wetz HH, Koller A (2000) Die orthopädisch-chirurgische Behandlung der diabetisch-neuropathischen Osteoarthropathie. Sonderheft Orthopädieschuhtechnik: 47–51

Wheeler R, Guevera A, Bleck E (1981) Tarsal coalitions: review of the literature and case report of bilateral dual calcaneonavicular and talocalcaneal coalitions. Clin Orthop 156: 175–177

Whitman R (1888) Observations on forty-five cases of flat-foot with particular reference to etiology and treatment. Vortrag beim Meeting der Surgical Section of Suffolk District Medical Society. In: Bick EM (1976) Classics of orthopaedics. JP Lippincott Company, Philadelphia, Toronto

Whitman R (1922) In: Wachsmuth W (1956) Allgemeine und spezielle chirurgische Operationslehre. Springer, Berlin

Whitman R (1924) A treatise on orthopaedic surgery, 7th edn. H Kimpton, London

Whitman R (1930) Orthopaedic surgery. Kimpton, London

Wiasmitinow NP, Zollinger H (1979) Langzeitverläufe bei konservativ und operativ behandeltem pes adductus. Orthopäde 8: 145–150

Wickiewitz TL, Roy RR, Powel PL, Edgerton VR (1983) Muscle architecture of the lower limb. Clin Orthop 179: 275–283

Wiedemann HR (1983) The Proteus syndrome. Eur J Pediatr 140: 5

Wiedemann HR, Kunze J (1995) Atlas der klinischen Syndrome, 4. Aufl. Schattauer, Stuttgart

Wiles P (1934) Flat feet. Lancet 2: 1089

Williams B (1979) Orthopaedic features in the presentation of syringomyelia. J Bone Joint Surg Br 61: 314

Williams P, Menelaus M (1977) Triple arthrodesis by inlay grafting – a method suitable for the undeformed or valgus foot. J Bone Joint Surg Br 59: 333–336

Williams PF (1976) Restoration of muscle balance of the foot by transfer of the tibialis posterior. J Bone Joint Surg Br 58: 212–219

Williamson D, Torode I (1992) Cubonavicular coalition: an unusual cause of peroneal spastic flat foot. Aust N Z J Surg 62: 506–507

Wilson FC, Lamotte P, Williams JC (1965) Triple arthrodesis. A study of the factors affecting fusion after three hundred and one procedures. J Bone Joint Surg Am 47: 340–348

Winter RB, Haven JJ, Moe JH, Lagaard SM (1974) Diastematomyelia and congenital spine deformities. J Bone Joint Surg Am 56: 27

Witt AN, Rettig H, Schlegel KF (Hrsg) (1987) Orhopädie in Praxis und Klinik. Spezielle Orthopädie, Bd. VII/2, 2. Aufl. Thieme, Stuttgart New York

Wolff J (1892) Das Gesetz der Transformation. Transformation der Knochen. Hirschwald, Berlin

Wu KK (1986) Surgery of the foot. Lea & Febiger, Philadelphia

Wülker N, Stephens M, Cracchiolo A (Hrsg) Operationsatlas Fuß und Sprunggelenk. Enke F, Stuttgart

Wynne-Davis R (1964) Family studies and the cause of congenital club foot: talipes equinovarus, talipes calcaneo-valgus and metatarsus varus. J Bone Joint Surg 46: 445–463

Yen C, Huang S (1997) Surgical treatment of congenital convex pes valgus. J Formos Med Assoc 96: 424–428

Young CS (1939) Operative treatment of pes planus. Surg Gynecol Obstet 68: 1099–1101

Young CS (1940) Operative Behandlung des Plattfußes. Z Org Ges Chir 95: 48

Yücel M, Breitenfelder J (1985) Die Bedeutung der Schrägeinlage bei der Behandlung des kindlichen Knickfußes. Orthop Prax 6: 493–495

Zollinger H, Fledmann J (1994) Spontanverlauf kindlicher Fußdeformitäten. Orthopäde 23: 206–210

Zollinger H, Wiasmitinow N (1979) 9. Foot deformities of infants. Results after 10 or more years. a). Long-term results of children with supple flat feet treated conservatively (author's translation). Orthopäde 8: 141–144

Sachverzeichnis

A

Abrollung/Abrollschuh 241
Absatzrolle 241
Abschnürungen, amniotische
  213–215
Acetabulum pedis 35
Achillessehne, Verlängerung 243
Achs- und Torsionsanomalien,
  Pathomechanik 37
Adoleszentenplattfuß, schmerzhafter 69–72
– Ätiologie und Pathogenese
  69–70
– diagnostische Maßnahmen 71
– klinisches Bild und Diagnostik
  70–71
– therapeutische Besonderheiten
  71–72
AMC (Arthrogryosis multiplex con-
  genita) 251
amniotische Abschnürungen
  213–215
Anamnese 40
Anatomie und Biomechanik
  (*s. auch* Biomechanik) 17–38
– Pathoanatomie des Knickplattfußes 22–26
Angiographie/Dopplersonographie
  56
AOFAS-Score 107–108
Apparateredression 5
apparative Untersuchungen, Knickplattfuß 50–58
– Computertomographie (CT)
  54–55
– Dopplersonographie/Angiogra-
  phie 56
– Elektromyographie (EMG) 56
– Magnetresonanztomographie
  (MRT) 55
– Muskelbiopsie/Nervenbiopsie
  58
– Pedobarographie, dynamische
  56

– Röntgen (*s. dort*) 50–54
– Sonographie 55
– Szintigraphie 55
Arthrodese
– isolierte subtalare (*Baeyer/Grice*)
  259
– isolierte talonaviculare
  (*Chopart*-Arthrodese) 273–275
– Kalkaneokuboid-Distraktionsarthrodese 257
– naviculocuneiforme (*Hoke*) 258,
  261
– pantalare 278–280
– plantarflektierende des Cunei-
  forme-metatarsale I-Gelenks
  (Lapidus-Arthrodese) 267
– pseudarthrotisch-geheilte 227
– Trippelarthrodese, additive
  275–278
Arthrogryposis multiplex congenita
  (AMC) 143–145, 251
Arthrorise des unteren Sprunggelenks 271–273
– Operationstechnik des Sinus
  Tarsi, nach *Giannini* 273
Arthrose
– des Kalkaneokuboidgelenks 257
– Pseudarthrose 259, 261, 263, 268,
  270, 279
– sekundäre 278
Astragalektomie 251, 269–270
Augmentation des M. tibialis
  posterior mit der Sehne des
  M. flexor digitorum longus 247

B

Baeyer, Hans von 259
– *Baeyer/Grice*, isolierte subtalare
  Arthrodese 259
Baise-Pohlig-Talusringorthese 87,
  237–239
Bardeleben, A. von 5
Belastungslinie 27

Beschwerden 40–41
Bettungsabrollschuh 242
Bettungseinlagen (s. auch Einlagen/
   Einlagentechnik) 84, 236
Biomechanik/Anatomie 17–38
– Funktionen des Fußes 20
– Kopplungen 21
– Querschnitt (Kraft) und Faser-
   länge wichtiger Unterschenkel-
   muskeln 20
Biopsie, Muskelbiopsie/Nerven-
   biopsie 58
Böhler, L. 14
Bradford 14

C

Charcot-ähnliche Gelenkdestruk-
   tion 7
Charcot-Marie-Tooth-Erkrankungen
   156–158
Check-Liste, intraoperative 226
Chopart-Arthrodese/isolierte Talo-
   naviculare-Arthrodese 273–275
Chopart-Gelenk 32
– Längsachse 32
– Pathomechanik 35
– Schrägachse 32
Chopart-Gelenk-Linie (Talonaviku-
   lar- und Kalkaneokuboidgelenk)
   24
Coalitio
– calcaneonavicularis 203–205
– talocalcanea 205–206
– talonavicularis 206–208
Computertomographie (CT)
   54–55
Conradi-Hünermann-Syndrom
   217
Coxa pedis 35
Cramer, K. (1925) 12–14
Cuneiforme-metatarsale-I-Gelenk
   26
– plantarflektierende Arthrodese
   (Lapidus-Arthrodese) 267
– Pathomechanik 36
Curschmann-Steinert-Batten-
   Dystrophie, myotone 146–147

D

Definitionen 1
– eigene Definition 1
degenerative Erkrankungen, Knickplattfuß nach 176–186
– M. tibialis posterior-Insuffizienz
   TPL 176
– nach Sehnendegeneration
   (M. tibialis posterior-Dysfunk-
   tion) 176
– nach Skelettdegeneration
   184–186
Delpech, J.M. 4
Diabetes mellitus 189–194
Diagnostik
– Knickhohlfuß 122
– Knickplattfuß 39–58
– – apparative Untersuchungen
   (s. dort) 50–58
– – Beschwerden 40–41
– – klinische Untersuchungen
   (s. dort) 39–50
– – neurologische Basisdiagnostik
   50
– – Schuhwerk 47
– Schaukelfuß (Talus vertikalis)
   114–116
– Sichelfuß 128
Dieffenbach (1841) 4
Dillwyn Evans-Operation 253–256
Dopplersonographie/Angiographie
   56
Down-Syndrom 199–201
Duchenne (1885) 13

E

Ehlers-Danlos-Syndrom 195–197
Einlagen/Einlagentechnik 83–86,
   234–237
– aktive Plattfußeinlage 84–85
– Bettungseinlagen 84, 236
– Einlagenmaterial 234
– Flügeleinlage 236
– *Hohmann*-Torsionseinlage 236
– Indikation der Einlagenversor-
   gung 86
– Kopieeinlagen 84, 236
– Korrektureinlagen 84, 236
– Mittelfußrolle 236
– Sohlenversteifung 236
– Winkelhebel-Flügel-Einlage
   84–85

Elektromyographie (EMG) 56
Entzündungen, Knickplattfuß nach
   186–189
– aseptische Entzündungen
   186–189
– septische Entzündungen 189
Epidemiologie 9–11
Esau, T. 12, 13
Escobar-Syndrom (Pterygiumsyndrom) 213
Extosenkrankheit 219–220

F

Faktoren, bedeutsame 16
Faserlänge (Exkursion) und Quer-
   schnitt (Kraft) wichtiger Unter-
   schenkelmuskeln 20
Fehlinsertionen 26
Feststellabrollschuh, posttraumati-
   sche Knickplattfüße 241
Fibulaaplasie 208–213
Fick 14
Flügeleinlage (Winkelhebeleinlage)
   von *Volkmann* 236
Formenvielfalt 6
Franz Schede, Raffung des medialen
   Fußrand einschließlich des Pfan-
   nenbands 252
Friedreich-Ataxie 158–159
Funktionen des Fußes 20
Fußblock, postoperativ angelegter
   242
Fußgymnastik 233
Fußorthese, dynamische nach
   Nancy Hylton 87
Fußschwäche 285
Fußwurzel, knöcherne Verletzungen
   173–175
– Frakturen des oberen Sprung-
   gelenks 173–174
– Fußwurzelfraktur 174
– Kalkaneusfraktur 173
– nach Kompartmentsyndrom
   175–176
– *Lisfranc*-Frakturen und Luxatio-
   nen 174
Fußwurzelknochen,
   Koalitionen/Coalitio (C.)
   201–208
– C. calcaneonavicularis 203–205
– C. talocalcanea 205–206
– C. talonavicularis 206–208

Sachverzeichnis

G

Gangablauf 30–33, 49–50
– Knickplattfuß 32–33
– normaler Fuß 30–32
Ghillini 14
Giannini-Operationstechnik des Sinus Tarsi, Arthrorise des unteren Sprunggelenks 271–273
Gleich/Koutsogiannis-Operation 263–265
Greifübungen 233
Grice, David S. 259
– *Baeyer/Grice*, isolierte subtalare Arthrodese 259

H

Hackenfuß 229
Hammerzehenplattfuß 124–126
– Ätiologie und Pathogenese 124–126
– Definition 124
– therapeutische Besonderheiten 126
Heine, J. 140
Henke (1859) 12
historisch bedeutsame Operationsverfahren 95–97
historische Konzepte 12
Hoffa (1902) 9
Hohlfuß 121–123, 228, 269
Hohmann, G. (1948, 1951) 9, 14, 15
– Torsionseinlage 236
Hoke, Michael 14
– naviculocuneiforme-Arthrodese 258
Horizontalisierung des Talus 261
Hüft- und Kniegelenk, Pathomechanik 37

I

iatrogener Knickplattfuß 222–224
– nach konservativen Maßnahmen 222
– nach operativen Maßnahmen 222–224
Impressionsschädigung 231
Indikationsstellung, Probleme bei 225

Infektion, Wundinfektion 227
Inspektion 41
intraoperative Probleme 226

K

Kalkaneokuboid
– Arthrose des Kalkaneokuboidgelenks 257
– Distraktionsarthrodese 257
– und Talonavikulargelenk (*Chopart*-Gelenk-Linie) 24
Kalkaneus
– Fraktur 173
– Talus-Kalkaneus-Schere 23
– Verlängerungsosteotomie 254
kapsuloligementären Operationstechniken, weichteilige Verfahren 100–101
Kardangelenk 20
– Gelenkmechanismus 28
Kindesalter, primärer Knickplattfuß 58–69
– Adoleszentenplattfuß, schmerzhafter (*s. dort*) 69–72
– Ätiologie 60–62
– Differentialdiagnose 65–66
– klinisches Bild und Diagnostik 62–65
– Pathogenese 60–62
– Spontanverlauf 66–69
– Ursachen 59–60
Klassifikation/Scores
– Knick-Plattfuß 73–75, 107–109
– – AOFAS-Score 107–108
– – Maryland-Foot-Score 109
– Schaukelfuß (Talus vertikalis) 117
– Sichelfuß 128–131
klinische Untersuchungen/Tests 39–50, 62–65
– Anamnese 40
– Beschwerden 40–41
– dynamische Untersuchung proximaler Gelenke 48
– Gangablauf 49–50
– Inspektion 41
– Kinder, klinisches Bild und Diagnostik 62–65
– klinische Tests 46
– neurologische Basisdiagnostik 50
– Palpation 42–45
– Schmerzen 44
– Schuhwerk 47

Klippel-Trénaunay-Syndrom 217–218
Klumpfuß 227–228
– iatrogener Knickplattfuß nach Klumpfußkorrektur 223
Knickfuss (Pes valgus) 3
Knickhohlfuß 121–123, 269
– Ätiologie und Pathogenese 122
– Definition 121
– Epidemiologie 121
– klinisches Bild und Diagnose 122
– Pathomechanik 122
– therapeutische Besonderheiten 123
Knickplattfuß
– degenerative Erkrankungen 176–186
– nach Entzündungen 186–189
– iatrogener (*s. dort*) 222–224
– Kollagenstörungen (*s. dort*) 195–201
– kongenitale Malformationen (*s. dort*) 201–214
– metabolische Erkrankungen (*s. dort*) 189–195
– neuromuskuläre Erkrankungen (*s. dort*) 136–168
– nichtneuromuskuläre Erkrankungen (*s. dort*) 139–224
– primärer
– – Indikationen und Therapieprinzipien 91
– – im Kindesalter (*s. dort*) 58–69
– sekundärer, Untersuchungen 135
– – bei neuromuskulären Erkrankungen (*s. dort*) 136–168
– Skelettdegeneration 184–186
– bei Tumorleiden 221
– nach Verletzungen 170–176
Knie- und Hüftgelenk, Pathomechanik 37
knöcherne Operationen (*s. auch* operative Therapie) 101–105, 223–224, 253–284
– additiv knöcherne Techniken 102
– bewegungsbegrenzende Techniken 103–105
– iatrogener Knickplattfuß nach 223–224
– konturerhaltende knöcherne Techniken 102
– resezierende knöcherne Techniken 103
– translatorische Techniken 103

Koalitionen der Fußwurzelknochen
(*s. dort*) 201–208
Kollagenstörungen 195–201
- *Down*-Syndrom 199–201
- *Ehlers-Danlos*-Syndrom 195–197
- fragiles X-Syndrom 201
- *Marfan*-Syndrom 197–198
- Osteogenesis imperfecta
198–199
Kompartmentsyndrom, Knickplatt-
fuß nach 175–176
Komplikationen 226–231
- pseudarthrotisch-geheilte Arthro-
desen 227
- Wundinfektion 227
- Wundnekrose 226
Kompressionsstrümpfe 243
kongenitale Malformationen
201–214
- bei amniotischen Abschnürungen
213–215
- *Conradi-Hünermann*-Syndrom
217
- Extosenkrankheit 219–220
- Fibulaaplasie 208–213
- Fußwurzelknochen, Koalitionen
(*s. dort*) 201–208
- *Klippel-Trénaunay*-Syndrom
217–218
- *Louis-Bar*-Syndrom 218–219
- Proteus-Syndrom 220
- Pseudoachondroplasie 220–221
- Pterygiumsyndrom (*Escobar*-Syn-
drom) 213
- *Rubinstein-Taybi*-Syndrom
215–216
- *Sotos*-Syndrom 216–217
konservative Behandlung (*s. auch*
Therapie) 78–91, 233–242
- Beurteilung 89–91
- Einlagentechnik (*s. dort*) 83–86
- iatrogener Knickplattfuß nach
konservativen Maßnahmen 222
- Krankengymnastik (*s. dort*)
80–83, 233–234
- Methoden 233–242
- Orthetik (*s. dort*) 86–89
- Probleme 225, 226
- Redressionsbehandlung 80–83
- Schuheinlagen, orthopädische
234–237
- Schuhtechnik 83
- Therapieplanung 79
- Therapieprinzipien 75–78
- Ziele der Therapie 78–79
Kontroversen 225

Kopieeinlagen (*s. auch* Einlagen/
Einlagentechnik) 84, 236
Korrektureinlagen (*s. auch* Einla-
gen/Einlagentechnik) 84–85, 236
Korrekturverlust 256
Kraft (Querschnitt) und Faserlänge
(Exkursion) wichtiger Unter-
schenkelmuskeln 20
Krankengymnastik 80–83,
233–234
- Fußgymnastik 233
- Greifübungen 233
Kugelberg-Welander, spinale Muske-
lathrophie 147–149

L

Lähmungen
- Querschnittlähmung 153–155
- schlaffe 138–159
- spastische 159–160
Lange, M. (1935) 16
Längsgewölbe 17
Lapidus-Arthrodese, Cuneiforme-
metatarsale I-Gelenk, plantar-
flektierende Arthrodese 267
Leisten, Profilgestaltung 241
Lelievre (1952) 16
ligamentäre Theorie 12
Lisfranc-Frakturen und Luxationen
174
Lisfranc-Linie, Knickplattfuß nach
Skelettdegeneration 184–185
Lorenz, A. 4, 13, 15
Louis-Bar-Syndrom 218–219

M

Magnetresonanztomographie
(MRT) 55
Marfan-Syndrom 3, 197–198
Maryland-Foot-Score 109
metabolische Erkrankungen
189–195
- Diabetes mellitus 189–194
- Rachitis 194–195
Meyer, von 13
Mittelfußrolle 236, 241
Morbus/Syndrome (*s. dort*)
Muskelathrophie, spinale, Typ
Kugelberg-Welander 147–149
Muskelbiopsie/Nervenbiopsie 58
Muskelungleichgewicht 137
muskuläre Theorie 12

Muskulatur/Muskeln/Musculus (M.)
- M. peronaeus brevis 19
- M. tibialis posterior 18
- – Augmentation mit der Sehne
des M. flexor digitorum longus
247
- – M. tibialis posterior-Insuffizienz TPL 176
- – Sehnendegeneration (M. tibialis
posterior-Dysfunktion) 176
- – Weichteilverletzungen
170–172
- pathologische Muskelfunktionen
29
- Querschnitt (Kraft) und Faserlänge wichtiger Unterschenkelmuskeln 20
- Wadenmuskulaturverkürzung
244
- Wadenmuskelverlängerung 258
- weichteilige Operationsverfahren
mit muskulären Techniken
98–100
Myasthenie 145
Myelomeningozele (Spina bifida)
149–153, 251
myotone Dystophie, Typ *Curschmann-Steinert-Batten* 146–147

N

Nancy Hylton, dynamische Fußorthorse nach 87, 239
naviculocuneiform sag. 261
naviculocuneiforme Arthrodese
258
- Operation nach *Michael Hoke*
261
naviculocuneiformer Überlap-
pungsindex (*s. auch* Röntgen)
53
Naviculocuneiforme-Gelenk,
Pathomechanik 36
Naviculocuneiforme-Gelenkreihe
24
Navikulektomie 251, 268–269
Nekrose
- Talusnekrose 252, 278
- Wundnekrose 226
Nerven
- Nerven-/Muskelbiopsie 58
- Schädigung peripherer Nerven
155–156
neurodegenerative Erankungen,
progrediente 156–159

Sachverzeichnis 325

neurologische Basisdiagnostik 50
neuromuskuläre Erkrankungen, Knickplattfuß bei 136–168
- Arthrogryposis multiplex congenita 143–145
- *Charcot-Marie-Tooth*-Erkrankungen 156–158
- *Friedreich*-Ataxie 158–159
- Muskelungleichgewicht 137
- Myasthenie 145
- Myelomeningozele (Spina bifida) 149–153, 251
- myotone Dystophie, Typ *Curschmann-Steinert-Batten* 146–147
- Poliomyelitis 140–143
- progrediente neurodegenerative Erankungen 156–159
- Querschnittlähmung 153–155
- Schädel-Hirn-Trauma 166–167
- Schädigung peripherer Nerven 155–156
- schlaffe Lähmungen 138–159
- spastische
- - Lähmungen 159–160
- - Spinalparalyse, (hereditär) spastische 167–168
- spinale Muskelathrophie, Typ *Kugelberg-Welander* 147–149
- Zerebralparese, infantile 160–166
nichtneuromuskuläre Erkrankungen, Knickplattfuß bei 139–224
- nach Verletzungen 170–176
Niederecker (1959) 13
Normalfuss 17–19
- Längsgewölbe 17
- Musculus tibialis posterior 18
- Pronationsbegrenzung 18

O

oberes Sprunggelenk, Frakturen 173–174
operative Therapie 91–107, 222–224, 242–284
- allgemeines zur Operation 242–243
- Arthrodese, plantarflektierende des Cuneiforme-metatarsale I-Gelenks (Lapidus-Arthrodese) 267
- Astragalektomie 251, 269–270
- *Baeyer/Grice,* isolierte subtalare Arthrodese 259
- Beurteilung 105–107

- *Chopart*-Arthrodese/isolierte Talonaviculare-Arthrodese 273–275
- *Dillwyn Evans*-Operation 253–256
- *Franz Schede,* Raffung des medialen Fußrand einschließlich des Pfannenbands 252
- Fußblock, postoperativ angelegter 242
- *Gleich/Koutsogiannis*-Operation 263–265
- historisch bedeutsame Operationsverfahren 95–97
- iatrogener Knickplattfuß nach operativen Maßnahmen 222–224
- - nach Klumpfußkorrektur 223
- - nach knöchernen Operationen 223–224
- - nach Sehnentransfer 224
- Indikationsstellung 93
- intraoperative
- - Checkliste 226
- - Probleme 226
- Kalkaneokuboid-Distraktionsarthrodese 257
- Kalkaneusverlängerungsosteotomie 254
- knöcherne Operationen (*s. auch* operative Therapie) 101–105, 223–224, 253–284
- Komplikationen 246, 252
- Korrekturverlust 256
- Nachbehandlung 245
- Naviculocuneiforme-Arthrodese 258
- - Operation nach *Michael Hoke* 261
- Navikulektomie 251, 268–269
- offene Technik 244
- Operationsverfahren 243–
- - knöcherne Verfahren 243–
- - weichteilige Verfahren 243
- Osteotomie
- - des distalen Unterschenkels, varisierende 282–284
- - des Os metatasale I, plantarflektierende 265
- pantalare Arthrodese 278–280
- perkutane Technik 245
- Reposition des Talus verticalis 248
- Rezidiv 230–231, 251
- Schmerzen, postoperative 242
- Sichelfußoperation 280–282

- Trippelarthrodese, additive 275–278
- Tür zum Fuß 247
- Verlängerung der Pronatoren 246
- Wadenmuskelverlängerung 258
- weichteilige Verfahren
- - mit kapsuloligementären Techniken 100–101
- - mit muskulären Techniken 98–100
- Wirkungsbereich
- - knöcherner Techniken 97
- - weichteiliger Techniken 97
- Ziele der operativen Behandlung 93
- Zusammenstellung operativer Techniken 98
Orthesen/Orthetik 86–89, 237–242
- dynamische Fußorthorse nach *Nancy Hylton* 87, 239
- Schuhversorgung/-zurichtungen, orthopädische (*s. dort*) 87–89, 240–242
- Talusringorthese *Baise-Pohlig* 87, 237–239
- Unterschenkelorthesen 242
Os metatasale I 265–266
- plantarflektierende Osteotomie 265
- Verletzung der Wachstumsfuge 266
Os tibiale externum 123
ossäre Theorie 12
Osteogenesis imperfecta 198–199
Osteotomie
- des distalen Unterschenkels, varisierende 282–284
- des Os metatasale I, plantarflektierende 265

P

Palpation 42–45
pantalare Arthrodese 278–280
Pathoanatomie
- Knickplattfuß 22–26
- - *Chopart*-Gelenk-Linie (Talonavikular- und Kalkaneokuboidgelenk) 24
- - Cuneiforme-metatarsale-I-Gelenk 26
- - Fehlinsertionen 26
- - naviculocuneiforme-Gelenkreihe 24

Sachverzeichnis

– – oberes Sprunggelenk 23
– – unteres Sprunggelenk
(Talokalkaneargelenk) 23
– Schaukelfuß (Talus vertikalis)
112–114
– Sichelfuß 128
Pathogenese
– Hammerzehenplattfuß 124
– Knickhohlfuß 122
– Knickplattfuß 12–14
– Schaukelfuß (Talus vertikalis)
111–112
– Sichelfuß 128
Pathomechanik 26–29, 33–39
– Knickhohlfuß 122
– Knickplattfuß
– – *Chopart*-Gelenk 35
– – Cuneiforme-metatarsale-I-
Gelenk 36
– – Destabilisierung 33
– – Entschraubung des Fußes
27
– – funktioneller Vorfußhebel
33
– – Fußöffnungswinkel 33
– – Knie- und Hüftgelenk 37
– – Naviculocuneiforme-Gelenk
36
– – oberes Sprunggelenk 34
– – pathologische Muskel-
funktionen 29
– – Subtalargelenk 34
– – Torsions- und Achsanomalien
37
– – Verschraubung des Vorfußes
26
– Schaukelfuß (Talus vertikalis)
114
Pathomechanismen 39
Pedobarographie, dynamische
56
Pes planovalgus 3
Pes planus (Plattfuss) 3
Pes valgus (Knickfuss) 3
Pfannenband 23
Plantaraponeurose 28
Plattfußeinlage, aktive (*s. auch* Ein-
lagen/Einlagentechnik) 84–85
Plattfußprophylaxe 285–286
Poliomyelitis 140–143
Probleme 225–226
– bei der Indikationsstellung 226
– intraoperative 226
– bei der konservativen Therapie
225
Pronationsbegrenzung 18

Pronatorenverlängerung 246
Prophylaxe/Plattfußprophylaxe
285–286
Proteus-Syndrom 220
Pseudarthrose 259, 261, 263, 268,
270, 279
pseudarthrotisch-geheilte Arthro-
desen 227
Pseudoachondroplasie 220–221
Pterygiumsyndrom
(*Escobar*-Syndrom) 213
Pufferabsatz 242

Q

Querschnitt (Kraft) und Faserlänge
(Exkursion) wichtiger Unter-
schenkelmuskeln 20
Querschnittlähmung 153–155

R

Rachitis 194–195
Raffung des medialen Fußrand
einschließlich des Pfannenbands
(*Franz Schede*) 252
Redard (1892) 15
Redressionsbehandlung 80–83
Reihenuntersuchung 10
Reposition des Talus verticalis 248
Rezidiv 230–231, 251
Röntgen
– Knickplattfuß 50–54
– – naviculocuneiforme Überlap-
pungsindex 53
– – radiologische Winkel 53
– – Röntgenzeichen 52
– – spezielle Röntgendiagnostik
54
– – talonavikulare Zentrierung 54
– Sichelfuß 129–130
Rubinstein-Taybi-Syndrom
215–216

S

Schädel-Hirn-Trauma 166–167
Schaukelfuß (Talus vertikalis)
111–121, 241
– Ätiologie und Pathogenese
111–112
– Beurteilung und Ergebnisse
119–120

– Definition 111
– Epidemiologie 111
– Klassifikation 117
– klinisches Bild und Diagnostik
114–116
– Komplikationen und Probleme
120–121
– Pathoanatomie 112–114
– Pathomechanik 114
– therapeutische Besonderheiten
117–119
Schmerzen 44, 242
– Adoleszentenplattfuß, schmerz-
hafter (*s. dort*) 69–72
– postoperative 242
Schuheinlagen, orthopädische
(*s.* Einlagen/Einlagentechnik)
83–86, 234–237
Schuhtechnik 83
Schuhversorgung/-zurichtungen,
orthopädische 87–89, 240–242
– Abrollung/Abrollschuh 241
– Absatzrolle 241
– Bettungsabrollschuh 242
– Feststellabrollschuh, posttrauma-
tische Knickplattfüße 241
– Leisten, Profilgestaltung 241
– Maßschuh, orthopädischer und
weitere Orthesentechnik
240–42
– Mittelfußrolle 241
– Pufferabsatz 242
– Schaukelfüße 241
Schuhwerk 47
Schultze 14
Scores (*s.* Klassifikation) 73–75,
107–109
Sehnendegeneration (M. tibialis
posterior-Dysfunktion) 176
Sehnentransfer, iatrogener Knick-
plattfuß nach 224
Serpentinenfuß 280–282
Sichelfuß 26, 127–134, 229, 269,
280–282
– Ätiologie und Pathogenese 128
– Definition 127
– Epidemiologie 128
– Klassifikation 131
– klinisches Bild und Diagnostik
128
– Operation 280–282
– Pathoanatomie 128
– Spontanverlauf 130
– therapeutische Besonderheiten
132–135
Silfverskjöld-Zeichen 243

Sinus Tarsi, Arthrorise des unteren Sprunggelenks 271–273
– Operationstechnik nach *Giannini* 273
Skelettdegeneration, Knickplattfuß nach 184–186
– Gelenke der *Lisfranc*-Linie 184–185
– Gelenke des Rückfußes 185–186
Sohlenversteifung 236
Sonographie 55
Sotos-Syndrom 216–217
spastische
– Lähmungen 159–160
– Spinalparalyse, (hereditär) spastische 167–168
Spina bifida (Myelomeningozele) 149–153, 251
spinale Muskelatrophie, Typ *Kugelberg-Welander* 147–149
Spitzfuß 229–230
Sprunggelenk
– oberes
– – Fraktur 173–174
– – Pathoanatomie des Knickplattfußes 23
– – Pathomechanik 34
– unteres (Talokalkaneargelenk) 23
Straßer 14
Stromeyer (1874) 4
subtalare Fußplatte 28
Subtalargelenk, Pathomechanik 34
Sustentaculum tali 23
Syndrome/Morbus (nur namenbenannte)
– *Conradi-Hünermann* 217–218
– *Down* 199–201
– *Ehlers-Danlos* 195–197
– *Escobar* 213
– *Klippel-Trénaunay* 217–218
– *Louis-Bar* 218–219
– *Marfan* 3, 197–198
– *Rubinstein-Taybi* 215–216
– *Sotos* 216–217
Szintigraphie 55

T

„talar beaking" 24
Talokalkaneargelenk (unteres Sprunggelenk), Pathoanatomie des Knickplattfußes 23
Talonavicular-Arthrodese, isolierte (*Chopart*-Arthrodese) 273–275

Talonavikular- und Kalkaneokuboidgelenk (*Chopart*-Gelenk-Linie) 24
talonavikulare Zentrierung (*s. auch* Röntgen) 54
Talus
– Horizontalisierung 261
– Nekrose 252, 278
– T. vertikalis (*s. auch* Schaukelfuß) 111–121
– – Reposition 248
Talus-Kalkaneus-Schere 23
Talusringorthese *Baise-Pohlig* 87, 237–239
Therapie
– Hammerzehenplattfuß 126
– Knickhohlfuß 123
– Knickplattfuß, primärer 75–107
– – konservative Behandlung (*s. dort*) 79–91
– – operative Therapie (*s. dort*) 91–107
– konservative Therapiemethoden 233–242
– ligamentäre 12
– muskuläre 12
– ossäre 12
– Praxis der Therapie 233–284
– Probleme bei der konservativen Therapie 225
– Schaukelfuß (Talus vertikalis) 117–120
– Sichelfuß 132–135
Tillmanns 5
Torsions- und Achsanomalien, Pathomechanik 37
Torsionseinlage, *Hohmann* 236
TPL, M. tibialis posterior-Insuffizienz 176
Trippelarthrodese, additive 275–278
Tumorleiden 221
„Tür zum Fuß", Operationstechnik 247

U

Überkorrektur 227–230
– Hackenfuß 229
– Hohlfuß 228
– Klumpfuß 227–228
– Sichelfuß 228–229
– Spitzfuß 229–230
Unterkorrektur 230–231

V

Verletzungen, Knickplattfuß nach 170–176
– Fußwurzel, knöcherne Verletzungen (*s.* dort) 173–175
– Weichteilverletzungen (Musculus tibialis posterior) 170–172
Volkmann-Flügeleinlage (Winkelhebeleinlage) 236

W

Wadenmuskel 244, 258
– Verlängerung 258
– Verkürzung 244
Weichteilverletzungen (Musculus tibialis posterior) 170–172
Whitman, R. (1857–1946) 10
Winkelhebel-Flügel-Einlage (*s. auch* Einlagen/Einlagentechnik) 84–85
– *von Volkmann* 236
Wunddehiszenz 252
Wundinfektion 227
Wundnekrose 226

X

X-Syndrom, fragiles 201

Z

Zerebralparese, infantile 160–166
Ziele der Therapie 78–79
– konservative Behandlung 79
– operative Therapie 93

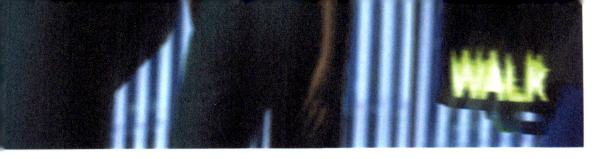
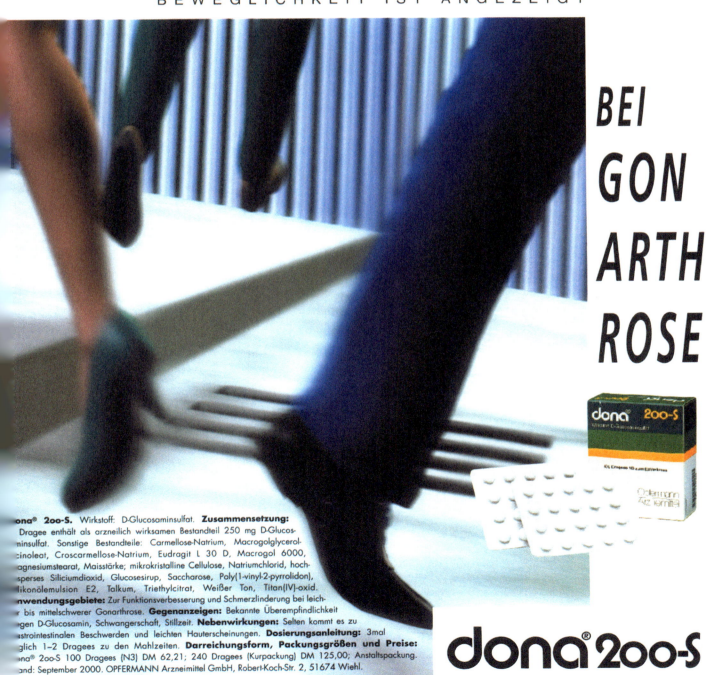

emotions
BEWEGLICHKEIT IST ANGEZEIGT

BEI GON ARTH ROSE

dona® 2oo-S. Wirkstoff: D-Glucosaminsulfat. **Zusammensetzung:** ... Dragee enthält als arzneilich wirksamen Bestandteil 250 mg D-Glucos-...minsulfat. Sonstige Bestandteile: Carmellose-Natrium, Macrogolglycerol-...cinoleat, Croscarmellose-Natrium, Eudragit L 30 D, Macrogol 6000, ...agnesiumstearat, Maisstärke; mikrokristalline Cellulose, Natriumchlorid, hoch-...sperses Siliciumdioxid, Glucosesirup, Saccharose, Poly(1-vinyl-2-pyrrolidon), ...likonölemulsion E2, Talkum, Triethylcitrat, Weißer Ton, Titan(IV)-oxid. ...nwendungsgebiete: Zur Funktionsverbesserung und Schmerzlinderung bei leich-... bis mittelschwerer Gonarthrose. **Gegenanzeigen:** Bekannte Überempfindlichkeit ...egen D-Glucosamin, Schwangerschaft, Stillzeit. **Nebenwirkungen:** Selten kommt es zu ...strointestinalen Beschwerden und leichten Hauterscheinungen. **Dosierungsanleitung:** 3mal ...glich 1–2 Dragees zu den Mahlzeiten. **Darreichungsform, Packungsgrößen und Preise:** ...na® 2oo-S 100 Dragees (N3) DM 62,21; 240 Dragees (Kurpackung) DM 125,00; Anstaltspackung. ...and: September 2000. OPFERMANN Arzneimittel GmbH, Robert-Koch-Str. 2, 51674 Wiehl.

dona® 2oo-S

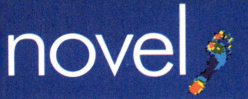

Funktionelle Diagnostik
Dynamische Pedographie

15 Jahre Erfahrung in Druckverteilungsmessung • neuester Stand der Technik • genaue und verläßliche Technologie • kalibrierte Sensoren • benutzerfreundliche Windows Software für schnelle Datenanalyse • weltweiter Erfahrungsaustausch • starke wissenschaftliche Unterstützung • umfangreiche Dokumentation • professioneller Service • www.novel.de

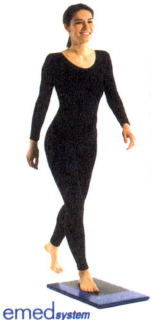

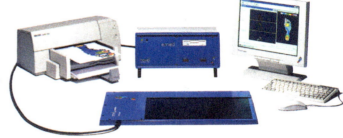

emed*system*
hochauflösende Sensor-plattform für die schnelle Diagnose von Fußfunktion und Fußdeformität.

Einsatzgebiete:
- Orthopädie
- Traumatologie
- Diabetologie
- Neurologie
- Biomechanik
- Sportmedizin
- Arbeitsmedizin
- Plastische Chirurgie

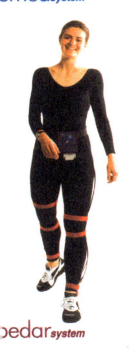

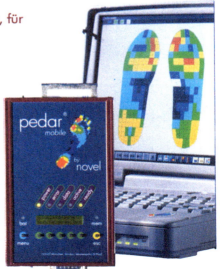

pedar*system*
mobiles Pedographiesystem mit PC Speicherkarte, für die Ganganalyse und Kontrolle von Schuh- und Einlagenversorgung bei freier Bewegung.

Einsatzgebiete:
- Kontrolle der Rehabilitation nach Operationen
- Überprüfung von orthopädischen Versorgungen
- Erfassung sportlicher Bewegungen
- Langzeitmessung der Körperbelastung beim Arbeiten oder Tragen von Gewichten

w w w . n o v e l . d e

novel*gmbh* (Germany) • Ismaninger Str. 51 • 81675 Munich • Tel: (+49) (0) 89 417767-0 • Fax: (+49) (0) 89-417767-99
novel*electronics* inc. (USA) • 964 Grand Avenue • St. Paul • MN 55105 • Tel: (+1) 651-221 0505 • Fax: (+1) 651-221 0404

emed®, pedar®, pliance® and the coloured foot are registered trademarks of novel*gmbh* © 2000

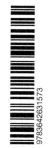